사계절 야생 산약초

처방전이 있는

사계절 야생 산약초

1판 1쇄 인쇄 2020년 3월 24일
1판 1쇄 발행 2020년 3월 31일

지 은 이   곽준수 · 성환길
펴 낸 이   정해운
편   집   그린북 편집팀

펴 낸 곳   가교출판
출판등록   1993년 5월 20일(제201-6-172호)
주   소   서울 성북구 성북로 9길 38, 401호
전   화   02-762-0598~9, 080-746-7777(수신자 부담)
팩   스   02-765-9132
E - MAIL   gagiobook@hanmail.net
홈페이지   http://가교출판사.kr

ISBN   978-89-7777-710-1 (13510)

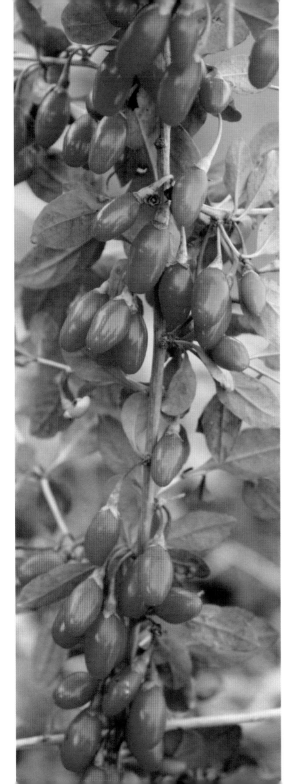

GREEN
BOOK

처방전이 있는

사계절 야생 산약초

곽준수
성환길

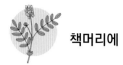

책머리에

　지구촌 최고 최대의 포식자는 누가 뭐라 해도 인간임에 틀림없다. 인간처럼 무차별적으로 자신의 삶의 터전을 교란하고 오염시키고, 파괴하는 동물들도 없을 것이다. 원시 시대에는 자연이 주는 것을 그대로 돌아다니면서 채취하고, 협동하여 사냥도 하고, 자연에 순응하면서 살아오던 인간이 어느덧 정착하여 농사를 짓기 시작하면서 힘의 균형이 나누어지고, 결국 '지배—피지배'의 구조가 정착되었다. 그 후 곳곳에서 가장 힘이 없는 인간의 무리들은 끊임없이 수탈을 당하고, 수렵채취 시대보다 훨씬 많은 시간을, 더욱 힘든 강도로 노동을 해야 했다. 곳곳에서 전쟁이 일어났고, 질병과 부상자가 늘어나면서 동물에게서 배운 대로 주변의 풀들을 사용하기 시작하였고, 다행히도 이러한 경험들이 전수되면서 의약 분야의 혁명적 발전을 가져오는 듯했다.

　하지만 지금도 인간은 눈에 보이지도 않는 미세한 세균이나 바이러스에 대해서 속절없이 죽어 나가고, 집단(도시라고 부르는) 생활을 하면서 이러한 위험은 더욱 증가하고 있다. 새로운 질병 퇴치를 위한 의약품이 끊임없이 개발되고 있지만, 바이러스 또한 인간의 노력을 비웃기라도 하듯이 끊임없이 변이를 거듭하고, 지구촌 곳곳에서는 그때마다 수천, 수만 명씩이 감염이 되고, 수천, 수백 명씩이 또 목숨을 잃고 있다. 지금까지 제약 선진국이라고 자부하던 서양의 여러 나라에서는 해마다 천문학적인 비용을 들여 신약을 개발하고, 개발도상국이나 후진국에서는 질병 치료를 위하여 비싼 대가를 치르고 이러한 의약품들을 사야만 하는 악순환이 끝없이 반복되고 있다. 그럼에도 불구하고 질병의 퇴치는커녕, 갈수록 더욱 독한 방향으로 변이를 거듭하고 있으니, 인류의 삶이 어쩌면 생물과 무생물의 경계라고 부르는 초미세의 바이러스에 의해 결단 나는 것은 아닌지 모르겠다. 그러나 동양의 전통의약품에는 아직 개발되지 않은 미지의 가능성이 충분히 들어있다고 보고, 제약선진국들의 연구진들도 여기에 많은 관심과 노력을 기울이고 있다.

이번에 선보이는 이 책자는 우리나라에서 전통적으로 사용되어 오던 의약품, 또는 민간약재들을 기반으로 우리 생활 주변에서 만날 수 있는 약용식물 중에서도 가장 흔하게 만날 수 있는 초본류 84종과 목본류 43종 등 총 127종류의 식물들을 사진과 함께 정리한 '생활 속의 약초 지침서'이다.

식물체 전체를 볼 수 있는 사진을 맨 앞에 실었고 잎, 줄기, 꽃, 뿌리 등등 분류와 감별에 도움이 되도록 부위별, 계절별 사진과 가공 후의 약재 사진을 수록했다. 특히 혼동하기 쉬운 식물들의 비교 사진을 정리하여 언제 어디서나, 약초를 찾아 분류하고 확인하는 데 도움이 되도록 하였다.

일반인은 물론 야생화나 음식, 한의약을 전공으로 하는 전문가들까지 충분히 활용 가능하도록 식물 형태와 생육특성을 상세하게 기록하였으며, 채취 시기와 방법, 수확 후 가공처리법을 정리하였다. 주요 성분, 성질과 맛(성미) 및 작용 부위(귀경), 효능 주치, 약용법과 용량도 상세히 설명하였다. 또 사용상의 주의사항을 기록하여 오남용에 따른 부작용을 예방하는 데도 주의를 기울였다.

순서는 일반인들도 쉽게 활용할 수 있도록 초본과 목본을 통틀어 가나다순으로 정리하였다. 식물명 앞에 대표적인 적용 질환을 소제목으로 넣어 이해를 돕도록 했다. 제목 바로 아래 작은 블록을 만들어 그 식물 생약명의 기원을 비롯하여 학명, 이명, 효능 등 특성을 간단히 정리하여 시각적으로 쉽게 이해하고 활용하도록 하였다. 용어는 최대한 쉽게 풀어서 썼고, 꼭 필요하다고 생각되는 것은 괄호 속에 한자를 병기하여 이해도를 높이도록 하였다.

식물명과 학명은 국가생물종지식정보시스템(http://www.nature.go.kr : 약칭 '국생종')을 기준으로 하였고, 생약명은 '식품의약품안전처 생약정보시스템 (http://www.mfds.go.kr)'을 기준으로 했다. 그러나 공정서에 수재된 학명이 국생종과 서로 다른 경우에는 '국생종'의 학명을 기준으로 정리하였다. 그리고 생약재가 수재된 공정서를『대한약전』은 [대한약전]이라고,『대한약전외한약(생약)규격집』은 [생규]라고, 그리고 우리나라 공정서에는 기록되지 않았으나 중국약전이나 문헌에 기록된 것은 [중국]이라고 표기하였고, 공정서에 기록되지는 않았으나 민간약초로 활용하고 있는 것들은 [민간]이라고 각각 생약명 뒤에 표기하여 그 출전을 확인할 수 있도록 고려하였다.

 많은 독자층을 염두에 두고 이 책을 구상하였다. 교육현장에 계시는 후배 연구자들, 은퇴 후를 보다 젊고 활기차게 보내기 위해 주말이면 카메라를 들고 들로 산으로 약초 탐사를 떠나는 시니어들, 각 학교에서 밝은 미래를 꿈꾸며 약용식물을 연구하는 학생들, 내 가족의 건강을 위하여 보다 좋은 약용식물의 활용법을 알기를 원하는 이 땅의 많은 부모님들에 이르기까지, 모든 분들이 이 책의 주요 독자가 될 것이다. 또한 그분들이 이 책을 실용적인 지침서이자 실질적인 자료로 활용해 주기를 바라는 마음이다.

 다른 한편으로는 편리함과 빠름 위주의 생활을 하는 현대인들에게 조금 더 여유를 갖고, 주변의 삶을 돌아보면서, 변화하는 풍경들에도 눈을 주면서 사는 여유를 갖자고 권면한다. 건강을 위하여 무작정 산에 오르기보다는 지금까지 무심코 지나쳤던 풀 한 포기, 나무 한 그루에 관심을 쏟으면서, 이름을 알고, 성질과 용도를 확인해 나간다면, 자신의 작은 지적 호기심을 채우는 것 이상으로 자연은 우리에게 훨씬 많은 것을 채워 주리라 확신한다. 건강을 얻는 것은 덤이다. 이 책은 그런 분들께 좋은 길잡이가 될 것이다.

 신종 코로나바이러스에 의한 폐렴의 확산으로 모든 사람이 어려움을 겪고 있다. 이럴 때 일수록 기본부터 챙겨보자. 수천 년 내려오는 조상들의 지혜의 보고가 우리 주변에 있는 약용식물이라고 생각한다. 오죽하면 의성(醫聖) 허준 선생은 '병(病) 있는 곳 백리(百里) 안에 약도 있다'고 하셨을까? 이 어려움 또한 슬기롭게 이겨 내리라 믿는다.

지금까지 항상 그랬던 것처럼 아직 미흡한 부분이 많음을 솔직히 고백하면서 독자 여러분의 지도와 사랑 속에 지속적으로 수정 보완해 나갈 것을 약속드린다. 또한 어려운 여건 속에서도 출간을 허락하신 가교출판사 대표님, 좋은 책을 만들기 위해 수고하시는 편집주간님 이하 임직원 여러분께 깊은 감사의 말씀을 드리며, 온 백성이 건강하고 편안한 잠자리에 들 수 있는 그날까지, 더 좋은 정보를 제공해 드리기 위한 저자의 연구는 계속될 거라는 약속을 드린다.

4353년(서기 2020년) 경자년(庚子年)
봄이 오는 길목에서
저자 올림

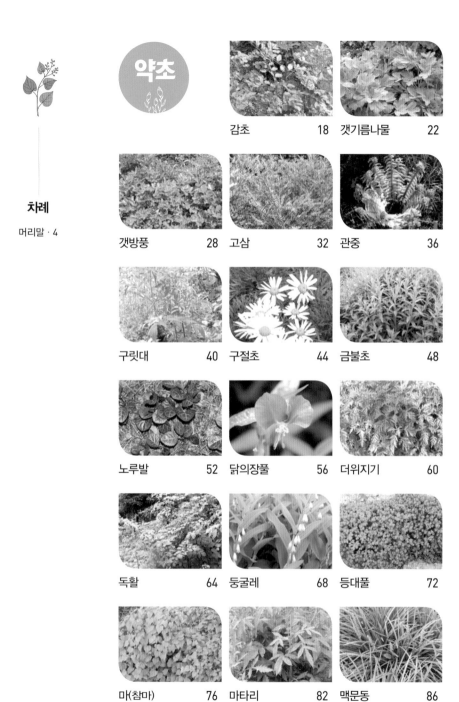

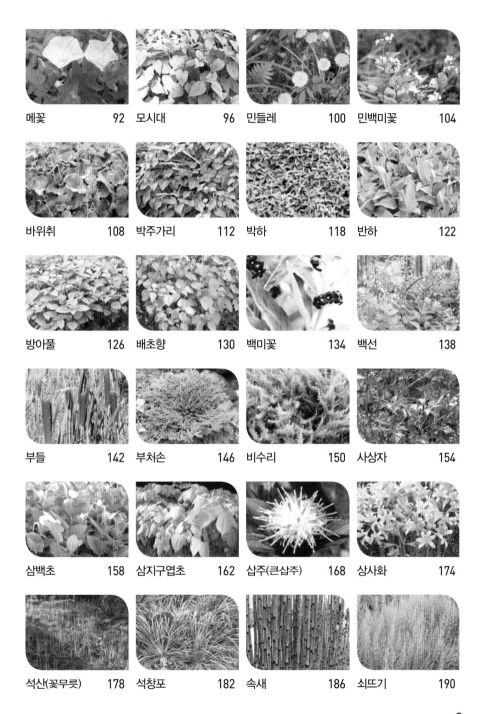

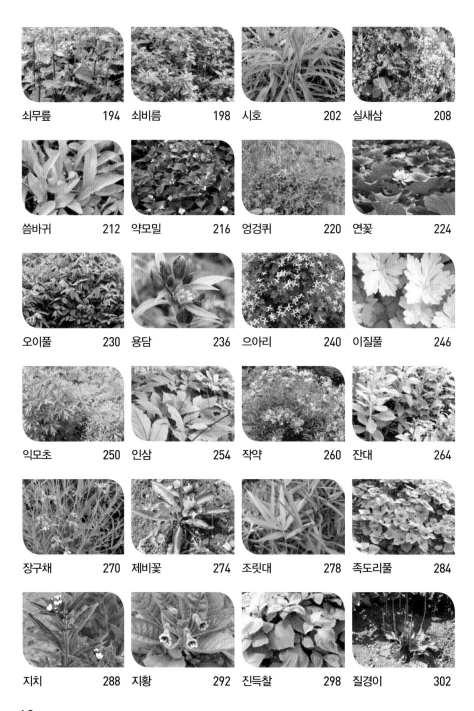

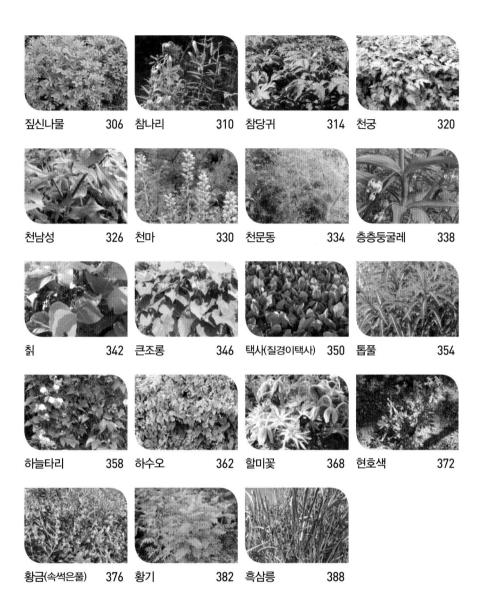

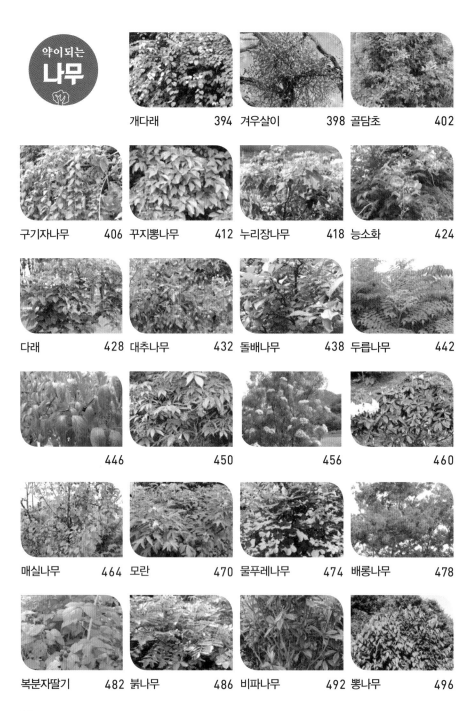

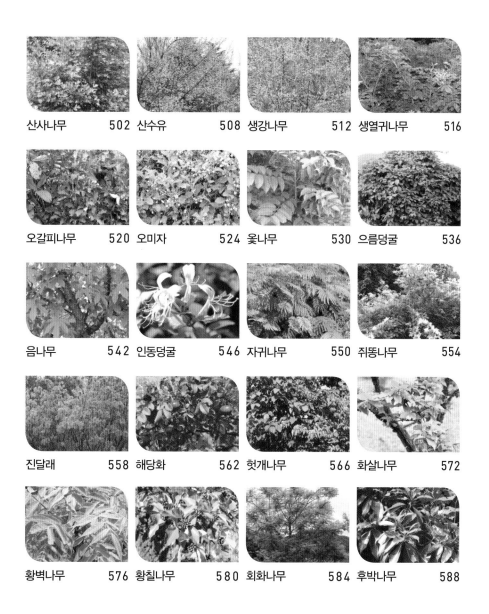

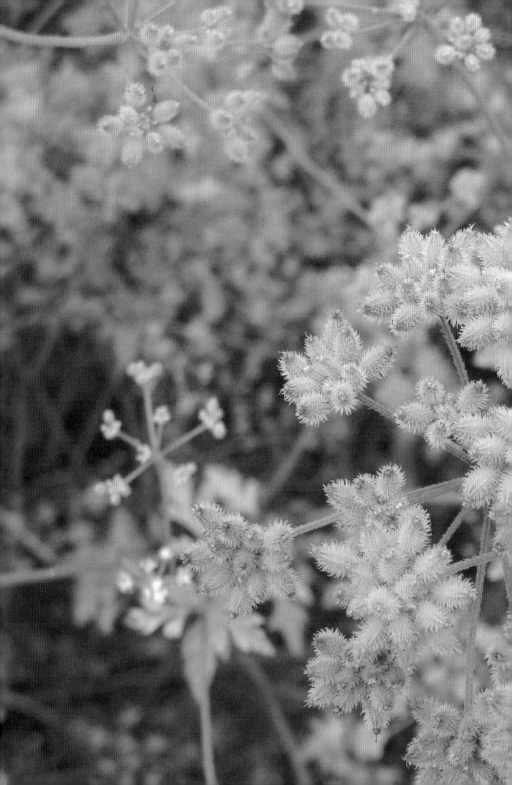

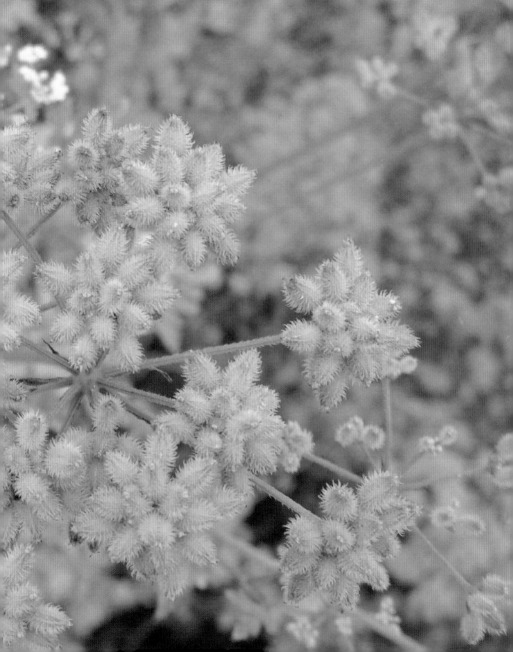

'병(病) 있는 곳 백리(百里) 안에 약도 있다'

　　　　　　　　　　　　　　　－ 의성(醫聖) 허준 선생

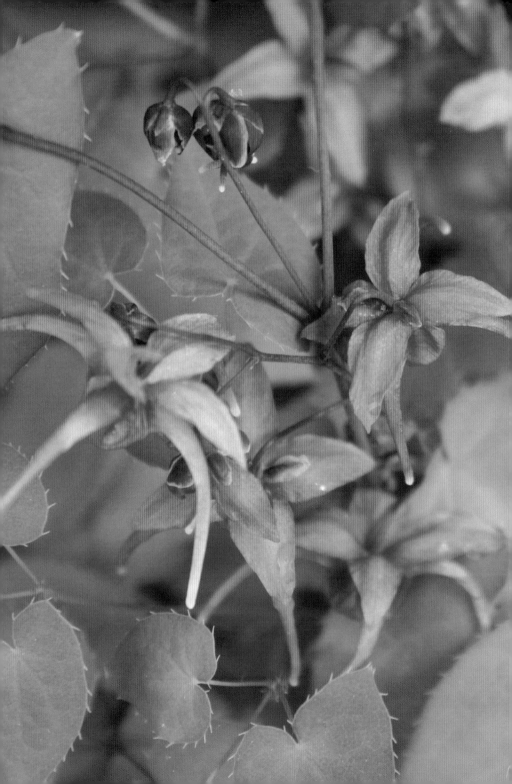

1

藥 되는 풀

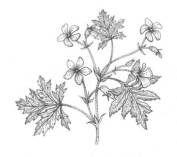

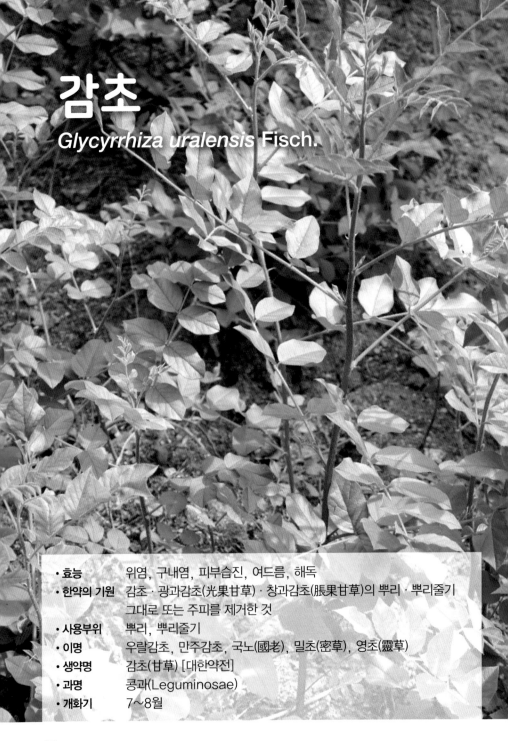

감초
Glycyrrhiza uralensis Fisch.

- **효능**   위염, 구내염, 피부습진, 여드름, 해독
- **한약의 기원**   감초 · 광과감초(光果甘草) · 창과감초(脹果甘草)의 뿌리 · 뿌리줄기 그대로 또는 주피를 제거한 것
- **사용부위**   뿌리, 뿌리줄기
- **이명**   우랄감초, 만주감초, 국노(國老), 밀초(密草), 영초(靈草)
- **생약명**   감초(甘草) [대한약전]
- **과명**   콩과(Leguminosae)
- **개화기**   7~8월

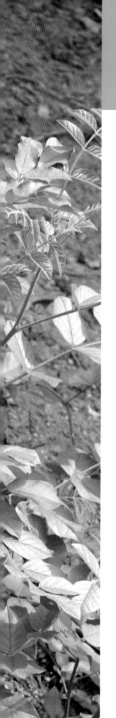

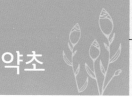

약초

귀경 간(肝), 폐(肺), 비(脾), 위(胃)
경락에 작용

뿌리(약재)

성미

감초는 성질이 평범하고, 맛은 달고, 독성은 없다.

효능과 주치

감초는 일반 염증, 위염, 구내염의 치료 효과가 뛰어나며 인후염, 유방염, 전염성 간염, 피부습진, 여드름, 해독, 소화성궤양 등을 치료한다.

약용으로 쓰는 부위는 주로 뿌리인데, '약방의 감초'라는 말처럼 예로부터 약재로 아주 많이 쓰였고, 최근에는 식품첨가제로도 많이 사용되고 있다. 건강식물의 초병 역할을 하는 감초는 다른 생약에 비해 약리 작용 연구가 많이 보고되어 있다. 그중 중요한 몇 가지만 소개하자면 글리시리진은 일종의 사포닌(saponin) 배당체로, 분해하면 글루쿠론산(glucuronic acid)이 생성되어 간(肝)에서 유독 물질과 결합해 해독 작용을 하기 때문에 간기능을 회복시켜 주며 약물중독, 간염, 두드러기, 피부염, 습진 등의 치료도 가능하다. 스테로이드 성분을 함유하고 있으므로 많은 양을 오랜 기간 복용해서는 안 된다. 『동의보감(東醫寶鑑)』에 의하면 감초는 모든 약의 독성을 해소시키며 72종의 석약(石藥: 돌과 같은 광물질로 만든 약재)과 1,200종의 초약(草藥) 등을 서로 조화시켜 약효가 잘 일어나게 만드는 효과가 있어 '국로(國老)'라는 별명이 붙었다는 기록이 있다. 국로는 '나라의 원로'라는 뜻으로, 감초는 약 중에서도 원로급이라는 뜻이다.

약용법과 용량

말린 뿌리 5~10g을 물 700mL에 넣어 달여 하루에 2회 나눠 마신다.

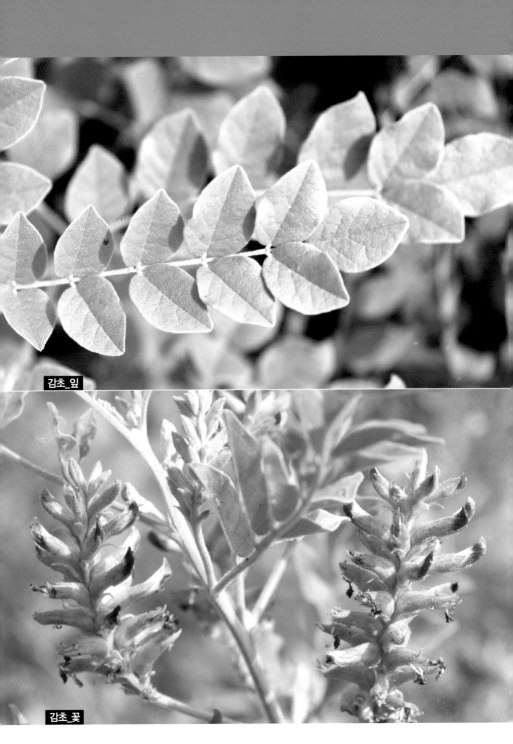

감초_잎

감초_꽃

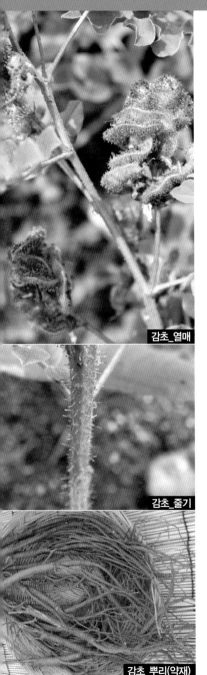

감초_열매

감초_줄기

감초_뿌리(약재)

생육특성 감초는 콩과에 속하는 여러해살이풀로, 아시아가 원산지로 중국 북부 지방, 만주, 몽고, 시베리아, 이탈리아 남부 등지에서 자생 또는 재배하고 있다. 그간 전량 수입에 의존했으나 우리나라에서도 재배에 성공해 재배면적이 확대되고 있고, 텃밭재배도 권장할 만한 식물이다. 키는 1m 정도이며, 줄기 전체에 가는 털이 촘촘하게 나 있다. 꽃은 연한 자주색으로 7~8월에 잎겨드랑이에서 총상꽃차례로 피고, 종 모양의 꽃받침은 끝이 5개로 갈라진다. 열매는 꼬투리 모양으로 길이는 6~8cm이며 겉에는 털이 별로 없고, 종자는 검은빛을 띤다.

채취 방법과 시기 고사한 지상부는 늦가을에 베어낸 뒤, 뿌리 근처를 깊이 파서 채취하는데 채취한 뿌리는 깨끗이 씻어 약 1m 길이로 잘라 말려서 보관하고, 2~3mm 두께로 절단한다.

성분 주성분은 감미성분인 글리시리진 (glycyrrhizin: 디프테리아 독소, 파상풍 독소, 뱀독, 복어독의 해독 작용과 부종 억제 작용)이다. 이외에 서당, 포도당, 능금산, 플라보노이드(flavonoid)의 리쿼리틴(liquiritin), 리쿼리토사이드(liquiritoside), 리쿼리티게닌(liquiritigenin), 아스파라긴 (asparagine), 리코리시딘(licoricidin), 네오이소리쿼리틴(neoisoliquiritin) 등이 함유되어 있다.

주의사항 감초 뿌리는 직근과 횡근 두 가지가 있고, 모두 약재로 사용할 수 있으나 가공할 때에는 구분해서 사용해야 한다.

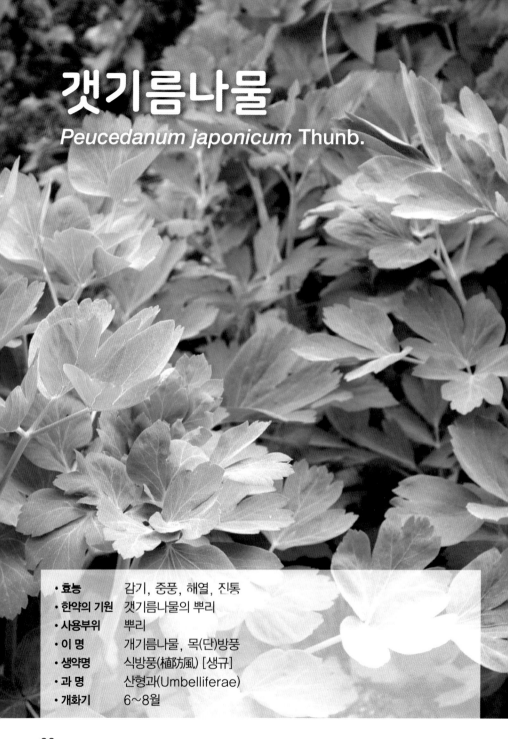

갯기름나물

Peucedanum japonicum Thunb.

- **효능**   감기, 중풍, 해열, 진통
- **한약의 기원**   갯기름나물의 뿌리
- **사용부위**   뿌리
- **이 명**   개기름나물, 목(단)방풍
- **생약명**   식방풍(植防風) [생규]
- **과 명**   산형과(Umbelliferae)
- **개화기**   6~8월

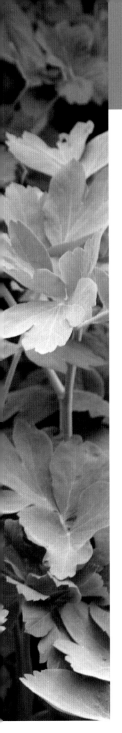

약초

귀경 간(肝), 폐(肺) 경락에 작용
(방풍과 다름)

뿌리(약재)

방풍 ●

'방풍'이라 이름 붙은 것으로 '식방풍' '원방풍' '갯
방풍'이 있다. 우리나라에 자생하는 식물로 식재료
로 널리 사용되는 것을 생약명으로는 **식방풍**(植防風)이
라 부르며, 정식 이름은 **갯기름나물**이다. '개기름나물' 혹은 '목
단방풍'이라고도 한다. **원방풍**이라 부르는 **방풍**은 약재로 사용
하기 위해 중국에서 수입된 것이 대부분이고, 국내에서도 재
배되고 있다. 중국산 방풍 역시 대부분은 재배품이다. 바닷가
에 자라는 **갯방풍**은 **해방풍**이라고도 하며, 성질이 시원(凉)하
다. 그러므로 약재로 따뜻한 성질의 갯기름나물이나 방풍과는
약성이 다르므로 구분해서 사용해야 한다.

우리 산야에 자생하는 갯기름나물(식방풍)과 갯방풍(해방풍)은
성질이 다르며, 방풍(원방풍)의 맛은 갯방풍과 유사하지만, 갯
기름나물과 차이가 있으므로 혼동하지 말아야 한다. 방풍(원방
풍)은 성질이 비슷한 갯기름나물에서 다루고, 갯방풍(해방풍)은
별도로 다룬다.

명칭	갯기름나물	방풍	갯방풍
생약명	식방풍	방풍	해방풍
이명	개기름나물 목(단)방풍	원방풍 (중국)	갯향미나리, 북사삼, 해사삼
성질	따뜻(溫)	따뜻(溫)	시원(凉)
맛	쓰고 매움	달고 매움	달고 매움
독성	약간	없음	–
귀경	간, 폐	간, 비, 방광	폐, 비

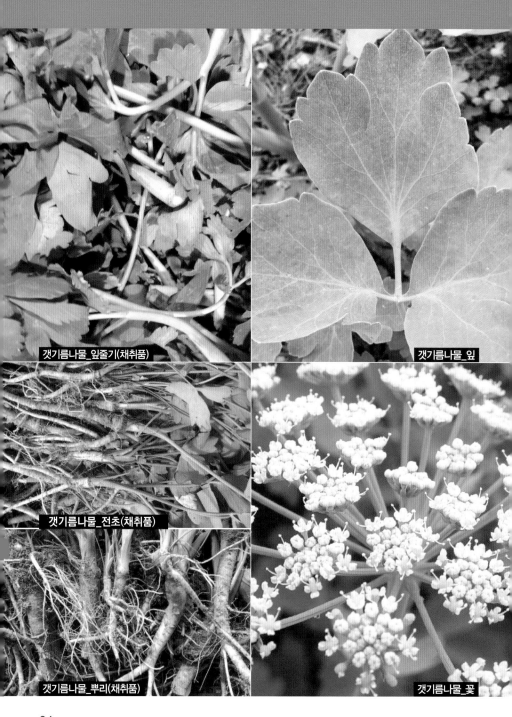

갯기름나물_잎줄기(채취품)

갯기름나물_잎

갯기름나물_전초(채취품)

갯기름나물_뿌리(채취품)

갯기름나물_꽃

성미

- **갯기름나물(식방풍)** 성질이 따뜻하고, 맛은 쓰고 매우며, 약간의 독성이 있다.
- **방풍** 성질이 따뜻하고, 맛은 맵고 달며, 독성은 없다.

귀경

- **갯기름나물(식방풍)** 간(肝), 폐(肺) 경락에 작용한다.
- **방풍** 간(肝), 비(脾), 방광(膀胱) 경락에 작용한다.

효능과 주치

- **갯기름나물(식방풍)** 발한, 해열, 진통의 효능이 있어 감기 발열, 두통, 신경통, 중풍, 안면신경마비, 습진 등의 치료에 응용할 수 있다.
- **방풍** 피부 표면 아래에 머무르는 사기(邪氣)인 표사(表邪)를 흩어지게 하고, 풍을 제거하며, 습사를 다스리고, 통증을 멈추게 하며, 풍한(찬바람)으로 오는 감기인 외감풍한(外感風寒)과 두통을 치료한다. 또한 눈이 침침한 증상인 목현(目眩), 뒷목이 뻣뻣한 증상인 항강(項强), 풍한으로 오는 심한 통증인 풍한습비, 관절 통증인 골절산통(骨節疝痛), 사지경련, 파상풍 등의 치료에 응용한다.

약용법과 용량

- **갯기름나물(식방풍)** 말린 뿌리 5~15g을 물 600~700mL에 넣어 끓기 시작하면 약하게 줄여 200~300mL가 될 때까지 달여 하루에 나눠 마신다. 또는 말린 뿌리 6~12g을 물 2L에 넣어 2시간 정도 끓여 거른 뒤 기호에 따라 꿀이나 설탕을 가미하여 하루에 나눠 마신다.
- **방풍** 말린 뿌리 5~15g을 물 600~700mL에 넣어 끓기 시작하면 약하게 줄여 200~300mL가 될 때까지 달여 하루에 나눠 마신다. 또는 말린 뿌리 2~12g을 물 2L에 넣어 2시간 정도 끓인 뒤 걸러 기호에 따라 꿀이나 설탕을 가미하여 하루에 나눠 마신다. 민간요법에서는 방풍과 구릿대[백지(白芷)]를 1:1 비율로 섞어 가루로 만든 뒤 적당량의 꿀과 함께 콩알 크기의 환으로 만들어 한 번에 20~30알씩을 하루에 3회, 식후 1시간에 따뜻한 물과 함께 복용해 두통을 치료하기도 한다.

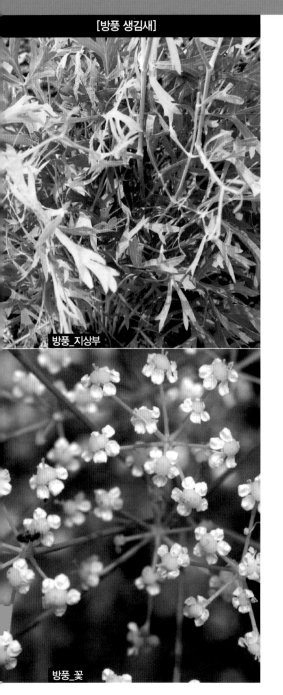

[방풍 생김새]

방풍_지상부

방풍_꽃

주의사항

풍을 흩어지게 하고 습사를 다스리는 효능이 있어 몸 안의 진액(津液: 피, 림프액, 조직액, 정액, 땀, 콧물, 눈물, 침, 가래, 장액 등 몸 안의 체액을 통틀어 말함)이 고갈되므로 화기(火氣)가 왕성한 음허화왕(陰虛火旺)의 증상, 혈이 허하여 발생하는 경기(痙氣=경련) 치료에는 사용하지 않는다.

생육특성

갯기름나물과 방풍은 같은 과(科)에 속한 식물로 각각을 '식방풍', '방풍'이라 부르며, 뿌리는 약으로 사용하고 있다. 갯기름나물[*Peucedanum japonicum* Thunb.]과 방풍[*Ledebouriella seseloides* (Hoffm.) H. Wolff]은 학명도 다르며, 방풍은 중국에서 재배한 것을 수입한 것이 대부분이고 우리나라에서도 이를 재배하고 있다.

- 갯기름나물(식방풍) 갯기름나물은 바닷가 또는 냇물 근처에 사는 숙근성 여러해살이풀로, 지상부는 가을에 시들지만 뿌리는 살아남아서 이듬해 다시 싹이 난다. 키는 60~100cm로 곧추 자라고, 뿌리는 굵고 목질부에 섬유가 있다. 줄기 끝부분에 짧은 털

이 나 있고, 그 밖의 부분은 넓고 평평하다. 잎은 어긋나고 2~3회 갈라진 깃꼴겹 잎이며, 잎자루는 길고 회록색인데 마치 흰 가루를 칠한 듯하다. 꽃은 흰색으로 6~8월에 가지 끝과 원줄기 끝에서 겹산형꽃차례로 달리고 꽃차례는 10~20개 의 작은 우산 모양으로 갈라져 꽃차례 끝부분에 각각 20~30송이 꽃이 핀다.

- **방풍** 방풍은 여러해살이풀로 중국에서 도입하여 주로 재배한다. 키가 1m에 달 하며, 원뿌리는 가볍고 잘 부스러지며, 껍질부는 옅은 갈색으로 빈틈이 여러 개 보이고, 목질부는 옅은 황색이다. 줄기는 단일하나 밑으로부터 많은 가지를 내어 전체가 둥근 모양을 이룬다. 잎은 어긋나고, 긴 잎자루의 밑 부분이 잎집이 된다. 겹잎은 깃 모양이며 부채 모양으로 3회 갈라지고 끝이 뾰족한 편이다. 꽃은 흰색 으로 7~8월에 원줄기 끝과 가지 끝에서 겹산형꽃차례로 많이 핀다.

채취 방법과 시기

- **갯기름나물(식방풍)** 봄과 가을에 꽃대가 나오지 않은 전초를 채취하여 수염뿌리와 모래, 흙 등 이물질을 제거하고 햇볕에 말려 사용한다.
- **방풍** 봄과 가을에 꽃대가 나오지 않은 전초를 채취하여 수염뿌리와 모래, 흙 등 이물질을 제거하고, 그 위에 물을 뿌린 부직포를 하룻밤 정도 씌워두는 방법으로 수분을 흡수시켜 뿌리 조직이 부드러워지면 얇게 잘라 말린 다음 약재로 사용한 다. 사용하는 용도에 따라서 사용 전에 전처리, 즉 포제(炮製: 약재를 이용 목적에 맞 게 가공하는 방법으로 찌고, 말리고, 볶아주는 등의 처리과정)를 해주어야 하는데 가려움 증이나 종기 등을 치료하는 데에는 꿀물을 흡수시켜 볶아주고[밀자(蜜炙)], 두창에 는 술로 씻어서[주세(酒洗)] 사용하며, 설사를 멈추고자 할 때에는 볶아서[초용(炒 用)] 사용한다. 지혈(止血)에는 초탄(炒炭: 숯처럼 까맣게 볶음)한다.

성분

뿌리 50g에는 0.5mL 이상의 정유가 함유되어 있고, 퓨신(peucin), 베르갑텐 (bergapten), 퍼세다롤(percedalol), 움벨리페론(umbelliferone), 아세틸안젤로일켈락톤 (acetylangeloylkhellactone) 등이 함유되어 있다.

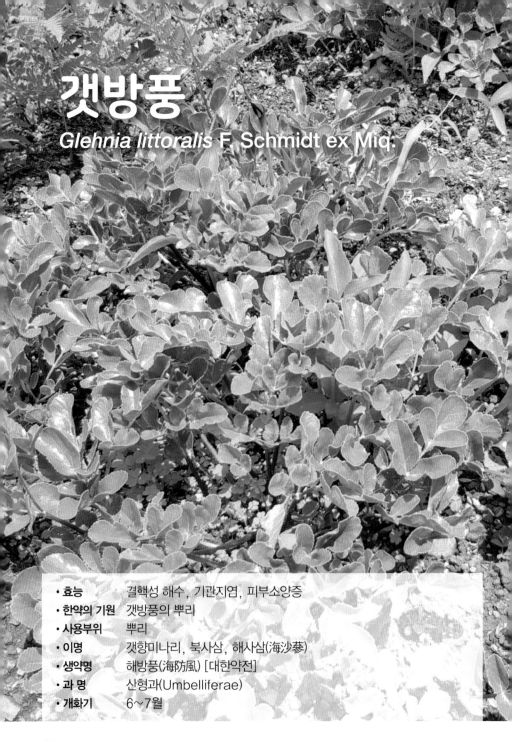

갯방풍

Glehnia littoralis F. Schmidt ex Miq.

• 효능	결핵성 해수, 기관지염, 피부소양증
• 한약의 기원	갯방풍의 뿌리
• 사용부위	뿌리
• 이명	갯향미나리, 북사삼, 해사삼(海沙蔘)
• 생약명	해방풍(海防風) [대한약전]
• 과 명	산형과(Umbelliferae)
• 개화기	6~7월

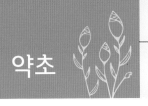

약초

귀경 폐(肺), 비(脾) 경락에 작용

뿌리(약재)

성미

갯방풍은 성질이 시원하고, 맛은 달고 맵다.

효능과 주치

폐의 기운을 맑게 하는 청폐(淸肺), 기침을 멈추게 하는 진해, 가래를 제거하는 거담, 갈증을 멈추게 하는 지갈 등의 효능이 있어서 폐에 열이 생겨 나타나는 두통, 마른기침, 결핵성 해수, 기관지염, 감기, 입안이 마르는 증상인 구건(口乾), 인후부가 마르는 증상인 인건(咽乾), 피부의 가려움증 등을 치료한다.

약용법과 용량

말린 뿌리 5~15g을 물 600~700mL에 넣어 끓기 시작하면 약하게 줄여 200~300mL가 될 때까지 달여 하루 2~3회 나눠 마신다. 또는 말린 뿌리 5~15g을 물 2L에 넣어 2시간 정도 끓여 거른 뒤 기호에 따라서 꿀이나 설탕을 가미하여 하루에 2~3회 나눠 마신다. 환이나 가루로 만들어 아침저녁으로 한 숟가락씩 따뜻한 물과 함께 복용하기도 한다.

비슷한 식물

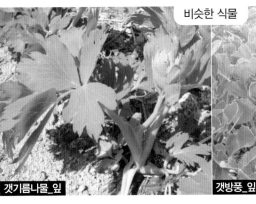

갯기름나물_잎

갯방풍_잎

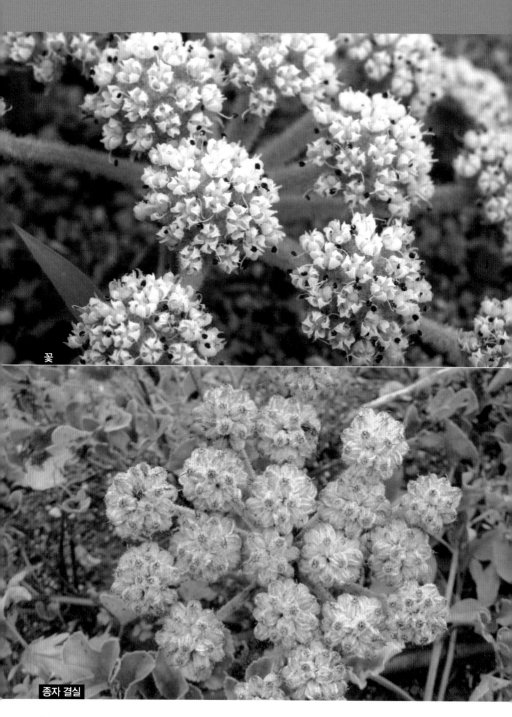

꽃

종자 결실

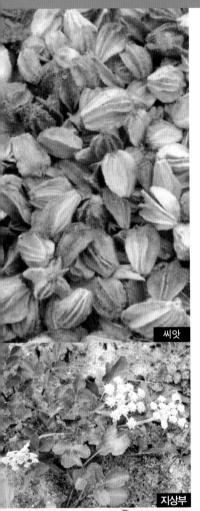

씨앗

지상부

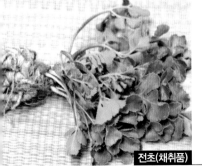

전초(채취품)

생육특성

갯방풍은 여러해살이풀로 전국의 해안가 모래땅에서 자생하거나 재배한다. 키는 10~30㎝이며, 원뿌리는 원기둥 모양으로 가늘고 길다. 줄기 전체에 흰색 털이 빽빽하게 나 있다. 뿌리에서 나는 잎(근생엽)은 잎자루가 길며 삼각형 또는 달걀 모양의 삼각형이고, 깃꼴로 2~3회 갈라진다. 꽃은 흰색으로 6~7월에 겹산형꽃차례로 피고 열매는 7~8월에 달린다.

채취 방법과 시기

늦가을에 뿌리를 채취한 후 이물질을 제거하고 씻어 말려서 사용한다. 더러는 약한 불로 프라이 팬에 노릇노릇하게 볶아서 사용하기도 한다.

성분

정유, 소랄렌(psoralen), 임페라토린(imperatorin), 베르갑텐(bergapten) 등 14종의 쿠마린(coumarin) 및 쿠마린 배당체가 함유되어 있다.

주의사항

성질이 차기 때문에 풍사(風邪)와 한사(寒邪)로 인한 해수 치료에는 사용을 금하며, 비위가 허하고 냉한 사람이 사용하면 좋지 않다. 일부에서는 갯방풍을 방풍의 대용으로 사용하는 사람들도 있으나 이것은 잘못이다.

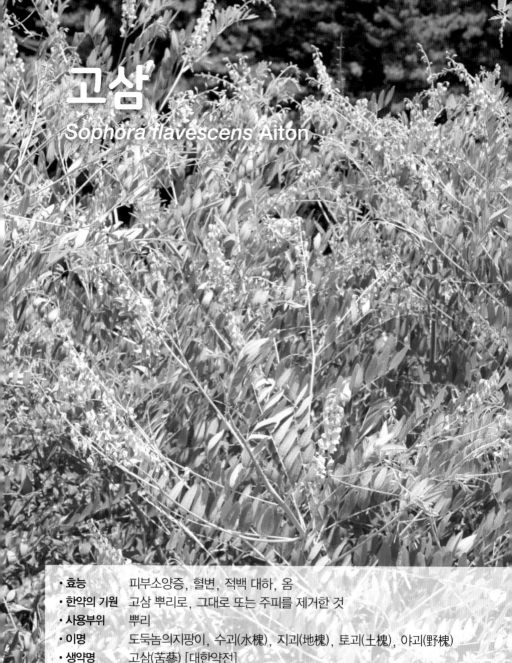

고삼

Sophora flavescens Aiton

• 효능	피부소양증, 혈변, 적백 대하, 옴
• 한약의 기원	고삼 뿌리로, 그대로 또는 주피를 제거한 것
• 사용부위	뿌리
• 이명	도둑놈의지팡이, 수괴(水槐), 지괴(地槐), 토괴(土槐), 야괴(野槐)
• 생약명	고삼(苦蔘) [대한약전]
• 과 명	콩과(Leguminosae)
• 개화기	6~8월

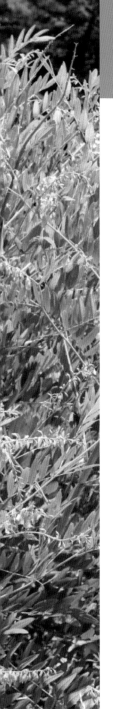

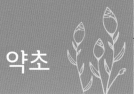

약초

귀경 심(心), 간(肝), 위(胃), 대장(大腸), 방광(膀胱) 경락에 작용

뿌리(약재)

성미

고삼은 성질이 차고, 맛은 쓰며, 독성은 없다.

효능과 주치

열을 식히고, 습을 제거하며, 풍을 제거하고, 벌레를 죽인다. 소변을 잘 나가게 하고, 혈변을 치료하며, 적백 대하를 다스린다. 피부소양증(가려움증), 트리코모나스질염, 옴 등을 치료한다.

약용법과 용량

고삼(苦蔘)은 이름에서 알 수 있듯 매우 쓴 약재이다. 따라서 고삼을 사용할 때에는 먼저 찹쌀의 진한 쌀뜨물에 하룻밤 동안 담그고 이튿날 아침 비린내와 수면 위에 뜨는 것이 없어질 때까지 여러 차례 깨끗한 물로 잘 헹구어 말린 다음, 얇게 썰어 사용한다. 말린 뿌리 5~15g을 물 600~700mL에 넣어 끓기 시작하면 약하게 줄여 200~300mL가 될 때까지 달여 하루에 2회 나눠 마시거나, 가루나 환으로 만들어 복용한다. 맛이 쓰기 때문에 차로 마시기에는 부적합하다.

생육특성

고삼은 전국 각지에서 자라는 여러해살이풀로 키가 1m까지 자란다. 뿌리는 길이가 10~30㎝, 지름은 1~2㎝이고, 긴 원기둥 모양이며 하부는 갈라진다. 뿌리의 표면은 회갈색 또는 황갈색으로 가로 주름과 세로로 긴 피공(皮孔: 가지나 줄기의 단단한 부분을 말하는데 호흡 작용을 한다)이 있다. 외피는 얇고 파열되어 반대로 말려 있으며 쉽게 떨어지는데, 떨어진 곳은 황색

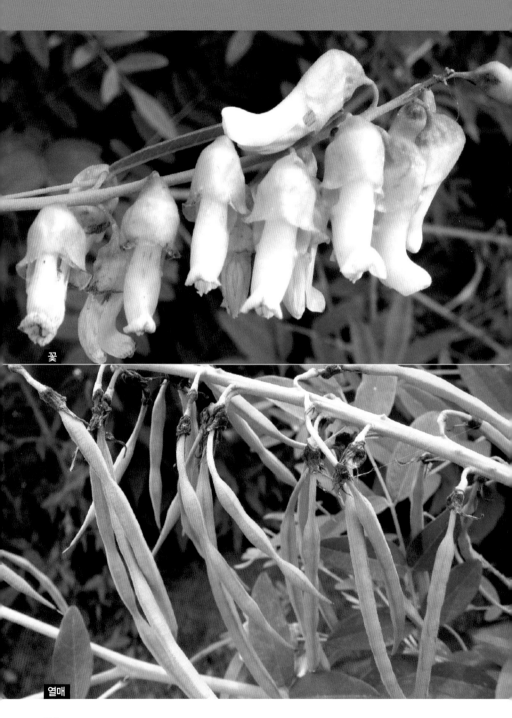

꽃

열매

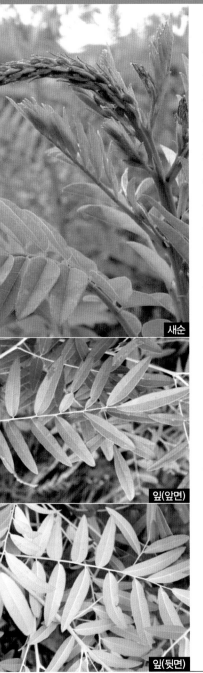

새순

잎(앞면)

잎(뒷면)

이고 모양은 넓다. 단면은 섬유질이며 단단하여 자르기 어렵다. 꽃은 연한 노란색으로 6~8월에 원줄기 끝과 가지 끝에서 총상꽃차례(모여나기 꽃차례)로 많은 꽃이 핀다. 꽃잎은 기판의 끝이 위로 구부러진다.

채취 방법과 시기

봄과 가을에 뿌리를 채취한 후 이물질과 남아 있는 줄기를 제거한 다음, 흙을 깨끗이 씻어 버리고 물에 적셔 수분이 잘 스미게 한 다음, 얇게 잘라서 햇볕이나 건조기에 말려 사용한다.

성분

알칼로이드류인 마트린(matrine), 옥시마트린 (oxymatrine), 트리터피노이드(tritepenoids)류인 소포라플라비오사이드(sophoraflavioside), 소이아사포닌 (soyasaponin), 플라보노이드류인 쿠라놀(kurarnol), 비오카닌(biochanin), 퀴논(quinones)류인 쿠쉔퀴논 (kushenquinone) 등이 함유되어 있다.

주의사항

성미가 차고 써서 비위가 허하고 냉한 사람은 사용을 삼가고, 여로(黎蘆: 박새)와는 상반(相反: 두 가지 이상의 약재를 함께 사용할 때 약성이 나빠지거나 부작용이 심하게 나타나는 현상) 작용을 하므로 함께 사용하면 안 된다.

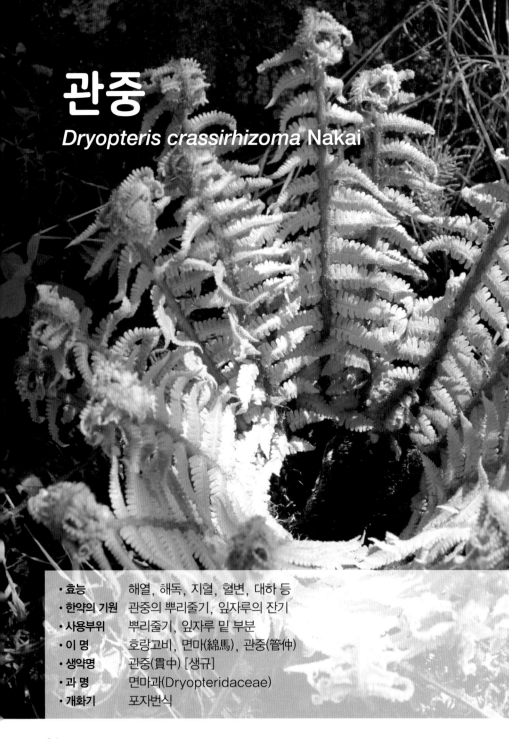

관중
Dryopteris crassirhizoma Nakai

- **효능**   해열, 해독, 지혈, 혈변, 대하 등
- **한약의 기원**   관중의 뿌리줄기, 잎자루의 잔기
- **사용부위**   뿌리줄기, 잎자루 밑 부분
- **이 명**   호랑고비, 면마(綿馬), 관중(管仲)
- **생약명**   관중(貫中) [생규]
- **과 명**   면마과(Dryopteridaceae)
- **개화기**   포자번식

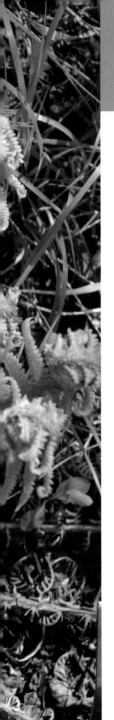

약초

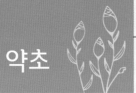

귀경 간(肝), 위(胃) 경락에 작용

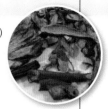

뿌리줄기(약재)

성미

관중은 성질이 약간 차고, 맛은 쓰며, 독성이 조금 있다.

효능과 주치

회충, 조충, 요충을 죽이며, 열을 내리고 독을 풀어주는 청열해독(淸熱解毒), 혈액을 맑게 하고 출혈을 멈추게 하는 양혈지혈(凉血止血) 등의 효능이 있어 풍열감기(풍사와 열사로 인한 감기)를 치료하고, 토혈(吐血: 피를 토하는 증상)이나 코피, 혈변을 치료하는 데 요긴하게 사용될 수 있고 유행성 감기와 뇌척수막염, 여성들의 혈붕(血崩: 심한 하혈)이나 대하를 치료한다.

약용법과 용량

말린 약재 10~15g을 물 600~700mL에 넣어 끓기 시작하면 약하게 줄여 200~300mL가 될 때까지 달여 하루에 2회 나눠 마시거나, 가루 또는 환으로 만들어 복용한다. 귤피(橘皮), 백출 등과 배합하여 관중환(貫中丸)을 만들어 복용하면 기를 이롭게 하고 비(脾)를 튼튼하게 하여 기와 혈을 잘 순환시키는 작용을 한다.

생육특성

관중은 전국 각지에 분포하는 숙근성 양치식물로 여러해살이 풀이다. 키는 50~100㎝로 자라며, 뿌리줄기는 굵고 끝에서 잎이 모여난다. 잎은 길이가 1m 내외, 너비는 25㎝ 정도에 달하며 잎몸은 깃 모양으로 깊게 갈라지고, 깃 조각에는 대가 없다. 잎자루는 표면이 황갈색 또는 검은빛을 띠는 진한 갈색이

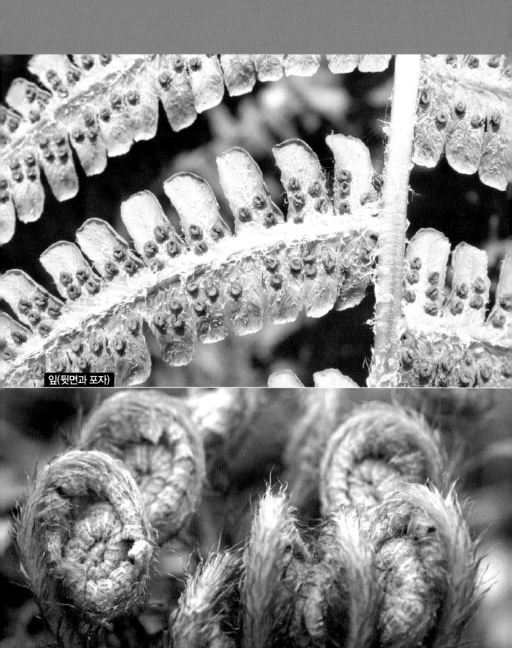

잎(뒷면과 포자)

어린 순

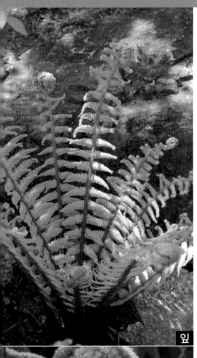

잎

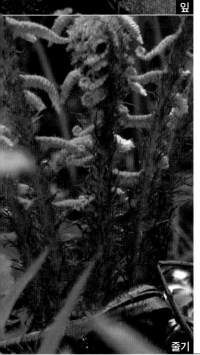

줄기

며, 빽빽하게 비늘조각으로 덮여 있다. 질은 단단한데 횡단면은 약간 평탄하고 갈색이며, 유관속이 5~7개로 황백색의 점상을 이루고 둥그런 환을 형성하며 배열되어 있다.

채취 방법과 시기

가을에 뿌리째 채취한 후, 잎자루와 수염뿌리, 이물질을 제거하고 씻어서 햇볕에 말린다. 말린 것을 그대로 쓰거나 까맣게 태워서 사용한다.

성분

뿌리에 함유된 플로로글루시놀(phloroglucinol)계 성분은 촌충을 없애는 물질인데 이들 중 필마론(filmaron)이 가장 강하다. 플라배스피딕산 AB(flavaspidicacid AB), 플라배스피딕산 PB(flavaspidic acid PB)는 충치균에 대한 항균 작용이 강하며, 그 외에도 우고닌(wogonin), 바이칼린(baicalin), 바이칼레인(baicalein) 등의 플라보노이드계 성분이 함유되어 있다.

주의사항

성미가 차고 쓰기 때문에 음허내열(陰虛內熱), 비위(脾胃)가 허한(虛寒: 허하고 찬)한 경우에는 사용을 삼간다. 시력장애나 혈뇨, 혼수, 실명 등의 우려가 있으므로 과량 복용하지 말고, 비위가 약한 사람이나 임신부는 복용하면 안 된다. 약간의 독성이 있으므로 식품으로 사용할 수 없다.

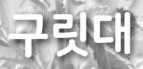

구릿대

Angelica dahurica (Fisch. ex Hoffm.) Benth.
& Hook. f. ex Franch. & Sav.

• 효능	편두통, 신경통, 치통, 대장염
• 한약의 기원	구릿대, 항백지(杭白芷)의 뿌리
• 사용부위	뿌리
• 이 명	구리때, 백채, 방향, 두약, 택분, 삼려, 항백지
• 생약명	백지(白芷) [대한약전]
• 과 명	산형과(Umbelliferae)
• 개화기	6~8월

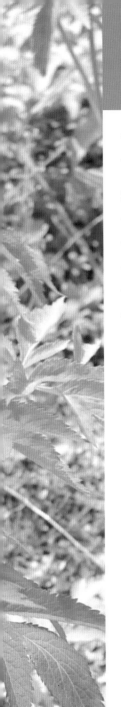

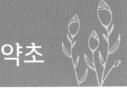

약초

귀경 폐(肺), 비(脾), 위(胃), 대장(大腸) 경락에 작용

뿌리(약재)

성미

구릿대는 성질이 따뜻하고, 맛은 맵다.

효능과 주치

풍을 제거하는 거풍(祛風), 통증을 멈추게 하는 진통, 몸 안의 습사(濕邪)를 제거하는 조습(燥濕), 종기를 치료하는 소종(消腫) 등의 효능이 있어서 두통, 편두통, 목통(目痛), 치통, 각종 신경통, 복통, 비연(鼻淵), 적백대하(赤白帶下), 대장염, 치루, 옹종 등을 치료한다.

약용법과 용량

말린 뿌리 5~10g을 물 600~700mL에 넣어 200mL가 될 때까지 달여 하루에 2회 나눠 마시거나, 가루나 환으로 만들어 복용하기도 한다.

생육특성

구릿대는 전국의 산골짜기에 자생하고 농가에서도 재배하는 2~3해살이풀로, 키는 1~2m로 곧게 자란다. 뿌리는 거칠고 크며 뿌리 부근은 자홍색이고, 줄기는 원기둥 모양이다. 뿌리에서 나는 잎(근생엽)은 잎자루가 길며 2~3회 깃꼴로 갈라지고, 끝부분의 잔잎은 다시 3개로 갈라지며 타원형이고 톱니가 있고 끝이 뾰족하다. 6~8월에 많은 흰색 꽃이 우산 모양으로 펼쳐져 끝마디에서 1송이씩 산형꽃차례로 핀다. 열매는 9~10월에 달린다.

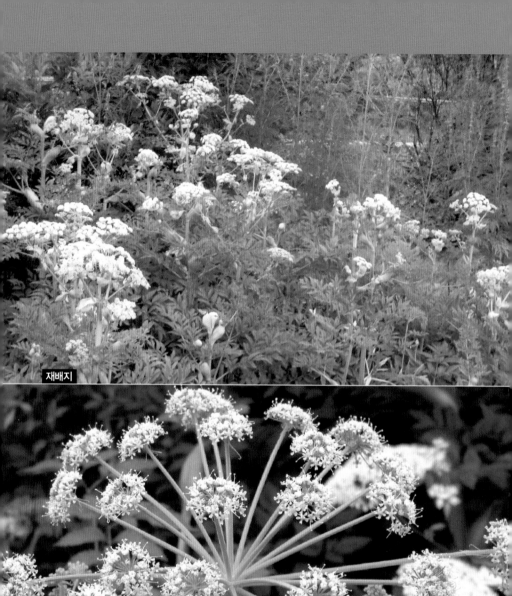

재배지

꽃

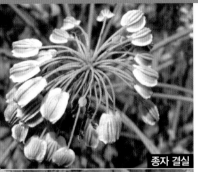
종자 결실

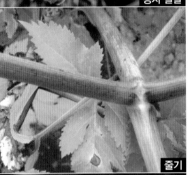
줄기

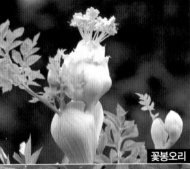
꽃봉오리

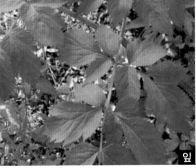
잎

채취 방법과 시기

가을에 씨를 뿌리면 이듬해 가을인 9~10월경 잎과 줄기가 다 마른 뒤, 봄에 씨를 뿌리면 그해 가을 9~10월에 채취해 이물질을 제거하고 햇볕에 말린다.

성분

비야칸젤리신(byakangelicin), 비야칸젤리콜(byakangelicol), 임페라토린(imperatorin), 옥시페르세다닌(oxypercedanin), 마르메신(marmecin), 스코폴레틴(scopoleten), 싼토톡신(xanthotoxin) 등이 함유되어 있다.

주의사항

성미가 따뜻하며 건조하고 열이 있고 매운 약재이므로 혈허(血虛)하며 열이 있는 경우, 음허양항(陰虛陽亢: 음적인 에너지는 부족한데 헛된 양기가 항진된 증상으로 음허화왕과 같은 의미)의 두통 치료에는 사용을 삼간다.

응용

웅황(雄黃)이나 유황(硫黃)의 독성을 해독하는 데에도 유효하다.

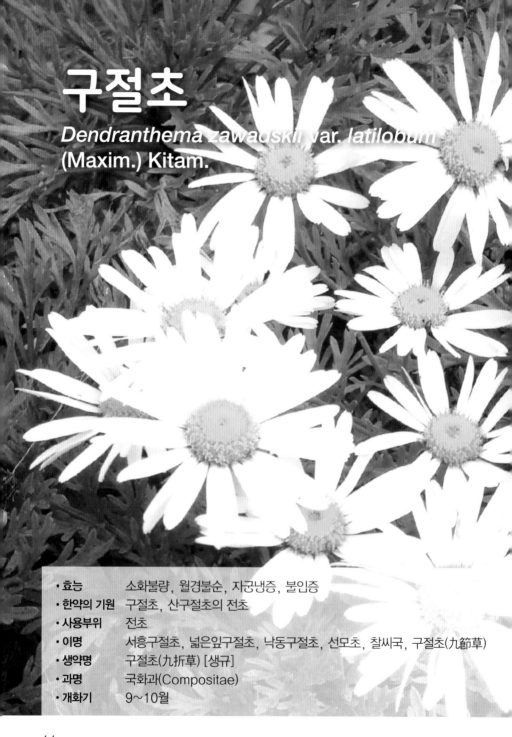

구절초

Dendranthema zawadskii var. latilobum (Maxim.) Kitam.

- **효능**　　　　소화불량, 월경불순, 자궁냉증, 불임증
- **한약의 기원**　구절초, 산구절초의 전초
- **사용부위**　　전초
- **이명**　　　　서흥구절초, 넓은잎구절초, 낙동구절초, 선모초, 찰씨국, 구절초(九節草)
- **생약명**　　　구절초(九折草) [생규]
- **과명**　　　　국화과(Compositae)
- **개화기**　　　9~10월

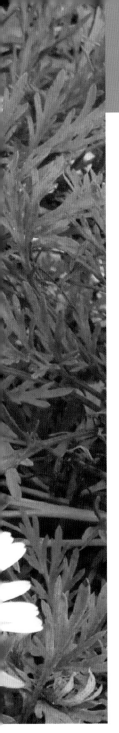

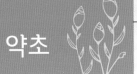

약초

귀경　심(心), 비(脾), 위(胃)
경락에 작용

전초(약재 전형)

성미 ·

구절초는 성질이 따뜻하고, 맛은 쓰다.

효능과 주치 ·

소화기능을 담당하는 중초(中焦)를 따뜻하게 하는 온중(溫中),
여성의 생리를 조화롭게 하는 조경(調經), 음식물을 잘 삭이는
소화(消化) 등의 효능이 있으며, 월경불순, 자궁냉증, 불임증,
위냉(胃冷), 소화불량 등을 치료한다.

약용법과 용량 ·

말린 전초 50~60g을 물 2L에 넣어 끓기 시작하면 약한 불로
줄여 200~300mL가 될 때까지 달여 하루에 2회 나눠 마신
다. 민간요법에서는 가을에 꽃이 피기 전에 채취하여 햇볕에
말려 환약이나 엿으로 고아서 장기간 복용하면 생리가 정상적
으로 유지되고 임신하게 된다고 한다. 특히 오랫동안 냉방기를
사용하는 근무조건에서 일하거나 차가운 곳에서 생활해 몸이
냉해져 착상이 되지 않는 착상장애 불임 치료에도 효과적이다.
석굴이나 토굴 등에서 오랫동안 수행을 하면서 온몸으로 차디
찬 습사(濕邪)가 침범한 스님들이나 수도승들에게도 좋다.

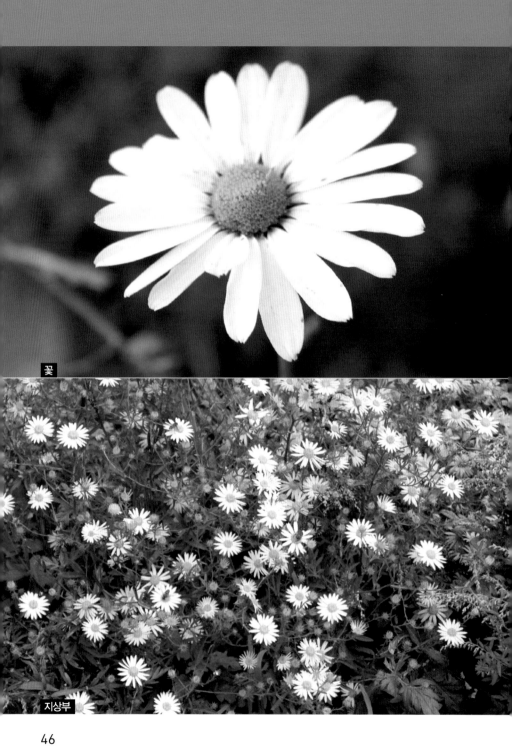

꽃

지상부

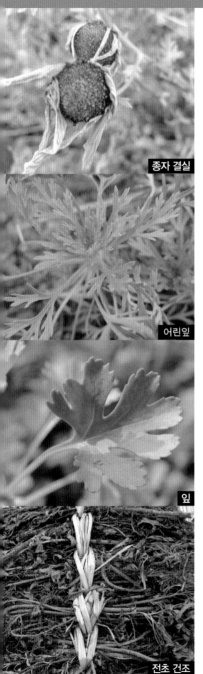

종자 결실

어린잎

잎

전초 건조

생육특성

구절초는 숙근성 여러해살이풀로 전국의 산과 들에서 분포한다. 땅속 뿌리줄기가 옆으로 길게 뻗으며 번식하며, 키는 50㎝ 정도로 곧게 자란다. 잎은 달걀 모양이며 어긋나고 새의 깃 모양으로 깊게 갈라진다. 갈라진 잎조각은 다시 몇 갈래로 갈라지거나 끝이 둔한 톱니 모양으로 갈라진다. 꽃은 흰색 또는 연분홍색으로 9~10월에 원줄기와 가지 끝에서 1송이씩 핀다. 열매는 긴 타원형이고, 열매 껍질이 말라서 목질이 되어도 속이 터지지 않는 여윈열매로 10~11월에 달린다.

채취 방법과 시기

구절초(九節草)라는 이름은 '9월에 채취해야 약효가 우수하다'는 의미에서 붙여진 이름이다. 따라서 꽃이 피기 직전에 전초를 채취하여 햇볕에 말려 사용하면 좋다.

성분

리나린(linarin), 카페인산(caffeic acid), 3,5-디카페오일 퀸산(3,5-dicaffeoyl quinic acid), 4,5-O-디카페오일 퀸산(4,5-O-dicaffeoyl quinic acid) 등이 함유되어 있다.

주의사항

해롭지는 않으나 치료가 끝나면 사용을 중지하고, 장복은 피한다.

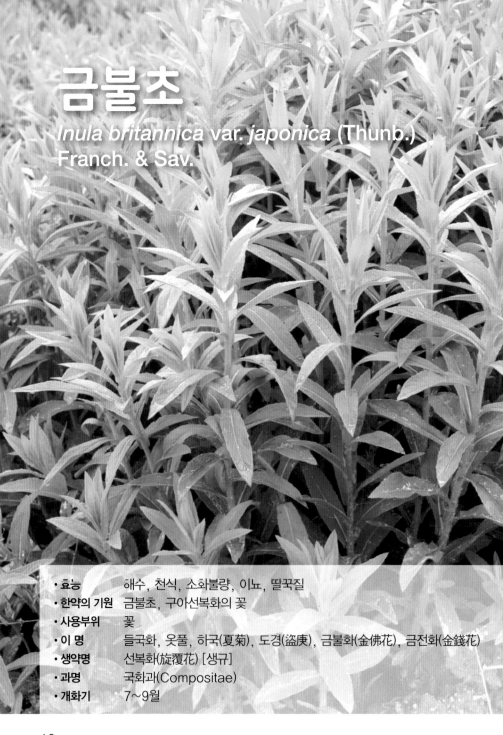

금불초

Inula britannica var. japonica (Thunb.)
Franch. & Sav.

- **효능**　　　　해수, 천식, 소화불량, 이뇨, 딸꾹질
- **한약의 기원**　금불초, 구아선복화의 꽃
- **사용부위**　　꽃
- **이 명**　　　들국화, 옷풀, 하국(夏菊), 도경(盜庚), 금불화(金佛花), 금전화(金錢花)
- **생약명**　　　선복화(旋覆花) [생규]
- **과명**　　　　국화과(Compositae)
- **개화기**　　　7~9월

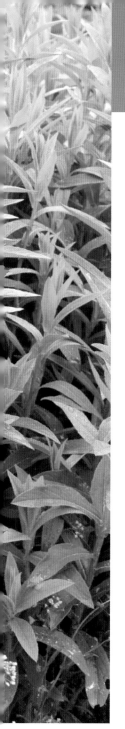

약초

귀경 폐(肺), 비(脾), 위(胃), 대장(大腸) 경락에 작용

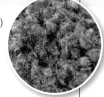
꽃(약재)

성미

금불초는 성질이 약간 따뜻하고, 맛은 짜고 맵고 쓰다.

효능과 주치

기침을 멈추게 하는 진해, 가래를 제거하는 거담, 위를 튼튼하게 하는 건위(健胃), 구토를 진정시키는 진토(鎭吐), 소변을 잘 나가게 하는 이수(利水), 기가 아래로 잘 내려가게 하는 하기(下氣) 등의 효능이 있어서 해수(咳嗽), 천식, 소화불량 등을 치료하고, 가슴과 옆구리가 그득하게 차오르는 느낌이 드는 흉협창만(胸脇脹滿), 애역(呃疫: 딸꾹질), 복수(腹水), 희기(噫氣: 탄식, 한숨) 등을 다스리는 데 사용한다.

약용법과 용량

말린 꽃 5~10g을 물 700mL에 넣어 끓기 시작하면 약한 불로 줄여 200~300mL가 될 때까지 달여 하루에 2회 나눠 마신다. 환 또는 가루로 만들어 복용하기도 하며, 외용할 경우에는 생것을 짓찧어 환부에 바른다.

생육특성

금불초는 전국 각지에 분포하는 여러해살이풀로 생육환경은 산과 들의 습기가 있는 곳이다. 키는 20~60㎝로 곧게 자라고, 뿌리줄기는 옆으로 뻗으며 번식한다. 잎은 어긋나고 타원형 또는 긴 타원형이며, 작은 톱니가 있고 끝이 뾰족하다. 꽃은 노란색으로 7~9월에 피며, 열매는 8~9월에 달린다.

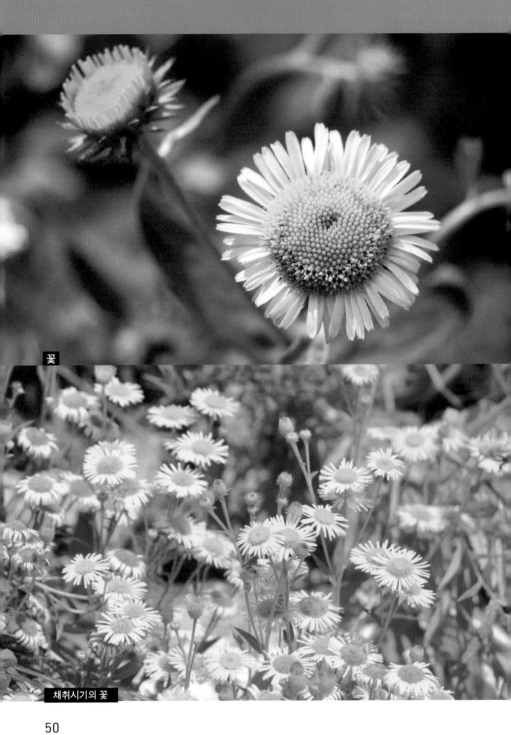

꽃

채취시기의 꽃

50

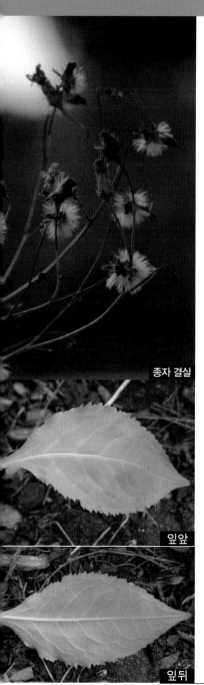

종자 결실

잎앞

잎뒤

채취 방법과 시기

7~9월경 꽃이 활짝 피었을 때 꽃을 채취하여 그늘에서 말린다.

성분

꽃이 필 때의 지상부에는 세스퀴테르페노이드 락톤(sesquiterpenoid lactone) 화합물 브리탄(britan) 및 이눌리신(inulysine)이 함유되어 있다. 꽃에는 쿼세틴(quercetin), 이소쿼세틴(isoquercetin), 카페인산(caffeic acid), 클로로겐산(chlorogenic acid), 이눌린(inulin), 타락사스테롤(taraxasterol) 등 여러 종류의 스테롤이 함유되어 있다.

주의사항

성질이 따뜻하여 기를 흩어지게 하고, 위로 오르는 기운을 내리게 하는 효능이 있으므로 음허노수(陰虛勞嗽: 음허 상태에서 성행위를 심하게 하여 오는 기침)나 풍열조해(風熱燥咳: 풍사나 열사로 인하여 마른기침이 나오는 증상)인 경우에는 사용을 삼간다. 또한 허한 사람은 많이 사용하면 안 되고, 설사를 하는 사람 역시 적당하지 않다.

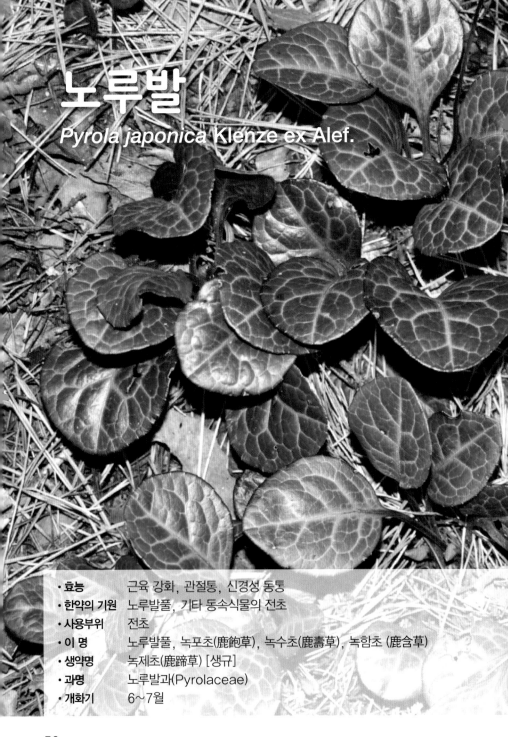

노루발

Pyrola japonica Klenze ex Alef.

- **효능** 근육 강화, 관절통, 신경성 동통
- **한약의 기원** 노루발풀, 기타 동속식물의 전초
- **사용부위** 전초
- **이 명** 노루발풀, 녹포초(鹿飽草), 녹수초(鹿壽草), 녹함초 (鹿含草)
- **생약명** 녹제초(鹿蹄草) [생규]
- **과명** 노루발과(Pyrolaceae)
- **개화기** 6~7월

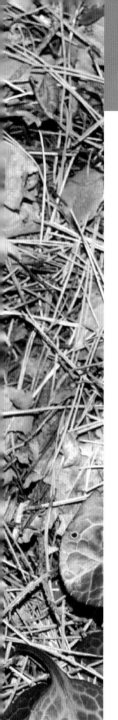

약초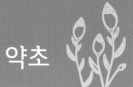

귀경 간(肝), 신(腎) 경락에 작용

전초(채취품)

성미

성질이 평하고, 맛은 달고 쓰며, 독성은 없다.

효능과 주치

노루발은 몸을 튼튼하게 하는 강장, 신장의 기운을 돕는 보신, 습사를 제거하는 거습(祛濕), 통증을 멈추는 진통, 혈액을 깨끗하게 해주는 양혈, 독성을 풀어주는 해독 등의 효능이 있다. 양도(陽道: 남자의 성기)가 위축되는 양위(陽萎: 조루나 발기 불능), 경계(驚悸: 놀라서 가슴이 두근거리거나 가슴이 두근거리면서 놀라는 증세로서 심계보다는 경한 증상), 고혈압, 요도염, 음낭습(陰囊濕: 음낭 아랫부분이 축축한 증상), 월경과다, 타박상, 뱀 물린 상처 등을 치료한다. 특히 풍사와 습사를 제거하는 거풍제습(祛風除濕), 근육을 강화하고 뼈를 튼튼하게 하는 강근건골(强筋健骨) 등의 효능이 뛰어나므로 풍습성 관절통을 비롯하여 각종 신경성 동통(疼痛: 심한 통증), 근육과 뼈가 위축되고 약해지는 근골위연(筋骨萎軟), 신장 기능이 허약하여 오는 요통, 발목과 무릎의 무력증세 등의 병증을 다스리는 데에도 유용하다.

약용법과 용량

말린 전초 15~30g을 물 700mL에 넣어 끓기 시작하면 약하게 줄여 200~300mL가 될 때까지 달여 하루에 2회 나눠 마신다. 술을 담가 마시기도 하는데 발효주를 담글 때에는 고두밥을 지을 때 함께 넣기도 하고, 침출주를 담글 때에는 말린 전초 20~50g을 30도짜리 소주 3.6L에 넣어 100일 정도 두었다가 걸러 반주로 1잔씩 마신다.

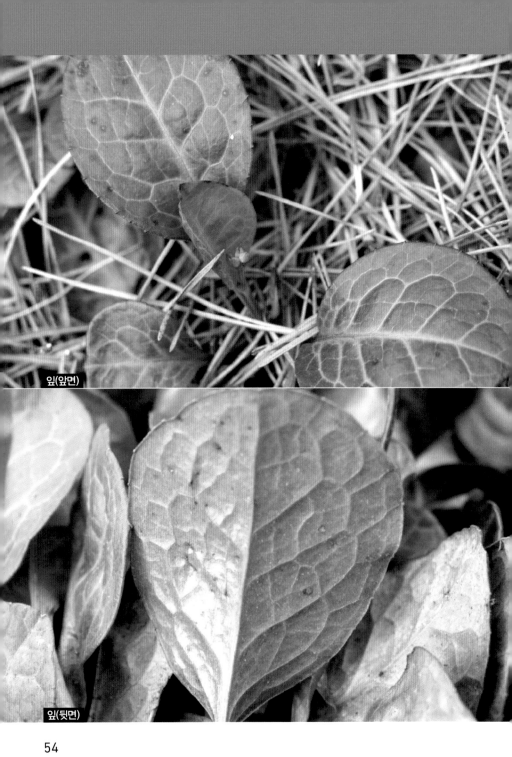

잎(앞면)

잎(뒷면)

54

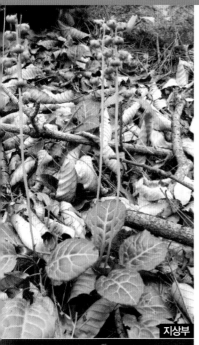
지상부

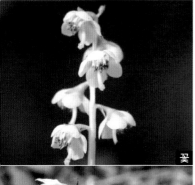
꽃

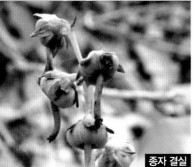
종자 결실

생육특성

노루발은 각처의 산에서 자라는 여러해살이풀로 생육환경은 반그늘의 낙엽수 아래이다. 키는 26㎝ 내외이고, 잎은 길이가 4~7㎝, 너비는 3~5㎝ 이고, 밑동에서 뭉쳐서 나며 넓은 타원형이다. 잎은 광택이 많이 나고, 한겨울에도 고사하지 않는 특징이 있다. 꽃은 흰색으로 6~7월에 윗부분에서 2~12송이가 무리 지어 피는데 능선이 있고, 1~2장의 비늘과 같은 잎이 있으며 꽃 길이는 10~25㎝, 지름은 1.2~1.5㎝이다. 열매는 9~10월에 달리고 흑갈색으로 이듬해까지 남아 있다.

채취 방법과 시기

연중 채취가 가능하지만 꽃이 피는 6~7월에 채취하는 것이 가장 좋다. 채취한 잎을 연하면서 부드럽고 꼬들꼬들할 정도로 햇볕에서 60~80%로 말려 쌓아두고, 잎의 양면이 자홍색이나 자갈색으로 변하면 다시 햇볕에 완전히 말려 보관한다.

성분

피롤라틴(pirolatin), 알부틴(arbutin), 쿼세틴(quercetin), 치마필린(chimaphilin), 모노트로페인(monotropein), 우르솔산(ursolic acid), 헨트리아콘탄(hentriacontane), 올레아놀릭산(oleanolic acid) 등이 함유되어 있다.

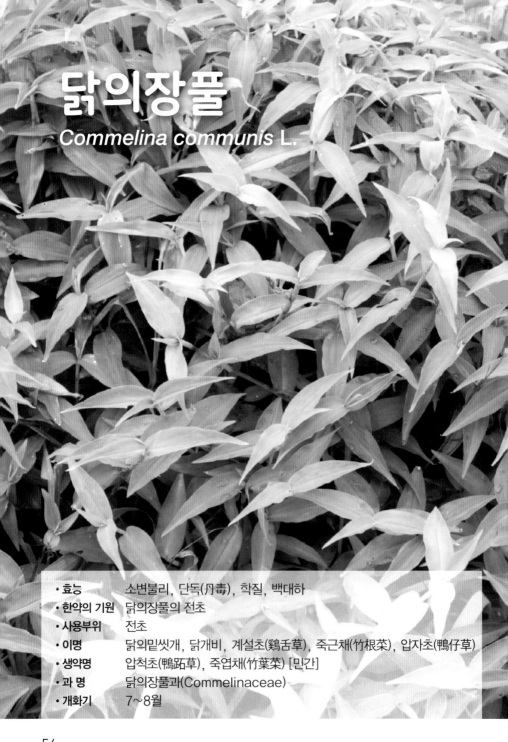

닭의장풀

Commelina communis L.

• 효능	소변불리, 단독(丹毒), 학질, 백대하
• 한약의 기원	닭의장풀의 전초
• 사용부위	전초
• 이명	닭의밑씻개, 닭개비, 계설초(鷄舌草), 죽근채(竹根菜), 압자초(鴨仔草)
• 생약명	압척초(鴨跖草), 죽엽채(竹葉菜) [민간]
• 과 명	닭의장풀과(Commelinaceae)
• 개화기	7~8월

56

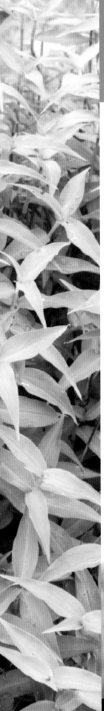

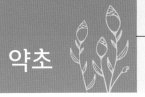

약초

귀경　폐(肺), 위(胃), 방광(膀胱)
경락에 작용

전초(약재)

성미

성질이 차고, 맛은 달고 담백하며, 독성은 없다.

효능과 주치

닭의장풀은 소변을 잘 나가게 하는 이뇨, 몸의 열을 식히는 청열, 피를 맑게 하는 양혈, 독을 푸는 해독 등의 효능이 있어 수종과 소변불리, 풍열로 인한 감기, 피부가 붉고 화끈거리면서 열이 나는 단독, 황달간염, 학질, 코피, 피오줌을 누는 증상, 심한 하혈인 혈붕, 백대하(白帶下: 냉증), 인후부가 붓고 아픈 인후종통(咽喉腫痛), 옹저(癰疽: 종기나 암종), 종창 등을 다스린다.

약용법과 용량

말린 전초 10~20g(생것 60~90g)을 사용하며, 대량으로 사용하는 대제(大劑: 약의 양을 배로 하여 처방함)에는 150~200g까지도 가능하다. 말린 전초 15g을 물 700mL에 넣어 끓기 시작하면 약하게 줄여 200~300mL가 될 때까지 달여 하루에 2회 나눠 마신다. 민간에서는 독사에 물렸을 때에도 이 약재를 사용하며, 주로 반변련(半邊蓮: 약재명, 수염가래꽃의 전초를 말함) 등과 섞어 달여 마시거나 외용하기도 한다.

비슷한 식물

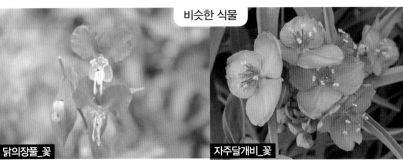

닭의장풀_꽃

자주달개비_꽃

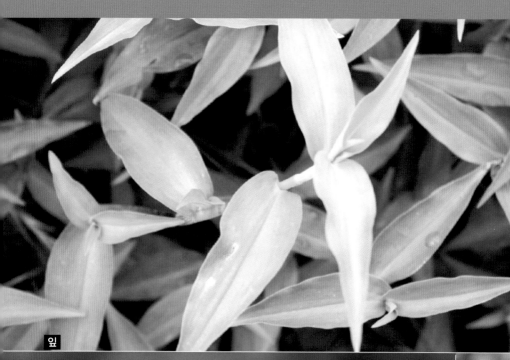

잎

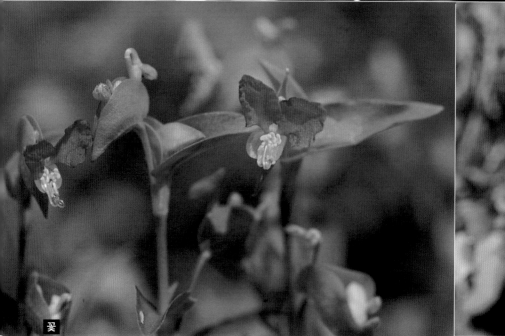

꽃

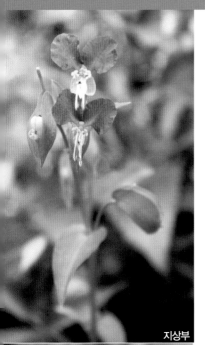

지상부

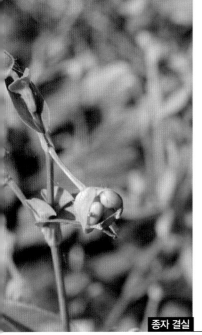

종자 결실

생육특성

닭의장풀은 각처의 들이나 길가에서 흔히 자라는 한해살이풀로 생육환경은 양지 혹은 반그늘이다. 유사종으로 큰닭의장풀, 흰꽃좀닭의장풀, 자주닭개비 등이 있다. 키는 15~50㎝로 자라며, 잎은 길이가 5~7㎝, 너비는 1~2.5㎝로 어긋나고 달걀 모양의 바소꼴로 뾰족하다. 꽃은 하늘색으로 7~8월에 잎겨드랑이에서 나온 꽃대 끝의 포에 싸여 핀다. 넓은 심장 모양의 포는 길이가 약 2㎝로 안으로 접히고 끝이 뾰족해지며 겉에는 털이 나 있거나 없다. 줄기에는 세로 주름이 있고 대부분 분지(分枝: 가지가 갈라진 것)되어 있거나 수염뿌리가 있다. 열매는 9~10월경에 타원형으로 달린다.

채취 방법과 시기

여름·가을에 지상부를 채취한 후 이물질을 제거하고 절단하여 햇볕에 말린다.

성분

지상부에는 아워바닌(awobanin), 코멜린(commelin), 플라보코멜리틴(flavocommelitin) 등이 함유되어 있다.

주의사항

열을 식히는 청열 작용이 있으므로 비위가 허한(虛寒)한 경우에는 신중하게 사용하여야 한다.

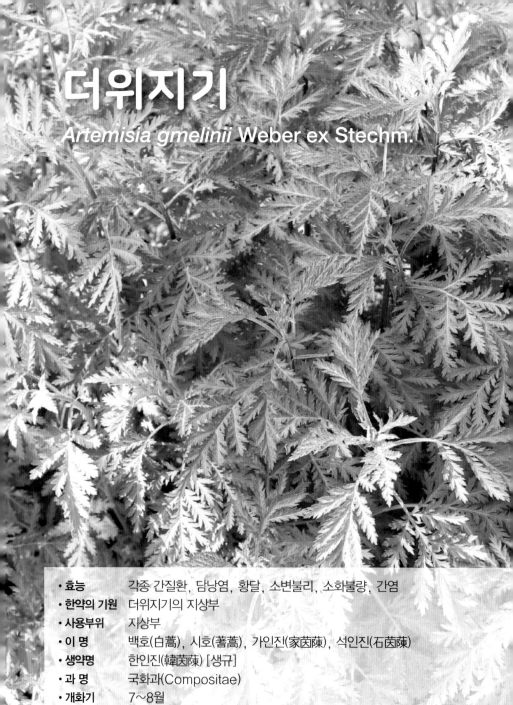

더위지기

Artemisia gmelinii Weber ex Stechm.

- **효능** 각종 간질환, 담낭염, 황달, 소변불리, 소화불량, 간염
- **한약의 기원** 더위지기의 지상부
- **사용부위** 지상부
- **이 명** 백호(白蒿), 시호(蓍蒿), 가인진(家茵蔯), 석인진(石茵蔯)
- **생약명** 한인진(韓茵蔯) [생규]
- **과 명** 국화과(Compositae)
- **개화기** 7∼8월

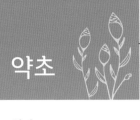

약초

귀경 간(肝), 비(脾), 위(胃), 담(膽) 경락에 작용

지상부 전초(약재)

성미

성질이 따뜻하고(생쑥은 차다), 맛은 약간 쓰고 맵다.

효능과 주치

더위지기는 열을 내리는 청열(淸熱), 간기를 맑게 하는 청간(淸肝), 담도를 이롭게 하는 이담(利膽), 소변을 잘 나가게 하는 이뇨(利尿) 등의 효능이 있어 각종 간질환, 담낭염, 황달, 소변불리, 소화불량, 열성질환, 간염 등의 치료에 이용하며, 월경을 순조롭게 하는 효과도 있다.

약용법과 용량

말린 전초 5~15g을 물 700mL에 넣어 달인 뒤 하루에 2회 나눠 마신다.

생육특성

더위지기는 낙엽성 아관목(亞灌木)으로 제주도를 제외한 전국의 양지바른 산기슭이나 들에 분포한다. 앞면과 뒷면에 흰색의 털이 촘촘하게 나 있는 것을 흰더위지기라고 하여 구분하기도 한다. 키는 1m 정도 자라고, 지상부의 아랫부분은 목질화 되고, 줄기는 모여나기[총생(叢生)]한다. 잎은 어긋나고 2회 깃꼴로 깊게 갈라지며, 갈라진 조각은 선형(線形)으로 잎 가장자리에 톱니가 있다. 꽃은 7~8월에 피는데 반구형으로 노란색을 띠며, 열매는 9~10월에 달린다.

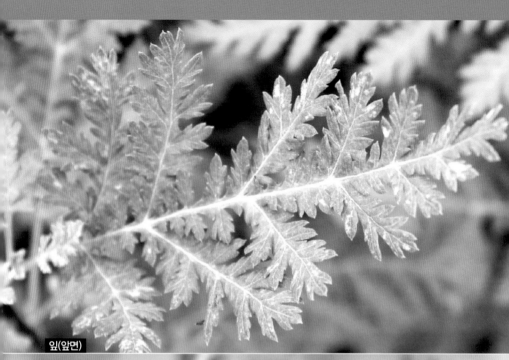

잎(앞면)

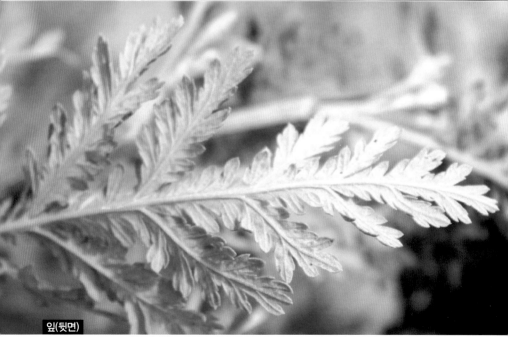

잎(뒷면)

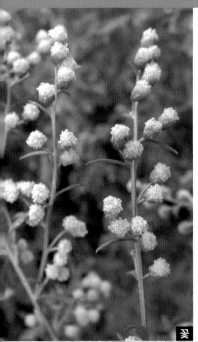

꽃

채취 방법과 시기

6~7월경 목질화 되지 않은 지상부를 채취하여 건조기에 말려 사용한다.

성분

스코파린[scoparin : 담즙의 분비를 증가시키면서 동시에 빌리루빈(bilirubin)의 배설을 촉진시키는 성분], 카필린(capillin), 카필론(capillone), 카필렌(capillene), 카필라린(capillarine) 등이 함유되어 있다.

주의사항

사철쑥을 더위지기의 대용품으로 사용할 수는 있으나 개똥쑥을 대용품으로 사용하는 것은 잘못이다.

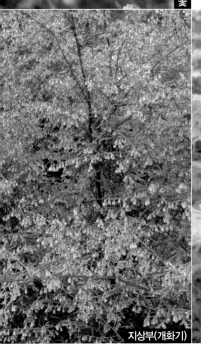

지상부(개화기)

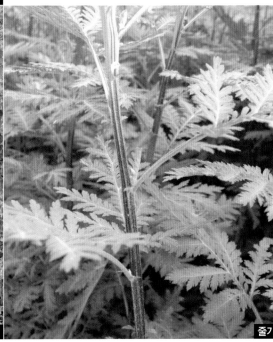

줄기

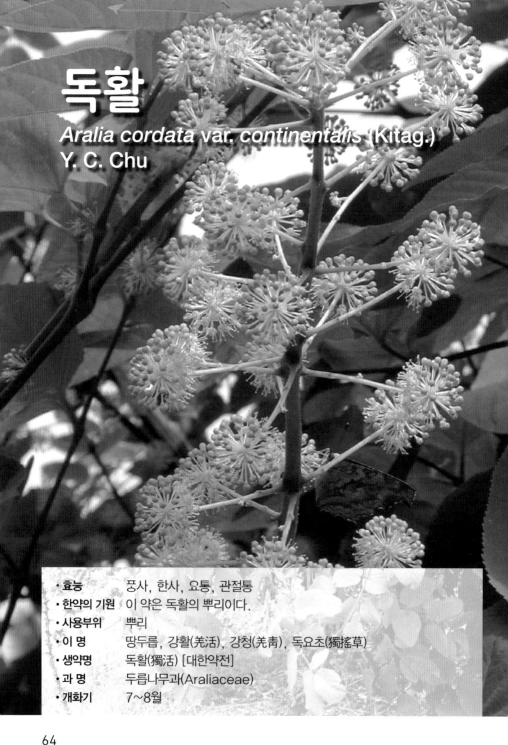

독활

Aralia cordata var. continentalis (Kitag.) Y. C. Chu

• 효능	풍사, 한사, 요통, 관절통
• 한약의 기원	이 약은 독활의 뿌리이다.
• 사용부위	뿌리
• 이 명	땅두릅, 강활(羌活), 강청(羌靑), 독요초(獨搖草)
• 생약명	독활(獨活) [대한약전]
• 과 명	두릅나무과(Araliaceae)
• 개화기	7~8월

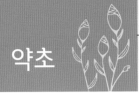

약초

귀경 신(腎), 방광(膀胱) 경락에 작용

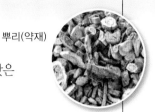
뿌리(약재)

성미

독활은 성질이 따뜻하고(혹은 약간 따뜻함), 맛은 맵고 쓰며, 독성은 없다.

효능과 주치

풍사와 습사를 제거하고, 표사를 흩어지게 하며 통증을 멈추게 한다. 풍사와 한사, 습사로 인한 심한 통증을 다스리고, 허리와 무릎의 동통을 치료한다. 관절을 구부리고 펴는 동작[굴신(屈伸)]이 어려운 증상을 치료하며, 오한과 발열을 다스린다. 두통과 몸살을 치료하는 데에도 유용하다.

약용법과 용량

독활만 끓여서 마실 때에는 말린 뿌리 5~10g을 물 1L에 넣어 끓기 시작하면 약하게 줄여 200~300mL가 될 때까지 달여 하루에 2회 나눠 마신다.

특이사항

이 약재는 특유의 냄새가 있고 맛은 처음에는 텁텁하고 약간 쓰다.

비슷한 식물

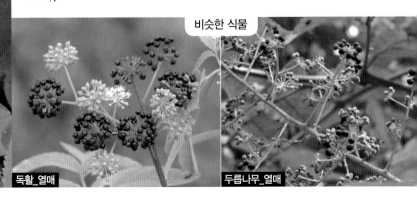

독활_열매

두릅나무_열매

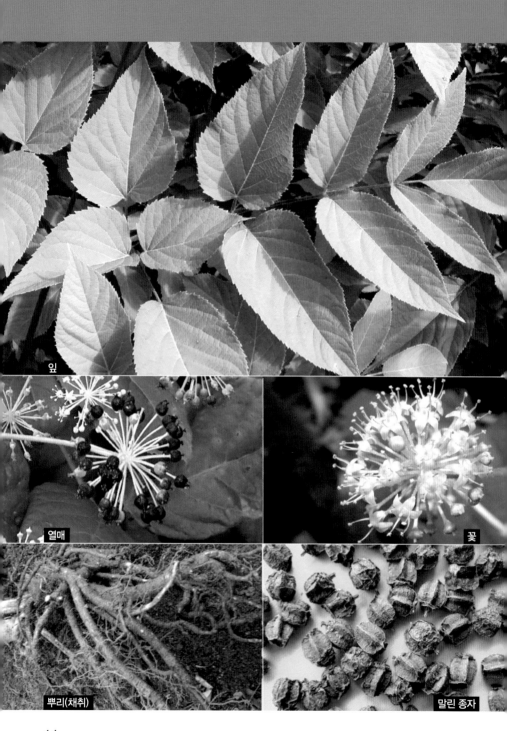

잎

열매

꽃

뿌리(채취)

말린 종자

생육특성

중국에서는 중치모당귀를 독활의 기원식물로 보는데, 호북, 사천성에 분포한다. 우리나라에서는 독활을 기원으로 보는데, 한해살이풀로 전국 각지에 분포하며 전북 임실이 주산지로 전국 생산량의 60% 이상을 차지한다. 키는 약 1.5m까지 자란다. 뿌리는 긴 원기둥 모양부터 막대 모양까지 다양하고 길이는 10~30㎝, 지름은 0.5~2㎝이다. 바깥 면은 회백색 또는 회갈색이며 세로 주름과 잔뿌리의 자국이 있다. 꺾은 면은 섬유성이고, 연한 황색의 속심이 있고 질은 가볍고 엉성하다. 잎은 어긋나고 2회 갈라진 깃꼴겹잎이다. 꽃은 암수 한그루이며 연한 흰색으로 7~8월에 가지와 원줄기 끝 또는 윗부분의 잎겨드랑이에서 큰 원뿔형으로 자라다가 다시 모여나기로 갈라진 가지 끝에서 둥근 산형꽃차례로 핀다.

채취 방법과 시기

뿌리는 수시로 채취하여 말려 사용하고, 주로 봄과 가을에 뿌리를 채취해 이물질을 제거하고 0.2~0.5㎝ 두께로 절단하여 말린다.

성분

0.07%의 정유가 함유되어 있으며 주로 리모넨(limonene), 사비넨(sabinene), 미르센(myrcene), 휴물렌(humulene) 등이며 뿌리에는 ent-kaur-16-en-19-oic acid도 함유되어 있다.

주의사항

성미가 따뜻하고 매운 약재로 습사를 말리고 흩어지게 하는 효능이 있으므로 몸 안의 진액이 상할 우려가 있어 진액이 부족하고 음기가 허한 음허혈조(陰虛血燥)의 경우에는 사용하면 안 된다. 일부에서 '땃두릅나무(Oplopanax elatus)'를 독활이라고 잘못알고 혼용하는 경향이 있는데, 땃두릅나무는 풀인 독활과는 전혀 다른 식물(낙엽활엽관목)이므로 혼동하지 않도록 주의를 요한다. 이는 일부 문헌에서 독활의 기원을 땃두릅나무로 기록한 데에서 비롯된 오류이다. 북한에서 나온 문헌에는 땃두릅나무를 독활의 기원식물로 한다.

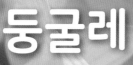

둥굴레

Polygonatum odoratum var. pluriflorum
(Miq.) Ohwi

- **효능** 폐 기능을 돕고, 당뇨, 협심통 치유
- **한약의 기원** 둥굴레, 기타 동속 근연식물의 뿌리줄기
- **사용부위** 뿌리줄기
- **이명** 맥도둥굴레, 애기둥굴레, 좀둥굴레, 여위(女萎)
- **생약명** 옥죽(玉竹), 위유(萎蕤) [생규]
- **과 명** 백합과(Liliaceae)
- **개화기** 6~7월

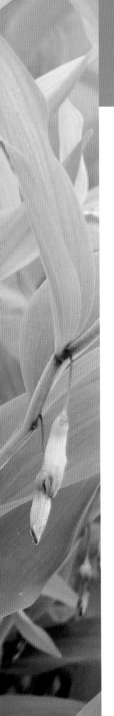

약초

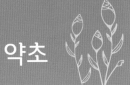

귀경 폐(肺), 위(胃) 경락에
작용

뿌리(약재)

성미

성질이 평범하고, 맛이 달며, 독성은 없다.

효능과 주치

둥굴레는 몸 안의 진액과 양기를 길러주는 자양, 폐가 건조하지 않도록 윤활하게 해주는 윤폐(潤肺), 갈증을 멈추어주는 지갈, 진액을 생성해주는 생진(生津) 등의 효능이 있어 허약체질 개선, 폐결핵, 마른기침, 가슴이 답답하고 갈증이 나는 번갈(煩渴), 당뇨병, 심장쇠약, 협심통, 소변이 자주 마려운 소변빈삭(小便頻數) 증상 등을 치유하는 데 응용한다.

약용법과 용량

말린 뿌리 10~15g을 물 700mL에 넣어 끓기 시작하면 약하게 줄여 200~300mL가 될 때까지 달여 하루에 2회 나눠 마신다.

생육특성

둥굴레는 여러해살이풀로 전국 각지의 산지에서 자생하거나 농가에서 많이 재배하는 식물인데, 특히 충청도, 전라도, 경상도 지역에서 많이 생산된다. 키는 30~60㎝로 자라며, 굵은 육질의 뿌리줄기는 옆으로 뻗고, 줄기에는 6개의 능각이 있으며 끝은 비스듬히 처진다. 잎은 서로 어긋나고 길이는 5~10㎝로 한쪽으로 치우쳐 퍼지며 잎자루가 없다. 꽃은 밑부분은 흰색, 윗부분은 녹색으로 6~7월에 줄기의 중간 부분부터 1~2송이씩 잎겨드랑이에서 통 모양으로 핀다. 꽃의 길이는 1.5~2㎝로 2개의 작은 꽃자루가 밑부분에서 서로 합쳐져 꽃대가 된다. 열매는 검은색으로 9~10월에 둥근 모양으로 달린다.

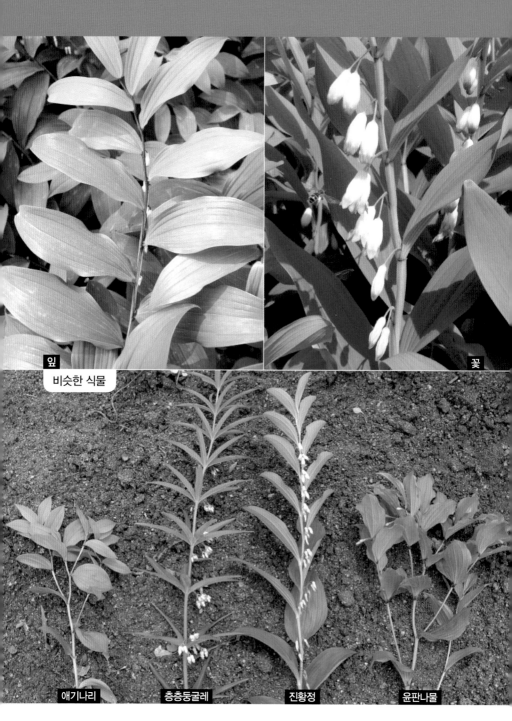

잎

꽃

비슷한 식물

애기나리　　　층층둥굴레　　　진황정　　　윤판나물

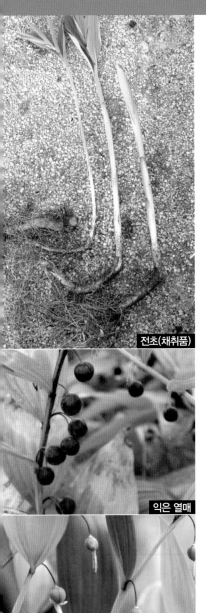

전초(채취품)

익은 열매

덜 익은 열매

채취 방법과 시기

지상부의 잎과 줄기가 다 말라 죽는 가을부터 이른 봄 싹이 나기 전까지 뿌리줄기를 채취하여 줄기와 수염뿌리를 제거한 후 수증기로 쪄서 말린다.

성분

콘발라마린(convallamarin), 콘발라린(convllarin), 켈리도닉산(chelidonic acid), 아제도닉-2-카보닉산(azedidine-2-carbonic acid), 캠페롤-글루코사이드(kaempferol-glucoside), 쿼시티오-글리코사이드(quercitio-glycoside) 등이 함유되어 있다.

주의사항

습사(濕邪)가 쌓여 기혈의 운행을 막는 담습(痰濕)이나 기가 울체된 경우에는 사용을 피하고, 비허(脾虛)로 인해 진흙 같은 대변을 누는 사람은 신중하게 사용하여야 한다. 그리고 민간에서는 흔히 둥굴레를 황정(黃精)과 혼동하는 경향이 있으나 황정은 층층갈고리둥굴레, 진황정 등의 뿌리줄기로 보중익기(補中益氣: 소화기능을 담당하는 중초의 기운을 돕고 기를 더함)의 기능과 강근골(强筋骨: 근육과 뼈를 튼튼하게 하는 기능)의 효능이 강한 보기(補氣: 허약한 원기를 돕는 기능) 약재인 반면 둥굴레(옥죽)는 보음(補陰: 몸의 원기를 보하는 기능) 약재로 자양(滋養: 몸의 영양을 좋게 함) 윤폐(潤肺)의 특징이 있으므로 구분해서 사용하는 것이 좋다.

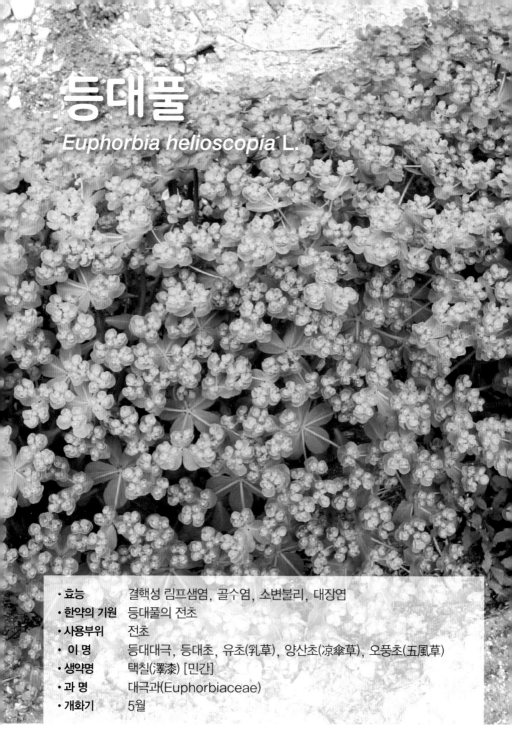

등대풀
Euphorbia helioscopia L.

• 효능	결핵성 림프샘염, 골수염, 소변불리, 대장염
• 한약의 기원	등대풀의 전초
• 사용부위	전초
• 이 명	등대대극, 등대초, 유초(乳草), 양산초(凉傘草), 오풍초(五風草)
• 생약명	택칠(澤漆) [민간]
• 과 명	대극과(Euphorbiaceae)
• 개화기	5월

약초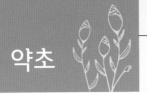

귀경 폐(肺), 소장(小腸),
대장(大腸) 경락에 작용

전초(약재)

성미
성질이 시원하고, 맛은 쓰고 매우며, 독성이 있다.

효능과 주치
등대풀은 소변을 잘 나가게 하는 이수, 가래를 제거하는 거담, 독을 풀어주는 해독, 종기를 삭히는 소종 등의 효능이 있어 수종, 소변불리, 해수, 결핵성 림프샘염, 골수염, 이질, 대장염, 개선(疥癬: 옴) 등을 치유하는 데 사용한다. 소변이 잘 나오게 하는 효과로는 대극과 비슷하고, 등대풀(택칠)은 소변을 잘 나오게 하면서 남성의 음기도 돕는 효능이 있다.

약용법과 용량
말린 전초 10g을 물 700mL에 넣어 끓기 시작하면 약하게 줄여 200~300mL가 될 때까지 달여 하루에 2회 나눠 마신다. 가루나 환으로 만들어 복용하기도 하고, 외용할 경우에는 물에 달여 환부를 닦아내거나, 가루로 만든 약재를 우린 물에 개어 환부에 붙이기도 한다.

비슷한 식물

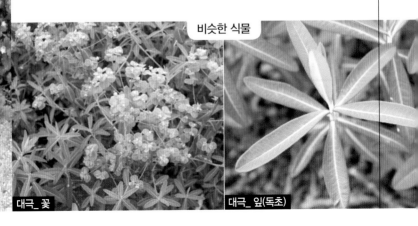

대극_꽃

대극_잎(독초)

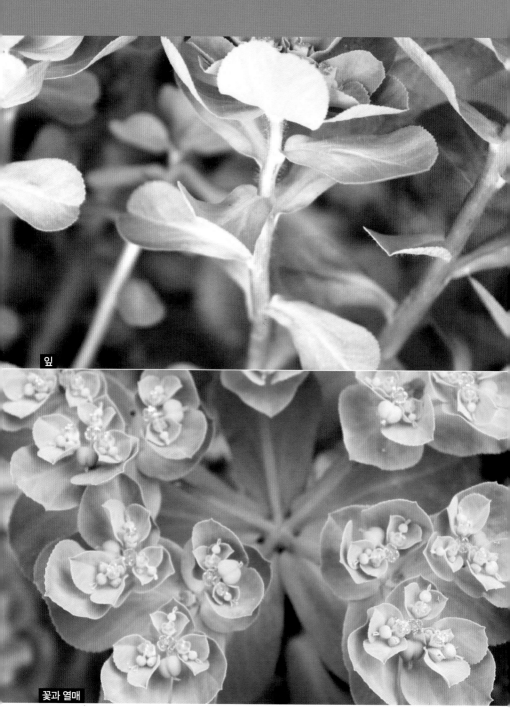

잎

꽃과 열매

생육특성

등대풀은 두해살이풀로 경기 이남에서 분포하며 특히 제주도에 많이 자생하고 있다. 유사종으로 두메대극, 암대극, 흰대극 등이 있다. 키는 30㎝ 정도로 곧게 자라며, 줄기 전체에 유즙(乳汁)이 들어 있다. 대부분 아랫부분은 적자색이며 가지를 많이 치기도 하고, 잎은 어긋나고 거꿀달걀 모양 또는 주걱 모양으로 끝이 둥글다. 가지가 갈라진 끝부분에서는 다섯 장의 잎이 돌려난다. 꽃은 황록색으로 5월에 술잔 모양의 취산꽃차례로 꼭대기에서 핀다. 열매는 6월에 달린다.

채취 방법과 시기

꽃이 피는 5월경에 전초를 채취하여 햇볕에 말린다.

성분

파신(phasin), 티치말린(tithymalin), 헬리스코피올(heliscopiol), 부티릭산(butyric acid), 유포르빈(euphorbine), 파신(phasine), 사포닌이 함유되어 있다.

주의사항

독성이 있고 축수(逐水: 수분을 빼내는 효능) 작용이 있으므로 기혈이 허약한 사람이나 비위가 허한 사람, 임신부는 사용을 금하고, 마와 함께 사용하지 않는다.

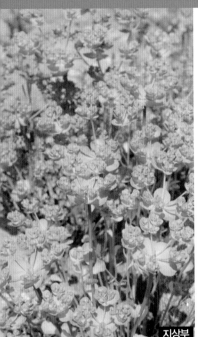
지상부

열매

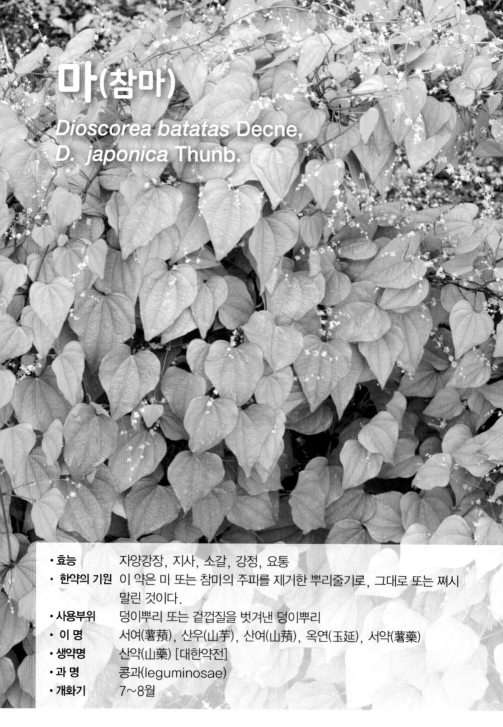

마(참마)

Dioscorea batatas Decne,
D. japonica Thunb.

- **효능**   자양강장, 지사, 소갈, 강정, 요통
- **한약의 기원**   이 약은 미 또는 참미의 주피를 제기한 뿌리줄기로, 그대로 또는 쪄서 말린 것이다.
- **사용부위**   덩이뿌리 또는 겉껍질을 벗겨낸 덩이뿌리
- **이 명**   서여(薯蕷), 산우(山芋), 산여(山蕷), 옥연(玉延), 서약(薯藥)
- **생약명**   산약(山藥) [대한약전]
- **과 명**   콩과(leguminosae)
- **개화기**   7~8월

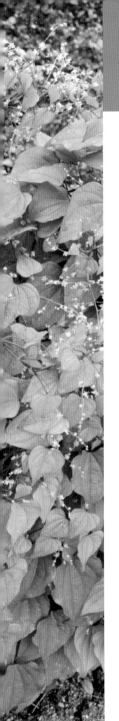

약초

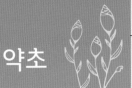

귀경 비(脾), 폐(肺), 신(腎) 경락에
작용

뿌리(약재)

성미
성질이 평하고, 맛은 달며, 독성은 없다.

효능과 주치
마(참마)는 자양강장, 가래 제거, 지사, 소갈, 강정, 요통, 건위,
빈뇨, 당뇨, 유종, 대하, 신장질환, 폐허증을 개선하는 데 탁월
한 효과가 있다.

신라시대 향가인 〈서동요〉에도 등장할 정도로 우리 민족의 식
생활 속에 깊숙이 자리 잡고 있는 마는 어지러움과 두통, 진
정, 체력 보강, 담 제거 등 한방에서 알려진 효능만 해도 10여
가지에 달할 정도로 산약(山藥)이라는 생약명에 걸맞게 예로부
터 약용으로 널리 이용되어 왔다. 마는 자양강장에 특별한 효
험이 있고, 소화불량이나 위장장애, 당뇨병, 기침, 폐질환 등
의 치료에도 효과가 두드러진다. 특히 신장 기능을 튼튼하게
하는 작용이 강해 원기가 쇠약한 사람이 오래 복용하면 좋다고
한다. 마는 구워서도 먹지만 생으로 가늘게 썰거나 갈아서 복
용하기도 하고 찐 뒤에 말려 가루로 만들어 먹기도 한다. 마에
함유된 효소는 열에 약하므로 생즙으로 먹는 것이 좋다고 하
며, 마만 갈아 먹는 것보다 사과나 당근 등을 함께 넣어 갈아
먹으면 향이 좋아 먹기도 좋고 영양도 만점이다.

또한 마는 혈관에 콜레스테롤이 쌓이는 것을 예방하는 좋은 식
품으로 옛날부터 '마장국(메주에 마즙을 넣어 만든 것)을 먹으면
중풍에 걸리지 않는다'라는 말이 있을 정도이다. 이는 마에 함
유된 사포닌이 콜레스테롤 함량을 낮춰 혈압을 내리게 하기 때
문으로 보인다.

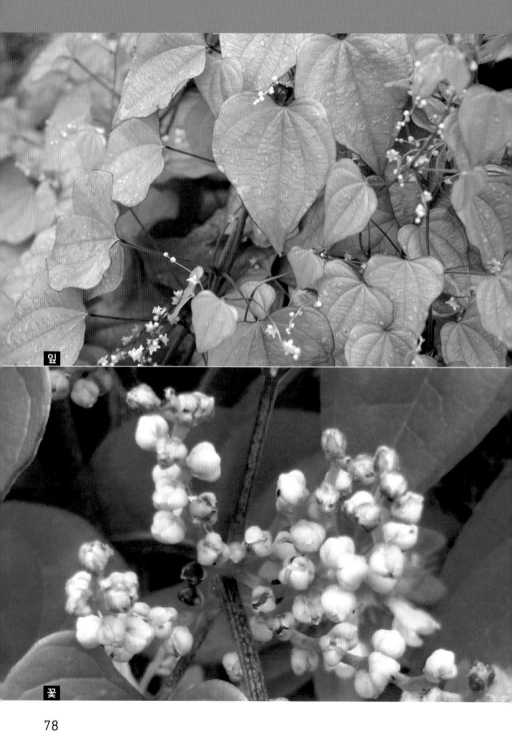

잎

꽃

특히 마의 점액질에는 소화효소와 단백질의 흡수를 돕는 '뮤신(mucin: 무친)'이라는 성분이 들어 있는데, 뮤신은 위 점막에서도 분비되며 이것이 결핍되면 위궤양을 일으키는 원인이 된다. 따라서 마를 섭취하면 위궤양 예방과 치료 및 소화력 증진에 도움이 된다. 또한 뮤신은 장을 통과할 때 장벽에 쌓인 노폐물을 흡착하여 배설하는 역할을 하여 정장 작용이 매우 뛰어나다. 민간에서는 강판에 갈아 들기름과 함께 먹거나 종기에 붙이면 잘 낫는다고 한다.

약용법과 용량

한방약에서는 팔미환(八味丸) 등에 마를 섞어 체력이 떨어진 노인에게 처방하였다. 팔미환이란 숙지황 320g, 산약(마)·산수유 각 160g, 목단피·백복령·택사 각 120g, 육계·부자포 각 40g을 가루로 만든 뒤 꿀을 섞어 환으로 만든 것이다. 또한 가래가 제거되지 않을 때에는 마 뿌리를 찜구이로 해서 부드럽게 만들어 먹거나 설탕이나 꿀을 발라 먹어도 좋다. 생마를 식용하는 것도 좋은데, 민간에서는 생마를 5㎝ 정도 길이로 잘라 석쇠에 굽거나 오븐이나 팬에 적당히 구워 소금에 찍어 꾸준히 먹으면 과로로 인한 식은땀이나 야뇨증 치료에 효과가 있다고 한다. 또한 소주에 넣어 약술로 만들어 마시는 방법도 있다. 예로부터 참마를 갈아서 밥에 올려 먹으면 소화도 잘 되고 영양가도 높은 것으로 알려져 있다.

생육특성

마(참마)는 중국이 원산지이고, 우리나라와 일본, 대만 등지에 분포하며 우리나라에서는 전국적으로 재배도 많이 하고 있다. 이 약재의 기원에 대하여 『대한약전』에서는 '마과의 덩굴성 여러해살이풀인 마(*Dioscorea batatas* Decne.) 또는 참마(*Dioscorea japonica* Thunb.)의 주피를 제거한 뿌리줄기로 그대로 또는 쪄서 말린 것'이라고 기재하고 있다. 산속에서 자라는 마는 덩굴줄기 끝부분에 새로운 마가 형성되어 지난해의 묵은 마에서 양분을 받아 아주 빠르게 자란다. 암수 딴그루로, 잎은 긴 달걀 모양이거나 달걀 모양의 바소꼴이고, 끝이 뾰족하며 아래쪽은 화살촉 모양이고 잎자루가 있다. 7~8월경 잎겨드랑이에서 1~2g의 주아가 자라 9월에 덩굴에서 떨어져 번식한다.

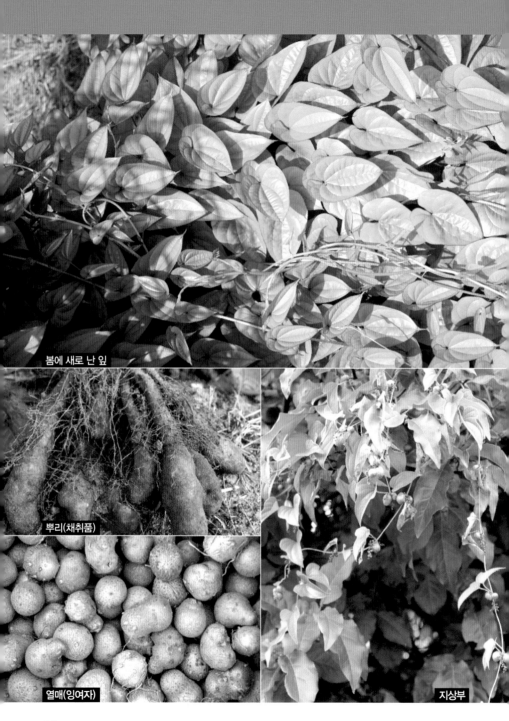

봄에 새로 난 잎

뿌리(채취품)

열매(잉여자)

지상부

채취 방법과 시기

가을에 잎이 떨어진 다음(남부 지방은 이듬해 이른 봄까지)에 뿌리를 수확하는데, 채취할 때 상처가 생기지 않도록 주의한다.

성분

마에는 전분 외에 점액질의 뮤신(mucin), 알란토인(allantoin), 용혈(적혈구의 세포막이 파괴되어 그 안의 헤모글로빈이 혈구 밖으로 나오는 현상) 작용이 매우 적은 사포닌(saponin), 아르기닌(arginine) 등이 함유되어 있다.

주의사항

피부 알러지를 유발시킬 수 있으므로 민감한 사람은 마를 맨손으로 다루지 않도록 한다.

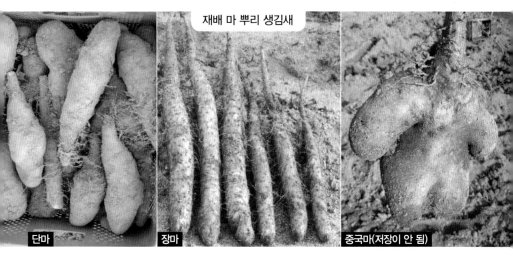

재배 마 뿌리 생김새

단마   장마   중국마(저장이 안 됨)

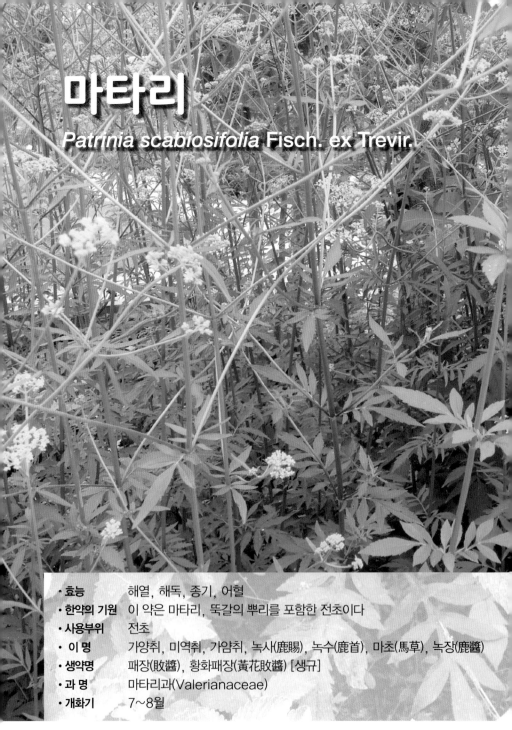

마타리

Patrinia scabiosifolia Fisch. ex Trevir.

- **효능**　　　해열, 해독, 종기, 어혈
- **한약의 기원**　이 약은 마타리, 뚝갈의 뿌리를 포함한 전초이다
- **사용부위**　전초
- **이 명**　　가양취, 미역취, 가얌취, 녹사(鹿賜), 녹수(鹿首), 마초(馬草), 녹장(鹿醬)
- **생약명**　　패장(敗醬), 황화패장(黃花敗醬) [생규]
- **과 명**　　마타리과(Valerianaceae)
- **개화기**　　7~8월

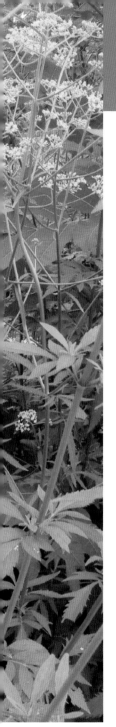

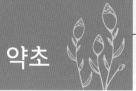

약초

귀경 간(肝), 위(胃), 대장(大腸)
경락에 작용

뿌리(약재)

성미 •

성질이 약간 차고, 맛은 맵고 쓰며, 독성은 없다.

효능과 주치 •

마타리는 열을 식히고 독을 풀어주는 청열해독, 종기를 다스리고 농을 배출하는 소종배농(消腫排膿), 어혈을 풀고 통증을 멈추게 하는 거어지통(去瘀止痛)의 효능이 있다. 또한 장옹(腸癰)과 설사, 적백대하, 산후어체복통(産後瘀滯腹痛: 산후에 어혈이 완전히 제거되지 않고 남아서 심한 복통을 유발하는 증상), 목적종통(目赤腫痛: 눈에 핏발이 서거나 종기가 생기면서 아픈 증상), 옹종개선(癰腫疥癬: 종양이나 옴) 등을 치유한다.

약용법과 용량 •

말린 전초 10~20g을 사용하며 용도에 따라 청열소종에는 적작약, 화농의 배설에는 율무, 옹종 치료에는 금은화, 설사 치료에는 백두옹 등과 각각 배합하여 물을 붓고 끓여 마신다. 보통 약재가 충분히 잠길 정도의 물을 붓고 끓기 시작하면 약하게 줄여 1/3이 될 때까지 달여 마신다. 또한 마타리는 열을 내리고 울결(鬱結: 막히고 덩어리 진 것)을 제거하며 소변을 잘 나오게 하고 부기를 가라앉히며 어혈을 없애고 농(膿)을 배출시키는 데 아주 좋은 효과가 있다. 산후에 오로(惡露)로 인하여 심한 복통이 있을 경우에는 이 약재 200g을 물 7~8L에 넣어 3~4L가 될 때까지 달여 한 번에 200mL씩, 하루에 3번 나눠 마신다.

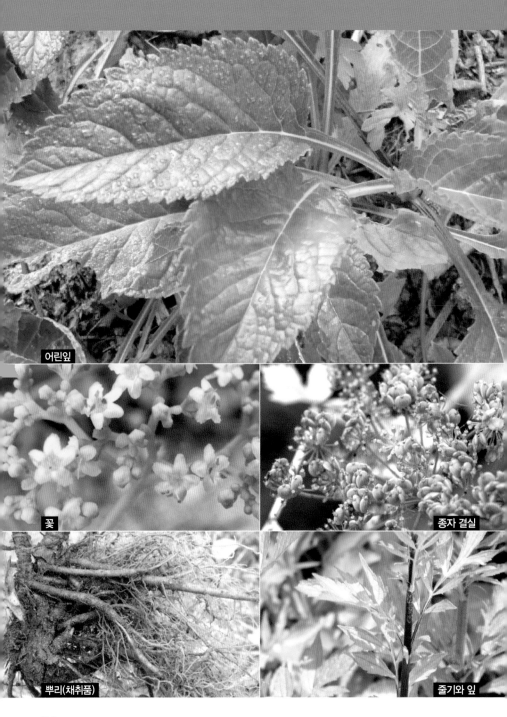

어린잎

꽃

종자 결실

뿌리(채취품)

줄기와 잎

생육특성

마타리는 여러해살이풀로 전국 각지의 산과 들에 분포한다. 키가 60~150cm에 달하며 곧게 자란다. 원줄기 길이는 50~100cm이다. 뿌리줄기는 원기둥 모양으로 한쪽으로 구부러졌고 마디가 있으며, 마디와 마디 사이 길이는 2cm 정도로 마디 위에는 가는 뿌리가 있다. 줄기는 원기둥 모양으로 지름은 0.2~0.8cm인데, 황록색 또는 황갈색으로 마디가 뚜렷하며 엉성한 털이 나 있다. 질은 부서지기 쉽고, 단면의 중앙에는 부드러운 속심이 있거나 비어 있다. 잎은 마주나고, 잎몸은 얇으며 쭈그러졌거나 파쇄되었고, 다 자란 잎을 펴보면 깃꼴로 깊게 쪼개졌고, 거친 톱니가 있으며 녹색 또는 황갈색이다. 꽃은 노란색으로 7~8월에 피며, 열매는 타원형이다.

채취 방법과 시기

여름부터 가을에 걸쳐 채취하며, 이물질을 제거하고 두께 0.2~0.3cm로 가늘게 썰어 사용한다.

성분

뿌리와 줄기에는 모로니사이드(morroniside), 로가닌(loganin), 빌로사이드(villoside), 파트리노사이드(patrinoside) C와 D, 스카비오사이드(scabioside) A~G 등이 함유되어 있다.

주의사항

맛이 쓰고 차서 혈액순환을 촉진시키고 어혈을 흩어지게 하는 작용이 있으므로 실열(實熱: 외부의 사기가 몸안에 침입해 정기와 싸워 생기는 열)이나 어혈(瘀血)이 없는 경우에는 신중하게 사용해야 하며, 출산 후의 과도한 출혈이나 혈허(血虛) 또는 비위가 허약한 사람이나 임신부도 사용에 신중을 기해야 한다.

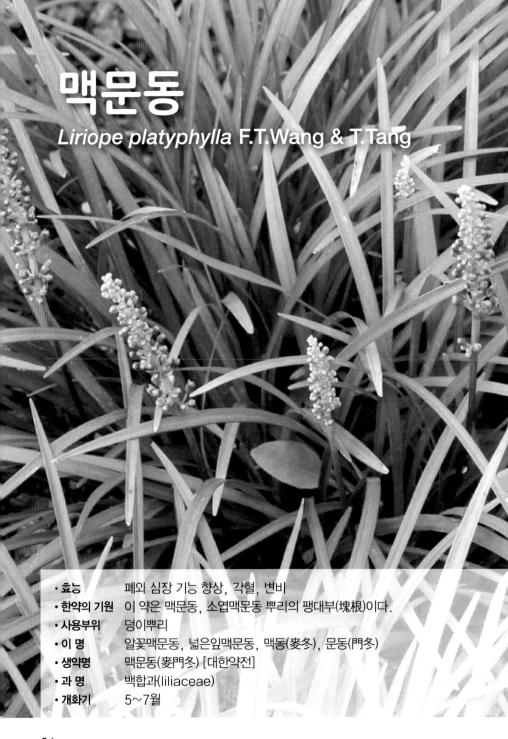

맥문동

Liriope platyphylla F.T.Wang & T.Tang

- **효능**   폐와 심장 기능 향상, 각혈, 변비
- **한약의 기원**   이 약은 맥문동, 소엽맥문동 뿌리의 팽대부(塊根)이다.
- **사용부위**   덩이뿌리
- **이 명**   알꽃맥문동, 넓은잎맥문동, 맥동(麥冬), 문동(門冬)
- **생약명**   맥문동(麥門冬) [대한약전]
- **과 명**   백합과(liliaceae)
- **개화기**   5~7월

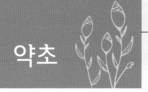

약초

귀경 심(心), 폐(肺), 위(胃)
경락에 작용

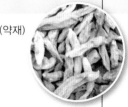

뿌리(약재)

성미 ·

맥문동은 성질이 약간 차고, 맛은 달며
조금 쓰고, 독성은 없다.

효능과 주치 ·

음기를 자양하고 폐를 윤활하게 하는 자음윤폐(養陰潤肺), 심의 기능을 맑게 하여 번다(煩多: 체한 것처럼 가슴이 답답하고 괴로운 증상) 증상을 제거하는 청심제번(淸心除煩), 위의 기운을 돕고 진액을 생성하는 익위생진(益胃生津) 등의 효능이 있어 폐의 건조함으로 오는 마른기침을 다스리는 폐조건해(肺燥乾咳), 토혈, 각혈, 폐의 기운이 위축된 증상, 폐옹(肺癰), 허로번열(虛勞煩熱), 소갈(消渴), 열병으로 진액이 손상된 열병상진(熱病傷津) 증상, 인후부의 건조함과 입안이 마르는 인건구조(咽乾口燥) 증상, 변비 등을 치료한다.

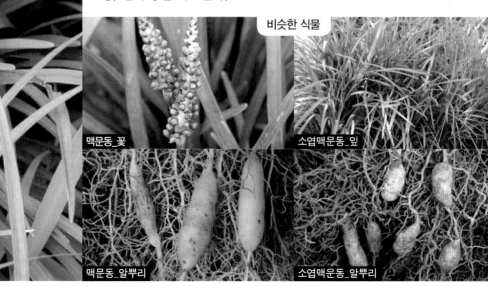

비슷한 식물

맥문동_꽃

소엽맥문동_잎

맥문동_알뿌리

소엽맥운동_알뿌리

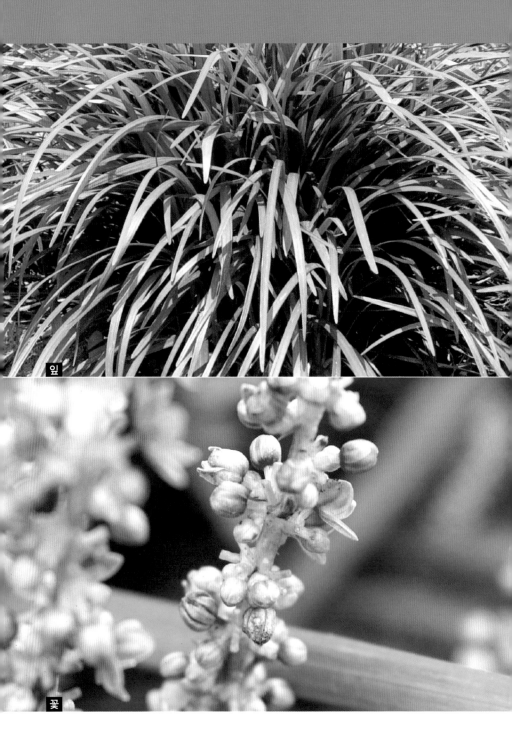

잎

꽃

약용법과 용량

말린 덩이뿌리 5~20g을 물 700mL에 넣어 끓기 시작하면 약하게 줄여 200~ 300mL가 될 때까지 달여 하루에 2회 나눠 마신다.

생육특성

맥문동은 중부 이남의 산지에서 자라는 상록 여러해살이풀로, 생육환경은 반그늘 혹은 햇빛이 잘 들어오는 나무 아래이다. 주변에서 조경용으로 많이 심어 친숙한 식물이다. 키는 30~50㎝로 자라고, 줄기는 잎과 따로 구분되지 않는다. 짙은 녹색의 잎이 밑에서 모여 나고, 길이는 30~50㎝, 너비는 0.8~1.2㎝이며 끝이 뾰족해지다가 둔해지기도 한다. 잎은 겨울에도 지상부에 남아 있기 때문에 쉽게 찾을 수 있다. 꽃은 자줏빛으로 5~7월에 1마디에 여러 송이가 피고, 꽃대는 30~50㎝로 자라 맥문동의 키가 된다. 열매는 10~11월에 검푸른색으로 달리는데, 껍질이 벗겨지면 검은색 종자가 나타난다.

채취 방법과 시기

반드시 겨울을 넘겨 봄(4월 하순~5월 초순)에 채취하여 말리고, 포기는 다시 정리하여 분주묘(分株苗: 포기나누기용 묘)로 사용한다. 폐, 위의 음기를 청양(淸養: 맑게 하고 길러주는 것)하려면 맑은 물에 2시간 이상 담가서 습윤(濕潤:습기를 머금어서 무르게 된 것)한 다음 거심(祛心: 약재의 중간부를 관통하는 실뿌리를 제거함)하여 사용한다. 자음청심(滋陰淸心: 음기를 기르고 심장의 열을 식힘)하려면 거심하여 사용하고, 자보(滋補)하는 약에 넣으려면 주침(酒浸: 청주를 자작하게 부어서 충분히 스며들게 함)하여 거심하여 사용하고, 정신을 안정시키는 안신(安神)약제에 응용하려면 주맥문동[朱麥門冬: 속심을 제거한 맥문동을 대야에 담고 물을 조금 뿌려서 눅눅하게 한 다음 여기에 부드러운 주사(朱砂) 가루를 뿌려줌과 동시에 수시로 뒤섞어 맥문동의 겉면에 주사가 고루 묻게 한 다음 꺼내 말린다. 맥문동 5㎏에 주사 110g 사용]을 만들어 사용하기도 한다. 소엽맥문동[*Ophiopogon japonicus*(L.f.) Ker Gawl]도 맥문동에 준한다.

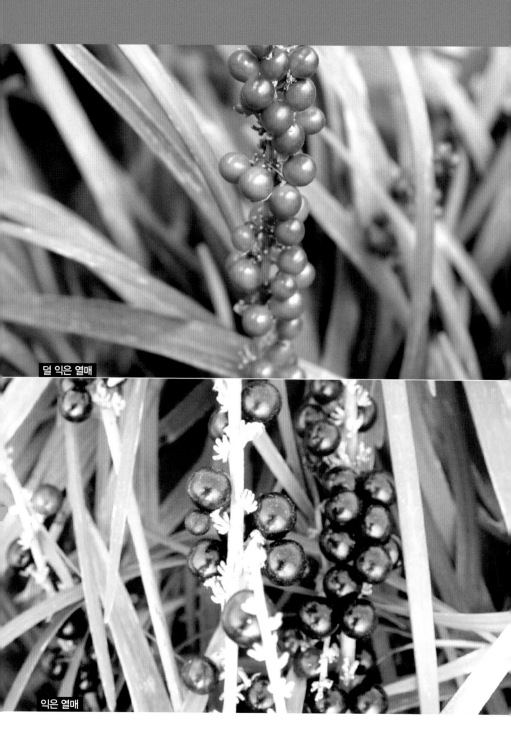

덜 익은 열매

익은 열매

90

성분

오피오코고닌(ophiopogonin) A~D, 베타−시토스테롤(β−sitosterol), 스티그마스테롤(stigmaterol) 등이 함유되어 있다.

주의사항

이 약재는 자이성(滋膩性: 매끄럽고 끈적끈적 들러붙는 성질)으로, 약하지만 달고 윤(潤: 젖은)한 성질, 약간의 찬 성질 등이 있기 때문에 비위가 허하고 찬 원인으로 인해 설사를 하거나 풍사(風邪)나 한사(寒邪)로 인해 기침과 천식이 유발된 경우에는 모두 피해야 한다.

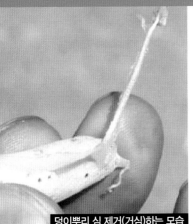

덩이뿌리 심 제거(거심)하는 모습

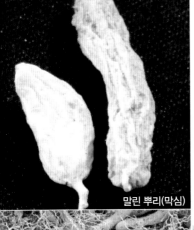

말린 뿌리(막심)

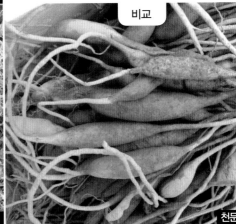

비교

생뿌리

천문동 생뿌리

메꽃

Calystegia sepium var. japonicum (Choisy) Makino

• 효능	고혈압, 당뇨, 소변불리, 소아열독
• 한약의 기원	이 약은 뿌리를 포함한 메꽃의 전초이다
• 사용부위	전초
• 이 명	근근화(筋根花), 고자화(鼓子花)
• 생약명	선화(旋花), 구구앙(狗狗秧) [민간]
• 과 명	메꽃과(Convolvulaceae)
• 개화기	6~8월

약초

귀경 비(脾), 신(腎) 경락에 작용

뿌리(약재 전형)

성미

메꽃은 성질이 따뜻하고, 맛은 달고 쓰다.

효능과 주치

기를 더해주는 익기(益氣), 소변을 잘 나오게 하는 이수(利水), 혈당을 조절하는 항당뇨 등의 효능이 있어 신체가 허약하고 기가 손상되었을 때 사용할 수 있고, 소변을 잘 보지 못하는 소변불리, 고혈압, 당뇨병 등의 치료에도 응용할 수 있다.
뿌리와 싹을 짓찧어서 그 즙을 마시면 단독(丹毒), 소아열독을 치료한다. 뿌리는 근골을 접합시키고 칼에 베인 상처를 아물게 한다.

비슷한 식물

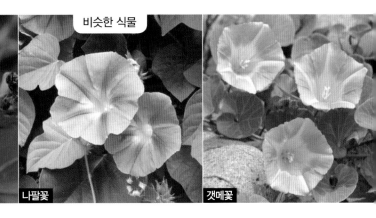

고구마꽃

나팔꽃

갯메꽃

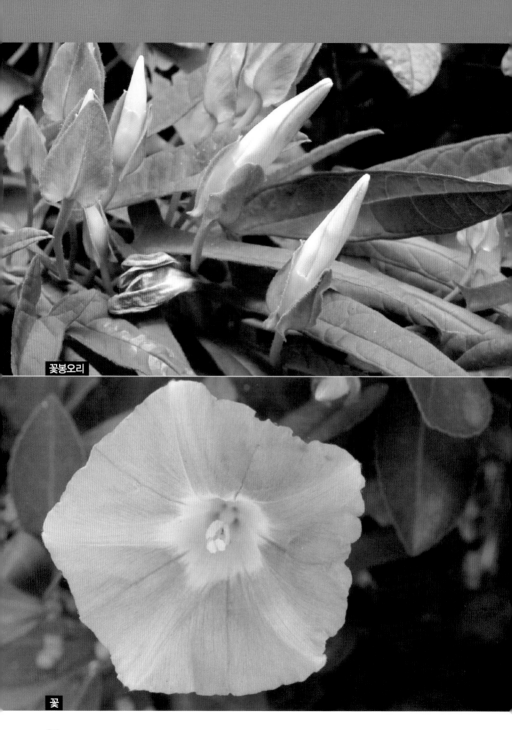

꽃봉오리

꽃

약용법과 용량

말린 전초 15~20g을 물 700mL에 넣어 끓기 시작하면 약하게 줄여 200~300mL가 될 때까지 달여 하루에 2회 나눠 마신다. 신선할 때 채취하여 생즙을 내어 마시기도 한다. 어린순은 나물로 식용한다.

생육특성

메꽃은 덩굴성 여러해살이풀로 전국 각지의 산과 들에 분포한다. 줄기는 1~2m 길이로 뻗고 지하 줄기는 흰색이며, 사방으로 뻗으면서 새순이 나온다. 잎은 타원형 바늘 모양으로 끝이 둔한 편이다. 꽃은 엷은 붉은색으로 6~8월에 피고, 열매는 잘 맺지 않는다.

채취 방법과 시기

6~8월에 전초를 채취하여 흙먼지를 제거하고 햇볕에 말리거나 생것으로 사용하기도 한다.

성분

뿌리와 꽃에는 캠페롤(kaempferol), 캠페롤-3-람노글루코사이드(kaempferol-3-rhamnoglucoside), 콜룸빈(columbin), 팔마틴(palmatine) 등이 함유되어 있다.

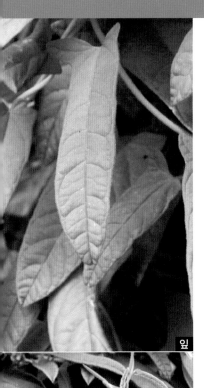
잎

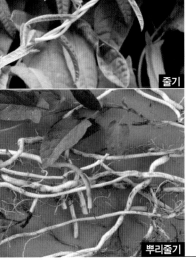
줄기

뿌리줄기

모시대

Adenophora remotiflora (Siebold & Zucc.) Miq.

• 효능	기관지염, 폐결핵, 옹종 치료 및 해독작용
• 한약의 기원	이 약은 모시대의 뿌리이다.
• 사용부위	뿌리
• 이명	모시때, 모싯대, 첨길경, 백면근, 기니(芪苨), 매삼(梅蔘), 행삼(杏蔘)
• 생약명	제니(薺苨) [생규]
• 과 명	초롱꽃과(Campanulaceae)
• 개화기	8~9월

약초

귀경　폐(肺), 비(脾) 경락에 작용

뿌리(약재)

성미

모시대는 성질이 차고, 맛은 달다.

효능과 주치

열을 내리게 하는 해열, 가래를 제거하는 거담, 독을 푸는 해독, 종기를 없애는 소종 등의 효능이 있어 기관지염, 인후염, 해수(咳嗽), 폐결핵, 옹종, 창독(瘡毒), 약물중독 등의 치료에 응용할 수 있다. 『명의별록(名醫別錄)』에 의하면 '해백약독(解百藥毒)'이라 하여 모든 약물의 독을 풀어준다고 하였으며, 갈홍(葛洪: 중국 동진 때의 의사)에 의하면 '제니는 단미(單味)로서 여러 가지 독(毒)을 아울러 해독하려 할 경우에는 제니 농축액 2되(3.6L)를 마시거나 가루로 만들어 복용하여도 좋다'고 하였다.

약용법과 용량

말린 뿌리 5~15g을 물 700mL에 넣어 끓기 시작하면 약하게 줄여 200~300mL가 될 때까지 달여 하루에 2회 나눠 마시거나, 환으로 만들어 복용하기도 한다.

비슷한 식물

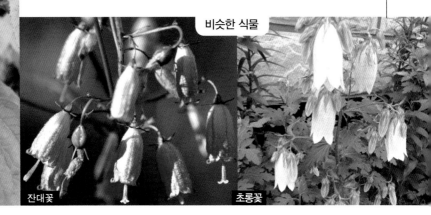

잔대꽃

초롱꽃

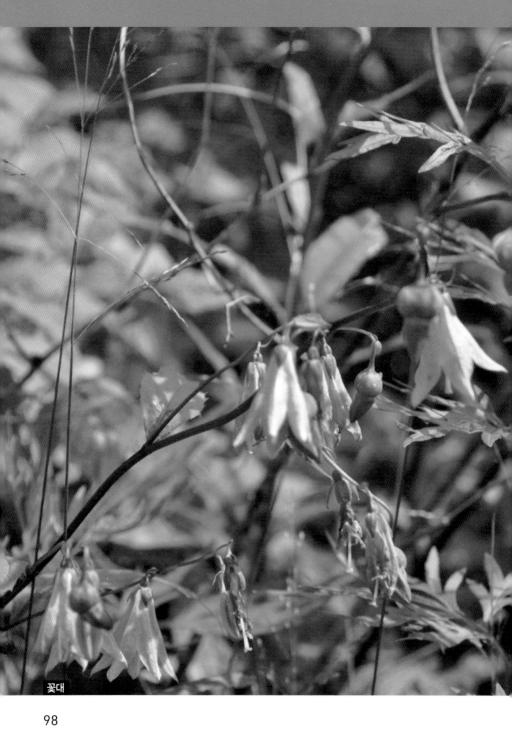

꽃대

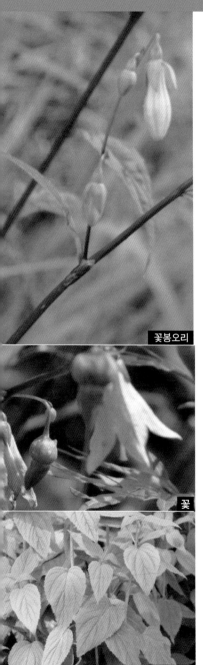

꽃봉오리

꽃

잎과 줄기

생육특성

모시대는 여러해살이풀로 전국의 깊은 산속 나무 아래나 산기슭 등 습한 곳에서 군락을 이루어 자생하며, 전북 순창 지역에서 많이 재배한다. 키는 50~100㎝로 곧게 자라며, 뿌리는 굵은 편이고, 줄기를 자르면 흰색의 유즙(乳汁)이 나온다. 잎은 어긋나고 잎자루가 있으며, 달걀 모양에 잎끝이 뾰족하고 가장자리에 톱니가 있다. 꽃은 푸른빛을 띠는 자색으로 8~9월에 원뿔꽃차례로 피고, 열매는 10월에 달린다.

채취 방법과 시기

가을에 지상부 줄기나 잎이 말라 죽은 후부터 이른 봄 대사 작용이 시작되기 전에 뿌리를 채취해 햇볕에 말리거나 생것을 그대로 사용한다.

성분

사포닌(saponin), 베타-시토스테롤(β-sitosterol), 다우코스테롤(daucosterol) 등이 함유되어 있다.

주의사항

섬유자원으로 이용하는 모시풀[*Boehmeria nivea* (L.) Gaudich.]과 혼동하지 않도록 주의한다.

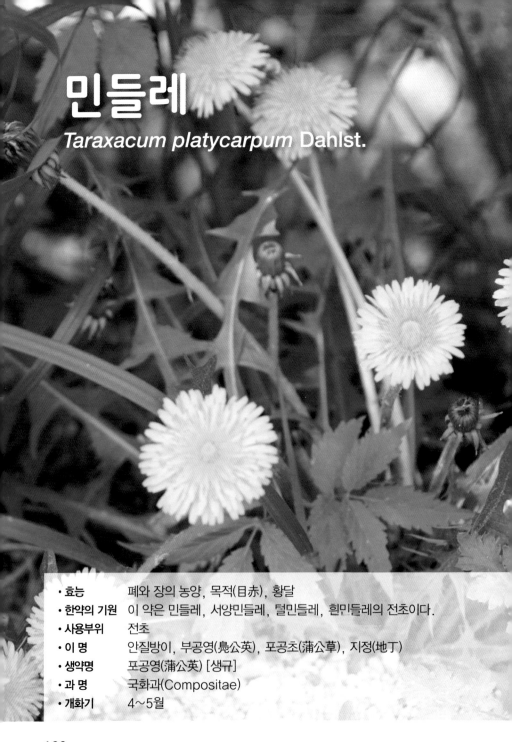

민들레
Taraxacum platycarpum Dahlst.

- **효능**   폐와 장의 농양, 목적(目赤), 황달
- **한약의 기원**   이 약은 민들레, 서양민들레, 털민들레, 흰민들레의 전초이다.
- **사용부위**   전초
- **이 명**   안질방이, 부공영(鳧公英), 포공초(蒲公草), 지정(地丁)
- **생약명**   포공영(蒲公英) [생규]
- **과 명**   국화과(Compositae)
- **개화기**   4~5월

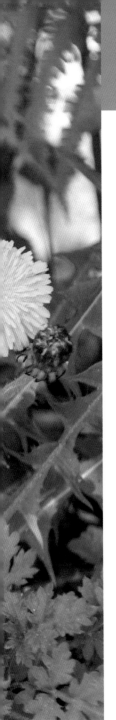

약초

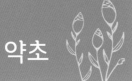

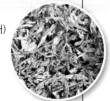

전초(약재)

성미

민들레는 성질이 차고, 맛은 쓰며 달며,
독성은 없다.

효능과 주치

열을 내리고 독을 푸는 청열해독, 종기를 없애고 기가 뭉친 것
을 흩어지게 하는 소종산결(消腫散結), 소변을 잘 나가게 하고,
종기 또는 배가 그득하게 차오르는 종창, 유옹(乳癰), 연주창,
눈이 충혈되고 아픈 목적(目赤), 목구멍의 통증, 폐의 농양, 장
의 농양, 습열황달(濕熱黃疸) 등을 치료하는 효과가 있다.

생육특성

민들레는 여러해살이풀로 전국 각지에 분포하며, 경남 의령과
강원도 양구에서 많이 재배한다. 뿌리는 육질로 길며 포공영
이라 해서 약재로 사용한다. 생명력이 강해 뿌리를 잘게 잘라
도 다시 살아난다. 키는 30㎝ 정도로 자라며 원줄기 없이 잎
이 뿌리에서 모여나 옆으로 퍼진다. 잎의 길이는 6~15㎝, 너
비는 1.2~5㎝이고 뾰족하다. 잎몸은 무 잎처럼 깊게 갈라지
고 갈래는 6~8쌍이며 가장자리에 톱니가 있다. 꽃은 노란색
으로 4~5월에 잎과 같은 길이의 꽃줄기 위에서 피고 지름은
3~7㎝이다(서양민들레는 3~9월에 핀다). 토종 민들레는 꽃받침
이 그대로 있지만 서양민들레는 뒤집혀서 아래로 처진다. 열매
는 5~6월경에 검은색 종자가 달리며 종자에는 하얀색이나 은
색 날개 같은 갓털이 붙어 있다. 종자는 공처럼 둥글게 안쪽에
뭉쳐 있고 이것이 바람에 날려 사방으로 퍼져 번식한다.

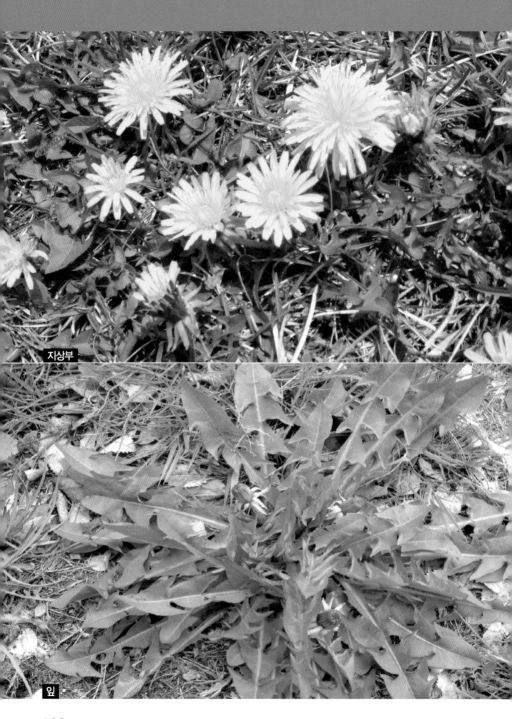

지상부

잎

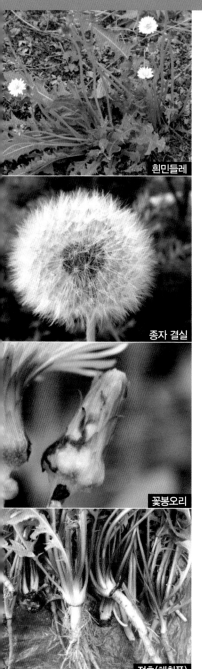

흰민들레

종자 결실

꽃봉오리

전초(채취품)

약용법과 용량

말린 전초 10~20g을 물 700mL에 넣어 끓기 시작하면 약하게 줄여 200~300mL가 될 때까지 달여 하루에 2회 나눠 마신다.

채취 방법과 시기

꽃이 피기 전이나 후인 봄과 여름에 채취해 흙먼지나 이물질을 제거하고 가늘게 썰어 말린 후 사용한다.

성분

전초에는 타락사스테롤(taraxasterol), 타락사롤(taraxarol), 타락세롤(taraxerol), 잎에는 루테인(rutein), 비오악산틴(vioaxanthin), 플라스토퀴논(plastoquinone), 꽃에는 아르니디올(arnidiol), 루테인(lutein), 플라복산틴(flavoxanthin)이 함유되어 있다.

주의사항

쓰고 찬 성미로 인해 열을 내리고 습사를 다스리는 청열이습(淸熱利濕) 작용이 있으므로 실증(實症: 주로 급성 열병이나 기혈의 울혈, 담음, 식적 등이 있다)이 아니거나 음달(陰疸: 황달의 일종)인 경우에는 신중하게 사용해야 한다.

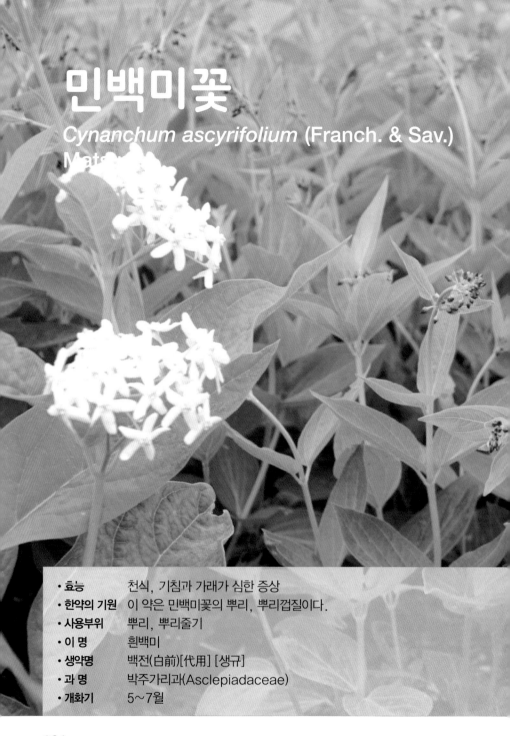

민백미꽃

Cynanchum ascyrifolium (Franch. & Sav.)
Mat̶s̶

- **효능**　　　천식, 기침과 가래가 심한 증상
- **한약의 기원**　이 약은 민백미꽃의 뿌리, 뿌리껍질이다.
- **사용부위**　뿌리, 뿌리줄기
- **이 명**　　흰백미
- **생약명**　　백전(白前)[代用] [생규]
- **과 명**　　박주가리과(Asclepiadaceae)
- **개화기**　　5~7월

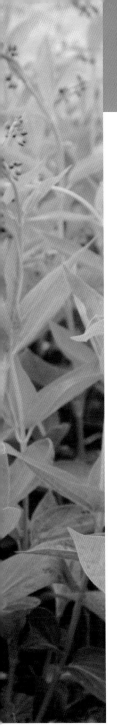

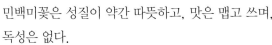

약초

귀경 심(心), 폐(肺) 경락에 작용

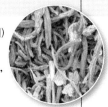
뿌리(약재)

성미

민백미꽃은 성질이 약간 따뜻하고, 맛은 맵고 쓰며, 독성은 없다.

효능과 주치

기가 위로 솟는 것을 내리게 하고 담을 제거한다. 기침을 멈추고, 폐기가 실한 것을 누그러뜨리고, 기침과 가래가 심한 증상인 해수담다[咳嗽痰多: 가래는 없이 기침만 있는 증상을 해(咳)라 하고, 기침소리는 나지 않으면서 가래만 나오는 증상을 수(嗽)라고 하는데 해수는 기침과 가래를 함께 하는 증상을 말함], 가슴이 답답하고 기가 위로 솟아오르는 증상, 천식 등을 치료한다.

약용법과 용량

말린 뿌리 5~15g을 사용하는데, 보통 볶은 백미 5~10g을 물 700mL에 넣어 끓기 시작하면 약하게 줄여 200~300mL가 될 때까지 달여 하루에 2회 나눠 마신다. 환 또는 가루로 만들어 따뜻한 물과 함께 복용한다.

채취 방법과 시기

가을에 뿌리를 채취해 토사와 이물질을 제거한 뒤 생으로 사용하거나 약재에 꿀물(약재 무게의 20~25%)을 흡수시킨 다음 프라이팬에 노릇노릇하게 볶아[밀자(蜜炙)] 사용한다.

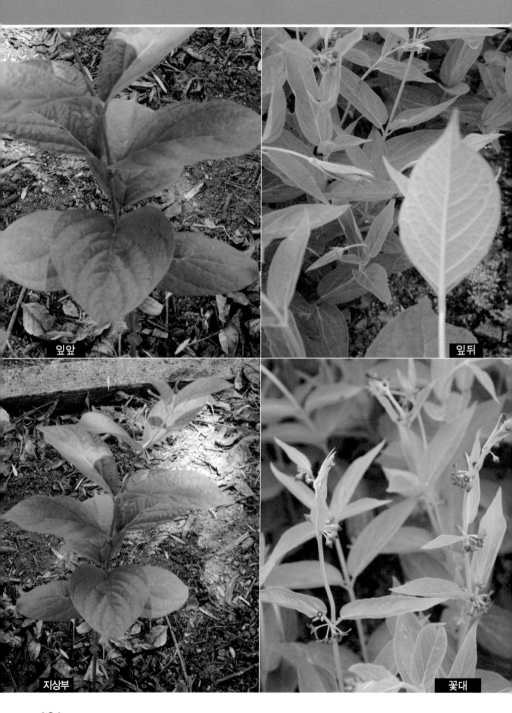

잎앞

잎뒤

지상부

꽃대

생육특성

민백미꽃은 여러해살이풀로 전국 각지에 자생하며, 반그늘, 비옥한 토양에서 잘 자란다. 키는 30~60㎝이고, 잎은 길이가 8~15㎝, 너비는 4~8㎝로 양면에 잔털이 나 있으며 타원형이고 마주난다. 꽃은 흰색으로 5~7월에 원줄기 끝과 윗부분의 잎겨드랑이에서 펼쳐지듯 피고 지름은 2㎝ 정도이다. 굵은 수염뿌리가 있는데, 민간에서는 이를 백전(白前)이라 부르며 약재로 사용한다. 『생약규격집』에는 유엽백전(柳葉白前)과 원화엽백전(芫花葉白前)을 백전으로 수재하고 있으며, 민백미꽃은 민간에서 대용품으로 사용한다. 유엽백전과 원화엽백전은 중국의 절강, 안휘, 하남, 산동, 복건 및 광동 등지에서 주로 생산된다.

- **유엽백전(柳葉白前)** : 뿌리줄기는 가늘고 긴 둥근 기둥 모양으로 갈라지며 약간 구부려졌다. 길이는 4~15㎝, 지름은 0.15~0.4㎝이다. 표면은 황백색 또는 황갈색으로 마디가 뚜렷하고 마디와 마디 사이의 길이는 1.5~4.5㎝이며 꼭대기에는 잔경(殘莖: 남은 줄기)이 있다. 질은 잘 부스러지고, 단면은 가운데가 비어 있다. 마디 부분에는 가늘고 구부러진 뿌리가 한데 무더기로 자라고, 길이는 10㎝ 정도에 달하며, 지름은 0.1㎝ 이내로 갈라져 수염처럼 되어 있다.

- **원화엽백전(芫花葉白前)** : 뿌리줄기는 비교적 짧고 작거나 덩어리 모양이다. 표면은 회녹색 또는 회황색으로 마디와 마디 사이의 길이는 1~2㎝이다. 질은 비교적 단단하며 뿌리 끝은 구부러졌고, 지름은 약 0.1㎝이며 원래의 줄기에서 갈라져 나간다.

성분

뿌리에는 정유, 트리테르페노이드(triterpenoid), 사포닌 등이 함유되어 있다.

주의사항

거담 작용이 매우 강하여 위 점막에 자극이 있으므로 위장병이 있는 경우에는 피하고, 하기(下氣) 작용이 있으므로 기가 허한 사람도 피해야 한다. 특히 사기(邪氣)로 인해 폐기(肺氣)가 충실하지 못한 증상에는 사용하면 안 된다.

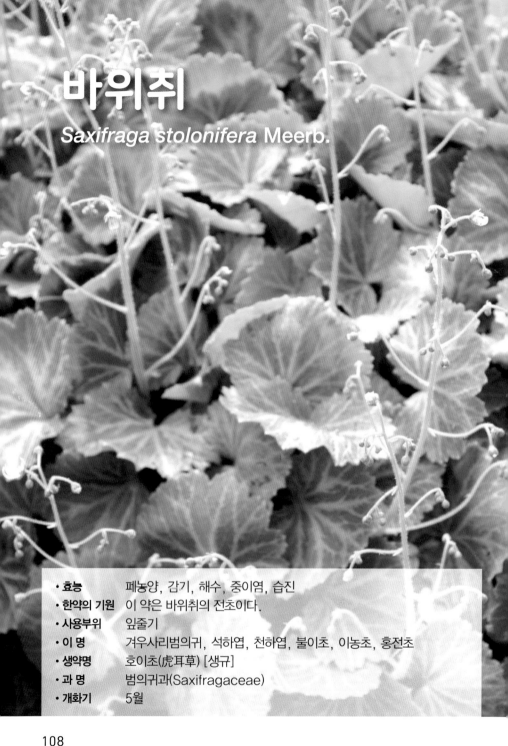

바위취

Saxifraga stolonifera Meerb.

• 효능	폐농양, 감기, 해수, 중이염, 습진
• 한약의 기원	이 약은 바위취의 전초이다.
• 사용부위	잎줄기
• 이 명	겨우사리범의귀, 석하엽, 천하엽, 불이초, 이농초, 홍전초
• 생약명	호이초(虎耳草) [생규]
• 과 명	범의귀과(Saxifragaceae)
• 개화기	5월

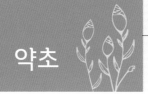

약초

귀경　비(脾), 폐(肺) 경락에 작용

약재로 쓰는 잎

성미
바위취는 성질이 차고, 맛은 맵고 약간 쓰고,
약간의 독성이 있다.

효능과 주치
풍을 제거하는 거풍, 열을 내리는 해열, 독을 풀어주는 해독,
종기를 삭히는 소종 등의 효능이 있어 감기, 고열, 해수(咳嗽),
백일해, 폐농양(肺膿瘍), 중이염, 습진, 단독(丹毒) 등의 치료에
사용할 수 있다.

약용법과 용량
말린 잎줄기 10~20g을 물 700mL에 넣어 끓기 시작하면 약
하게 줄여 200~300mL가 될 때까지 달여 하루에 2회 나눠
마신다. 외용할 경우에는 즙을 내어 환부에 바르거나, 달여서
환부를 닦아내기도 한다. 치질로 고생하는 경우에는 햇볕에 말
린 약재 적당량을 변기에 넣고 태워 그 연기를 환부에 쏘인다

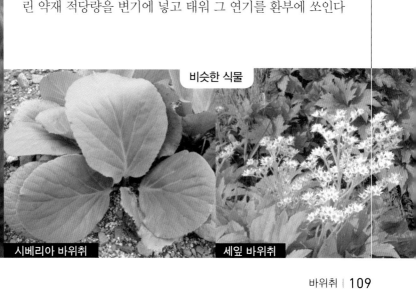

비슷한 식물

시베리아 바위취　　　　세잎 바위취

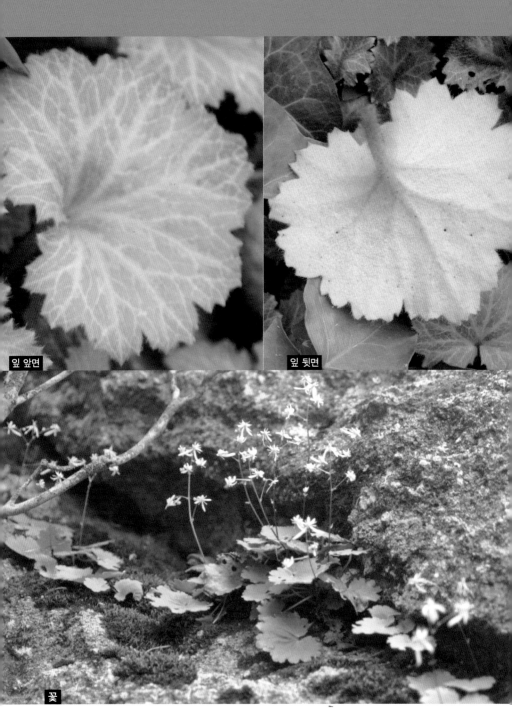

잎 앞면

잎 뒷면

꽃

110

생육특성

바위취는 상록 여러해살이풀로 중부 이남의 그늘 지고 습한 곳에서 잘 자라며 재배도 한다. 키는 60㎝ 정도로 자라고, 전체에 털이 나 있으며 뿌리줄기는 옆으로 뻗으면서 번식한다. 잎은 뿌리줄기로부터 뭉쳐나며 콩팥 모양 원형으로 가장자리에는 물결 모양의 톱니가 있다. 꽃은 흰색으로 5월에 총상꽃차례로 핀다. 열매는 7~8월에 달린다.

채취 방법과 시기

여름부터 가을까지 잎줄기를 채취해 햇볕에 말린다. 수시로 채취해도 되지만 꽃이 핀 뒤에 채취하면 품질이 더욱 좋다.

성분

질산칼륨, 염화칼륨, 알칼로이드(alkaloid), 알부틴(arbutin) 애스쿨린(aesculin) 등이 함유되어 있다.

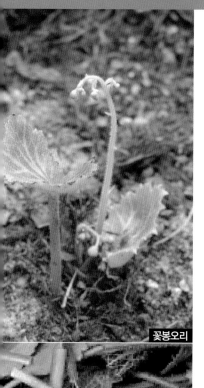

꽃봉오리

잎줄기

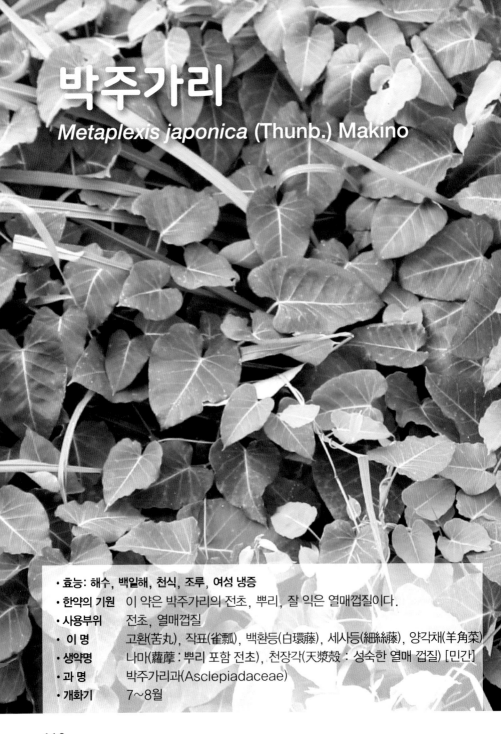

박주가리

Metaplexis japonica (Thunb.) Makino

- **효능:** 해수, 백일해, 천식, 조루, 여성 냉증
- **한약의 기원** 이 약은 박주가리의 전초, 뿌리, 잘 익은 열매껍질이다.
- **사용부위** 전초, 열매껍질
- **이 명** 고환(苦丸), 작표(雀瓢), 백환등(白環藤), 세사등(細絲藤), 양각채(羊角菜)
- **생약명** 나마(蘿藦 : 뿌리 포함 전초), 천장각(天漿殼 : 성숙한 열매 껍질) [민간]
- **과 명** 박주가리과(Asclepiadaceae)
- **개화기** 7~8월

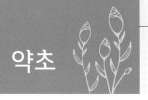

약초

귀경 나마는 비(脾), 신(腎) 경락에,
천장각은 간(肝), 폐(肺)
경락에 작용

약재로 쓰는 뿌리(채취품)

성미

- **나마(蘿藦)** 박주가리의 전초 또는 뿌리를 여름에
  채취해 햇볕에 말리거나 생으로 사용하는 것으로,
  성질이 평범하고, 맛은 달고 맵다.
- **천장각(天漿殼)** 박주가리의 익은 열매의 껍질을 말린 것으로
  표주박처럼 생겼으며, 성질이 평범하고, 맛은 짜며, 독성은
  없다.

효능과 주치

- **나마** 정액과 기를 보하는 보익정기(補益精氣), 젖이 잘 나오
  게 하는 통유(通乳), 독을 풀어주는 해독 등의 효능이 있어 신
  (腎)이 허해서 오는 유정(遺精), 방사(성행위)를 지나치게 많이
  하여 오는 기의 손상, 양도(陽道)가 위축되는 양위(陽萎), 여성
  의 냉이나 대하, 젖이 잘 나오지 않는 유즙불통, 단독, 창독
  등의 치료에 응용할 수 있으며, 뱀이나 벌레 물린 상처 등에
  도 사용할 수 있다.

비슷한 식물

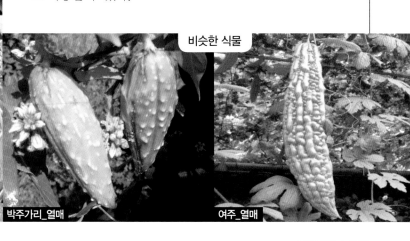

박주가리_열매   여주_열매

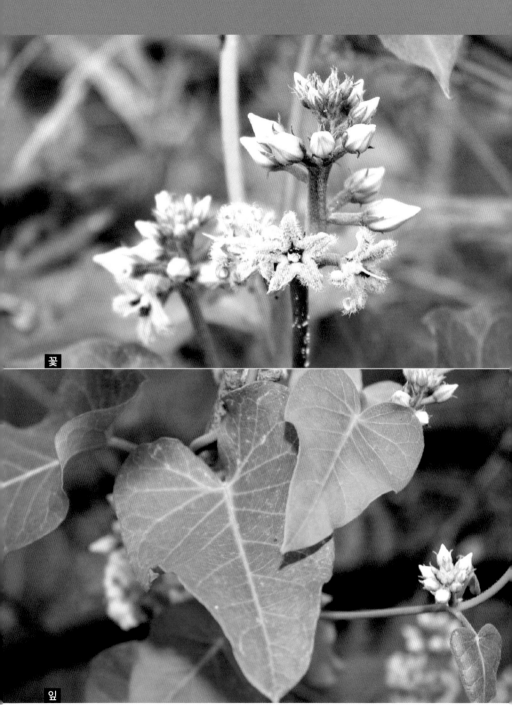

꽃

잎

- **천장각** 폐의 기운을 깨끗하게 하고 가래를 없애는 청폐화담(淸肺化痰), 기침을 멈추고 천식을 다스리는 지해평천(止咳平喘), 발진이 솟아나오도록 하는 투진(透疹) 등의 효능이 있어 기침과 가래가 많은 해수담다(咳嗽痰多), 백일해, 여러 가지 천식 기운을 가리키는 기천(氣喘), 마진이 있는데 열꽃이 피지 못해서 고생하는 마진투발불창(痲疹透發不暢) 치료에 응용할 수 있다.

약용법과 용량 ·

나마는 15~60g, 천장각은 6~10g을 사용한다.

- **나마** 말린 뿌리 40g을 물 900mL에 넣어 끓기 시작하면 약하게 줄여 200~300mL가 될 때까지 달여 하루에 2회 나눠 마신다.
- **천장각** 말린 열매 10g을 물 700mL에 넣어 끓기 시작하면 약하게 줄여 200~300mL가 될 때까지 달여 하루에 2회 나눠 마시거나, 짓찧어 환부에 붙이기도 한다.

생육특성 ·

박주가리는 덩굴성 여러해살이풀로 양지의 건조한 곳에서 잘 자란다. 일반적으로 박주가리와 혼동하는 식물로 큰조롱(Cynanchum wilfordii)과 하수오(Fallopia multiflora)가 있다. 같은 박주가리과의 큰조롱은 생약명이 백수오이고, 은조롱이나 백하수오라는 이명(비추천)으로도 불린다. 바로 이 백하수오라는 이명 때문에 마디풀과에 속하는 하수오와 혼동되는 식물이다. 큰조롱은 박주가리처럼 줄기에서 유즙이 나오며 꽃은 연한 황록색인데, 하수오는 유즙이 없으며 꽃은 흰색이고 꽃부리 열편이 안쪽으로 오그라드는 것이 박주가리와 다른 점이다. 줄기는 3m 이상 자라며, 줄기나 잎을 자르면 흰색 유즙이 나온다. 잎은 마주나고 달걀 모양으로 잎끝이 뾰족하다. 꽃은 자주색으로 7~8월에 총상꽃차례로 잎겨드랑이에서 피는데, 꽃부리가 넓은 종 모양이고 5개로 깊게 갈라지며 끝이 뒤로 말리고 안쪽에 털이 빽빽하게 나 있다. 열매는 8~10월에 달린다.

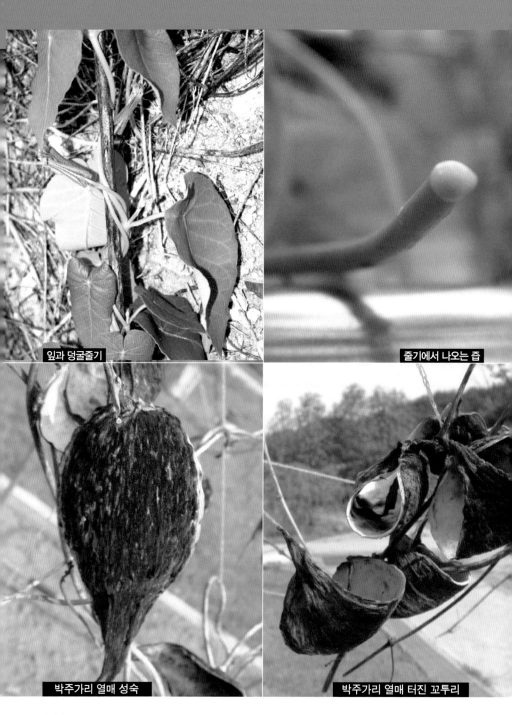

잎과 덩굴줄기

줄기에서 나오는 즙

박주가리 열매 성숙

박주가리 열매 터진 꼬투리

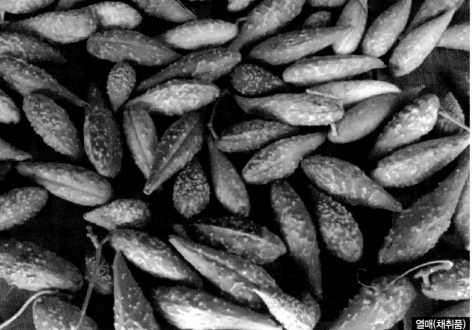

열매(채취품)

채취 방법과 시기

가을에 열매가 익었을 때 채취해 햇볕에 말리거나 생것으로 사용한다.

성분

뿌리에는 벤조일라마논(benzoylramanone), 메타플렉시게닌(metaplexigenin), 이소람논(isoramanone), 사르코시틴(sarcositin)이 함유되어 있다. 잎과 줄기에는 디지톡소즈(digitoxose), 사르코스틴(sarcostin), 우텐딘(utendin), 메타플렉시게닌 등이 함유되어 있다.

주의사항

대변을 통하게 하고 장을 윤활하게 하며 수렴하는 성질이 있으므로 대변당설(大便溏泄: 곱이 섞인 묽은 대변을 누면서, 소변은 누렇고, 가슴이 답답하면서 목이 마르는 증상) 및 습담(濕痰: 속에 수습이 오래 머물러 생긴 담증)이 있는 경우에는 사용을 금하고, 무씨와 함께 사용하지 않는다.

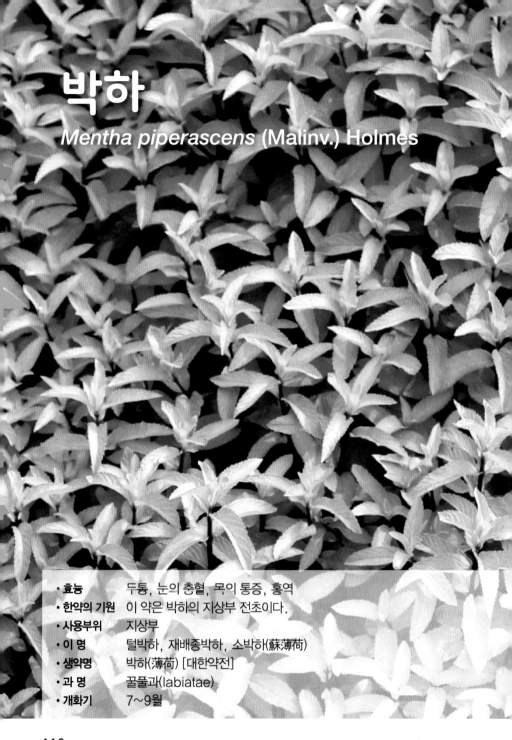

박하

Mentha piperascens (Malinv.) Holmes

- **효능** 두통, 눈의 충혈, 목이 통증, 홍역
- **한약의 기원** 이 약은 박하의 지상부 전초이다.
- **사용부위** 지상부
- **이 명** 털박하, 재배종박하, 소박하(蘇薄荷)
- **생약명** 박하(薄荷) [대한약전]
- **과 명** 꿀풀과(labiatae)
- **개화기** 7~9월

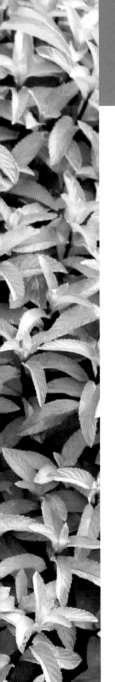

약초

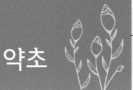

귀경 간(肝), 폐(肺) 경락에 작용

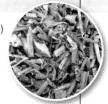

지상부 전초(약재)

성미

박하는 성질이 시원하고, 맛은 맵고,
독성은 없다.

효능과 주치

풍열을 잘 흩어지게 하고, 머리와 눈을 맑게 하며, 투진(透疹:
열꽃이 잘 피어나게 하는 것)하는 효능이 있어 풍열감기를 치료하
고, 두통, 눈이 충혈되는 목적(目赤), 후비(喉痺: 목구멍의 통증),
구창(口瘡: 입안의 종창), 풍진(風疹: 풍사를 받아서 생긴 발진성 전염
병의 하나), 마진(麻疹: 어린이의 급성 발진성 전염병의 하나, 홍역),
흉협창민(胸脇脹悶) 등을 다스린다.

생육특성

박하는 여러해살이풀로 전국 각지의 습지나 냇가에서 자라거
나 재배한다. 키는 50㎝ 정도로 자라며, 뿌리는 땅속줄기를 뻗
어 번식한다. 줄기는 곧추서고 가지가 갈라지며 줄기의 표면은
자갈색 또는 담녹색이다. 네모지고 무성한 털이 나 있으며 마
디 사이의 길이는 2~5㎝이다. 단면은 흰색으로 속은 비어 있
다. 잎은 마주나며 긴 타원형이고, 끝이 뾰족하며 가장자리에
는 톱니가 있다. 양면에는 유점과 털이 나 있으며 길이는 2~
7㎝, 너비는 1~3㎝이고, 짧은 잎자루는 쭈그러져 말려 있다.
꽃은 연보라색으로 7~9월에 윗부분과 가지의 잎겨드랑이에
서 층을 이루며 핀다.

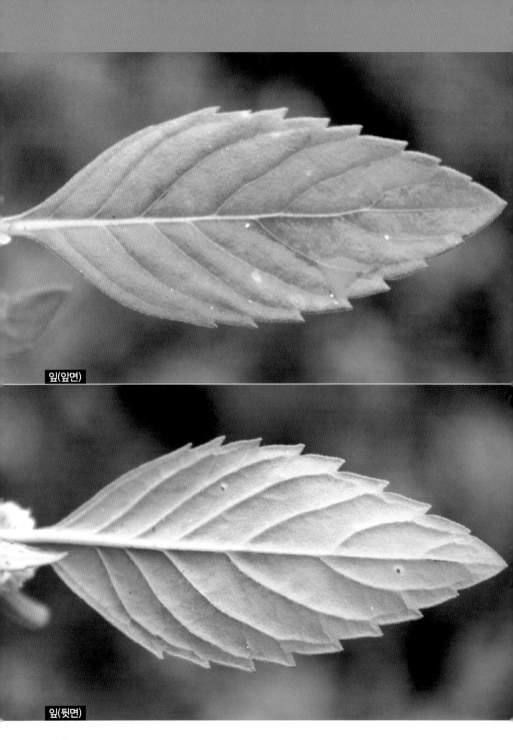

잎(앞면)

잎(뒷면)

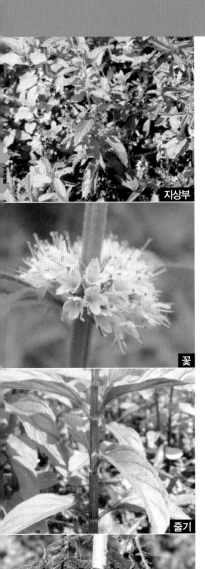

지상부

꽃

줄기

뿌리

약용법과 용량

말린 지상부 10g을 물 700mL에 넣어 끓기 시작하면 약하게 줄여 반으로 달여 하루에 2회 나눠 마신다. 민간요법으로는 감기, 구내염, 결막염, 위경련 등에 박하를 물에 달여 마신다.

채취 방법과 시기

날씨가 맑은 여름과 가을에 잎이 무성하고 꽃이 세 둘레 정도 피었을 때 지상부를 채취하여 그늘이나 건조기에 넣어 말리는데, 묵은 줄기와 이물질을 제거하고 절단해 사용한다.

성분

잎과 줄기에는 정유 성분이 1% 내외로 들어 있는데, 주성분이 멘톨(menthol)로 전체의 70~90%에 달한다. 그 외에 멘톤(menthone), 캄펜(camphene), 리모넨(limonene), 이소멘톤(isomenthone), 피페리톤(piperitone), 플리겐(pulegene) 등이 함유되어 있다.

주의사항

맛이 맵고 발산 작용과 소간(疏肝: 간에 울체된 기운을 풀어주는 것) 작용을 하므로 표허(表虛: 외부를 보존하는 양기가 쇠약하여 나타나는 증후)로 인한 자한(自汗)과 음허혈조(陰虛血燥: 음기가 허하여 혈이 부족한 증상), 간양항성(肝陽亢盛: 간의 양기가 지나치게 충만한 증상) 등의 병증에는 맞지 않다. 유즙 분비가 줄어드는 부작용이 있으므로 수유 기간에는 사용하지 않는다.

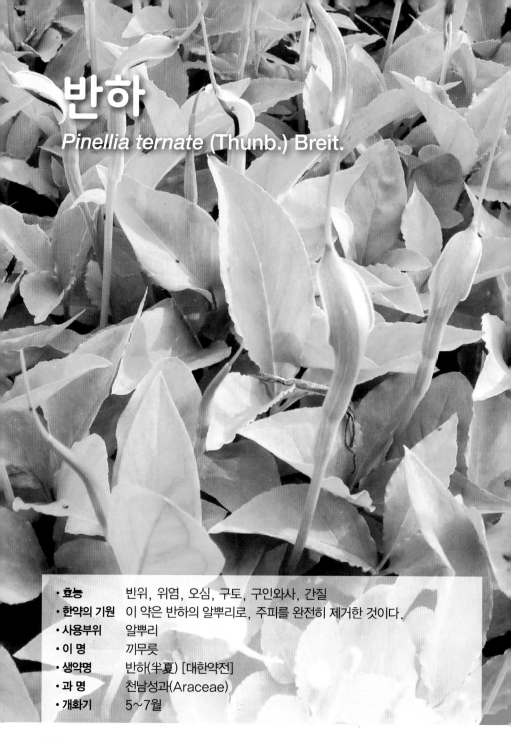

반하

Pinellia ternate (Thunb.) Breit.

• 효능	반위, 위염, 오심, 구토, 구안와사, 간질
• 한약의 기원	이 약은 반하의 알뿌리로, 주피를 완전히 제거한 것이다.
• 사용부위	알뿌리
• 이 명	끼무릇
• 생약명	반하(半夏) [대한약전]
• 과 명	천남성과(Araceae)
• 개화기	5〜7월

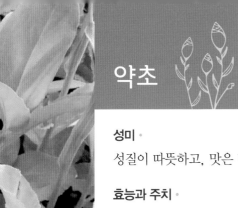

약초

귀경 폐(肺), 비(脾), 위(胃) 경락에 작용

알뿌리(약재)

성미

성질이 따뜻하고, 맛은 맵고, 독성이 있다.

효능과 주치

반하는 토하는 증상을 가라앉히고 기침을 멎게 하며 담을 없애는 효능이 있다. 또한 습사를 다스리는 조습(燥濕), 결린 것을 낫게 하고 맺힌 것은 흩어지게 하는 소비산결(消痞散結), 종기를 삭이는 소종 등의 효능이 있어 오심, 구토, 반위(反胃: 음식물을 소화시켜 아래로 내리지 못하고 위로 올리는 증상으로 위암 등의 병증이 있을 때 나타남), 여러 가지 기침병, 담다불리(痰多不利: 가래가 많고 이를 뱉어내지 못하는 증세), 가슴이 두근거리면서 불안해 하는 심계(心悸), 급성 위염, 어지럼증(현기증), 구안와사, 반신불수, 간질, 경련, 부스럼이나 종기 등을 다스린다.

약용법과 용량

포제(炮製)한 반하 4~10g을 물 1L에 넣어 1/3이 될 때까지 달여 하루에 2~3회 나눠 마신다. 보통은 처방에 따라 다른 약재와 함께 조제해 사용한다.

비슷한 식물

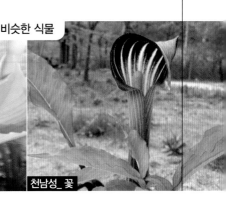

대반하_ 꽃

천남성_ 꽃

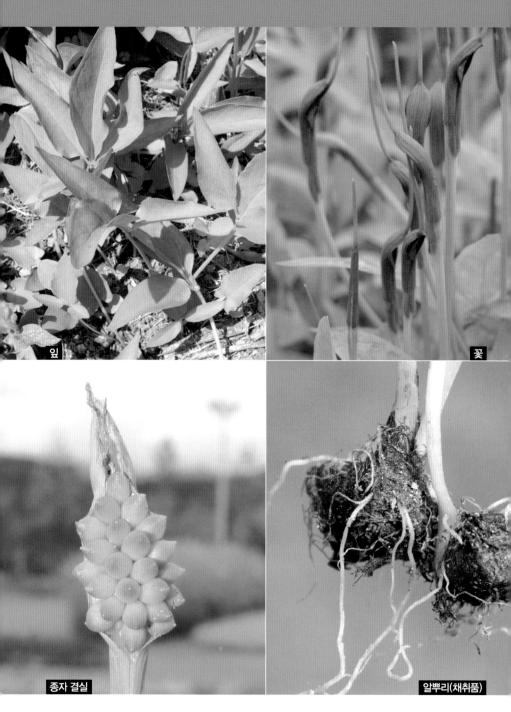

잎

꽃

종자 결실

알뿌리(채취품)

생육특성

반하는 전국 각처의 밭에서 나는 여러해살이풀로, 생육환경은 풀이 많고 물 빠짐이 좋은 반음지 혹은 양지이다. 키는 20~40㎝이고, 뿌리는 땅속에 지름 1㎝ 정도의 알뿌리가 있고, 1~2장의 잎이 나온다. 잎은 잔잎이 3장이고 길이는 3~12㎝, 너비는 1~5㎝이며 가장자리는 밋밋한 긴 타원형이다. 잎몸은 길이가 10~20㎝이고, 밑부분 안쪽에 1개의 눈이 달리는데 끝에 달릴 수도 있다. 꽃은 녹색으로 5~7월에 피는데, 길이는 6~7㎝이며 몸통부분은 길이가 1.5~2㎝이다. 꽃줄기 밑부분에 암꽃이 달리고 윗부분에는 길이 1㎝ 정도의 수꽃이 달리는데, 수꽃은 대가 없는 꽃밥만으로 이루어져 있고 연한 황백색이다. 열매는 8~10월경에 달리는데 녹색이고 작다.

채취 방법과 시기

가을에 알뿌리를 채취하여 껍질을 벗기고 햇볕에 말린다.

성분

정유, 소량의 지방, 전분, 점액질, 아스파라긴산(asparaginic acid), 글루타민(glutamine), 캠페스테롤(campesterol), 콜린(choline), 니코틴, 다우코스테롤(daucosterol), 피넬리아렉틴(pinellia lectin), 베타-시토스테롤(β-sitosterol) 등이 함유되어 있다.

주의사항

독성이 있으므로 반드시 정해진 방법에 따라 포제(炮製)해야 하며, 쪼개서 혀끝에 댔을 때 톡 쏘는 마설감(麻舌感 : 혀가 오그라드는 느낌)이 없을 때까지 물에 담가서 독성을 제거해 사용한다. 또는 생강 달인 물이나 백반 녹인 물에 담가 끓인 후 혀끝에 대어 마설감이 없도록 포제한 다음 사용하며, 사용할 때에는 전문가의 지도를 받아야 한다.

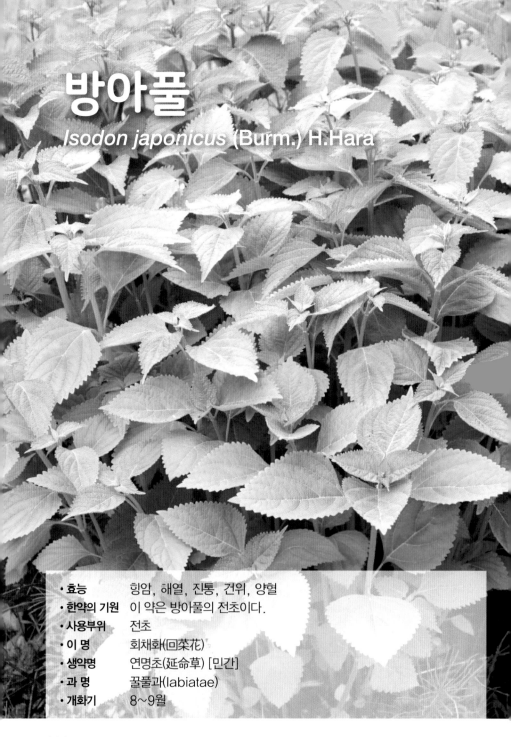

방아풀

Isodon japonicus (Burm.) H.Hara

- **효능** 항암, 해열, 진통, 건위, 양혈
- **한약의 기원** 이 약은 방아풀의 전초이다.
- **사용부위** 전초
- **이 명** 회채화(回菜花)
- **생약명** 연명초(延命草) [민간]
- **과 명** 꿀풀과(labiatae)
- **개화기** 8~9월

126

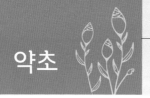

약초

귀경 간(肝), 심(心), 비(脾) 경락에 작용

전초(약재 전형)

성미

방아풀은 성질이 시원하고, 맛은 쓰다.

효능과 주치

통증을 멈추게 하는 진통, 위를 튼튼하게 하는 건위(健胃), 혈액을 맑게 하는 양혈, 독을 풀어주는 해독, 종기를 없애주는 소종, 열을 풀어주는 해열과 항암 등의 효능이 있어 소화불량, 복통, 타박상, 옹종, 식도, 간, 유방 등의 암종(癌腫), 인후종통(咽喉腫痛), 뱀에 물린 상처 등의 치료에 사용할 수 있다.

약용법과 용량

말린 전초 15g을 물 700mL에 넣어 끓기 시작하면 약하게 줄여 200~300mL가 될 때까지 달여 하루에 2회 나눠 마신다. 가루로 만들어 복용하기도 하며, 짓찧어 환부에 붙이기도 한다.(대제로는 하루 30~60g까지 사용하기도 함)

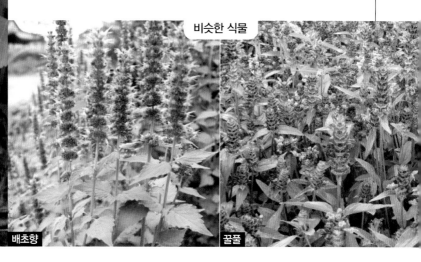

비슷한 식물

배초향

꿀풀

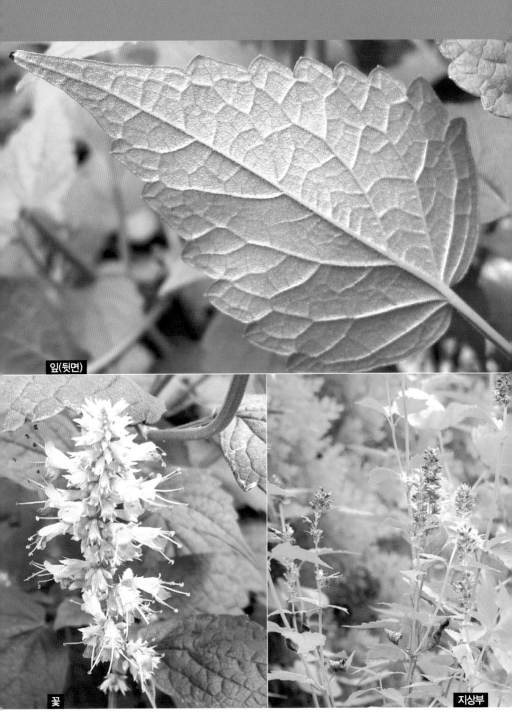

잎(뒷면)

꽃

지상부

128

생육특성

방아풀은 여러해살이풀로 전국 각지의 산과 들에서 자생하는데, 농가에서도 재배하고 있다. 키는 50~100㎝로 곧게 자라고, 줄기는 사각형이며 부드러운 털이 아래를 향해 나 있다. 잎은 마주나고 넓은 달걀 모양이며 톱니가 있고 끝이 뾰족하다. 꽃은 연한 자주색으로 8~9월에 취산꽃차례(전체적으로는 원뿔꽃차례)로 잎겨드랑이와 줄기 끝에 마주나기로 핀다. 열매는 10월에 달린다.

채취 방법과 시기

꽃이 필 때 전초를 채취해 햇볕이나 그늘에서 말리고 잘게 썰어 사용한다.

성분

전초에는 쓴맛의 성분인 카우렌(kaurene) 계통의 디테르페노이드(diterpenoid) 화합물인 디하이드로엔메인(dihydroenmein), 엔메인(enmein), 엔메인-3-아세테이트(enmein-3-acetate), 이소도카르핀(isodocarpin), 노도신(nodosin), 이소도트리신(isodotricin) 등이 함유되어 있다.

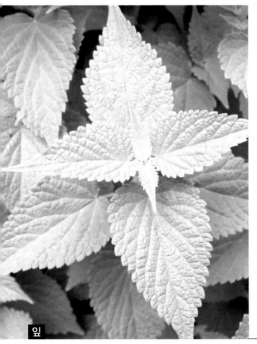

잎

주의사항

어떠한 병증에도 부작용이나 사용 시 금기는 없다. 다만 그 기원에 있어 특히 영남 지방에서는 추어탕이나 보신탕에 넣어서 즐겨 먹는 방아잎(방앳잎)이라는 식물이 있는데, 이는 식물 기원으로 볼 때 배초향(곽향)이라는 식물로 그 기원이 방아풀과는 같지 않다(배초향편 참조). 배초향은 씹어 보면 약간 쓴맛이 나면서도 강한 향이 나는데 방아풀은 강한 쓴맛이 나기 때문에 쉽게 구별할 수 있다.

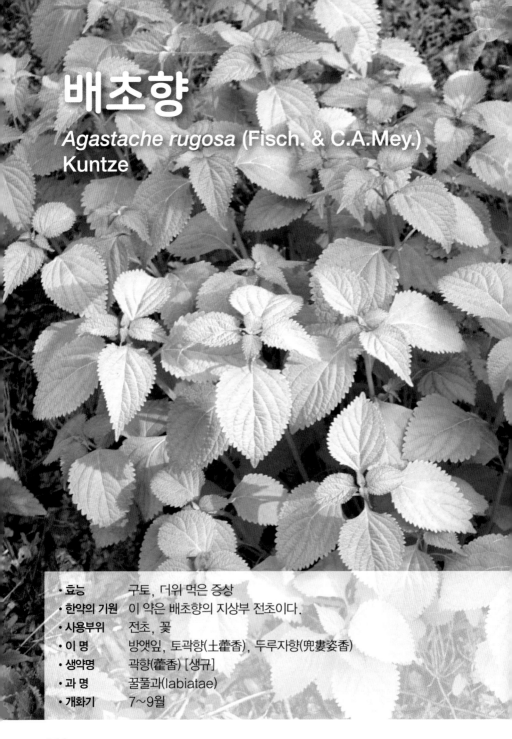

배초향

Agastache rugosa (Fisch. & C.A.Mey.)
Kuntze

- 효능   구토, 더위 먹은 증상
- 한약의 기원 이 약은 배초향의 지상부 전초이다.
- 사용부위   전초, 꽃
- 이 명   방앳잎, 토곽향(土藿香), 두루자향(兜婁姿香)
- 생약명   곽향(藿香) [생규]
- 과 명   꿀풀과(labiatae)
- 개화기   7~9월

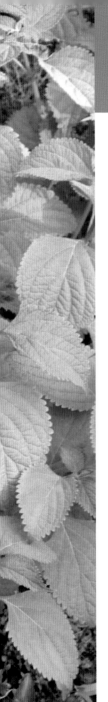

약초

귀경 폐(肺), 비(脾), 위(胃) 경락에 작용

전초(약재)

성미
성질이 약간 따뜻하고, 맛은 매우며, 독성은 없다.

효능과 주치
배초향은 방향화습(芳香化濕: 방향성 향기가 있어 습사를 말려줌), 중초를 조화롭게 하며 구토를 멈추게 한다. 표사(表邪)를 흩어지게 하고 더위 먹은 증상을 풀어준다.

약용법과 용량 말린 약재 10g을 물 700mL에 넣어 끓기 시작하면 약하게 줄여 200~300mL가 될 때까지 달여 하루에 나눠 마신다. 환 또는 가루로 만들어 복용하기도 한다. 민간요법으로 옴이나 버짐치료에는 곽향 달인 물에 환부를 30분간 담갔다고 한다. 또 구취가 날 때에는 곽향 달인 물로 양치를 하고 그 밖에도 복부팽만, 식욕부진, 구토, 설사, 설태가 두텁게 끼는 증상 등의 치료에도 사용한다.

생육특성 배초향은 전국 각지의 산과 들에서 자라는 여러해살이풀로 생육환경은 토양에 부엽질이 풍부한 양지 혹은 반그늘이다. 키는 40~100cm로 자라고, 줄기 윗부분에서 가지가 갈라지며 네모가 진다. 줄기 표면은 황록색 또는 회황색으로 잔털이 적거나 없으며, 단면 중앙에는 흰색의 부드러운 속심이 있다. 잎은 길이가 5~10cm, 너비는 3~7cm로 끝이 뾰족하고 심장 모양이다. 꽃은 자주색으로 7~9월에 가지 끝에서 원기둥 모양 꽃이삭에 입술 모양의 꽃이 촘촘하게 모여핀다. 열매는 10~11월에 달리며 짙은 갈색으로 변한 씨방에는 종자가 미세한 형태로 많이 들어 있다.

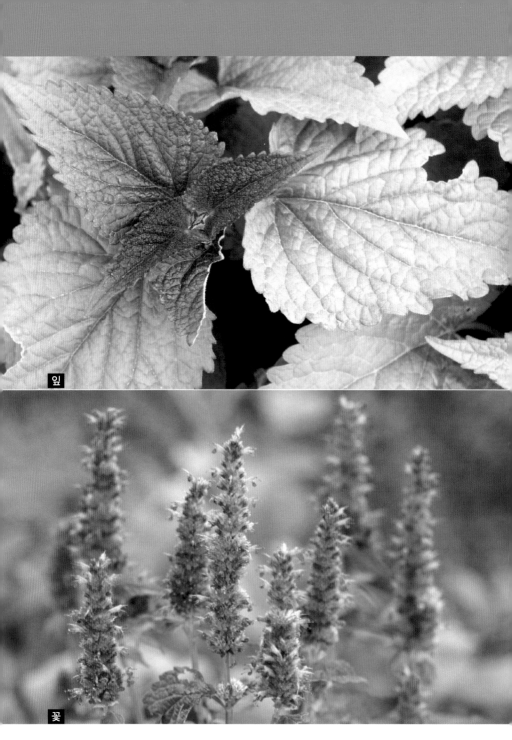

잎

꽃

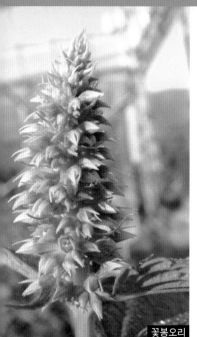

꽃봉오리

채취 방법과 시기

꽃이 피기 직전부터 막 피었을 때까지인 6~7월에 꽃을 포함한 전초를 채취해 햇볕이나 그늘에서 말려 보관한다. 약재로 쓸 때에는 이물질을 제거하고 윤투(潤透: 습기를 약간 주어 부스러지지 않도록 하는 과정)시킨 다음 잘게 썰어 사용한다.

성분

전초에는 정유 성분이 들어 있으며 주성분은 메틸카비콜(methyl chavicol)이고 그 밖에도 아네톨(anethole), 아니스알데하이드(anisaldehyde), 델타-리모넨(δ-limonene), p-메톡시시남알데하이드(p-methoxycinnamaldehyde), 델타-피넨(δ-pinene) 등이 함유되어 있다.

주의사항

따뜻하고 매운 성질과 진한 향 때문에 자칫 음기를 손상하고 기를 소모할 우려가 있기 때문에 혈허(血虛) 또는 무습(無濕)의 경우이거나 음허(陰虛)인 경우에는 피한다.

비슷한 이름으로 꿀풀과의 여러해살이풀인 광곽향[廣藿香, *Pogostemon cablin*(Blanco.) Benth.]이 있으나 식물 기원이 전혀 다르고 정유 성분 또한 다르기 때문에 혼용 또는 오용하지 않도록 한다. 광곽향은『대한약전』에 수재되어 있다.

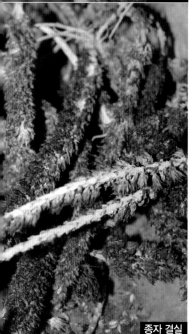

종자 결실

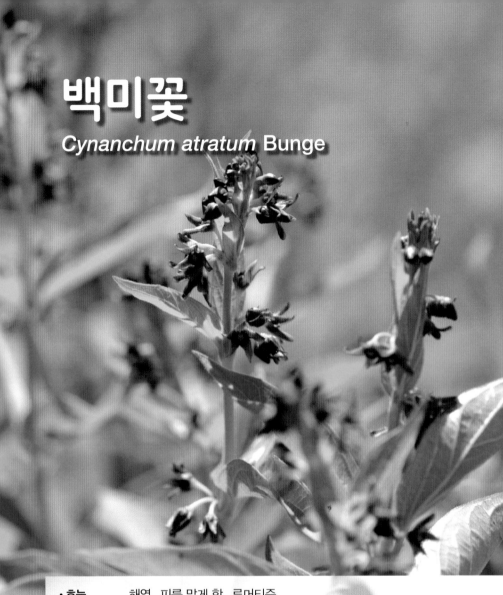

백미꽃
Cynanchum atratum Bunge

• 효능	해열, 피를 맑게 함, 류머티즘
• 한약의 기원	이 약은 백미꽃, 덩굴백미, 민백미꽃의 뿌리, 뿌리줄기이다.
• 사용부위	뿌리, 뿌리줄기
• 이 명	아마존, 미(微), 백막(白幕), 백미, 털개백미
• 생약명	백미(白薇) [생규]
• 과 명	박주가리과(Asclepiadaceae)
• 개화기	5~7월

약초

귀경 간(肝), 폐(肺), 위(胃)
경락에 작용

뿌리(약재)

성미·
성질이 차고, 맛은 쓰면서 짜며, 독성은 없다.

효능과 주치·
백미꽃은 열을 식히고 피를 맑게 하는 청열양혈(淸熱凉血), 소
변을 잘 나가게 하는 이뇨통림(利尿通淋), 해독하고 종창을 치
료하는 해독료창(解毒療瘡) 등의 효과가 있으며, 열사로 영혈이
상하여 발열이 생긴 증상을 치료하며, 음허로 인한 발열, 골증
노열(骨蒸勞熱), 류머티즘 등을 치료한다. 그리고 산모가 출산
전후에 열림(熱淋 : 습열사가 하초에 몰려 생기는 임증의 하나) 또는
혈림(血淋)으로 괴로워할 때에는 백작약을 배합하여 다스리거
나 활석(滑石), 목통(木通), 생지황(生地黃) 등을 배합하여 응용하
기도 한다. 혈열(血熱)에는 좋으나, 혈허(血虛)에는 부적당하다.
백미꽃 뿌리줄기와 뿌리뿐만 아니라 중국의 요령, 하북, 하남,
산동, 산서, 안휘성에서 자라는 만생백미(蔓生白薇, C. versicolor
Bge.) 등의 뿌리와 뿌리줄기도 백미라 부르며 말려서 약재로
쓴다.

비슷한 식물

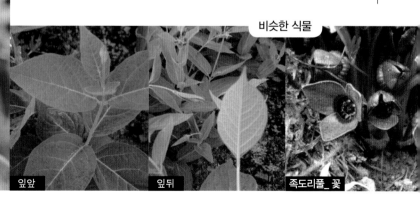

잎앞

잎뒤

족도리풀_ 꽃

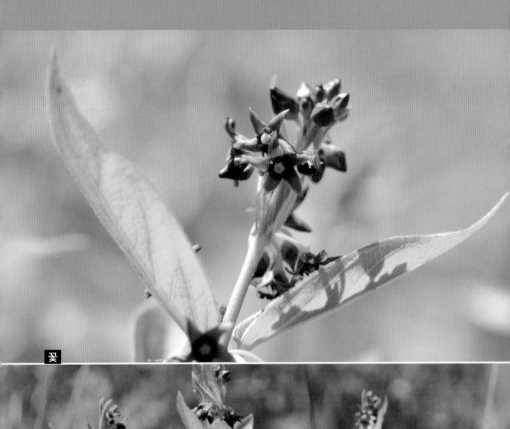

꽃

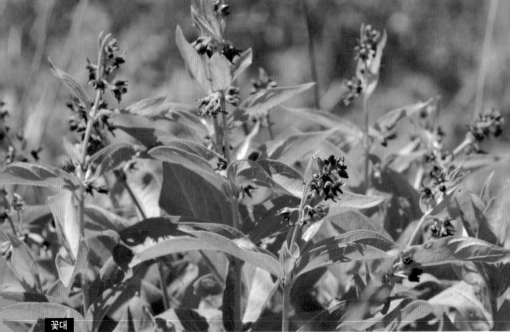

꽃대

약용법과 용량

말린 약재 5~15g을 물 700mL에 넣어 끓기 시작하면 약하게 줄여 200~300mL
가 될 때까지 달여 하루에 2회 나눠 마신다.

생육특성

백미꽃은 전국 각지에 자생하는 여러해살이풀로 키는 50㎝ 내외로 자란다. 뿌리줄
기는 거칠고 짧으며, 뭉친 마디가 있고 구부러졌다. 위쪽에는 원형의 줄기 자국이 있
고 아래쪽과 양측에는 가늘고 긴 뿌리가 많이 붙어 있다. 뿌리의 길이는 10~25㎝,
지름은 0.1~0.2㎝이다. 뿌리 표면은 갈황색이며 질은 부서지기 쉽고, 단면의 피
부는 황백색이고 물관부는 황색이다. 줄기는 곧추서고 전체에 털이 빽빽하게 나 있
다. 꽃은 흑자색으로 5~7월에 핀다. 열매는 골돌과로 넓은 바늘 모양이다.

채취 방법과 시기

봄과 가을에 뿌리와 뿌리줄기를 채취해 이물질을 제거하고 잘게 썰어 사용한다.

성분

뿌리에는 정유, 강심배당체, 시난콜(cynancol) 등이 함유되어 있다.

주의사항

성질이 차기 때문에 비위가 허(虛)하고 냉한 사람, 중초(中焦: 비, 위 등 주로 소화기능
을 담당하는 장부)가 차고 대변이 진흙처럼 나오는 사람 등은 신중하게 사용해야 하
며, 양고기와 함께 먹으면 안 된다.

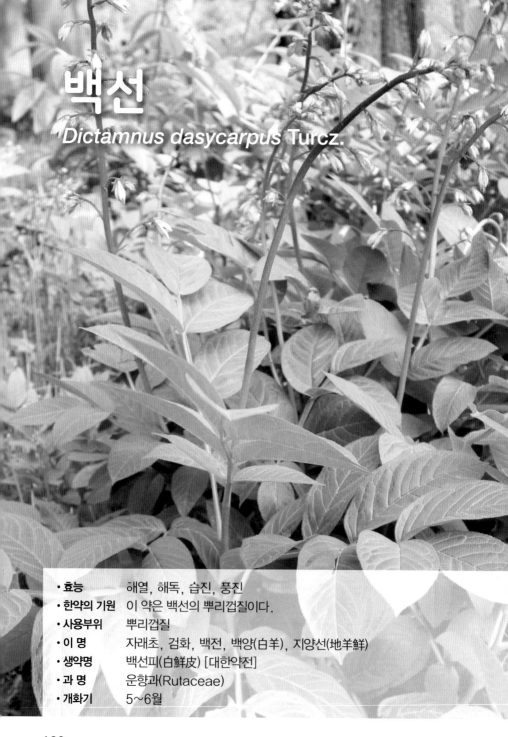

백선

Dictamnus dasycarpus Turcz.

• 효능	해열, 해독, 습진, 풍진
• 한약의 기원	이 약은 백선의 뿌리껍질이다.
• 사용부위	뿌리껍질
• 이 명	자래초, 검화, 백전, 백양(白羊), 지양선(地羊鮮)
• 생약명	백선피(白鮮皮) [대한약전]
• 과 명	운향과(Rutaceae)
• 개화기	5~6월

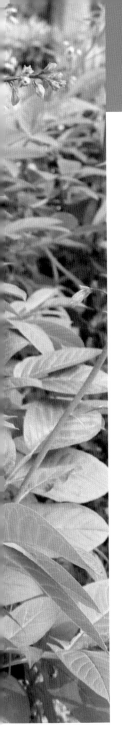

약초

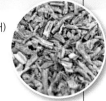

뿌리(약재)

성미

백선은 성질이 차고, 맛은 짜고 쓰며, 독성은 없다.

효능과 주치

열을 내리고 습사를 다스리며, 풍사를 제거하고 해독하며, 습열창독을 치료한다. 또한 습진(濕疹), 풍진 등을 다스린다.

약용법과 용량

말린 뿌리껍질 5~15g을 물 700mL에 넣어 끓기 시작하면 약하게 줄여 200~300mL가 될 때까지 달여 하루에 2회 나눠 마신다.

생육특성

백선은 숙근성 여러해살이풀로 제주도를 제외한 전국의 산기슭에서 자란다. 키는 90㎝ 정도 자라며, 뿌리는 굵고, 줄기는 크고 곧추선다. 뿌리의 심을 빼낸 약재는 안으로 말려 들어간 통 모양으로 길이는 5~15㎝, 지름은 1~2㎝, 두께는 0.2~0.5㎝이다. 바깥 표면은 회백색 또는 담회황색으로, 가는 세로 주름과 가는 뿌리의 흔적이 있으며 돌기된 과립상(顆粒狀)의 작은 점이 있다. 안쪽 표면은 유백색으로 가는 세로 주름이 있다. 질은 부스러지기 쉽고 절단할 때 가루가 일어나며, 단면은 평탄하지 않고 약간 층을 이룬 조각 모양이다. 잎은 어긋나고 줄기의 중앙부에 모여난다. 꽃은 엷은 홍색으로 5~6월에 원줄기 끝에서 총상꽃차례로 피며 지름은 2.5㎝ 정도이다.

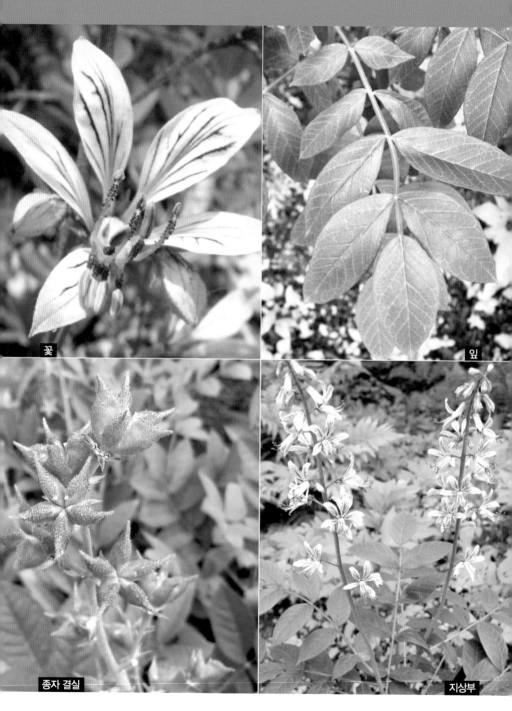

꽃

잎

종자 결실

지상부

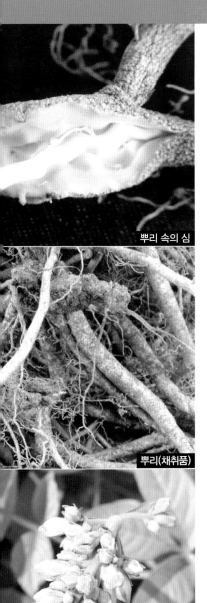

뿌리 속의 심

뿌리(채취품)

꽃봉오리

채취 방법과 시기

뿌리는 봄과 가을에 채취하여 흙과 모래, 코르크 층을 제거하고 뿌리껍질을 벗겨 이물질을 제거해 잘게 썰어서 말린다. 속심은 빼서 버린다.

성분

뿌리에는 푸로퀴놀론알칼로이드(furoquinolone alkalloid)로 딕타민(dictamine), 스킴미아닌(skimmianine), 감마−파가린(γ−fagarine), 로부스틴(robustine), 할로파인(halopine), 마쿨로시딘(maculosidine), 리모닌(limonin), 트리고넬린(trigonellin), 프락시넬론(fraxinellone), 오바쿨라톤(obakulatone), 사포닌 등이 함유되어 있다.

주의사항

성미가 차고 쓰면서 아래로 내리는 성질이 있어 하초(下焦: 신장, 방광, 자궁 등 생식과 배설을 담당하는 장부)가 허하고 냉한 경우에는 사용을 피한다.

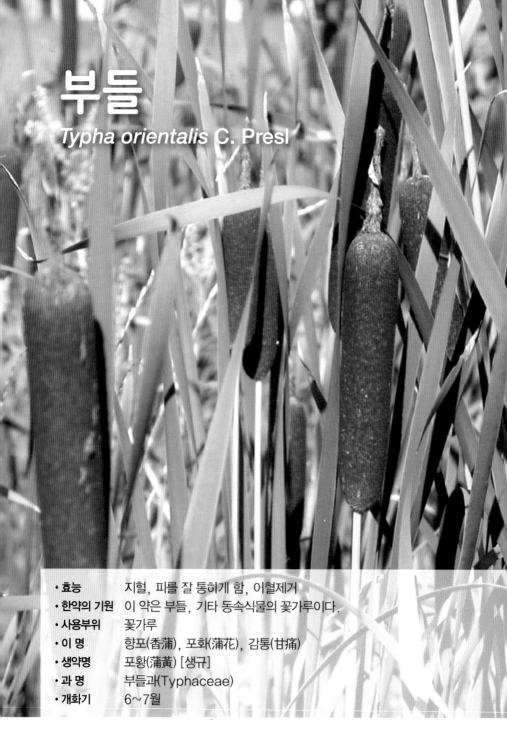

부들

Typha orientalis C. Presl

• 효능	지혈, 피를 잘 통하게 함, 어혈제거
• 한약의 기원	이 약은 부들, 기타 동속식물의 꽃가루이다.
• 사용부위	꽃가루
• 이 명	향포(香蒲), 포화(蒲花), 감통(甘痛)
• 생약명	포황(蒲黃) [생규]
• 과 명	부들과(Typhaceae)
• 개화기	6~7월

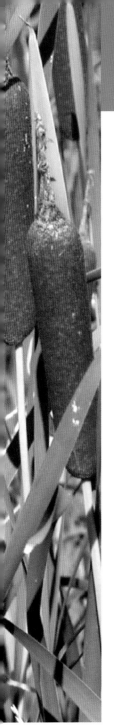

약초

귀경   간(肝), 심(心) 경락에 작용

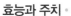
약재로 쓰는 꽃가루

성미 ·

부들은 성질이 평범하고, 맛은 달며 약간 맵고, 독성은 없다.

효능과 주치 ·

출혈을 멈추게 하고, 혈을 잘 통하게 하며 어혈을 제거한다. 토혈과 육혈(衄血: 코피), 각혈, 붕루, 외상출혈 등을 치료하고, 여성들의 폐경이나 월경이 순조롭지 않을 때, 위를 찌르는 듯한 복통 등을 치료하는 데 사용한다. 외용할 경우에는 짓찧어 환부에 바르기도 한다.

애기부들(*T. angustifolia* L.) 및 동속근연식물의 꽃가루도 부들과 같은 약재로 사용한다.

약용법과 용량 ·

꽃가루 5~15g을 물 700mL에 넣어 끓기 시작하면 약하게 줄여 200~300mL로 달여 하루에 2회 나눠 마신다.

채취 방법과 시기 ·

꽃이 피어날 때 윗부분의 수꽃 이삭을 채취해 꽃가루를 채취하고, 전초는 수시로 채취하여 말린다. 이물질을 제거하여 쓰는데, 혈을 잘 통하게 하며 어혈을 제거하는 행혈화어(行血化瘀)를 위한 약재는 그대로 쓰고, 수렴지혈(收斂止血)을 위한 약재는 초탄(炒炭: 프라이팬에 넣고 가열하여 불이 붙으면 산소를 차단해서 검은 숯을 만드는 포제 방법)하여 사용한다.

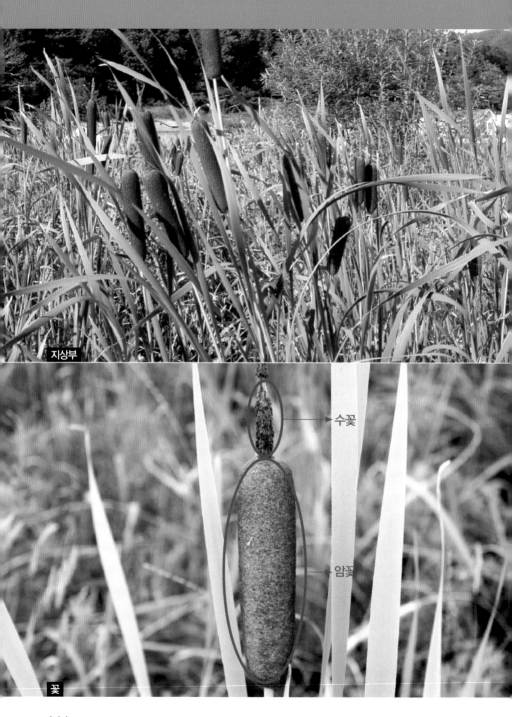

지상부

수꽃

암꽃

꽃

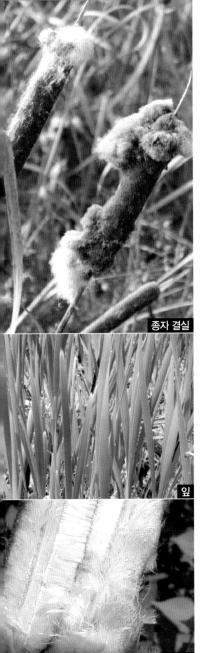

종자 결실

잎

꽃 속

생육특성

부들은 중·남부 지방에 분포하는 여러해살이풀
이다. 꽃은 암수 한그루이고 적갈색으로 6~7월
에 피는데, 원기둥 모양의 수상(穗狀 : 이삭모양)꽃
차례를 이루며 윗부분에는 수꽃, 아랫부분에는
암꽃이 달린다. 꽃은 작고 많으며, 포는 없거나
일찍 떨어진다. 암꽃에는 긴 꽃자루가 있고, 수꽃
은 수술만 2~3개이다. 개화기에 황색의 꽃가루
를 수시로 채취해 말리며 꽃가루는 가볍고 물에
넣으면 수면에 뜨고 손으로 비비면 매끄러운 느
낌이 있으며 손가락에 잘 붙는다. 현미경으로 보
면 4개의 꽃가루 입자가 정방형 혹은 사다리형으
로 결합되어 있고, 지름은 35~40㎛이다.

성분

꽃가루에는 이소람네틴(isorhamnetin), 베타-시토
스테롤(β-sitosterol), 알파-티파스테롤(α-typhasterol)
등이 함유되어 있다.

주의사항

자궁 수축 작용이 있으므로 임신부는 사용에 신
중을 기한다. 또 지혈 작용이 있으므로 생리 중에
는 사용을 금한다.

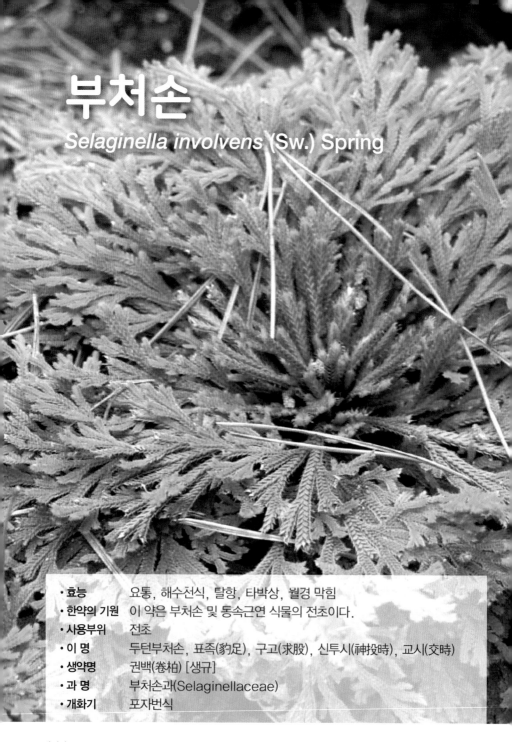

부처손
Selaginella involvens (Sw.) Spring

• **효능**	요통, 해수천식, 탈항, 타박상, 월경 막힘
• **한약의 기원**	이 약은 부처손 및 동속근연 식물의 전초이다.
• **사용부위**	전초
• **이 명**	두턴부처손, 표족(豹足), 구고(求股), 신투시(神投時), 교시(交時)
• **생약명**	권백(卷柏) [생규]
• **과 명**	부처손과(Selaginellaceae)
• **개화기**	포자번식

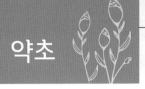

약초

귀경 간(肝), 담(膽), 심(心)
경락에 작용

약재로 쓰는 전초(채취품)

성미

성질이 평범하고, 맛은 매우며, 독성은 없다.

효능과 주치

부처손은 어혈을 푸는 데는 생용(生用: 볶지 않고 말린 것을 그대로 사용)하고, 지혈에는 초용(炒用: 볶아서 사용)한다. 생용하면 경폐(經閉: 여성들의 월경이 막힌 증상), 징가(癥瘕: 몸안에 기가 뭉친 덩어리), 타박상, 요통, 해수천식 등을 치료할 수 있고, 볶아서 사용하면 토혈, 변혈, 요혈, 탈항 등을 치료한다. 아울러 석위, 해금사, 차전자 등의 약물과 배합하여 소변임결(小便淋結: 소변 보는 횟수는 많으나 양은 적고 배출이 힘들며 방울방울 떨어지는 증상)의 병증을 다스린다.

약용법과 용량

말린 전초 2~6g을 사용하며, 보통 파혈(破血: 어혈을 제거하는 것)에는 생용하고, 지혈에는 초용한다.

비슷한 식물

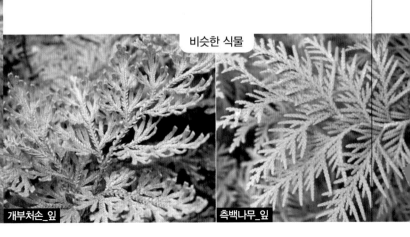

개부처손_잎

측백나무_잎

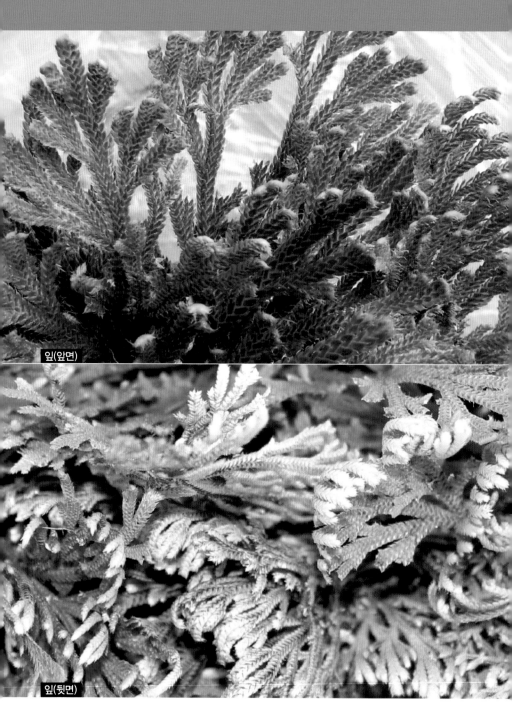

잎(앞면)

잎(뒷면)

148

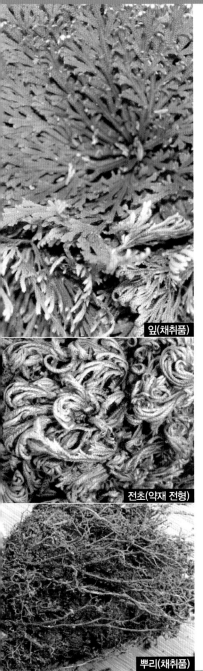

잎(채취품)

전초(약재 전형)

뿌리(채취품)

생육특성

부처손은 제주도 및 전국 산지의 건조한 바위 위나 나무 위에서 자라는 상록 여러해살이풀로, 일본, 대만, 중국에도 분포한다. 유사종으로는 바위손(*Selaginella tamariscina*)이 있다. 전체가 말려져 쭈그러진 모양은 주먹과 같으며 크기는 일정하지 않다. 줄기와 잎이 주먹 모양을 하고 있는 특징 때문에 약재 이름을 권백(卷柏)이라 한다. 키는 15~40㎝에 이르며, 줄기 윗부분에 다발로 뭉쳐난 여러 개의 가지가 바큇살 모양으로 퍼지고, 녹색 또는 갈황색으로 속으로 말리면서 구부러지고 분지에는 비늘조각 모양의 잔잎이 빽빽하게 나 있다. 질은 부스러지기 쉽다.

채취 방법과 시기

봄부터 가을까지 전초를 채취해 이물질을 제거하고 말려 사용한다.

성분

플라본(flavone), 페놀, 아미노산, 트레할로스(trehalose), 아피게닌(apigenin), 아멘토플라본(amentoflavone), 히노키플라본(hinokiflavone), 살리카인(salicain), 실리카이린(silicairin), 페칼라인(pecaline) 등이 함유되어 있다.

주의사항

파혈 작용이 있으므로 임신부는 사용을 피한다.

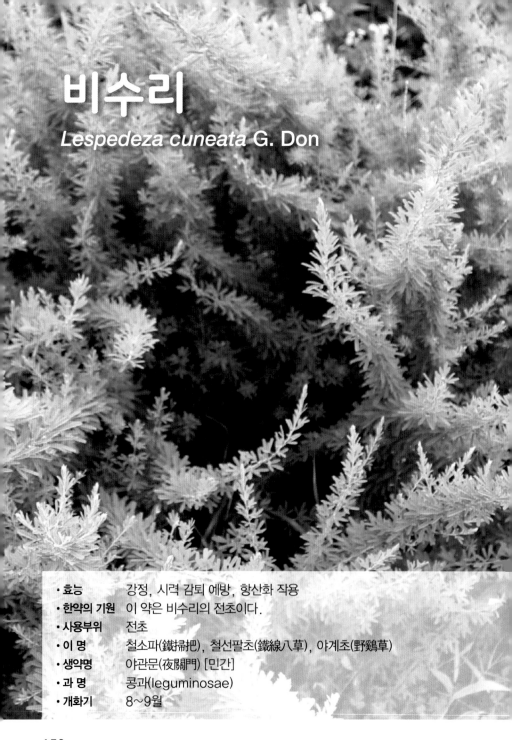

비수리

Lespedeza cuneata G. Don

- **효능** 강정, 시력 감퇴 예방, 항산화 작용
- **한약의 기원** 이 약은 비수리의 전초이다.
- **사용부위** 전초
- **이 명** 철소파(鐵帚把), 철선팔초(鐵線八草), 야계초(野鷄草)
- **생약명** 야관문(夜關門) [민간]
- **과 명** 콩과(leguminosae)
- **개화기** 8∼9월

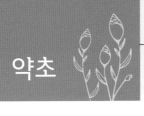

약초

귀경 간(肝), 신(腎), 폐(肺) 경락에 작용

전초(약재 전형)

성미

성질이 시원하고, 맛은 쓰고 맵다.

효능과 주치

비수리 전초는 생약명을 야관문(夜關門)이라 하는데 이는 '밤에 문이 열린다'는 뜻으로 정력 작용의 뛰어난 효과를 강조한 듯하다. 정력 작용 외에 간장과 신장을 도와주고 폐음(肺陰)을 보익(補益)하며 종기, 유정(遺精), 유뇨(遺尿), 백대(白帶), 위통, 하리, 타박상, 시력감퇴, 목적(目赤), 결막염, 급성 유선염(乳腺炎) 등을 치료한다. 비수리 추출물은 항산화 작용, 세포손상 보호, 피부노화 방지 등의 효과가 있다.

약용법과 용량

말린 전초 20~50g을 물 900mL에 넣어 반이 될 때까지 달여 하루에 2~3회 나눠 마신다.

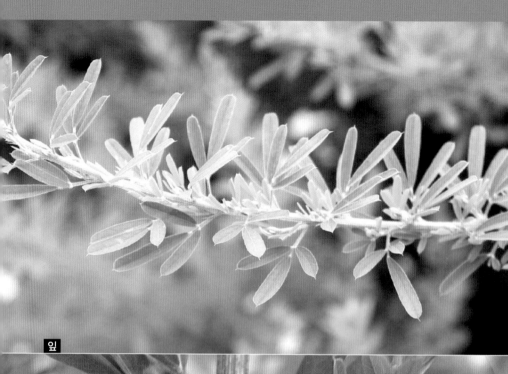

잎

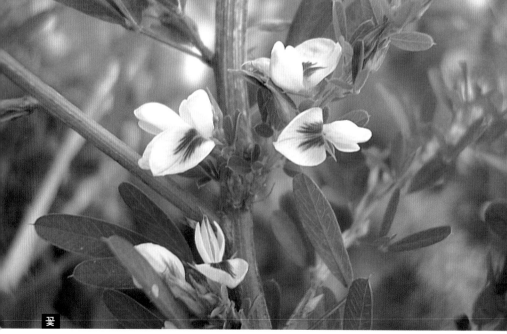

꽃

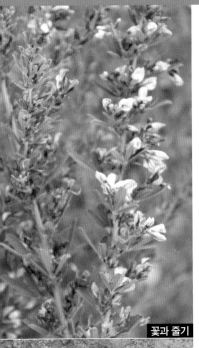

꽃과 줄기

잎비교

호비수리   비수리

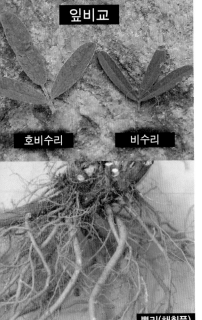

뿌리(채취품)

생육특성

비수리는 전국의 산과 들, 산기슭, 도로변 등에 자생하거나 재배하는 여러해살이풀 혹은 낙엽활엽반관목으로 전체에 가는 털이 나 있다. 높이는 1m 전후이고, 줄기는 곧게 자란다. 위쪽은 가지가 많이 갈라지고, 잎은 서로 어긋나고 3출엽이며, 잔잎은 선상 거꿀바소꼴로 표면에는 털이 없고 뒷면에는 잔털이 나 있다. 꽃은 흰색으로 8~9월에 피며 자색의 반점줄이 있고, 꽃받침 잎은 선상 바늘 모양이며 밑부분까지 갈라지며, 각 열편은 1개의 맥과 명주털이 나 있다. 열매는 꼬투리열매로 넓은 달걀 모양이며 10~11월에 달린다.

채취 방법과 시기

꽃이 피는 8~9월에 전초를 채취한다

성분

피니톨(pinitol), 플라보노이드(flavonoid), 페놀, 타닌(tannin), 베타-시토스테롤(β-sitosterol)이 함유되어 있고, 플라보노이드에서는 쿼세틴(quercetin), 캄페롤(kaempferol), 비텍신(vitexin), 오리엔틴(orientin) 등이 분리된다.

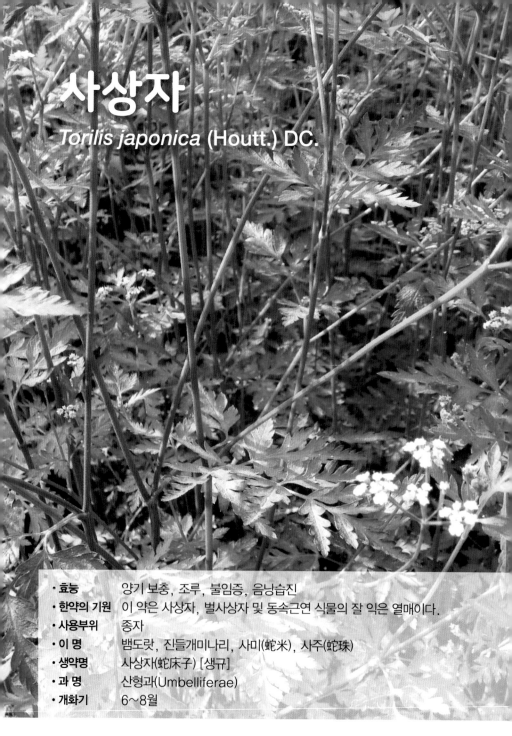

사상자

Torilis japonica (Houtt.) DC.

- **효능**   양기 보충, 조루, 불임증, 음낭습진
- **한약의 기원**   이 약은 사상자, 벌사상자 및 동속근연 식물의 잘 익은 열매이다.
- **사용부위**   종자
- **이 명**   뱀도랏, 진들개미나리, 사미(蛇米), 사주(蛇珠)
- **생약명**   사상자(蛇床子) [생규]
- **과 명**   산형과(Umbelliferae)
- **개화기**   6~8월

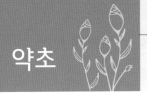

약초

귀경 비(脾), 신(腎) 경락에 작용

열매(약재)

성미 · 성질이 따뜻하고, 맛은 맵고 쓰다.

효능과 주치 · 사상자는 신장 기능을 따뜻하게 하여 양기를 튼튼하게 하며, 풍을 제거하는 거풍의 효능이 있고, 수렴성 소염 작용을 한다. 양위(陽痿), 자궁이 한랭하여 불임이 되는 증상, 음낭의 습진, 부인 음부 가려움증, 습진, 피부 가려움증 등의 치료에 사용할 수 있다.

약용법과 용량 · 말린 종자 5~10g을 물 700mL에 넣어 끓기 시작하면 약하게 줄여 200~300mL가 될 때까지 달여 하루에 2회 나눠 마신다. 가루나 환으로 만들어 복용하기도 한다. 사상자는 복분자, 구기자, 토사자(菟絲子), 오미자 등과 합하여 오자(五子)라 불리며 같은 양을 배합하여 신장의 정기를 돋우는 최고의 처방으로 사용한다.

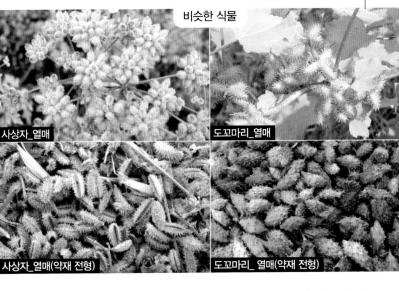

비슷한 식물

사상자_열매

도꼬마리_열매

사상자_열매(약재 전형)

도꼬마리_열매(약재 전형)

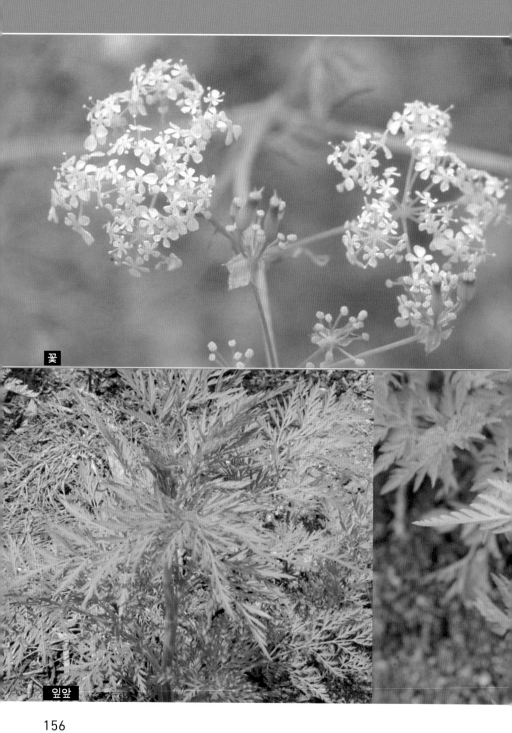

꽃

잎앞

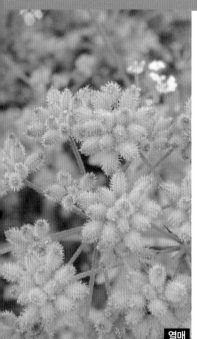

열매

잎뒤

생육특성

사상자는 전국 각지의 산과 들에서 흔하게 자라는 두해살이풀로 키는 30~70㎝로 곧게 자라고, 전체에는 잔털이 나 있다. 잎은 어긋나고 3출 2회 깃꼴로 갈라지며, 잔잎은 달걀 모양 바소꼴로 가장자리에 톱니가 있고, 끝이 뾰족하다. 꽃은 흰색으로 6~8월에 겹산형꽃차례로 핀다. 소산경(小傘梗: 작은 우산대 모양의 꽃자루)은 5~9개로 6~20송이의 꽃이 달린다. 열매는 달걀 모양으로 8~9월에 맺으며, 짧은 가시 같은 털이 나 있어서 다른 물체에 잘 달라붙는다.

채취 방법과 시기

열매가 익었을 때 채취하여 햇볕에 말린다.

성분

열매에는 약 1.4%의 정유가 함유되어 있고 주성분은 알파-카디넨(α-cadinene), 토릴렌(torilene), 토릴린(torilin) 등이고, 그 밖에 페트로셀린(petroceline), 미리스틴(myristine), 올레인(oleine) 등이 함유되어 있다.

주의사항

양기를 보하고 습사를 말리는 작용을 하기 때문에 하초(下焦)에 습열(濕熱)이 있거나 신음(腎陰)이 부족한 증상 또는 정활불고(精滑不固: 정이 단단하지 못하여 유정, 몽정 등으로 잘 흘러나가는 경우)인 경우에는 사용하지 않는다.

삼백초
Saururus chinensis (Lour.) Baill.

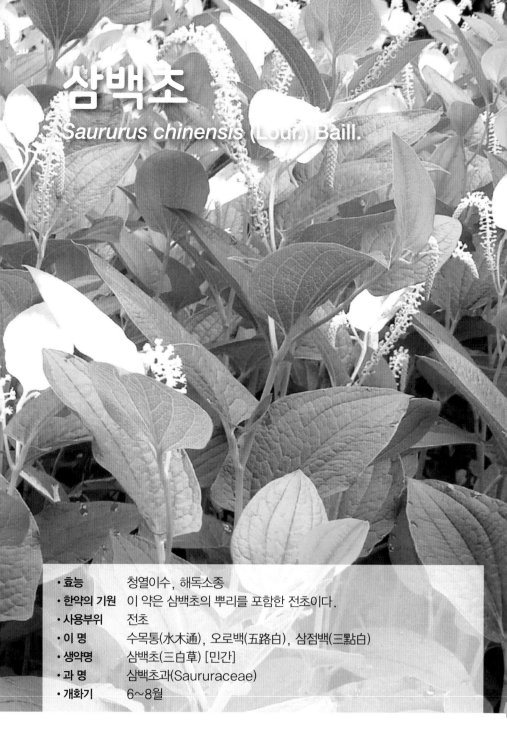

• 효능	청열이수, 해독소종
• 한약의 기원	이 약은 삼백초의 뿌리를 포함한 전초이다.
• 사용부위	전초
• 이 명	수목통(水木通), 오로백(五路白), 삼점백(三點白)
• 생약명	삼백초(三白草) [민간]
• 과 명	삼백초과(Saururaceae)
• 개화기	6~8월

158

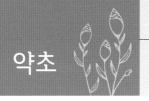

약초

귀경 비(脾), 신(腎), 담(膽), 방광(膀胱)
경락에 작용

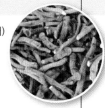

뿌리(약재)

성미

삼백초는 성질이 차고, 맛은 쓰고 매우며,
독성은 없다.

효능과 주치

열을 식히고 소변을 잘 나가게 하는 청열이수, 독을 풀고 종기를 삭히는 해독소종, 담을 제거하는 거담 등의 효능이 있어서 수종과 각기, 황달, 임탁, 대하, 옹종, 종독 등을 치료한다.

약용법과 용량

청열, 이수, 대하 등의 치료를 위해서는 한 가지 약재를 사용하며, 삼백초 말린 전초 10~30g을 물 700mL에 넣어 끓기 시작하면 약하게 줄여 200~300mL가 될 때까지 달여 하루에 2회 나눠 마신다. 특히 민간에서는 간암으로 인해 복수(腹水)가 생길 때, 황달이나 각기, 부녀자들의 대하 치료에 사용한다고 한다.

비슷한 식물

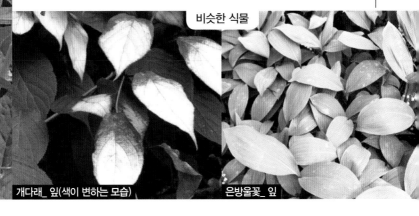

개다래_ 잎(색이 변하는 모습)   은방울꽃_ 잎

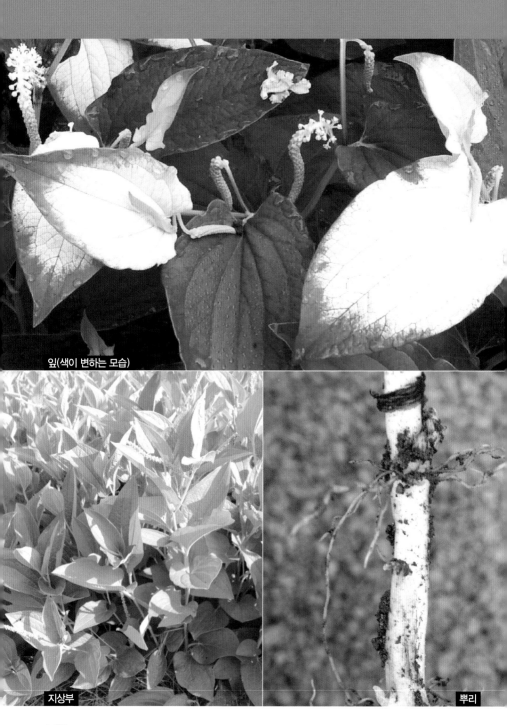

잎(색이 변하는 모습)

지상부

뿌리

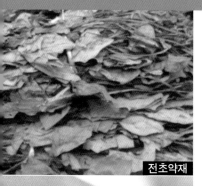

전초약재

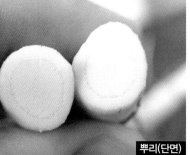

뿌리(단면)

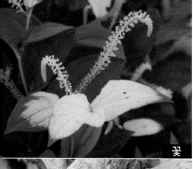

꽃

생육특성 ·

삼백초는 제주도에서 자생하고 남부 지방에서 많이 재배하는 숙근성 여러해살이풀로, 꽃·잎·뿌리의 세 곳이 흰색을 띤다고 하여 삼백(三白)이라는 이름이 붙여졌다. 키는 50~100㎝이다. 잎은 어긋나고 5~7개의 맥이 있으며, 뒷면은 연한 흰색이고 끝부분의 2~3장과 잎의 앞면은 흰색이다. 꽃은 흰색으로 6~8월에 수상꽃차례를 이루며 처음에는 처져 있으나 꽃이 피면 곧추서고, 양성이고 꽃잎은 없다. 열매는 둥글고, 종자는 각 실에 1개씩 들어 있다.

채취 방법과 시기 ·

7~8월에 전초를 채취하여 햇볕에 말리고 토사와 이물질을 제거하고 가늘게 썰어서 사용한다

성분 ·

정유가 함유되어 있으며 주성분은 메틸-n-노닐케톤(methyl-n-nonylketone)이다. 그 외에 쿼세틴(quercetin), 이소쿼시트린(isoquercitrin), 아비쿨라린(avicularin), 하이페린(hyperin), 루틴(rutin) 등이 함유되어 있다.

주의사항 ·

찬 성질의 약재이므로 비위가 허하고 냉한 경우에는 사용에 신중을 기한다.

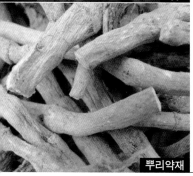

뿌리약재

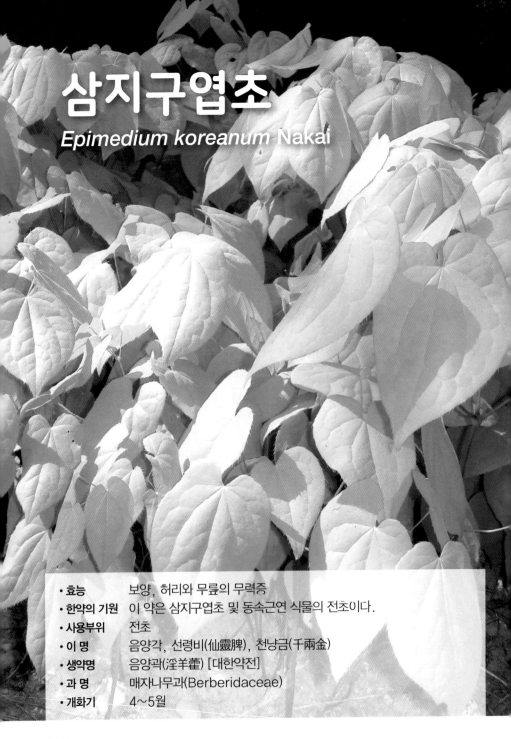

삼지구엽초
Epimedium koreanum Nakai

- **효능**　　　보양, 허리와 무릎의 무력증
- **한약의 기원**　이 약은 삼지구엽초 및 동속근연 식물의 전초이다.
- **사용부위**　전초
- **이 명**　　음양각, 선령비(仙靈脾), 천냥금(千兩金)
- **생약명**　　음양곽(淫羊藿) [대한약전]
- **과 명**　　매자나무과(Berberidaceae)
- **개화기**　　4~5월

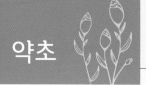

약초

귀경 간(肝), 신(腎) 경락에 작용

전초(약재)

성미

성질이 따뜻하고, 맛은 맵고 달며, 독성은 없다.

효능과 주치

삼지구엽초는 신(腎)을 보하며 양기를 튼튼하게 하는, 풍사를
물리치고 습사를 제거하는 등의 효능이 있어서 양도가 위축되
어 일어서지 않는 증상을 치료한다. 또한 소변임력(小便淋瀝),
반신불수, 허리와 무릎의 무력증인 요슬무력(腰膝無力), 풍사와
습사로 인하여 결리고 아픈 통증인 풍습비통(風濕痺痛), 기타
반신불수나 사지불인(四肢不仁), 갱년기 고혈압증(更年期高血壓
症) 등을 치료하는 데 사용한다. 또한 빈혈, 부인의 냉병 치료
등에도 널리 사용되었다.

약용법과 용량

말린 약재 1~15g을 물 700mL에 넣어 끓기 시작하면 약하
게 줄여 200~300mL가 될 때까지 달여 하루에 2회 나눠 마
신다. 풍습을 제거[거풍습(祛風濕)]할 목적이라면 말린 약재를

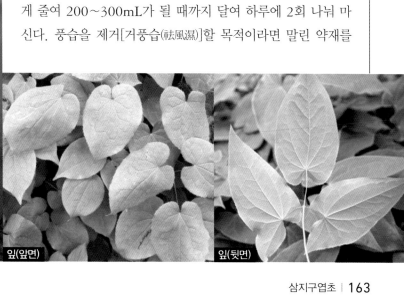

잎(앞면)   잎(뒷면)

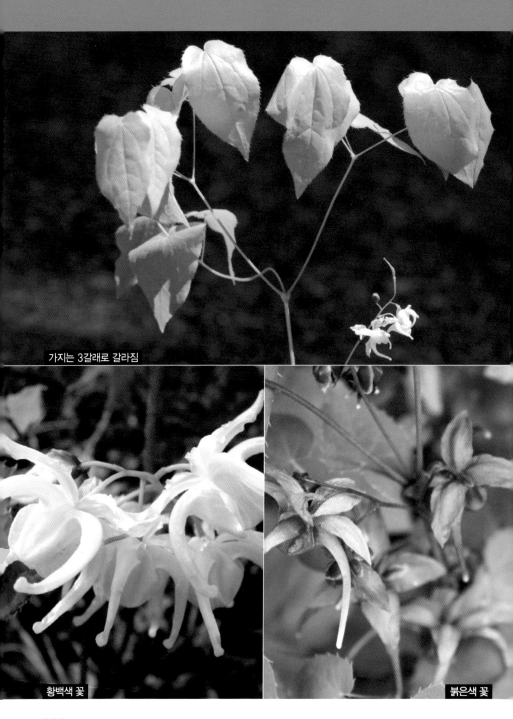

가지는 3갈래로 갈라짐

황백색 꽃

붉은색 꽃

그대로 사용하고(生用), 신(腎)의 양기를 보하고자 [익신보양(益腎補陽)] 할 목적이거나 몸을 따뜻하게 하여 한사(寒邪)를 흩어지게 하고자 할 목적[온산한사(溫散寒邪)]이라면 양지유(羊脂油) 또는 술(黃酒)로 가공하여 사용한다. 중국에서는 음양곽(*E. brevicornum* Maxim.), 유모음양곽(柔毛淫羊藿, *E. pubescens* Maxim.) 등을 사용한다.

생육특성

삼지구엽초는 강원도와 경기도 등 주로 경기 이북의 산속, 숲에서 자생하는 여러해살이풀이다. 키는 30㎝ 정도로 자라며, 3갈래로 갈라진 가지에 각각 달린 3개의 잔잎은 조금 긴 작은 잎자루를 가지며, 끝이 뾰족하고 긴 달걀 모양이다. 잔잎은 길이 5~13㎝, 너비 2~7㎝이다. 표면은 녹갈색이며, 잔잎 뒷면은 엷은 녹갈색이다. 잎의 가장자리에는 잔 톱니가 있고, 밑부분은 심장 모양이다. 옆으로 난 잔잎은 좌우가 고르지 않고, 질은 빳빳하며 부스러지기 쉽다. 줄기는 속이 비었으며 약간 섬유성이다. 꽃은 황백색으로 4~5월에 아래를 향하여 피고, 열매는 '튀는열매(삭과)'로 방추형이며 2개로 갈라진다.

채취 방법과 시기

여름과 가을에 줄기와 잎이 무성할 때 전초를 채취하여 햇볕 또는 그늘에서 말린다. 사용할 때에는 그대로 사용하거나 특별한 가공을 하여 사용하는데, 가공해 사용하면 약효를 높일 수 있다.

- **양지유(羊脂油) 가공** 양지유(양의 지방 부위를 팬에 눌러가며 기름을 추출하여 모은 것)를 가열하여 용화(溶化)하고 가늘게 절단한 음양곽을 넣어 약한 불(文火)로 볶아서(炙) 음양곽에 양지유가 충분히 흡수되어 겉면이 고르게 광택이 날 때 꺼내어 말린 후 사용한다.

- **연유(酥乳: 수유) 가공** 연유는 음양곽 무게의 약 15%를 사용하며 용기에 넣고 약한 불로 가열하여 완전히 녹인 뒤에 재차 음양곽을 넣고 고르게 저어주면서 볶아낸다.

- **술 가공[주제(酒製)]** 음양곽에 황주(막걸리)를 분사하여 황주가 음양곽에 충분히 스며들게 한 뒤에 볶아준다(황주 20~25%).

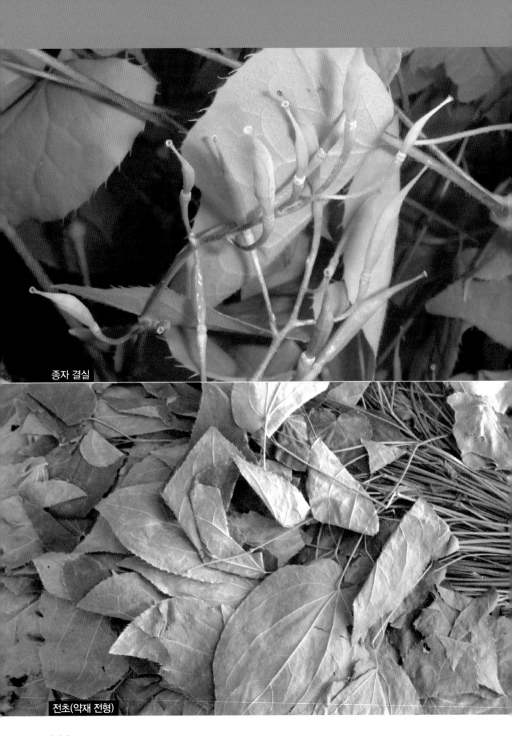

종자 결실

전초(약재 전형)

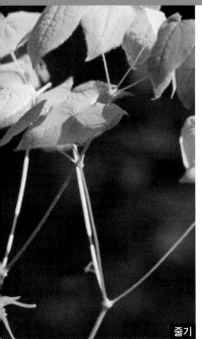

줄기

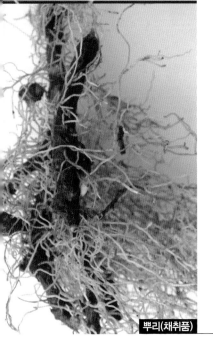

뿌리(채취품)

성분

뿌리에는 데스-O-메틸이카린(des-O-methylicariin)
이 함유되어 있다. 지상부(잎과 줄기)에는 이카린
(icariin), 케릴알코올(cerylalcohol), 헤니트리아콘탄
(henitriacontane), 파이토스테롤(phytosterol), 팔미트산
(palmitic acid), 올레산(oleic acid), 리놀레산(linoleic acid)
이 함유되어 있다.

주의사항

성미가 맵고 따뜻하면서 양기를 튼튼하게 하는
작용이 있으므로 음허로 스트레스가 쉽게 생기는
경우에는 사용을 피한다. 일부 민간에서 '꿩의다
리' 종류를 삼지구엽초라고 잘못 알고 사용하는
사람이 있으나 기원이 다르므로 주의해야 한다.

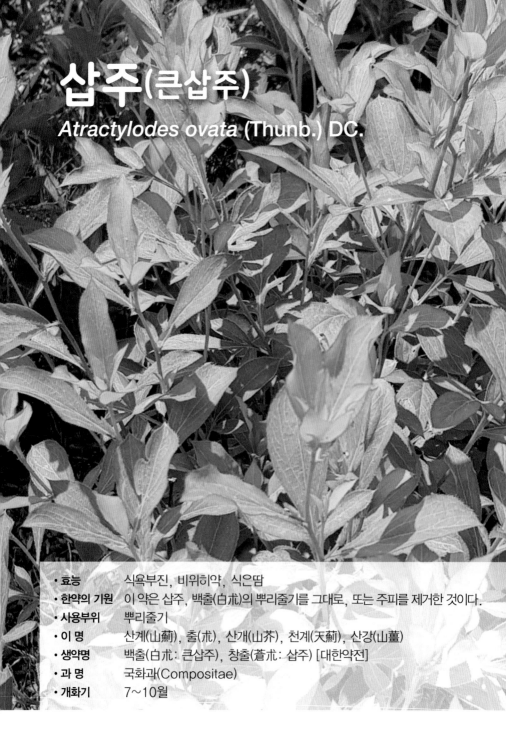

삽주(큰삽주)
Atractylodes ovata (Thunb.) DC.

- **효능**   식욕부진, 비위허약, 식은땀
- **한약의 기원**   이 약은 삽주, 백출(白朮)의 뿌리줄기를 그대로, 또는 주피를 제거한 것이다.
- **사용부위**   뿌리줄기
- **이 명**   산계(山薊), 출(朮), 산개(山芥), 천계(天薊), 산강(山薑)
- **생약명**   백출(白朮 : 큰삽주), 창출(蒼朮 : 삽주) [대한약전]
- **과 명**   국화과(Compositae)
- **개화기**   7~10월

168

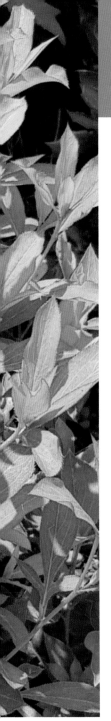

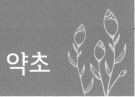

약초

귀경 삽주는 간(肝), 비(脾), 위(胃) 경락에, 큰삽주는 비(脾), 위(胃) 경락에 작용

뿌리(약재)

성미

- **삽주(창출)** 성질이 따뜻하고, 맛은 맵고 쓰며, 독성은 없다.
- **큰삽주(백출)** 성질이 따뜻하고, 맛은 쓰고 달며, 독성은 없다.

효능과 주치

- **삽주(창출)** 습사를 말리고 비(脾)를 튼튼하게 하는 조습건비 (燥濕健脾), 풍사와 습사를 제거하는 거풍습(去風濕), 눈을 밝게 하는 명목(明目) 등의 효능이 있어서 식욕부진, 구토설사, 각기, 풍한사에 의한 감기 등을 치료하는 데 사용된다.

- **큰삽주(백출)** 비의 기운을 보하고 기를 더하는 보비익기(補脾益氣), 습사를 말리고 소변을 잘 나가게 하는 조습이수(燥濕利水), 피부를 튼튼하게 하며 땀을 멈추게 하는 고표지한(固表止汗), 태아를 안정시키는 안태(安胎) 등의 효능이 있어서 비위허약과 음식을 못 먹고 헛배가 부르는 증상, 설사, 소변을 못 보는 증상, 기가 허하여 식은땀을 흘리는 증상, 태동불안 등을 치료하는 데 사용된다.

주의사항 삽주(창출)와 큰삽주(백출)는 모두 습사를 제거하고 비를 튼튼하게 하는 작용이 있으나 백출은 비를 튼튼하게 하는 보비(補脾)의 효능이 뛰어나지만 습사를 말리는 조습(燥濕) 효능은 창출에 비하여 떨어진다. 반면 창출은 조습의 효능이 백출보다 뛰어나면서 운비(運脾)의 효능이 좋다. 따라서 비위가 허하여 그 기능을 보하고자 할 때에는 백출을 사용하고, 비위가 실(實)하여 그 기능을 사(瀉)하고자 할 때에는 창출을 사용하는 것이 좋다. 그러므로 습사로 인하여 결리고 아픈 증상을 치료

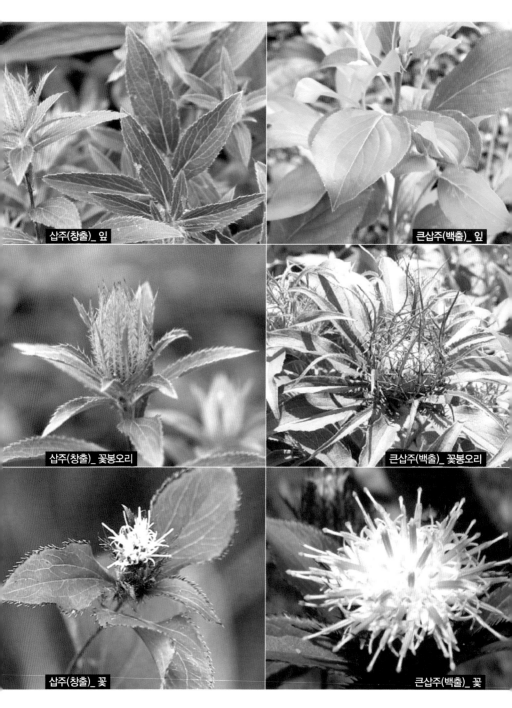

삽주(창출)_ 잎

큰삽주(백출)_ 잎

삽주(창출)_ 꽃봉오리

큰삽주(백출)_ 꽃봉오리

삽주(창출)_ 꽃

큰삽주(백출)_ 꽃

하는 데 있어서 허하면서 습이 중할 때에는 백출을, 실할 때에는 창출을 응용하는 것이 좋다.

약용법과 용량 • 습사를 말리고 수도를 편하게 하기 위해서는 약재를 말려 가공하지 않고 그대로 사용하고, 기를 보하고 비를 튼튼하게 하는 목적으로 사용할 때에는 쌀뜨물에 담갔다가 건져서 약한 불에 볶아서 사용하면 좋고, 건비지사(健脾止瀉)에는 갈색이 나도록 볶아 사용한다. 민간에서는 음식 먹고 체한 데, 소화불량을 치료하는 데 삽주 가루 5g 정도를 사용하였고, 만성 위염(부드럽게 가루로 만든 것을 4~6g씩 하루 3회 복용), 감기 치료 등에 응용하였다. 민간에서는 말린 뿌리 10g을 물 700mL에 넣어 끓기 시작하면 약하게 줄여 200~300mL가 될 때까지 달여 하루에 2회 나눠 마신다.

생육특성 • 삽주(창출)와 큰삽주(백출)로 구분하며, 분류학적으로 백출(白朮)과 창출(蒼朮)은 구분할 때 조심해야 한다. 『대한약전』에 따르면 백출은 백출(*Atractylodes macrocephala*)과 삽주(*A. japonica*)를 기원으로 하고 창출은 가는잎삽주(=모창출, *A. lancea* D.C.) 또는 만주삽주(=북창출, 당삽주, *A. chinensis* D.C.)의 뿌리줄기라고 기재하고 있으나 본서에서는 국생종에 따라 큰삽주(*A. ovata*)는 백출로, 삽주(*A. japonica*)는 창출로 정리하였다.

일반인들이 가장 쉽게 식물체를 분류할 수 있는 특징은 백출 기원의 큰삽주와 백출의 경우에는 잎자루(엽병)가 있으나 창출 기원의 모창출과 북창출의 경우에는 모창출의 신초 잎을 제외하고는 잎자루(엽병)가 전혀 없다는 점이다. 이를 주의하여 관찰하면 쉽게 구분할 수 있다.

• **삽주(창출)** 삽주는 여러해살이풀로 우리나라 각지에서 분포하며, 키가 30~100㎝로 자란다. 뿌리줄기를 창출이라 하여 약재로 사용하며 섬유질이 많고, 백출에 비하여 분성이 적다. 불규칙한 연주상 또는 결절상의 둥근 기둥 모양으로 약간 구부러졌으며 분지된 것도 있고, 길이 3~10㎝, 지름 1~2㎝이다. 표면은 회갈색으로 주름과 수염뿌리가 남아 있고, 정단에는 줄기의 흔적이 있다. 질은 견실하고, 단면은 황백색 또는 회백색으로 여러 개의 등황색 또는 갈홍색의 유실

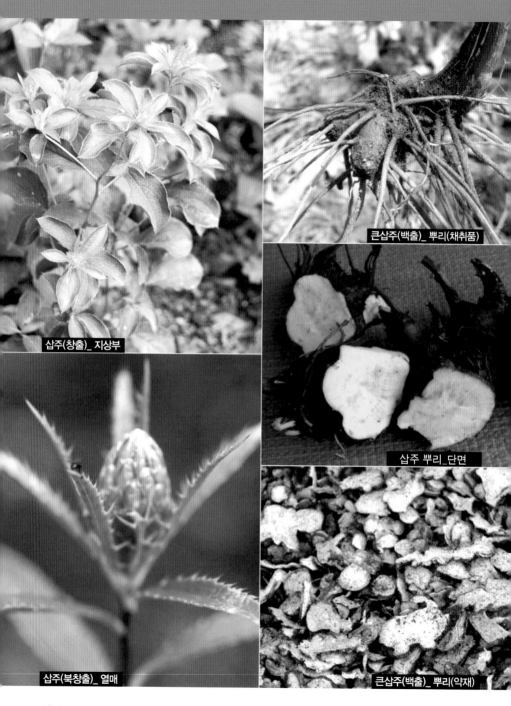

삽주(창출)_ 지상부

큰삽주(백출)_ 뿌리(채취품)

삽주 뿌리_단면

삽주(북창출)_ 열매

큰삽주(백출)_ 뿌리(약재)

(油室)이 흩어져 존재한다. 꽃은 흰색과 붉은색으로 7~10월에 원줄기 끝에서 두 상꽃차례로 피고, 암수딴그루이며 지름은 1.5~2㎝이다. 암꽃은 모두 흰색이다.

• **큰삽주(백출)** 큰삽주는 여러해살이풀로 중국의 절강성에서 대량 생산되고 다른 지역에서도 재배되고 있으며, 키가 50~60㎝로 자란다. 뿌리줄기는 불규칙한 덩어리 또는 일정하지 않게 구부러진 둥근기둥 모양을 하고, 길이 3~12㎝, 지름 1.5~7㎝이다. 표면은 회황색 또는 회갈색으로 혹 모양의 돌기가 있으며 끊겼다 이어지는 세로 주름과 수염뿌리가 떨어진 자국이 있고, 맨 꼭대기에는 잔기와 싹눈의 흔적이 있다. 질은 단단하고 잘 절단되지 않으며, 단면은 평탄하고 황백색 또는 담갈색으로, 갈황색의 점상유실(點狀油室)이 흩어져 있으며 창출에 비하여 섬유질이 적고 분성이 많다. 꽃은 7~10월에 원줄기 끝에서 암수딴그루로 핀다. 열매는 여윈열매로 부드러운 털이 나 있다.

채취 방법과 시기 • 상강(霜降, 음력 9월) 무렵부터 입동(立冬, 음력 10월) 사이에 뿌리줄기를 채취한 후 흙과 모래 등을 제거하고 말린 뒤 다시 이물질을 제거하고 저장한다.

성분 • 뿌리줄기에는 아트락티롤(atractylol), 아트락틸론(atractylon), 푸르푸랄(furfural), 3β-아세톡시아트락틸론(3β-acetoxyatractylon), 셀리나-4(14)-7(11)-디엔-8-원[selina-4(14)-7(11)-diene-8-one], 아트락틸레놀리(atractylenolie) Ⅰ~Ⅲ 등이 함유되어 있다.

주의사항 •

• **삽주(창출)** 성질이 따뜻하고 건조하고, 맛이 매워 음액(陰液)을 손상시킬 우려가 있으므로 음허내열(陰虛內熱: 음기가 허하고 내적으로 열이 있는 증상. 음허화왕과 같은 뜻이다)의 경우나 기허다한(氣虛多汗: 기가 허하여 땀을 많이 흘리는 증상)의 경우에는 사용을 피한다.

• **큰삽주(백출)** 성질이 따뜻하고 건조하고, 맛이 쓰기 때문에 많은 양을 오래 복용할 때에는 음기(陰氣: 진액)가 손상될 염려가 있으므로 음허내열 또는 진액휴모(津液虧耗: 진액이 소진된 경우)의 경우에는 사용에 신중을 기한다.

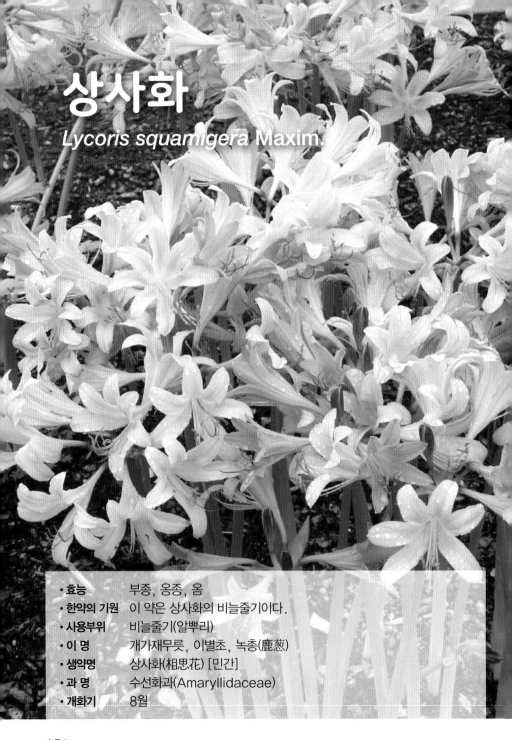

상사화

Lycoris squamigera Maxim.

- **효능**　　　부종, 옹종, 옴
- **한약의 기원**　이 약은 상사화의 비늘줄기이다.
- **사용부위**　비늘줄기(알뿌리)
- **이 명**　　개가재무릇, 이별초, 녹총(鹿葱)
- **생약명**　　상사화(相思花) [민간]
- **과 명**　　수선화과(Amaryllidaceae)
- **개화기**　　8월

174

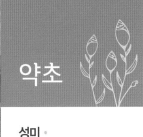

약초

귀경 간(肝), 방광(膀胱) 경락에 작용

약재로 쓰는 알뿌리

성미 ·

상사화는 성질이 따뜻하고, 맛은 매우며,
독성은 없다.

효능과 주치 ·

소변을 잘 나가게 하는 이수, 종기를 삭히는 소종 등의 효능이
있어서 수종(水腫: 부종), 옹종, 개선(疥癬: 옴) 등의 치료에 응용
한다.

약용법과 용량 ·

말린 비늘줄기 5~10g을 물 700mL에 넣어 끓기 시작하면 약
하게 줄여 200~300mL가 될 때까지 달인 뒤, 하루에 2회 나
눠 마신다. 생것을 짓찧어서 환부에 바르기도 하는데 보통은
자기 전에 붙이고 다음 날 아침에 떼어낸다.

비슷한 식물

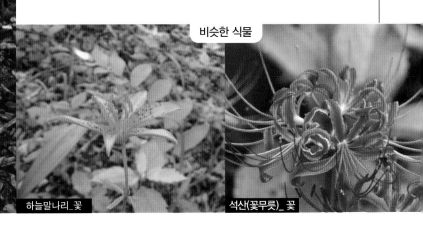

하늘말나리_꽃

석산(꽃무릇)_ 꽃

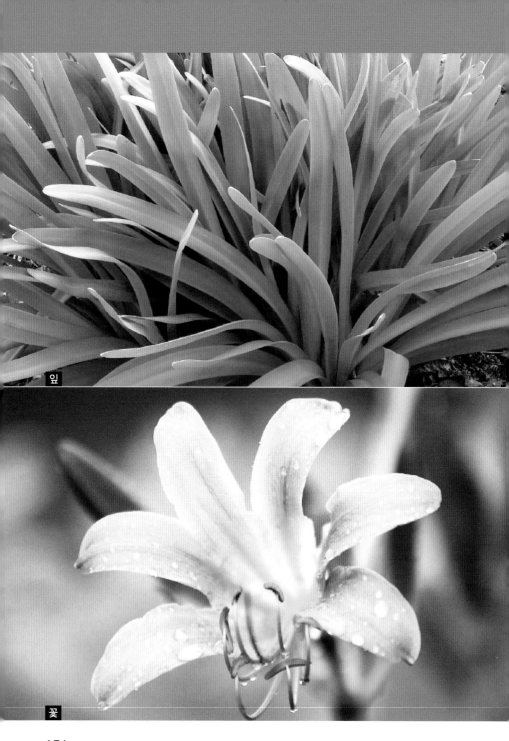

잎

꽃

생육특성

상사화는 제주도를 포함하여 중부 지방 이남에서 자생하고 재배도 하는 여러해살이풀이다. '상사화(相思花)'라는 이름은 꽃이 필 때에는 잎이 없고, 잎이 있을 때에는 꽃이 피지 않으므로 꽃과 잎이 서로 그리워한다는 뜻에서 붙여졌다. 키는 60㎝로 자라며, 비늘줄기의 겉껍질은 흑갈색이다. 잎은 넓은 선 모양으로 길이는 20~30㎝이며 봄에 나와서 6~7월에 말라 죽는다. 꽃은 연한 홍자색으로 8월에 산형꽃차례를 이루며 피고, 관상용으로 재배된다.

채취 방법과 시기

알뿌리 모양의 비늘줄기는 언제든지 채취가 가능하며 햇볕에 말려서 보관하며 사용하거나, 생것을 그대로 사용한다. 생용은 대부분 생것을 짓찧어 환부에 붙일 때 쓰는 약용법이다.

성분

비늘줄기에는 전분, 알칼로이드(alkaloid), 라이코린(lycorine) 등이 함유되어 있다.

주의사항

따뜻하고 매운맛으로 인하여 기혈을 손상시킬 우려가 있으므로 지나치게 많이 사용하지 않도록 주의한다. 석산(石蒜: 꽃무릇)을 상사화로 잘못 알고 있는 사람들도 있으나 석산에는 독이 있으므로 구별해서 사용해야 한다.

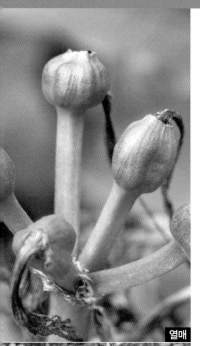

열매

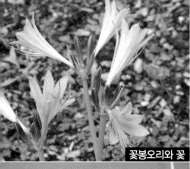

꽃봉오리와 꽃

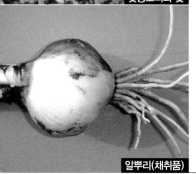

알뿌리(채취품)

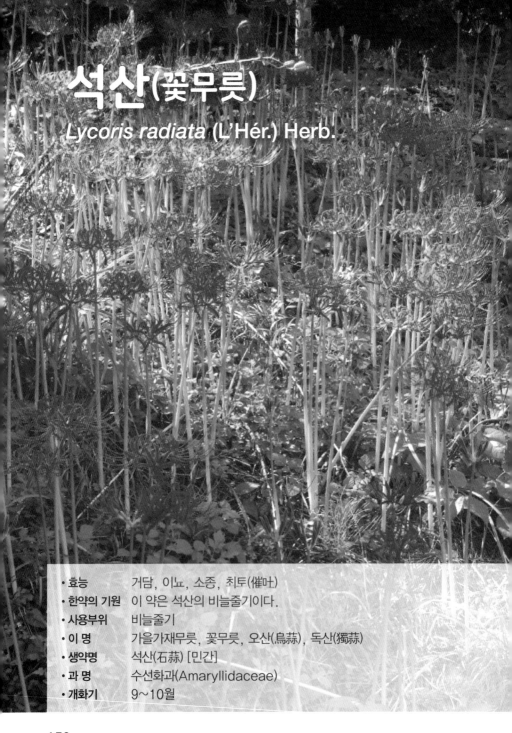

석산(꽃무릇)

Lycoris radiata (L'Hér.) Herb.

- **효능**   거담, 이뇨, 소종, 최토(催吐)
- **한약의 기원**   이 약은 석산의 비늘줄기이다.
- **사용부위**   비늘줄기
- **이 명**   가을가재무릇, 꽃무릇, 오산(烏蒜), 독산(獨蒜)
- **생약명**   석산(石蒜) [민간]
- **과 명**   수선화과(Amaryllidaceae)
- **개화기**   9~10월

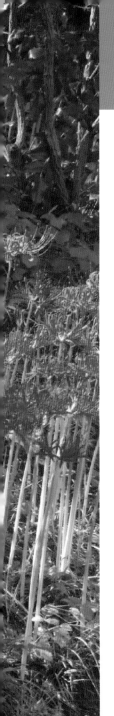

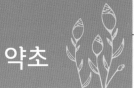

약초

귀경 간(肝), 비(脾), 폐(肺), 신(腎)
경락에 작용

약재로 쓰는 비늘줄기(채취)

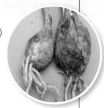

성미

석산은 성질이 따뜻하고, 맛은 맵고, 독성이
있다(비슷하게 생긴 상사화는 독성이 없음).

효능과 주치

가래를 제거하는 거담, 소변을 잘 보게 하는 이뇨, 종기를 삭
히는 소종, 잘 토하도록 도와주는 최토(催吐) 등의 효능이 있어
서 해수, 수종(水腫), 림프샘염 등의 치료에 사용할 수 있다. 또
한 옹저(癰疽), 창종(瘡腫) 등의 치료에 사용하기도 한다.

약용법과 용량

말린 비늘줄기 2~3g을 물 700mL에 넣어 끓기 시작하면 약
하게 줄여 200~300mL가 될 때까지 달여 하루에 2회 나눠
마신다. 생것을 짓찧어서 환부에 붙이거나, 달인 물로 환부를
씻어내기도 한다.

생육특성

석산은 여러해살이풀로 남부 지방에서 주로 분포하고, 전북 고
창 선운사와 전남 영광 불갑사 등의 석산 군락지가 유명하며,
습윤한 곳에서 잘 자란다. 비늘줄기는 타원형 또는 공 모양이
며 외피는 자갈색이다. 잎은 한곳에 모여나기하고 줄 모양 또
는 띠 모양이며 윗면은 청록색, 아랫면은 분녹색(粉綠色)이다.
꽃은 붉은색으로 9~10월에 피지만 잎이 없이 꽃대가 나와서
피며 열매도 맺지 않고, 꽃이 스러진 다음에 짙은 녹색의 잎이
나온다.

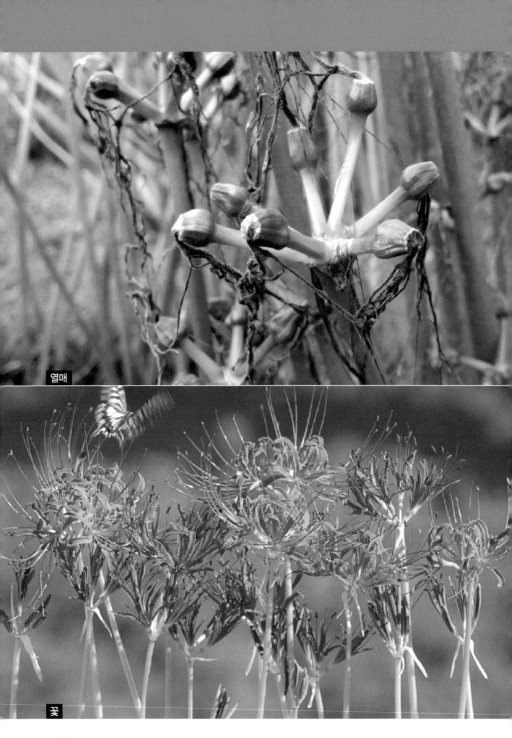

열매

꽃

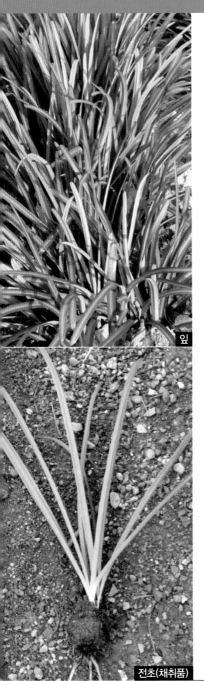

잎

전초(채취품)

채취 방법과 시기

가을에 꽃이 진 뒤에 채취한 비늘줄기를 깨끗이 씻어서 그늘에서 말린다.

성분

비늘줄기에는 호모라이코린(homolycorine), 라이코레닌(lycorenine), 타제틴(tazettine), 라이코라민(lycoramine), 라이코린(lycorine), 슈도라이코린(pseudolycorine), 칼라르타민(calarthamine) 등과 같은 여러 종류의 알칼로이드가 함유되어 있다. 비늘줄기는 물에 담가서 알칼로이드를 제거하면 좋은 녹말을 얻을 수 있다. 그 밖에 20%의 전분과 식물의 생장 억제 및 항암 작용이 있는 라이코리시디놀(lycoricidinol), 라이코리시딘(lycoricidine)이 함유되어 있다. 잎과 꽃에는 당류와 글리코사이드(glycoside)가 함유되어 있다.

주의사항

독성이 있으므로 함부로 복용하면 안 된다. 특히 신체가 허약한 사람, 실사(實邪)가 없고 구역질을 하는 사람은 복용하면 안 된다. 석산을 상사화로 혼동하는 사람들이 더러 있으나 다른 식물이므로 혼동하지 않도록 주의를 요한다.

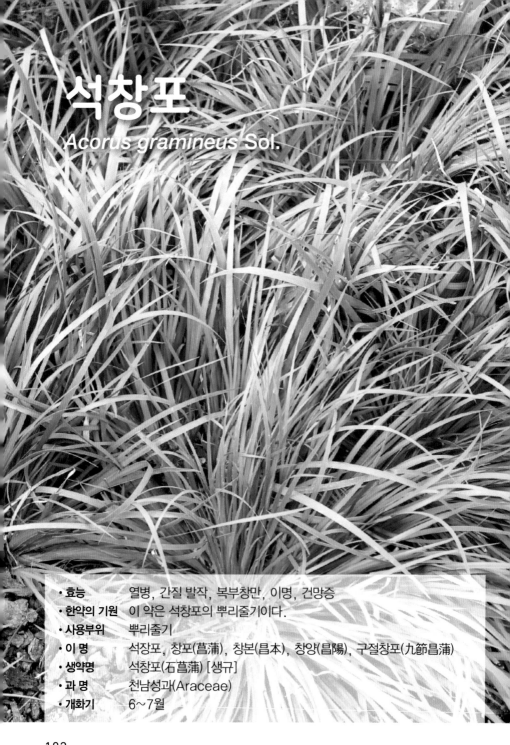

석창포
Acorus gramineus Sol.

• 효능	열병, 간질 발작, 복부창만, 이명, 건망증
• 한약의 기원	이 약은 석창포의 뿌리줄기이다.
• 사용부위	뿌리줄기
• 이 명	석장포, 창포(菖蒲), 창본(昌本), 창양(昌陽), 구절창포(九節昌蒲)
• 생약명	석창포(石菖蒲) [생규]
• 과 명	천남성과(Araceae)
• 개화기	6~7월

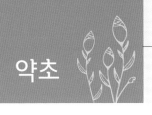

약초

귀경 간(肝), 심(心), 비(脾) 경락에 작용

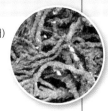

뿌리줄기(약재)

성미

석창포는 성질이 따뜻하고, 맛은 맵고 쓰며, 독성은 없다.

효능과 주치

담을 없애고 막힌 곳을 뚫어주는 화담개규(化痰開竅), 습사를 없애고 기를 통하게 하는 화습행기(化濕行氣), 풍사를 제거하고 결리고 아픈 증상을 다스리는 거풍이비(祛風利痺), 종기를 다스리고 통증을 없애는 소종지통(消腫止痛) 등의 효능이 있어서 열병으로 정신이 혼미한 증상, 심한 가래, 배가 그득하게 차오르며 통증이 있는 증상, 풍사와 습사로 인하여 결리고 아픈 증상, 간질 발작, 광증(狂症), 건망증, 이명, 이농(耳膿: 귓속의 농), 타박상, 기타 부스럼과 종창, 옴 등을 다스리는 데 응용한다.

채취 방법과 시기

가을과 겨울에 뿌리줄기를 채취하며 수염뿌리와 이물질을 제거하고 깨끗이 씻어서 햇볕에 말린다.

비슷한 식물

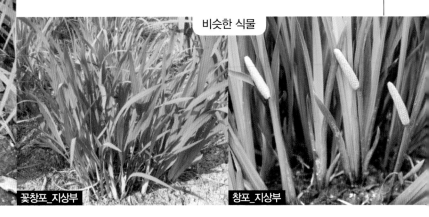

꽃창포_지상부

창포_지상부

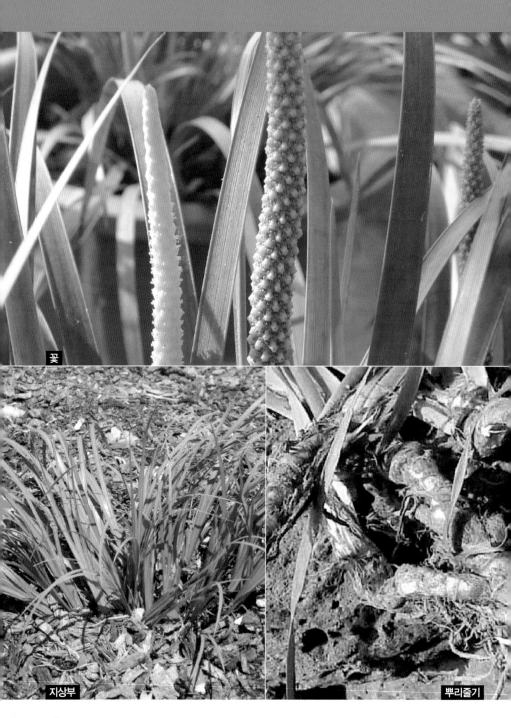

꽃

지상부

뿌리줄기

약용법과 용량

세정하여 잠시 침포(浸泡)한 다음 윤투(潤透)되면 절편해서 햇볕에 말려 사용한다. 말린 석창포 5~20g을 물 700mL에 넣어 끓기 시작하면 약하게 줄여 반 정도가 될 때까지 달여, 하루에 2~3회 나눠 마시면 간질의 발작 횟수가 줄어들고 발작 증상도 가벼워진다고 한다. 중풍의 치료에도 활용하는데, 얇게 썰어서 말린 석창포 1.8kg을 자루에 넣어 청주 180L에 담가 밀봉해서 100일 동안 두었다가 술이 초록빛이 되면 기장쌀 8kg으로 밥을 지어 술에 넣고 밀봉해 14일 동안 두었다가 걸러서 매일 마신다.

생육특성

석창포는 여러해살이풀로 남부 지방에 분포하고, 일부 농가에서는 재배도 한다. 약재로 쓰는 뿌리줄기는 납작하고 둥근기둥 모양으로 구부러지고 갈라졌으며 길이는 3~20㎝, 지름은 0.3~1㎝이다. 뿌리줄기의 표면은 자갈색 또는 회갈색으로 거칠고 고르지 않은 둥근 마디가 있으며, 마디와 마디 사이 길이는 0.2~0.8㎝로 고운 세로 주름이 있다. 다른 한쪽은 수염뿌리가 남아 있거나 둥근점 모양의 뿌리 흔적이 있다. 잎 흔적은 삼각형으로 좌우로 서로 어긋나게 배열되었고, 그 위에는 털비늘 모양의 남은 엽기가 붙어 있다. 질은 단단하고 단면은 섬유성으로 유백색 또는 엷은 홍색이며, 내피의 층층고리인 층환(層環)이 뚜렷하고 많은 유관속과 갈색의 유세포를 볼 수 있다. 꽃은 연한 황색으로 6~7월에 핀다. 열매는 튀는열매로 달걀 모양이다.

성분

정유, 베타-아사론(β-asarone), 아사론(asarone), 카리오필렌(caryophyllene), 세키숀(sekishone) 등이 함유되어 있다.

주의사항

질이 따뜻하며 맵고 방향성이 있어 공규(孔竅: 오장육부의 기를 여닫는 9개의 구멍)를 열어 통하게 하고, 담을 제거하는 작용이 있으므로 음기가 훼손되고 양기가 항진된 음휴양항(陰虧陽亢)의 경우나, 땀이 많이 나는 다한, 정액이 잘 흘러나가는 활정 등의 병증에는 신중하게 사용하여야 한다.

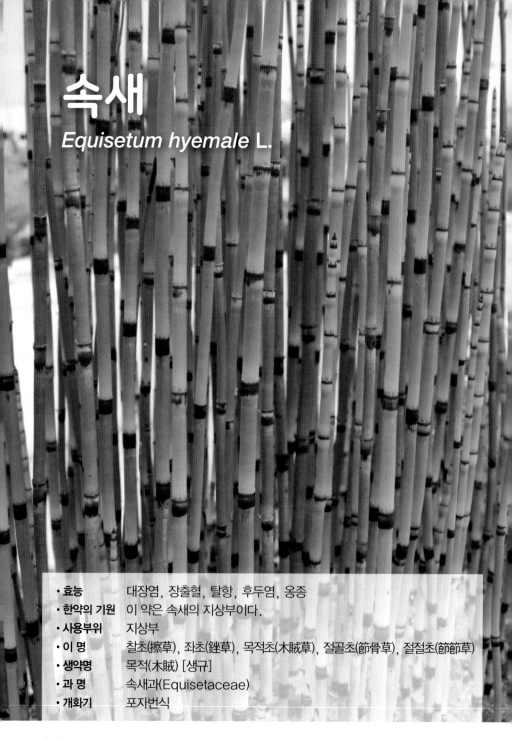

속새

Equisetum hyemale L.

- **효능**   대장염, 장출혈, 탈항, 후두염, 옹종
- **한약의 기원**   이 약은 속새의 지상부이다.
- **사용부위**   지상부
- **이 명**   찰초(擦草), 좌초(銼草), 목적초(木賊草), 절골초(節骨草), 절절초(節節草)
- **생약명**   목적(木賊) [생규]
- **과 명**   속새과(Equisetaceae)
- **개화기**   포자번식

약초

귀경 간(肝), 폐(肺), 경락에 작용

지상부(약재)

성미

속새는 성질이 평하고, 맛은 달고 약간 쓰다.

효능과 주치

풍사를 없애는 소풍(疏風), 열을 내리게 하는 해열 등의 효능이 있으며 그 밖에도 이뇨, 소염, 해기(解肌: 외감병 초기에 땀이 약간 나는 표증을 치료하는 방법), 퇴예(退翳: 백내장을 치료함) 등의 효능이 있다. 대장염, 장출혈, 탈항, 후두염, 옹종 등의 치료에 응용한다.

약용법과 용량

말린 지상부 10g을 물 700mL에 넣어 끓기 시작하면 약하게 줄여 200~300mL가 될 때까지 달여 하루에 2회 나눠 마신다. 환이나 가루로 만들어 복용하기도 한다.

비슷한 식물

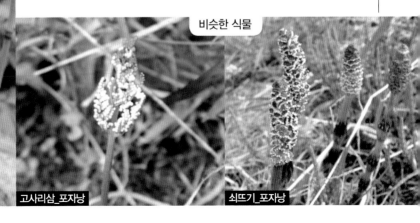

고사리삼_포자낭

쇠뜨기_포자낭

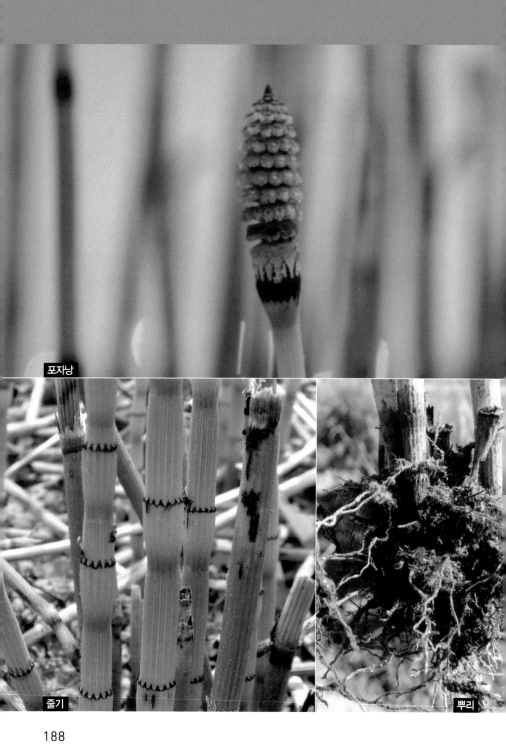

포자낭

줄기

뿌리

188

생육특성

속새는 강원도 이북 지방과 제주도에서 분포하는 상록 여러해살이풀로, 생육환경은 산지의 나무 밑이나 음습지이다. 뿌리줄기는 짧고 검은색이고, 옆으로 뻗는다. 원줄기 속은 비어 있고 가지를 치지 않으며, 많은 마디와 세로 방향으로 패인 10~18개의 가느다란 능선을 가지고 있으며, 규산염이 축적되어 있어 단단하다. 줄기의 키는 30~60cm까지 자라며 지상부 줄기는 곧고 밀집해서 나온다. 땅 위 가까운 곳에서 여러 갈래로 갈라져서 나오기 때문에 여러 줄기가 모여 난 것 같다. 잎은 퇴화되어 비늘같이 보인다. 마디 부분을 완전히 둘러싼 엽초(칼집 모양의 잎자루)가 있으며 끝은 톱니가 있고, 검은색이나 갈색 기운이 돈다.

채취 방법과 시기

여름부터 가을 사이에 지상부를 채취한 후, 짧게 절단해 그늘에서 말리거나 햇볕에 말린다.

성분

줄기에는 파우스트린(paustrine), 디메틸설폰(dimethylsulfone), 티민(thymine), 바닐린(vanillin), 캄페롤(kaempferol), 캄페롤글루코사이드(kaempferol glycoside) 등이 함유되어 있다.

주의사항

발산 작용으로 진액이 손상될 우려가 있으므로 기혈이 허한 경우에는 사용에 신중을 기해야 한다.

쇠뜨기

Equisetum arvense L.

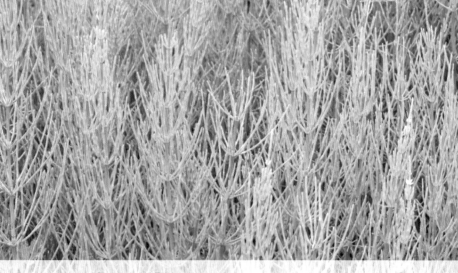

- **효능** 　　　　토혈, 코피, 장출혈, 해수, 임질
- **한약의 기원** 이 약은 쇠뜨기의 뿌리를 포함한 전초이다.
- **사용부위** 　　전초
- **이 명** 　　　뱀밥, 쇠띠기, 즌솔, 토필(土筆), 필두채(筆頭菜), 마봉초(馬蜂草)
- **생약명** 　　　문형(問荊) [민간]
- **과 명** 　　　속새과(Equisetaceae)
- **개화기** 　　　포자 번식

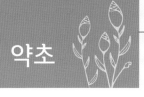

약초

귀경 심(心), 폐(肺), 방광(膀胱)
경락에 작용

전초(약재)

성미

쇠뜨기는 성질이 시원하고, 맛은 쓰다.

효능과 주치

양혈, 진해, 이뇨하는 효능이 있고 토혈, 장출혈, 코피, 해수, 기천(氣喘), 소변불리, 임질 등의 치료에 응용할 수 있다.

약용법과 용량

말린 전초 5~10g을 물 700mL에 넣어 끓기 시작하면 약하게 줄여 200~300mL가 될 때까지 달여 하루에 2회 나눠 마신다. 생식줄기는 생즙을 내어 마시기도 하며, 짓찧어 환부에 붙이기도 한다. 연한 생식줄기는 나물로 식용하고, 영양줄기는 이뇨제 등의 약재로 사용한다.

생육특성

쇠뜨기는 전국 각지에서 분포하는 여러해살이풀로, 소가 이 풀을 잘 먹어서 '소가 뜯는 풀'이라는 뜻으로 쇠뜨기라 불린다. 키는 30~40cm로 자라며, 땅속줄기는 옆으로 뻗으며 번식한다. 생식줄기는 이른 봄에 나와서 포자낭수(胞子囊穗: 이삭 모양의 포자주머니)를 형성하고, 마디에는 비늘 같은 잎이 돌려나며 가시는 없다. 포자낭수는 5~6월에 나와서 줄기의 맨 끝에 나며 영양줄기는 뒤늦게 나오고, 키 30~40cm로 속이 비어 있고, 마디에는 비늘 같은 잎이 돌려난다.

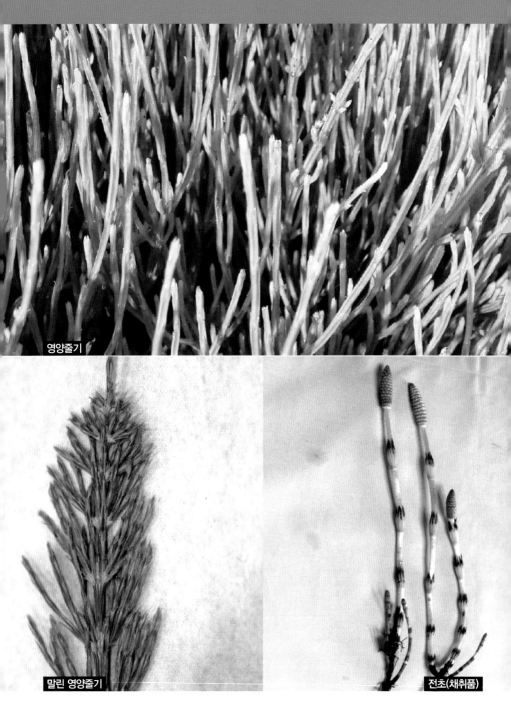

영양줄기

말린 영양줄기

전초(채취품)

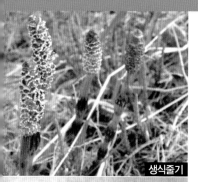

생식줄기

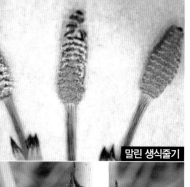

말린 생식줄기

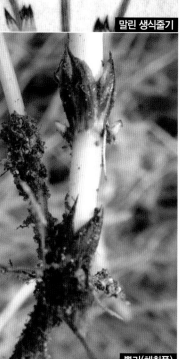

뿌리(채취품)

채취 방법과 시기

여름철에 전초를 채취하여 그늘에서 말리거나 더러는 생식하기도 한다.

성분

에퀴세토닌(equisetonin), 에퀴세트린(equisetrin), 마티쿨라린(articulain), 이소퀘레이트린(isoquereitrin), 갈루테올린(galuteolin), 포풀닌(populnin), 캠페롤-3,7-디클루코사이드(kaempferol-3,7-diglucoside), 아스트라갈린(astragalin), 팔러스트린(palustrine), 고시피트린(gossypitrin), 3-메톡시피리딘(3-methoxypyridine), 허바세트린(herbacetrin) 등이 함유되어 있다.

주의사항

성질이 서늘하고 맛이 쓰기 때문에 비위가 냉해서 설사를 하는 사람은 신중하게 사용하여야 한다.

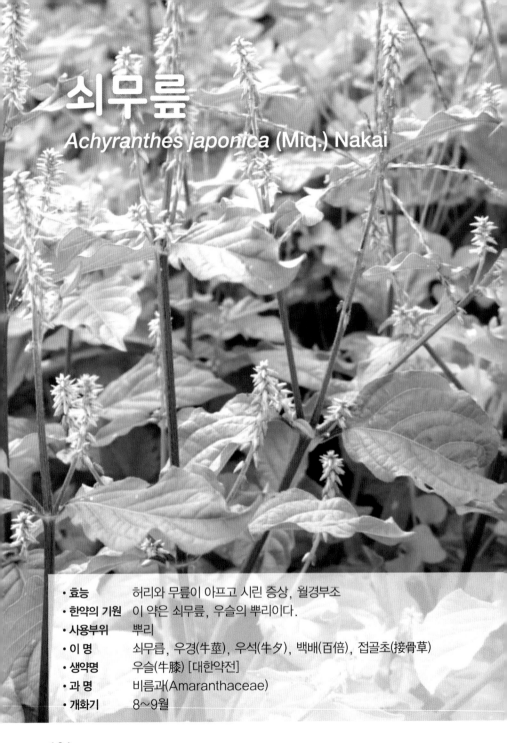

쇠무릎

Achyranthes japonica (Miq.) Nakai

• 효능	허리와 무릎이 아프고 시린 증상, 월경부조
• 한약의 기원	이 약은 쇠무릎, 우슬의 뿌리이다.
• 사용부위	뿌리
• 이 명	쇠무릅, 우경(牛莖), 우석(牛夕), 백배(百倍), 접골초(接骨草)
• 생약명	우슬(牛膝) [대한약전]
• 과 명	비름과(Amaranthaceae)
• 개화기	8~9월

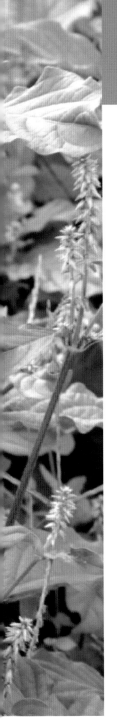

약초

귀경 간(肝), 심(心), 신(腎) 경락에 작용

뿌리(약재)

성미 • 쇠무릎은 성질이 평범하고, 맛은 쓰고 달며 시다.

효능과 주치 • 혈액순환과 경락을 잘 통하게 하는 활혈통락(活血通絡), 관절을 편하고 이롭게 하는 통리관절(通利關節), 혈을 하초로 인도하는 인혈하행(引血下行), 간과 신장의 기능을 보하는 보간신, 허리와 무릎을 강하게 하는 강요슬(强腰膝), 임질 등의 병증으로 소변이 원활하지 못할 때 이를 잘 통하게 하는 이뇨통림(利尿通淋) 등의 효능이 있어서 월경이 좋지 않은 월경부조(月經不調), 월경을 통하게 하는 통경(通經), 월경이 막힌 경폐(經閉), 출산 후의 태반이 나오지 않아서 오는 복통(腹痛), 습사와 열사로 인하여 관절이 결리고 아플 때, 코피를 흘릴 때, 입안의 종기나 상처, 두통, 어지럼증, 허리와 무릎이 시리고 아프며 무력한 병증인 요슬산통무력(腰膝痠痛無力) 등의 치료에 응용할 수 있다.

약용법과 용량 • 약재로 사용할 때에는 노두(蘆頭: 뿌리 꼭대기 줄기가 나오는 부분)를 제거하고, 잘게 썰어서 그대로 또는 주초(酒炒: 약재 무게의 약 20%의 술을 흡수시켜 프라이팬에서 약한 불로 노릇노릇하게 볶음)하여 사용한다. 말린 뿌리 5~20g을 물 700mL에 넣어 끓기 시작하면 약하게 줄여 200~300mL가 될 때까지 달여 하루에 2회 나눠 마신다. 환이나 가루 또는 고로 만들거나 주침(酒浸)하여 복용하기도 한다. 말린 약재에 간과 신을 보하는 기능이 있는 두충(杜沖), 상기생(桑寄生), 금모구척(金毛狗脊), 모과(木瓜) 등의 약재를 배합하여 허리와 대퇴부의 시리고 아픈 증상, 발과 무릎이 연약해지고 무력해지는 증상 등을

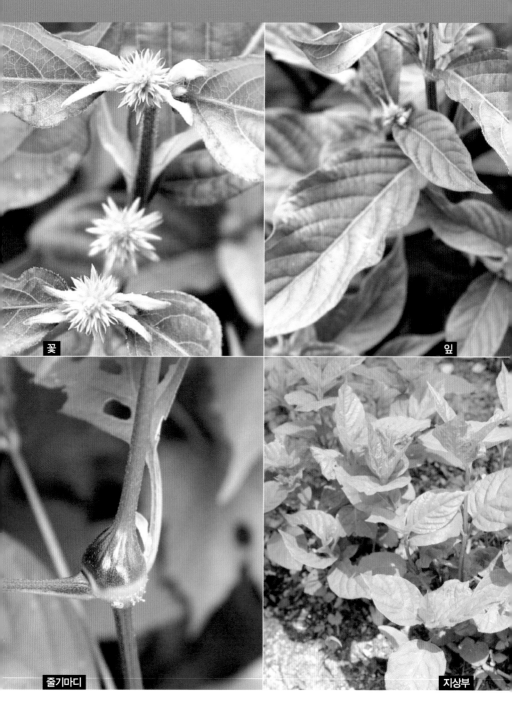

꽃

잎

줄기마디

지상부

196

치료하는 데 응용한다. 보통 이들 약재를 같은 양
의 물을 붓고 달여서 마시기도 하지만, 식혜를 만
들어 마시기도 한다.

생육특성 · 쇠무릎은 여러해살이풀로 전국 각처의
산과 들에 분포하며, 줄기 마디가 소의 무릎처럼
굵어서 쇠무릎이라고 부른다. 당우슬은 남서부
섬 지방에, 붉은쇠무릎은 제주도 등지에 분포한
다. 키는 50~100㎝로 자라고, 뿌리는 가늘고 길
며 토황색이다. 원줄기는 네모지고 곧추서며 가
지가 많이 갈라지고, 줄기에는 털이 나 있다. 잎
은 마주나고 타원형 또는 거꿀달걀 모양이며, 꽃
은 녹색으로 8~9월에 잎겨드랑이와 원줄기 끝
에서 이삭 모양으로 핀다. 열매는 포과(胞果)로 긴
타원형이며 9~10월에 맺는다.

채취 방법과 시기 · 가을부터 이듬해 봄 사이에 줄
기와 잎이 마른 뒤 뿌리를 채취하되 잔털과 이물
질을 제거하고 말린다.

성분 · 엑다이스테론(ecdysterone), 이노코스트론
(inokostrone), 미시스틱산(mysistic acid), 팔미틱산
(palmitic acid), 올레산(oleic acid), 리놀릭산(linolic acid),
아키란테스사포닌(achiranthes saponin) 등이 함유되어
있다.

주의사항 · 월경과다, 몽정이나 유정, 임산부 등은
사용하지 않는다.

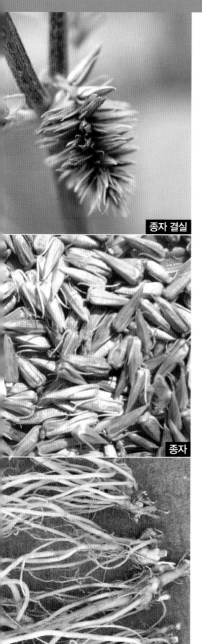

종자 결실

종자

뿌리(약재)

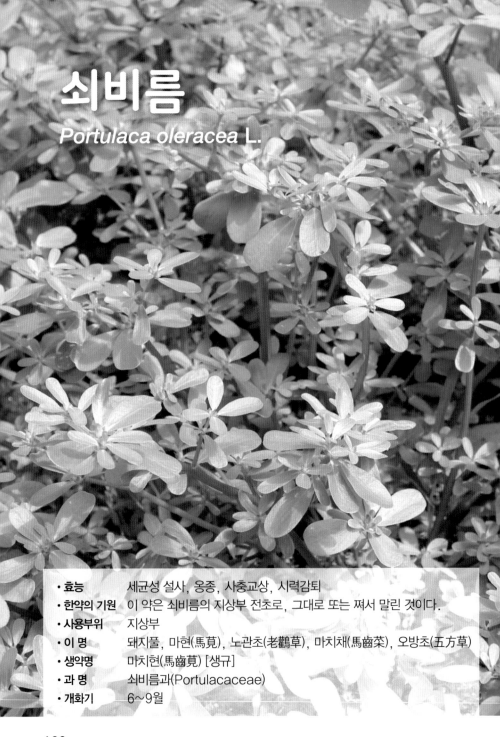

쇠비름

Portulaca oleracea L.

• **효능**	세균성 설사, 옹종, 사충교상, 시력감퇴
• **한약의 기원**	이 약은 쇠비름의 지상부 전초로, 그대로 또는 쪄서 말린 것이다.
• **사용부위**	지상부
• **이 명**	돼지풀, 마현(馬莧), 노관초(老鸛草), 마치채(馬齒菜), 오방초(五方草)
• **생약명**	마치현(馬齒莧) [생규]
• **과 명**	쇠비름과(Portulacaceae)
• **개화기**	6~9월

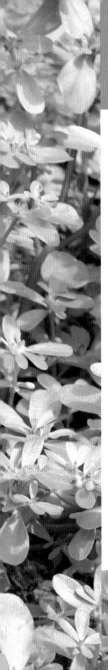

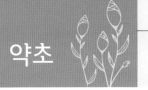

약초

귀경 간(肝), 신(腎), 비(脾), 대장(大腸) 경락에 작용

지상부 전초(건조 약재)

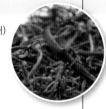

성미

쇠비름은 성질이 평 또는 양(凉)하고, 맛은 맵고 쓰며, 독성은 없다.

효능과 주치

열을 식히고 독을 풀어주는 청열해독, 혈의 열을 식히고 출혈을 멈추게 하는 양혈지혈 등의 효능이 있어서 열독과 피가 섞인 설사(대부분 세균성 설사를 말함)를 치료한다. 또한 옹종, 습진, 단독(丹毒), 뱀이나 벌레에 물린 상처인 사충교상을 치료한다. 그리고 변혈, 치출혈(痔出血), 붕루대하 등을 다스리며 눈을 밝게 하고, 청맹(靑盲: 눈뜬 장님)과 시력감퇴 등을 다스린다.

약용법과 용량

말린 지상부 10~20g을 물 1L에 넣어 끓기 시작하면 약하게 줄여 200~300mL가 될 때까지 달여 하루에 2회 나눠 마시거나 생즙을 내어 마시기도 한다. 짓찧어서 환부에 붙이거나, 태워서 재로 만든 뒤 개어서 환부에 붙이거나, 물에 끓여서 환부를 세척하기도 한다. 민간에서는 말린 약재를 태워 재로 만든 뒤 물을 부어 한동안 놓아두면 위에 맑은 물이 생기는데, 이

비슷한 식물

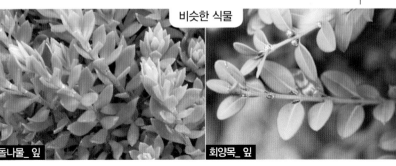

돌나물_ 잎

회양목_ 잎

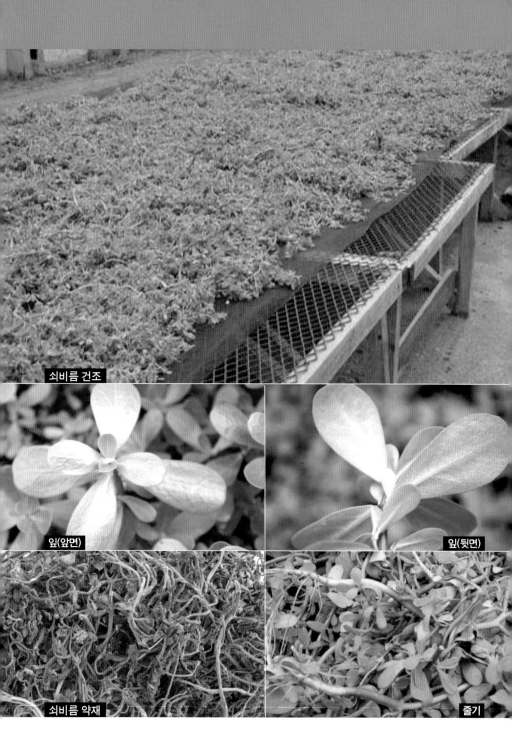

쇠비름 건조

잎(앞면)

잎(뒷면)

쇠비름 약재

줄기

물에 발을 10~15분씩 담가 무좀을 치료하기도 했다.

생육특성

쇠비름은 한해살이풀로, 각지의 산과 들에 분포하며 밭이나 밭둑, 나대지 등에 잡
초로 많이 난다. 키는 30㎝ 정도이며, 뿌리는 흰색이지만 손으로 훑으면 원줄기처
럼 붉은색으로 변한다. 줄기는 갈적색의 육질이며 둥근기둥 모양으로, 가지가 많이
갈라져 옆으로 비스듬히 퍼진다. 잎은 마주나거나 어긋나지만 밑부분의 잎은 돌려
난 것처럼 보인다. 긴 타원형의 잎은 끝이 둥글고 밑부분은 좁아진다. 잎의 길이는
1.5~2.5㎝, 지름은 0.5~1.5㎝이다. 꽃은 노란색으로 6월부터 가을까지 줄기나
가지 끝에서 3~5송이씩 모여서 피고 양성화이다. 열매는 타원형으로 가운데가 옆
으로 갈라져 많은 종자가 퍼진다.

채취 방법과 시기

여름과 가을에 지상부를 채취한 후 이물질을 제거하고 물로 씻은 다음 살짝 찌거나
끓는 물에 담갔다가 햇볕에 말린 뒤 절단하여 사용한다. 잘 마르지 않으므로 절단
하여 열풍식 건조기에 말려 사용하는 것이 효과적이다.

성분

칼륨염, 카테콜라민(catecholamines), 노르에피네프린(norepinephrine), 도파민, 비타민 A
와 B, 마그네슘 등이 함유되어 있다.

주의사항

청열 작용을 하기 때문에 비허변당(脾虛便糖: 비의 기운이 허하여 진흙처럼 무른 설사를
하는 증상) 또는 임신부의 경우에는 신중하게 사용하여야 한다.

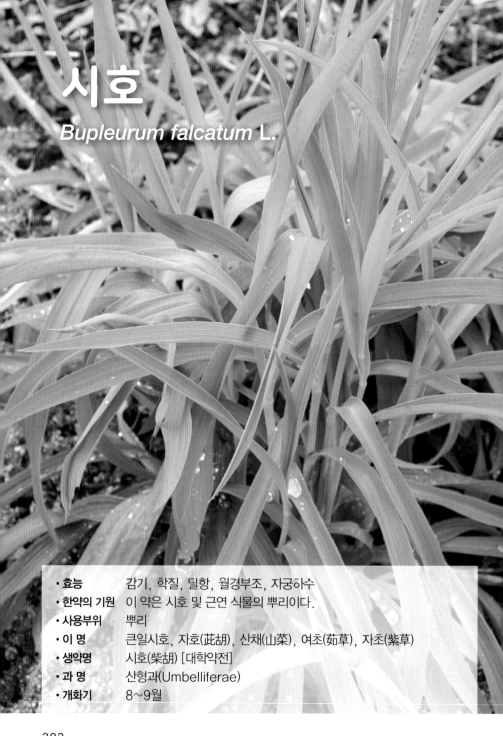

시호

Bupleurum falcatum L.

- **효능** 감기, 학질, 탈항, 월경부조, 자궁하수
- **한약의 기원** 이 약은 시호 및 근연 식물의 뿌리이다.
- **사용부위** 뿌리
- **이 명** 큰일시호, 자호(茈胡), 산채(山菜), 여초(茹草), 자초(紫草)
- **생약명** 시호(柴胡) [대학약전]
- **과 명** 산형과(Umbelliferae)
- **개화기** 8~9월

약초

귀경 간(肝), 담(膽) 경락에 작용

뿌리(약재)

성미

성질이 약간 차고, 맛은 쓰며, 독성은 없다.

효능과 주치

시호는 표사를 풀고 열을 물리치는 해표퇴열(解表退熱), 간의 기운을 통하게 하여 울체된 기운을 풀어주는 소간해울(疏肝解鬱), 양기를 거두어 올리는 승거양기(升擧陽氣)하는 등의 효능이 있는 약물로 감기발열을 치료하고, 한열이 왕래하는 증상, 가슴이 그득하고 옆구리가 통증이 있는 증상, 입이 마르고 귀에 농이 생기는 구고이농(口苦耳聾), 두통과 눈이 침침한 증상, 학질, 심한 설사로 인한 탈항, 월경부조, 자궁하수 등을 다스린다. 은시호와 대나물을 기원으로 하는 은시호는 『생약규격집』에 수재되어 있다.

약용법과 용량

말린 뿌리 5~15g을 물 1L에 넣어 1/3이 될 때까지 달여 하루에 나눠 마시거나, 환이나 가루로 만들어 복용한다. 민간에

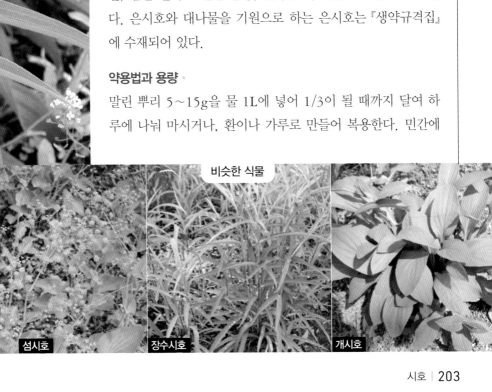

비슷한 식물

섬시호

장수시호

개시호

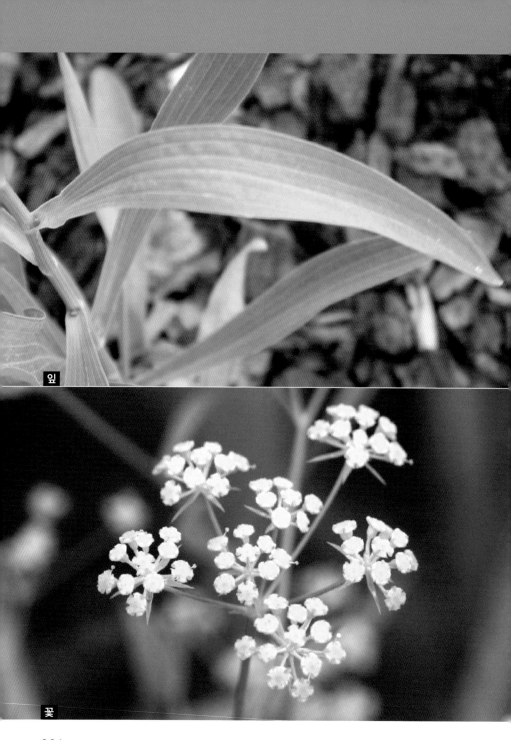

잎

꽃

서는 해열, 진통, 감기 치료를 위하여 시호, 모과, 진피, 인동덩굴 각 8g씩을 물 1L 에 넣어 끓기 시작하면 약하게 줄여 200~300mL가 될 때까지 달여 하루에 2회 나눠 마신다고 한다. 학질 치료를 위해서는 말린 뿌리 15~20g을 물 1L에 넣어 1/3이 될 때까지 달여 발작하기 2~3시간 전에 먹으면 추웠다 더웠다 하는 한열왕 래(寒熱往來) 증상을 잘 낫게 한다.

생육특성

시호는 각지의 산과 들에 분포하며 지금은 밭에서 재배한다. 북시호는 길림, 요녕, 하남, 산동, 안휘, 강소, 절강, 호북, 사천, 산서, 합서, 감숙, 서장 등의 지역에서, 남시호는 흑룡강, 길림, 요녕, 내몽고, 하북, 산동, 강소, 안휘, 감숙, 청해, 신강, 사천, 호북 등에 분포한다.

- **시호(柴胡)** 시호는 여러해살이풀로, 키는 40~70㎝이다. 뿌리의 상부는 굵고 하 부는 가늘고 길며 머리 부분에는 줄기의 밑부분이 남아 있다. 뿌리 표면은 연한 갈색 또는 갈색이며 깊은 주름이 있다. 질은 절단하기 쉽고, 단면은 약간 섬유성 이다. 줄기잎은 넓은 선 모양 또는 바소꼴로 길이는 4~10㎝, 너비는 0.5~1.5㎝ 로 끝이 뾰족하고 밑부분이 좁아져서 잎자루처럼 되고 잎맥은 평행하며 가장자 리는 밋밋하다. 꽃은 노란색으로 8~9월에 원줄기 끝과 가지 끝에서 겹우산 모양 으로 핀다. 열매는 타원형으로 9월에 익는다.
- **북시호(北柴胡)** 뿌리는 둥근 기둥 모양으로 분지되어 있으며 길이 6~15㎝, 지름 0.3~0.8㎝이다. 표면은 흑갈색 또는 담자갈색으로 세로 주름과 곁뿌리의 흔적 및 피공(皮孔)이 있다. 정단에는 줄기의 밑부분과 섬유상의 잎 밑부분이 남아 있 다. 질은 단단하면서 질기며 절단하기 어렵다. 단면은 편상의 섬유성으로 껍질부 는 엷은 갈색이며 물관부는 황백색이다.
- **남시호(南柴胡)** 뿌리는 비교적 가늘고 많이 분지된다. 표면은 갈홍색 또는 흑갈 색으로 뿌리의 머리 부분에는 여러 개의 혹 모양 돌기가 있으며, 정단에는 섬유 상의 엽기로 싸여 있다. 질은 약간 유연하고 절단하기 쉬우며 단면은 약간 평탄 하다.

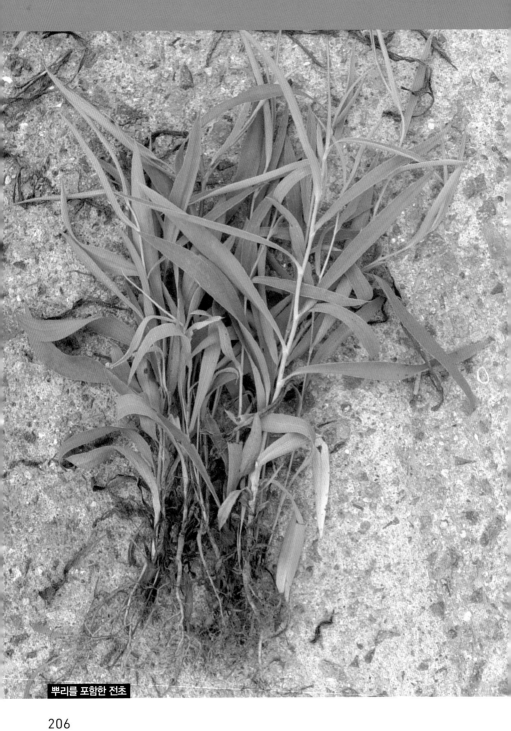

뿌리를 포함한 전초

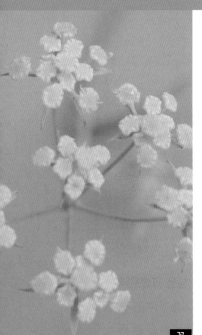

꽃

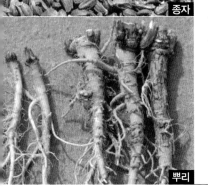

종자

뿌리

채취 방법과 시기

봄과 가을에 뿌리를 채취한 후 줄기잎과 흙모래 및 이물질을 제거하고 말린다. 외감에는 말린 것을 그대로 사용[생용(生用)]하고, 내상승기(內傷升氣)에는 약재에 술을 흡수시킨 후 프라이팬에서 약한 불로 볶아내는 주초(酒炒)를 하여 사용한다. 음이 허한 사람에게 사용할 때에는 초초(醋炒: 식초를 흡수시켜 볶아서 사용하는 방법)하거나 또는 별혈초(鼈血炒: 자라피를 흡수시켜서 볶아서 사용하는 방법)한다.

성분

뿌리에는 사포닌 3%와 사이코사포닌(saikosaponin) A~E 등과 루틴(rutin), 캠페리트린(kaempferitrin), 캠페롤-7-람노사이드(kaempferol-7-rhamnoside) 등이 함유되어 있다.

주의사항

상승(上昇)하고 발산(發散)하는 승발(昇發)의 기운이 있으므로 진액이 휴손된 경우나 간의 양기가 위로 항진된 간양상항(肝陽上亢)의 경우 및 간의 풍사가 안으로 동하는 간풍내동(肝風內動)의 경우에는 사용하지 않는다.

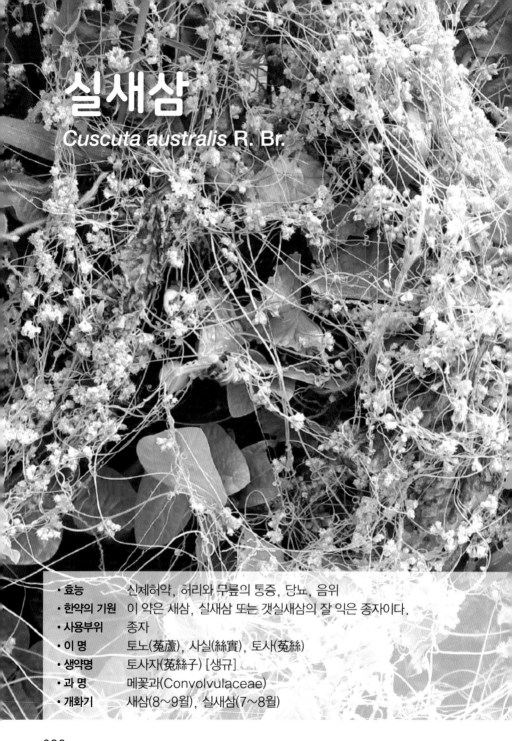

실새삼
Cuscuta australis R. Br.

• 효능	신체허약, 허리와 무릎의 통증, 당뇨, 음위
• 한약의 기원	이 약은 새삼, 실새삼 또는 갯실새삼의 잘 익은 종자이다.
• 사용부위	종자
• 이 명	토노(菟蘆), 사실(絲實), 토사(菟絲)
• 생약명	토사자(菟絲子) [생규]
• 과 명	메꽃과(Convolvulaceae)
• 개화기	새삼(8~9월), 실새삼(7~8월)

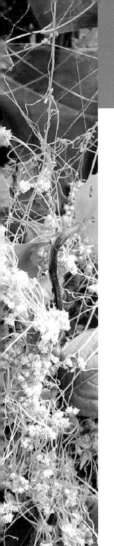

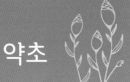

약초

귀경 간(肝), 비(脾), 신(腎) 경락에
작용

종자(약재 전형)

성미 ·

성질이 평범하고, 맛은 맵고 달며, 독성은 없다.

효능과 주치 ·

간과 신을 보하며, 정액을 단단하게 하는 고정(固精), 간 기능
을 자양하고 눈을 밝게 한다. 또한 안태(安胎)하며 진액을 생성
하는 생진(生津)의 효능이 있어서 강장, 강정하고 정수를 보하
는 기능이 있다. 신체허약, 허리와 무릎이 시리고 아픈 통증을
치료하며, 유정, 소갈(消渴: 당뇨), 음위(陰痿), 빈뇨 및 잔뇨감,
당뇨, 비허설사, 습관성 유산 등을 치료하는 데 사용한다.

약용법과 용량 ·

실새삼 말린 종자 6~15g을 물 1L에 넣어 1/3이 될 때까지
달여 마시거나, 환이나 가루로 만들어 복용한다. 숙지황, 구기
자, 오미자, 육종용 등을 가미하여 신(腎)의 양기를 보양하고,
두충과 함께 사용하여 간과 신을 보하고 안태하는 효과를 얻는
다. 민간에서는 말린 종자(토사자) 15g을 물 700mL에 넣어 끓
기 시작하면 약하게 줄여 200~300mL가 될 때까지 달여 하
루에 2회 나눠 마신다고 한다.

생육특성 ·

새삼이나 실새삼은 우리나라 각지에서 자생하고 있으며 중국
의 요녕, 길림, 하북, 하남, 산동, 산서, 강소성 등지에서도 생
산하고 있다. 대토사자는 섬서, 귀주, 운남, 사천성 등지에서
생산하는데 거의 전량을 중국에서 수입한다.

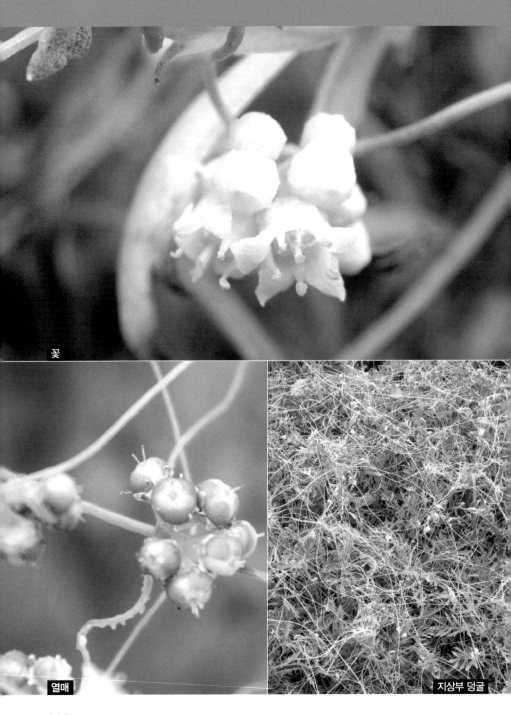

꽃

열매

지상부 덩굴

210

- **새삼**　새삼(*Cuscuta japonica* Choisy)은 덩굴성 한해살이 기생풀로, 전초를 토사(菟絲)라고 부른다. 줄기는 가늘고 황색이며 기생하는 식물체에 붙어서 왼쪽으로 감아 올라간다. 잎은 어긋나고, 비늘 같은 것이 드문드문 달린다. 꽃은 흰색으로 8~9월에 가지의 각 부분에서 총상꽃차례로 핀다. 꽃자루는 매우 짧거나 없다. 열매는 9~10월에 황갈색으로 익고 '튀는열매(삭과)'이며 달걀 모양이고, 지름은 0.25~0.3cm이다. 표면은 회갈색 또는 황갈색으로 세밀한 돌기의 작은 점이 있고, 한쪽 끝에는 조금 들어간 홈의 종자배꼽(種臍)이 있다. 질은 견실하여 손가락으로 눌러도 부서지지 않는다. 종자는 토사자(菟絲子)라 부른다.

- **실새삼**　실새삼은 새삼에 비해 줄기가 가늘고 꽃은 새삼보다 한 달가량 이른 7~8월에 흰색으로 핀다. 꽃자루가 짧고 몇 개의 잔꽃이 모여 피며, 암술대는 1개이고, 열매는 타원형이다. 그 밖의 약성, 약효 등은 유사종인 새삼과 동일하다.

채취 방법과 시기

9~10월에 성숙한 종자를 채취한 후 이물질을 제거하고 깨끗이 씻어서 햇볕에 말린 다음 사용한다. 전제(煎劑: 끓이는 약)에 넣을 때는 프라이팬에 미초(微炒: 약한 불로 살짝 볶음)하여 가루로 만들고, 환에 넣을 때에는 소금물(2% 정도)에 삶은 후 갈아서 떡으로 만들어 햇볕에 말려서 사용한다.

성분

종자에는 배당체인 베타-카로틴(β-carotene), 감마-카로틴(γ-carotene), 5,6-에폭시-알파-카로틴(5,6-epoxy-α-carotene, tetraxanthine), 루테인(lutein) 등이 함유되어 있다.

주의사항

양기를 튼튼하게 하고 지사 작용이 있기 때문에 신(腎)에 열이 많거나 양기가 강성하여 위축되지 않는 강양불위(强陽不萎), 대변조결(大便燥結)인 경우에는 모두 피한다.

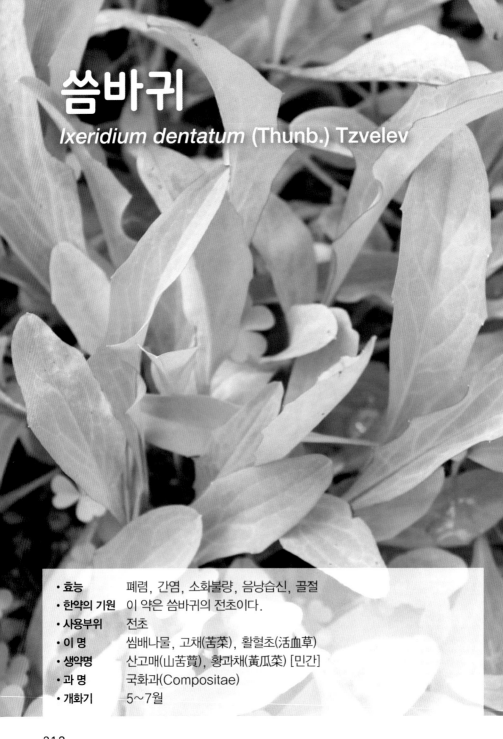

씀바귀

Ixeridium dentatum (Thunb.) Tzvelev

- **효능**   폐렴, 간염, 소화불량, 음낭습신, 골절
- **한약의 기원** 이 약은 씀바귀의 전초이다.
- **사용부위**   전초
- **이 명**   씸배나물, 고채(苦菜), 활혈초(活血草)
- **생약명**   산고매(山苦蕒), 황과채(黃瓜菜) [민간]
- **과 명**   국화과(Compositae)
- **개화기**   5~7월

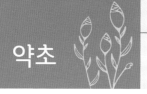

약초

귀경 심(心), 간(肝), 폐(肺) 경락에
작용

전초(약재)

성미

씀바귀는 성질이 차고, 맛은 쓰다.

효능과 주치

열을 내리게 하는 해열, 폐의 열기를 식히는 청폐열(淸肺熱), 혈
의 열을 식히고 잘 돌려주는 양활혈(凉活血), 종기를 다스리는
소종, 새살을 돋게 하는 생기(生肌) 등의 효능이 있다. 폐렴, 간
염, 소화불량, 음낭습진, 골절, 타박상, 종독 등을 치료하는 데
사용한다.

약용법과 용량

말린 전초 10g을 물 700mL에 넣어 끓기 시작하면 약하게 줄
여 200~300mL가 될 때까지 달여 하루에 2회 나눠 마신다.
음낭습진, 타박상 등의 치료를 위해 외용할 경우에는 신선한
식물체를 짓찧어서 환부에 붙이거나 약재를 달인 물로 환부를
씻기도 한다. 어린순과 뿌리는 식용한다.

비슷한 식물

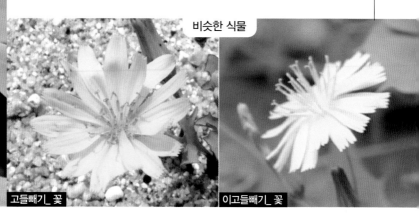

고들빼기_ 꽃

이고들빼기_ 꽃

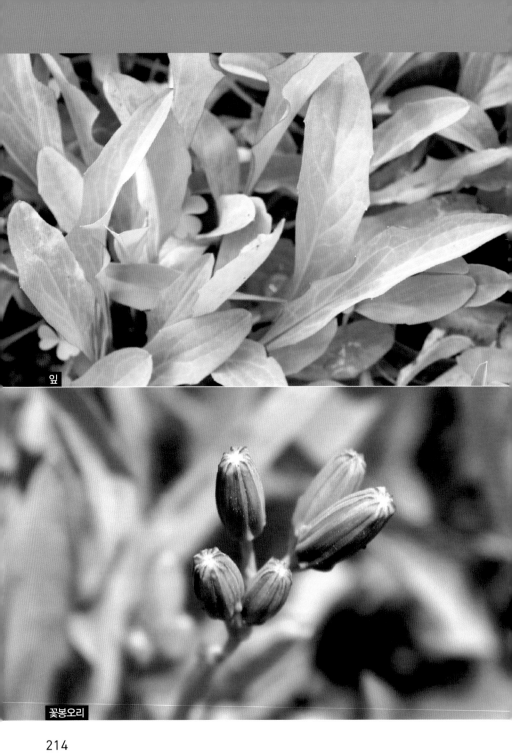

잎

꽃봉오리

214

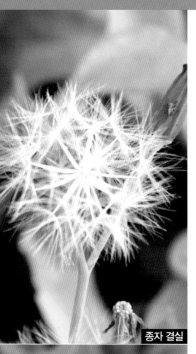
종자 결실

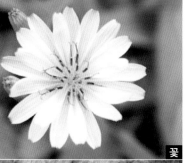
꽃

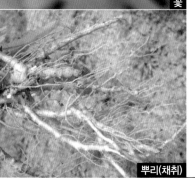
뿌리(채취)

생육특성

씀바귀는 여러해살이풀로 전국의 산이나 들에 자란다. 줄기의 키는 25~30㎝이며 상층부에서 가지가 갈라진다. 잎은 끝이 뾰족하고 밑은 좁아져 잎자루로 이어지는데, 절반 이하에서 치아 모양의 톱니가 생긴다. 줄기와 잎을 자르면 강한 쓴맛이 나고, 흰 즙이 나온다. 꽃은 노란색으로 5~7월에 원줄기 끝에서 두상화가 산방꽃차례로 핀다. 열매는 9~10월경에 맺으며, 종자는 0.5~0.7㎝의 길이로 겉에는 연한 갈색의 갓털이 난다. 이 갓털 때문에 민들레처럼 종자가 바람에 날려 번식한다.

채취 방법과 시기

초봄에 전초를 채취하여 햇볕에 말린다.

성분

타락사스테롤(taraxasterol), 바우에레놀(bauerenol), 우르솔산(ursolic acid), 올레아놀릭산(oleanolic acid), 트리페르페노이드(triperpenoids) 등이 함유되어 있다.

주의사항

성미가 차고 쓰기 때문에 비위가 냉한 경우에는 신중하게 사용하여야 한다.

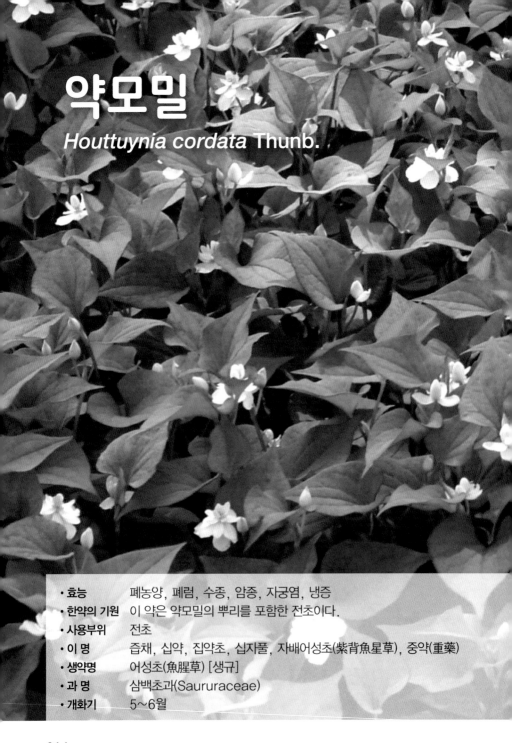

약모밀

Houttuynia cordata Thunb.

- **효능**   폐농양, 폐렴, 수종, 암종, 자궁염, 냉증
- **한약의 기원**   이 약은 약모밀의 뿌리를 포함한 전초이다.
- **사용부위**   전초
- **이 명**   즙채, 십약, 집약초, 십자풀, 자배어성초(紫背魚星草), 중약(重藥)
- **생약명**   어성초(魚腥草) [생규]
- **과 명**   삼백초과(Saururaceae)
- **개화기**   5~6월

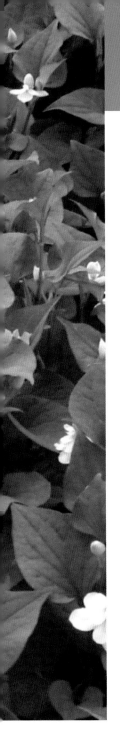

약초

귀경 폐(肺), 대장(大腸), 방광(膀胱)
경락에 작용

뿌리(약재)

성미

성질이 약간 차고(약간 따뜻하다고 함), 맛은 맵다.

효능과 주치

약모밀은 열을 식히고 독을 푸는 청열해독, 염증을 없애는 소염, 종기를 삭히는 소종 등의 효능이 있어서 폐에 고름이 고이는 폐농양, 폐렴, 기관지염, 인후염, 수종, 자궁염, 대하, 탈항, 치루, 일체의 옹종, 악창, 습진, 이질, 암종 등의 치료에 다양하게 사용되고 있다.

약용법과 용량

그냥 사용하면 생선 비린내 때문에 복용하기 힘들다. 따라서 채취한 후 약간 말려 시들시들할 때 술을 뿌려서 시루에 넣어 찌고 햇볕에 널어 말리고, 다시 술을 뿌려 찌고 말리는 과정을 반복하여 비린내가 완전히 가시고 고소한 냄새가 날 때까지 반복하면 복용하기도 좋고 약효도 더 좋아진다. 말린 전초 15g을 물 700mL에 넣어 끓기 시작하면 약하게 줄여 200~300mL가 될 때까지 달여 하루에 2회 나눠 마신다. 민간에서는 길경, 황금, 노근 등을 배합하여 폐옹(肺癰: 폐의 악창)을 다스리거나 기침과 혈담을 치료하는 데 사용했고, 폐렴이나 급·만성 기관지염, 장염, 요로감염증 등의 치료에 사용하여 많은 효과를 보았다. 물을 부어 달여 마시기도 하고, 환이나 가루로 만들어 복용하기도 한다. 외용할 경우에는 짓찧어 환부에 바르기도 한다.

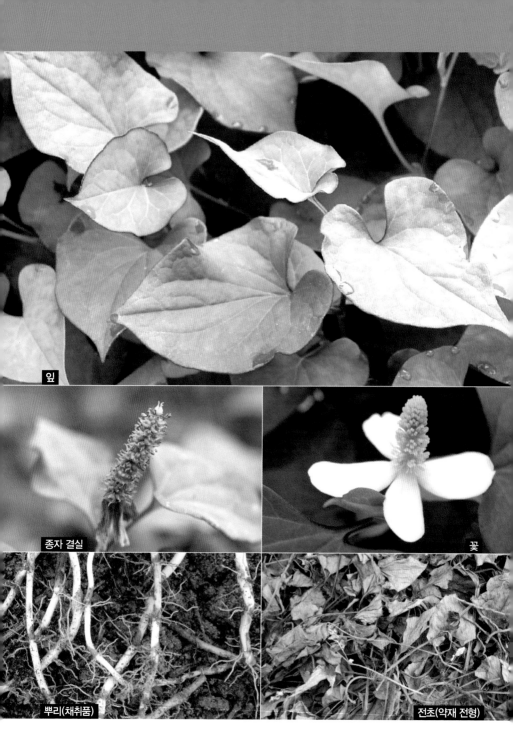

잎

종자 결실

꽃

뿌리(채취품)

전초(약재 전형)

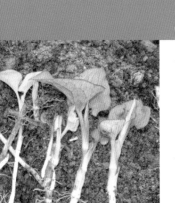

전초(채취품)

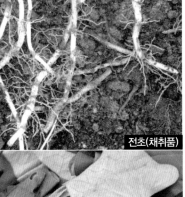

잎줄기(채취품)

생육특성 · 약모밀은 여러해살이풀로 흔히 생약명인 어성초(魚腥草)로도 불리는데, 잎을 비비면 생선 비린내가 난다고 하여 이러한 이름이 붙여졌다. 제주도, 남부 지방의 습지에서 잘 자라지만 중부 지방에도 분포하고 농가에서 재배하고 있다. 키는 20~50cm이고, 줄기는 납작한 둥근 기둥 모양으로 비틀려 구부러졌고, 표면은 갈황색으로 세로로 능선이 여러 개가 있는데 마디는 뚜렷하여 하부의 마디 위에는 수염뿌리가 남아 있으며, 질은 부스러지기 쉽다. 잎은 어긋나고 잎몸은 말려 쭈그러지는데 펴보면 심장 모양으로 길이 3~8cm, 너비 3~6cm이다. 끝은 뾰족하고 가장자리에는 톱니가 없이 매끈하며, 잎자루는 가늘고 길다. 꽃은 흰색으로 5~6월에 이삭 모양의 수상(穗狀) 꽃차례로 줄기 끝에서 피는데 삼백초와는 달리 꽃차례가 짧다.

채취 방법과 시기 · 주로 줄기와 잎이 무성하고 꽃이 많이 피는 여름철, 때로는 가을까지 뿌리를 포함한 전초를 채취하여 햇볕에 말린 후 이물질을 제거하고 절단해 사용한다.

성분 · 지상부에는 정유, 후투이니움(houttuynium), 데카노일아세트알데하이드(decanoyl acetaldehyde), 쿼시트린(quercitrin), 이소쿼시트린(isoquercitrin) 등이 함유되어 있다.

주의사항 · 이뇨소종(利尿消腫) 작용이 있으므로 허약한 사람은 피한다.

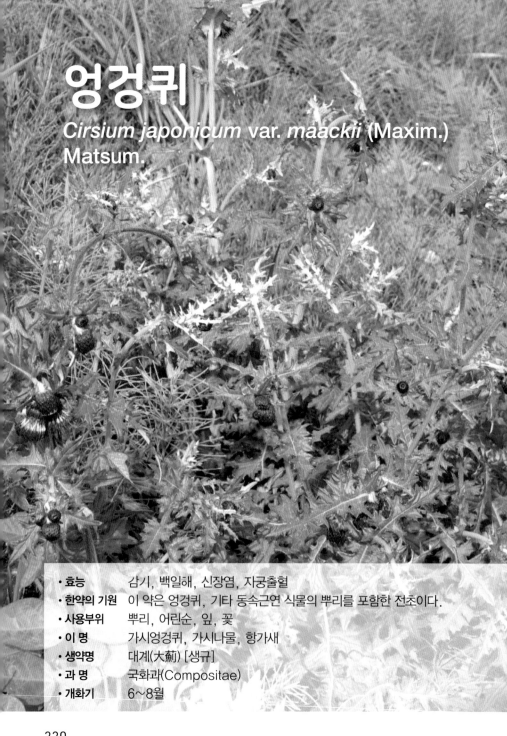

엉겅퀴

Cirsium japonicum var. *maackii* (Maxim.) Matsum.

• 효능	감기, 백일해, 신장염, 자궁출혈
• 한약의 기원	이 약은 엉겅퀴, 기타 동속근연 식물의 뿌리를 포함한 전초이다.
• 사용부위	뿌리, 어린순, 잎, 꽃
• 이 명	가시엉겅퀴, 가시나물, 항가새
• 생약명	대계(大薊) [생규]
• 과 명	국화과(Compositae)
• 개화기	6~8월

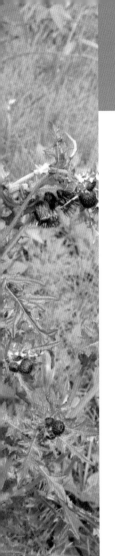

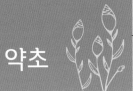

약초

귀경 간(肝), 심(心) 경락에
작용

뿌리(약재)

성미

엉겅퀴는 성질이 시원하고, 맛은 쓰고 달다.

효능과 주치

혈분의 열을 식혀주는 양혈, 출혈을 멎게 하는 지혈, 열을
내리는 해열, 종기를 삭이는 소종의 효능이 있어서 감기, 백일
해, 고혈압, 장염, 신장염, 토혈, 혈뇨, 혈변, 산후출혈 등 자궁
출혈이 멎지 않고 지속되는 병증, 대하증, 종기를 치료하는 데
사용한다. 최근에는 혈전의 용해 및 혈당을 내린다는 연구보
고가 있다.

약용법과 용량

말린 약재 5~20g을 물 1L에 넣어 1/3이 될 때까지 달여 하
루에 2~3회 나눠 마시거나, 가루 또는 즙을 내서 복용하기도
하며, 짓찧어서 환부에 붙인다.

생육특성

엉겅퀴는 전역의 산과 들에서 자라는 여러해살이풀이다. 생육
환경은 양지의 물 빠짐이 좋은 토양이며, 키는 50~100㎝ 내
외이다. 잎은 길이가 15~30㎝, 너비는 6~15㎝로 타원형 또
는 뾰족한 타원형이며, 밑부분이 좁고 새의 깃털과 같은 모양
으로 6~7쌍이 갈라진다. 잎 가장자리에는 결각상의 톱니가
가시와 더불어 있다. 꽃은 6~8월에 가지 끝과 원줄기 끝에서
1송이씩 피며 지름은 3~5㎝이다. 꽃부리는 자주색 또는 적색
이며 길이는 1.9~2.4㎝이다. 열매는 9~10월경에 달리고 흰
색 갓털은 길이가 1.6~1.9㎝이다.

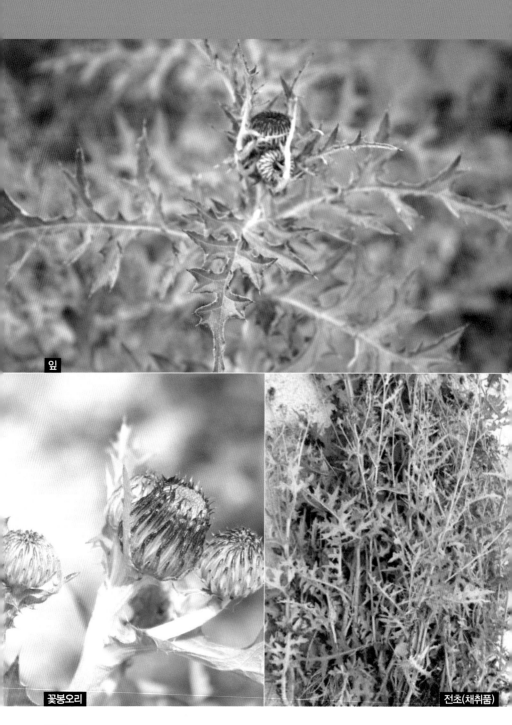

잎

꽃봉오리

전초(채취품)

222

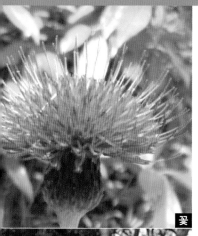

꽃

채취 방법과 시기

이른 봄이나 가을에 잎을 채취하고, 가을에는 뿌리를 채취하여 햇볕에 말린다.

성분

리나린(linarin), 타락사스테릴(taraxasteryl), 아세테이트(acetate), 스티그마스테롤(stigmasterol), 알파−아미린(α−amyrin) 등이 함유되어 있다.

주의사항

비위가 차고 허하면서 어혈과 적체가 없는 경우 또는 허한성(虛寒性) 출혈에는 사용을 피한다

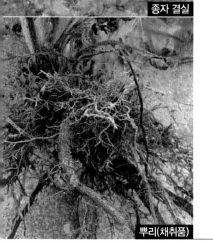

종자 결실

뿌리(채취품)

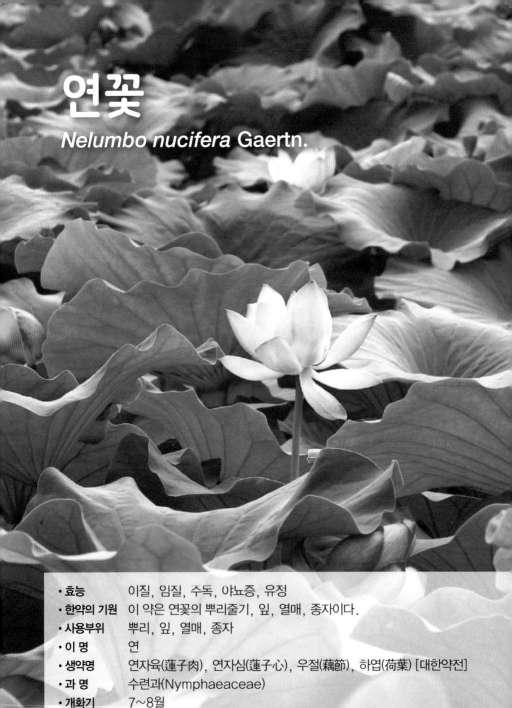

연꽃

Nelumbo nucifera Gaertn.

- **효능** 이질, 임질, 수독, 야뇨증, 유정
- **한약의 기원** 이 약은 연꽃의 뿌리줄기, 잎, 열매, 종자이다.
- **사용부위** 뿌리, 잎, 열매, 종자
- **이 명** 연
- **생약명** 연자육(蓮子肉), 연자심(蓮子心), 우절(藕節), 하엽(荷葉) [대한약전]
- **과 명** 수련과(Nymphaeaceae)
- **개화기** 7~8월

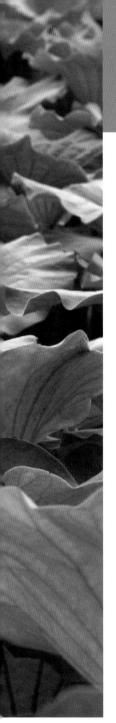

약초

귀경 뿌리는 간(肝), 폐(肺), 위(胃), 잎은 심(心), 비(脾), 간(肝), 열매는 심(心), 비(脾), 신(腎), 연자심은 심, 신 경락에 작용

성미

종자(연자육, 약재)

부위에 따라서 약간씩 차이가 있는데, 우절(연꽃 뿌리줄기)은 성질이 시원하고, 달고 떫다. 하엽 (연꽃 잎)은 성질이 평하고, 맛은 쓰다. 연자육(열매, 종자)은 성질이 평범하고, 맛은 달고 떫다. 연자심(익은 종자에서 빼낸 녹색의 배아)은 맛이 쓰고 차다. 효능과 주치 부위에 따라 정리하면 다음과 같다.

- **우절(耦節: 뿌리줄기)** 열을 내리고 어혈을 제거하며 독성을 풀어주는 효능이 있어서 가슴이 답답하고 열이 나며 목이 마르는 열병번갈(熱病煩渴), 주독, 혈변, 토혈, 열이 하초에 몰려 생기는 임질을 치료하는 데 사용한다.

- **하엽(荷葉: 잎)** 수렴제 및 지혈제로 사용하는데, 붕루와 토혈, 코피를 치료하고, 갈증을 멎게 하고, 버섯중독을 푼다.

- **꽃봉오리** 혈액순환을 돕고 풍사와 습사를 제거하며 지혈의 효능이 있다.

- **연자(蓮子: 열매와 종자)** 허약한 심기를 길러주고 신(腎) 경락의 기운을 더해주어 유정을 멈추게 하는 효능이 있다. 또한 수렴 작용 및 비장을 강화하는 효능이 있어서 오래된 이질이나 설사를 멈추게 하고 꿈을 많이 꾸어 숙면을 취하지 못하는 다몽(多夢), 임질, 대하를 치료하는 데 사용한다.

- **연방(蓮房)** 뭉친 응어리를 풀어주고 습사를 제거하며 지혈의 효능이 있다. 연꽃의 익은 종자에서 빼낸 녹색의 배아(胚芽), 즉 연자심(蓮子·心)은 마음을 진정시키고 열을 내려주며 지혈,

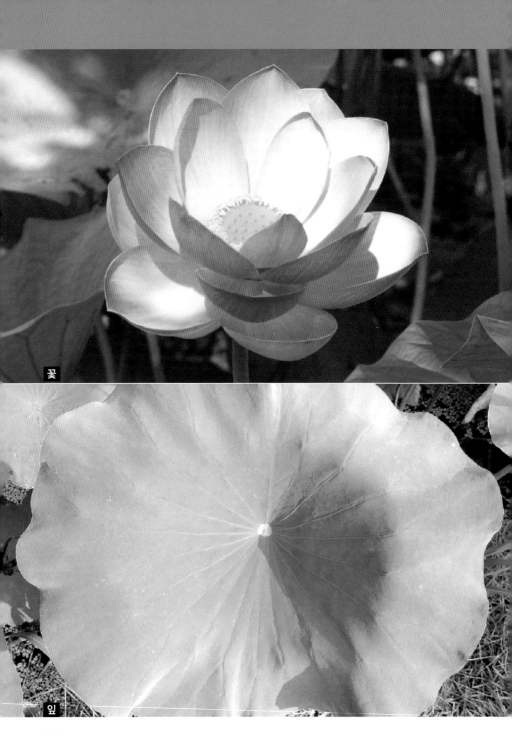

꽃

잎

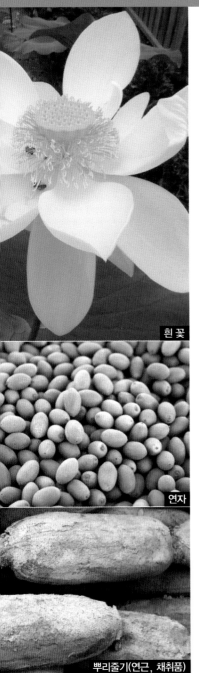

흰 꽃

연자

뿌리줄기(연근, 채취품)

신장 기능을 강화하여 유정을 멈추게 하는 효능이 있다. 혈붕(血崩)과 월경과다를 치료한다.

약용법과 용량 ·

말린 연잎 5~15g에 물 1L를 붓고 1/3이 될 때까지 달여 하루에 나눠 마시거나, 환 또는 가루로 만들어 복용한다. 말린 연자육 10~25g에 물 1L를 붓고 1/3이 될 때까지 달여 하루에 나눠 마시거나, 환 또는 가루로 만들어 복용한다.
우절(연근)은 건재로 하루 10~20g, 연자심은 2~6g, 연방은 5~10g을 사용한다.

생육특성 ·

연꽃의 원산지는 인도로 추정되나 확실치 않고 일부에서는 이집트라고도 한다. 우리나라에서는 중부 이남 지방에서 재배되는 여러해살이 수초이다. 생육환경은 습지나 마을 근처의 연못과 같은 곳이다. 키는 1m 정도 자라고, 잎은 지름이 40㎝ 정도이며 방패 모양으로 물 위로 올라와 있다. 뿌리에서 나온 잎은 잎자루가 길며 물에 잘 젖지 않고, 꽃잎과 같이 수면보다 위에서 전개된다. 꽃은 연한 홍색 또는 흰색으로 7~8월에 꽃줄기 끝에서 대형 꽃이 1송이 피는데, 지름이 15~20㎝로 뿌리에서 꽃줄기가 나오고, 꽃줄기는 잎자루처럼 가시가 나 있다. 열매는 검은색이고 타원형이며 길이는 2㎝ 정도이다.

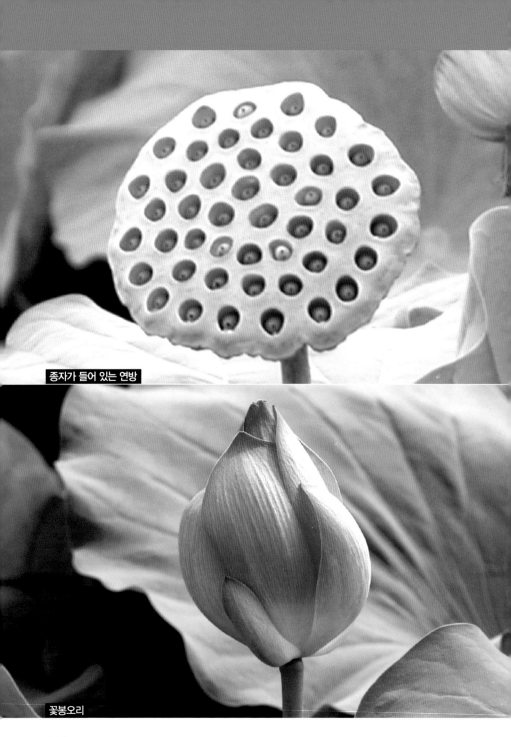

종자가 들어 있는 연방

꽃봉오리

228

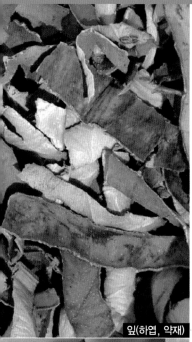

잎(하엽, 약재)

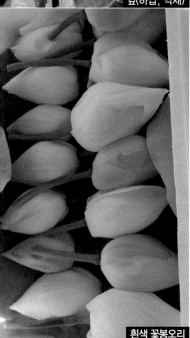

흰색 꽃봉오리

채취 방법과 시기

열매와 종자는 늦가을에 채취하고, 뿌리줄기와 뿌리줄기 마디는 연중 채취하며, 잎은 여름에 채취하여 말린다.

성분

잎에는 로메린(roemerine), 누시페린(nuciferine), 노르누시페린(nornuciferine), 아르메파빈(armepavine), 프로누시페린(pronuciferine), 리리오데닌(liriodenine), 아노나인(anonaine), 쿼세틴(quercetin), 이소쿼시트린(isoquercitrin), 넬럼보사이드(nelumboside), 종자에는 누시페린, 노르누시페린, 노르마르메파빈(norarmepavine) 등이 함유되어 있다.

주의사항

변비가 심한 사람은 연자육을 과용하지 않도록 한다. 비위가 허하고 찬 사람은 연자심을 사용할 수 없으며, 기혈(氣血)이 허약한 사람은 하엽의 사용을 피한다.

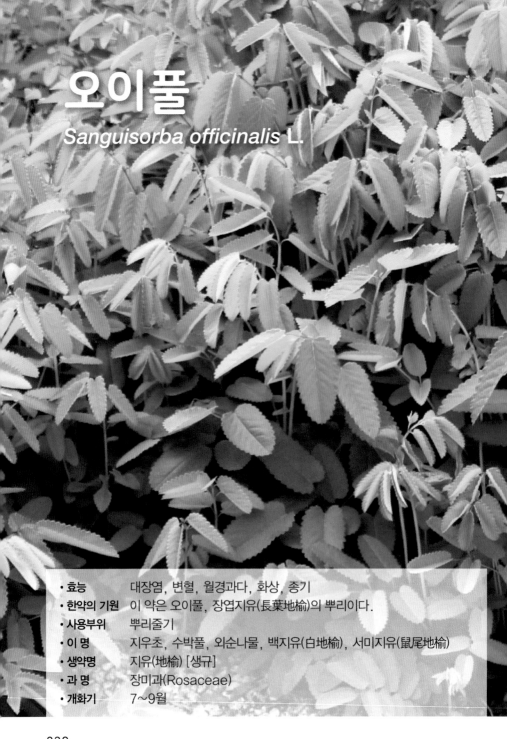

오이풀
Sanguisorba officinalis L.

• **효능**	대장염, 변혈, 월경과다, 화상, 종기
• **한약의 기원**	이 약은 오이풀, 장엽지유(長葉地楡)의 뿌리이다.
• **사용부위**	뿌리줄기
• **이 명**	지우초, 수박풀, 외순나물, 백지유(白地楡), 서미지유(鼠尾地楡)
• **생약명**	지유(地楡) [생규]
• **과 명**	장미과(Rosaceae)
• **개화기**	7~9월

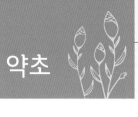

약초

귀경 간(肝), 위(胃), 대장(大腸)
경락에 작용

뿌리(약재)

성미 ·

성질이 약간 차고, 맛은 쓰고 시며, 독성은 없다.

효능과 주치 ·

오이풀은 혈을 식히는 양혈, 출혈을 멈추게 하는 지혈, 독을 푸는 해독, 기를 거두어들이는 수렴, 종기를 없애는 소종 등의 효능이 있어서 토혈, 코피, 월경과다, 혈붕, 대장염, 치루, 변혈, 치출혈, 혈리, 붕루, 화상 등을 치유하고, 그 밖에도 외상출혈이나, 습진 등을 치유하는 중요한 약재이다. 유사종인 가는오이풀, 긴오이풀, 산오이풀, 큰오이풀의 뿌리도 모두 '지유(地榆)'라는 생약명으로 불리며 동일한 약재로 사용한다. 특히 지유는 소염, 항균 작용이 뛰어나서 소염제로 습진이나 생손앓이, 화상 치료 등에 아주 요긴하게 사용되던 민간약재였다. 소염제로 사용할 때에는 오이풀 뿌리를 씻은 다음 짓찧어서 따끈따끈하게 만들어 염증이나 타박상, 곪은 곳, 상처가 부은 곳에 붙인다. 생손앓이에는 오이풀 뿌리 달인 물에 손가락을 담근다. 화상 치료에는 오이풀 뿌리를 가루로 만들어

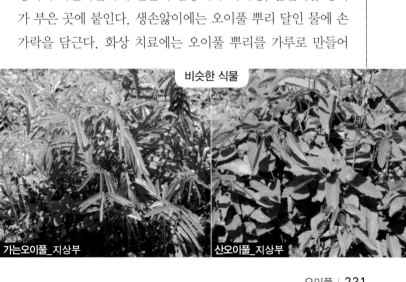

비슷한 식물

가는오이풀_지상부

산오이풀_지상부

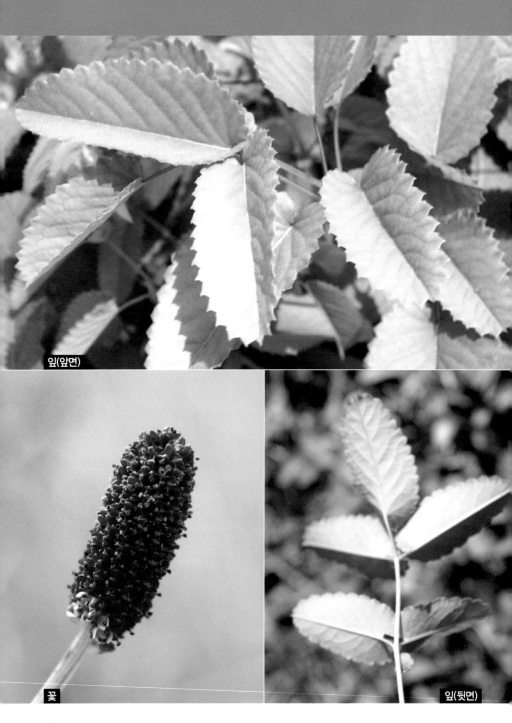

잎(앞면)

꽃

잎(뒷면)

232

끓는 식물성 기름에 넣고 풀처럼 되게 고루 섞은 다음 멸균된 병에 담아두고 환부에 고루 바르면 분비물이 줄어들고 딱지가 생기면서 감염도 방지되고 통증도 멈추며 새살이 빨리 돋아난다.

약용법과 용량

말린 뿌리줄기 5~15g을 물 1L에 넣어 끓기 시작하면 약하게 줄여 200~300mL가 될 때까지 달여 하루에 2회 나눠 마신다. 환이나 가루로 만들어 복용하고, 가루로 만들거나 짓찧어서 환부에 붙이기도 한다. 습진에는 불에 타도록 볶아서 가루로 만든 뿌리 30g에 바셀린 70g을 넣고 고루 섞어서 환부에 바르는데 이때 자초(지치뿌리)와 황백(황벽나무 껍질) 가루를 각각 10, 30g씩 첨가하면 더욱 좋다.

생육특성

오이풀은 숙근성 여러해살이풀로 전국의 산과 들에서 자라며, 키는 30~150cm이다. 뿌리의 표면은 회갈색, 자갈색 또는 어두운 갈색으로 거칠고 세로 주름과 세로로 갈라진 무늬 및 곁뿌리 자국이 있다. 약재로 쓰이는 뿌리줄기는 불규칙하고 양끝이 뾰족한 원기둥꼴 또는 둥근기둥 모양으로 조금 구부러지거나 비틀려 구부러졌다. 질은 단단하고, 단면은 평탄하거나 혹은 껍질부에 황백색 또는 황갈색의 선상섬유(線狀纖維)가 많으며, 목질부는 황색 또는 황갈색이며 바큇살 모양으로 배열되어 있다. 원줄기는 곧게 자라고 상층부에서 가지가 갈라진다. 잎은 길이가 2.5~5cm, 너비는 1~2.5cm로 삼각형의 톱니가 있고 타원형이다. 꽃은 어두운 홍자색으로 7~9월에 핀다. 열매는 이삭 모양으로 달걀 모양이며 날개가 있다.

채취 방법과 시기

새잎이 올라오기 전인 봄이나 가을에 줄기잎이 마른 다음 뿌리를 채취하여 햇볕에 말린다. 이물질을 제거하고 양혈지혈(凉血止血)에는 말린 것을 그대로 사용[생용(生用)]하고, 지혈, 수렴, 하리 등의 치료 효과를 높이고자 하면 초탄(炒炭: 프라이팬에 넣고 가열하여 불이 붙으면 산소를 차단해서 검은 숯을 만드는 포제 방법)하여 사용한다.

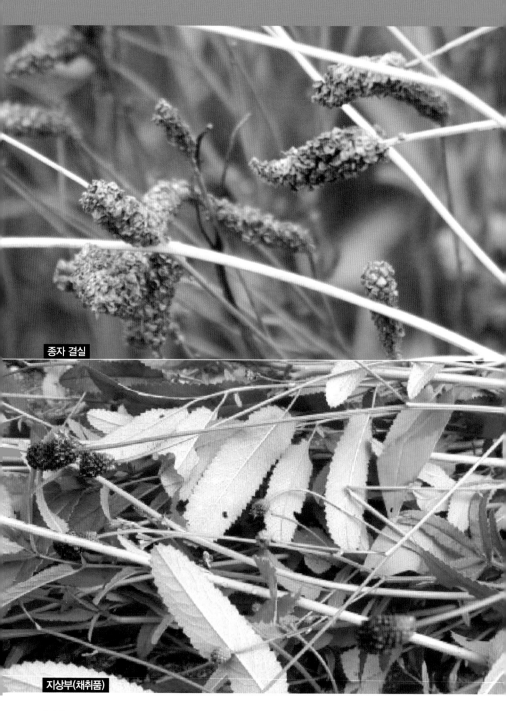

종자 결실

지상부(채취품)

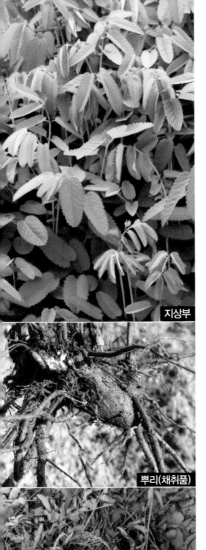

지상부

뿌리(채취품)

전초(채취품)

성분

지우사포닐(ziyusaponil), 상구이소르빈 [sanguisorbin, 게닌상구이소르비게닌(genin sanguisorbigenin)=토메토솔릭산(tometosolic acid)], 타닌 (tannin), 비타민 C, 포몰릭(pomolic), 사포닌 등이 함유되어 있다.

주의사항

수렴양혈(收斂凉血)하는 작용이 있으므로 허한(虛寒) 또는 출혈 등의 경우에는 피하고, 비위가 허한하거나 설사, 붕루, 대하 등의 증상이 있는 경우에는 신중하게 사용하여야 한다.

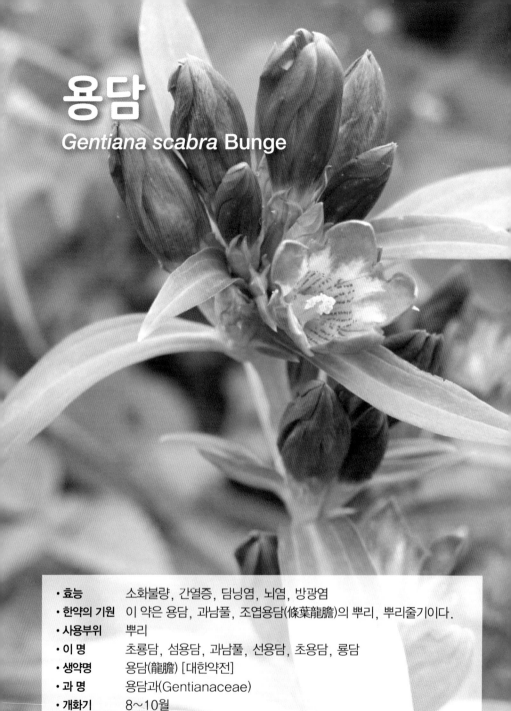

용담

Gentiana scabra Bunge

• 효능	소화불량, 간열증, 담낭염, 뇌염, 방광염
• 한약의 기원	이 약은 용담, 과남풀, 조엽용담(條葉龍膽)의 뿌리, 뿌리줄기이다.
• 사용부위	뿌리
• 이 명	초룡담, 섬용담, 과남풀, 선용담, 초용담, 룡담
• 생약명	용담(龍膽) [대한약전]
• 과 명	용담과(Gentianaceae)
• 개화기	8~10월

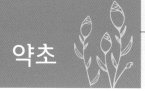

약초

귀경 간(肝), 담(膽) 경락에 작용

성미 ·

뿌리(약재)

용담은 성질이 차고, 맛은 쓰다. 독성은 없다.

효능과 주치 ·

위를 튼튼하게 하는 건위, 열을 풀어주는 해열, 담 기능을
이롭게 하는 이담, 간열을 내리는 사간(瀉肝), 염증을 없애는
소염의 효능이 있어서 소화불량, 간열증(肝熱症), 담낭염, 황달,
두통, 인후통, 간질, 뇌염, 방광염, 요도염, 눈에 핏발이 서는
증상 등을 치료하는 데 사용한다.

음낭이 붓거나 음부가 가려운 증상, 자궁에서 분비물이 나오
는 증상 등을 치료하며, 가슴이 두근거리는 증상, 뼛속이 후
끈거리며 사지가 풀리거나 기운이 몹시 없는 증상 등을 치료
한다.

약용법과 용량 ·

말린 뿌리 3~10g을 물 1L에 넣어 1/3이 될 때까지 달여 하
루에 2~3회 나눠 마신다.

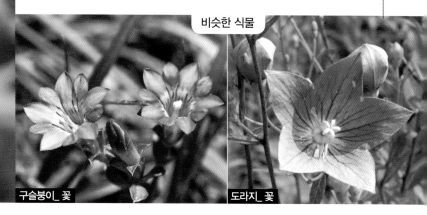

비슷한 식물

구슬붕이_ 꽃

도라지_ 꽃

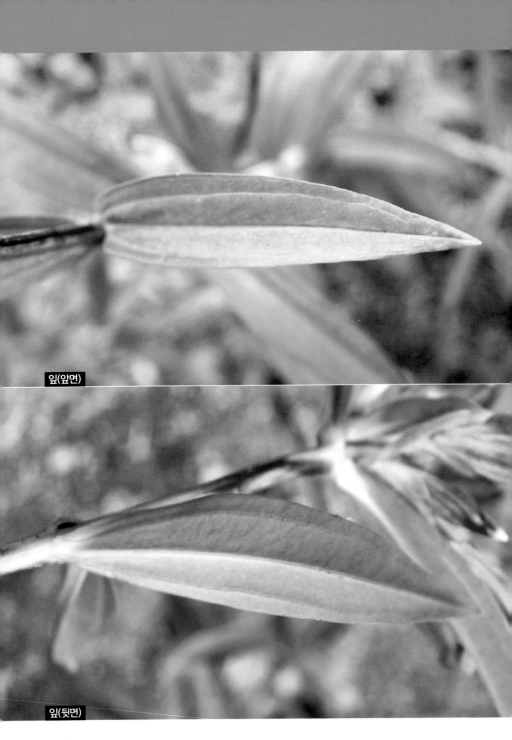

잎(앞면)

잎(뒷면)

238

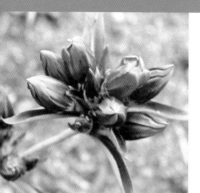

꽃봉오리

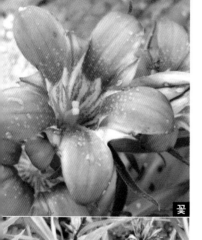

꽃

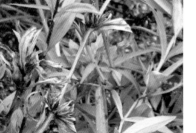

종자 결실

생육특성

용담은 전국의 산과 들에서 자라는 숙근성 여러 해살이풀로, 생육환경은 풀숲이나 양지이다. 키는 20~60㎝이고, 잎은 표면이 녹색이고 뒷면은 회백색을 띤 연녹색이다. 길이는 4~8㎝, 너비는 1~3㎝로 마주나고 잎자루가 없이 뾰족하다. 꽃은 자주색으로 8~10월에 윗부분의 잎겨드랑이와 끝에서 피며, 꽃자루는 없고 길이는 4.5~6㎝이다. 열매는 10~11월에 달리고 시든 꽃부리와 꽃받침에 달려 있다. 씨방에 작은 종자들이 많이 들어 있다. 꽃이 많이 달리면 옆으로 처지는 경향이 있고 바람에도 약해 쓰러진다. 하지만 쓰러진 잎과 잎 사이에서 꽃이 많이 피기 때문에 줄기가 상했다고 해서 끊어내서는 안 된다.

채취 방법과 시기

봄과 가을에 뿌리를 채취하여 햇볕에 말리며 가을에 말린 것이 약성이 더 좋다.

성분

겐티오피크린(gentiopicrin), 겐티아닌(gentianine), 겐티아노스(gentianose), 스웨르티아마린(swertiamarin) 등이 함유되어 있다.

주의사항

쓰고 찬 성질이 강하므로 비위가 허한 사람은 피하고, 전문가의 처방에 따라 신중하게 사용해야 한다.

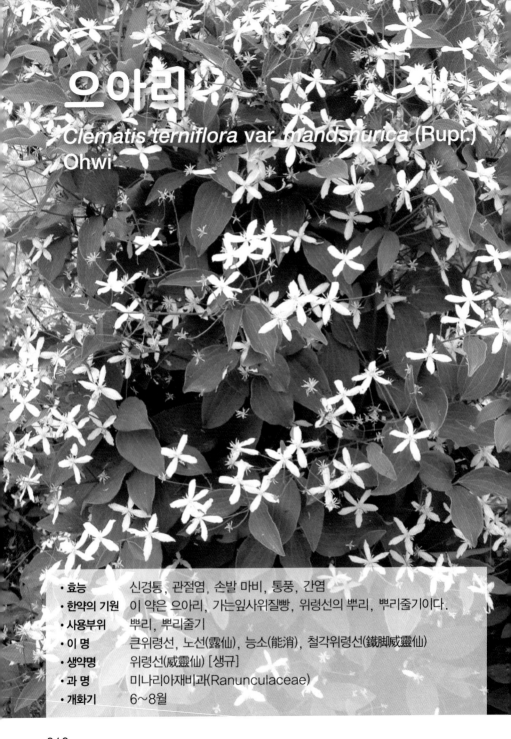

으아리

Clematis terniflora var. mandshurica (Rupr.)
Ohwi

- **효능** 신경통, 관절염, 손발 마비, 통풍, 간염
- **한약의 기원** 이 약은 으아리, 가는잎사위질빵, 위령선의 뿌리, 뿌리줄기이다.
- **사용부위** 뿌리, 뿌리줄기
- **이 명** 큰위령선, 노선(露仙), 능소(能消), 철각위령선(鐵脚威靈仙)
- **생약명** 위령선(威靈仙) [생규]
- **과 명** 미나리아재비과(Ranunculaceae)
- **개화기** 6~8월

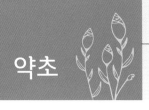

약초

귀경 간(肝), 방광(膀胱)
경락에 작용

뿌리(약재)

성미

성질이 따뜻하고, 맛은 맵고 짜며, 독성은 없다.

효능과 주치

으아리는 통증을 가라앉히는 진통, 풍사와 습사를 제거하는
거풍습, 경락을 통하게 하는 통경락(通經絡) 등의 효능이 있어
서 각종 신경통, 관절염, 근육통, 수족마비, 언어장애, 통풍,
각기병, 편도염, 볼거리, 간염, 황달 등의 치료에 유효하다.

약용법과 용량

말린 약재 4~12g을 물 700mL에 넣어 끓기 시작하면 약하
게 줄여 200~300mL가 될 때까지 달여 하루에 2회 나눠 마
신다. 환이나 가루로 만들어 복용하며, 짓찧어 환부에 붙이기
도 한다. 어린잎은 식용한다. 민간에서는 구안와사증(口眼喎斜:
풍으로 인하여 입이 돌아가는 증상), 류머티즘성 관절염, 편도염의
치료에 다음과 같이 사용하기도 한다.

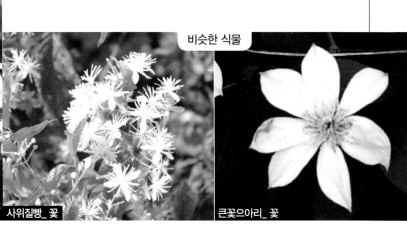

비슷한 식물

사위질빵_ 꽃

큰꽃으아리_ 꽃

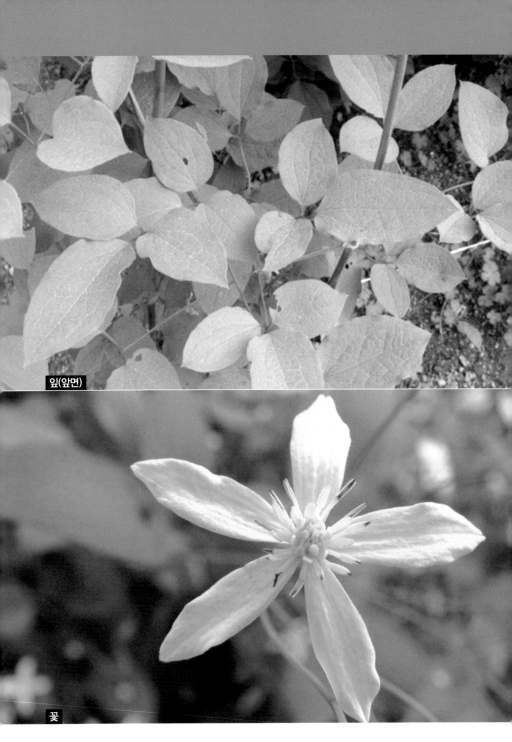

잎(앞면)

꽃

242

- **구안와사증** 뿌리, 줄기, 잎 등 어떤 부위라도 마늘 한 쪽과 함께 찧어 중간 정도 크기의 조개껍질에 소복하게 채워서 팔목관절에서 4㎝ 정도 손바닥 안쪽, 또는 엄지와 검지손가락 사이 합곡혈(合谷穴)에 붙이는데 왼쪽으로 돌아가면 오른쪽 손에, 오른쪽으로 돌아가면 왼쪽 손에 붙인다. 하루에 7시간 정도를 붙이고 살이 불에 데인 자국처럼 물집이 생기면 떼어낸다.

- **류머티즘성 관절염** 뿌리를 병에 잘게 썰어 넣고 푹 잠기도록 술을 부어 넣은 뒤, 마개를 꽉 막아 일주일 정도 두었다가 꺼내어 잘 말려서 부드럽게 가루로 만든 다음 꿀로 반죽하여 환으로 만들어 하루에 3회, 한 번에 4~6g씩 식후에 먹는다. 또는 잘게 썰어 말린 뿌리 20g을 물 1L에 넣어 반이 될 때까지 달여 하루에 3회 나눠 마시거나, 으아리 12g, 오가피 10g을 물 1L에 넣어 1/3이 될 때까지 달여 하루에 3회 나눠 마셔도 좋다.

- **편도염** 말린 줄기, 잎 30~60g을 물 1L에 넣어 1/3이 될 때까지 달여 하루에 2~3회 나눠 공복에 마시면 염증을 가라앉히고 진통 작용을 한다.

생육특성

으아리는 낙엽활엽 만경목(덩굴식물)으로, 줄기는 2m 정도 뻗는다. 잎은 마주나고 깃꼴겹잎이며 보통 5장의 잔잎을 가진다. 잔잎은 달걀 모양 또는 타원형이다. 꽃은 흰색으로 6~8월에 피는데 취산꽃차례는 줄기 끝에서 나오는 정생(頂生) 또는 줄기와 잎 사이에서 나오는 액생(腋生: 잎겨드랑이나기)이며, 열매는 9~10월에 결실한다.

- **위령선(威靈仙: 뿌리)** 뿌리줄기는 기둥 모양으로 길이 1.5~10㎝, 지름 0.3~1.5㎝ 이다. 표면은 담갈황색으로 정단(頂端)에는 줄기의 밑부분이 잔류되어 있고, 질은 단단하고 질기며, 단면은 섬유성으로 아래쪽에는 많은 가는 뿌리가 붙어 있다. 뿌리는 가늘고 긴 둥근기둥 모양으로 약간 구부러졌고 길이 7~15㎝, 지름 0.1~0.3㎝이다. 표면은 흑갈색으로 가는 세로 주름이 있으며 껍질 부분은 탈락되어 황백색의 목질부가 노출되어 있다. 질은 단단하면서 부스러지기 쉽고, 단면의 껍질 부분은 비교적 넓고, 목질부는 담황색으로 방형(方形)이며 껍질 부분과 목질부 사이는 항상 벌어져 있다.

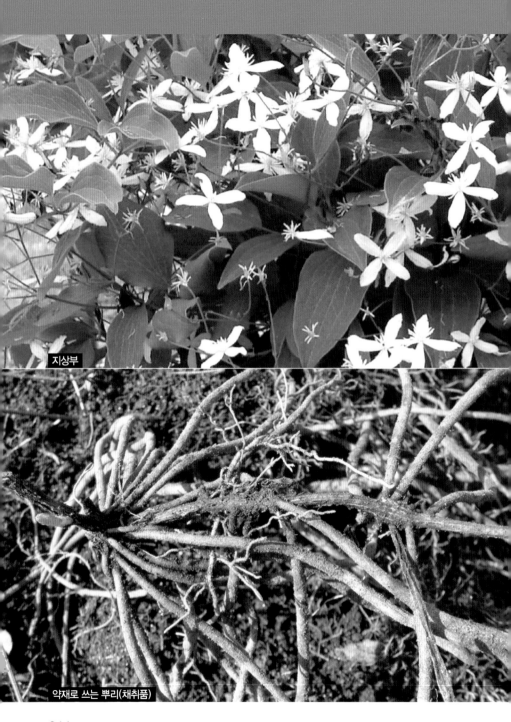

지상부

약재로 쓰는 뿌리(채취품)

244

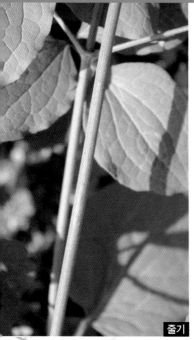

줄기

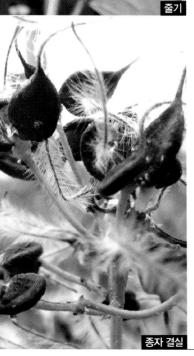

종자 결실

- **면단철선연(棉團鐵線蓮)** 이 약의 뿌리줄기는 짧은 기둥 모양(短柱狀)으로 길이 1~4㎝, 지름은 0.5~1㎝이다. 뿌리는 길이 4~20㎝, 지름 0.1~0.2㎝이다. 표면은 자갈색 또는 흑갈색이며, 단면의 목질부는 원형이다.
- **동북철선연(東北鐵線蓮)** 이 약의 뿌리줄기는 기둥 모양으로 길이 1~11㎝, 지름 0.5~2.5㎝이다. 뿌리는 비교적 밀집되어 있으며 길이 5~23㎝, 지름 0.1~0.4㎝이다. 표면은 자흑색으로, 단면의 물관부는 원형에 가깝다.

채취 방법과 시기

가을에 뿌리를 채취하는데 이물질을 제거하고 가늘게 절단하여 말려서 사용한다.

성분

뿌리에는 아네모닌(anemonin), 아네모놀(anemonol), 스테롤(sterol), 락톤(lactone), 프로토아네모닌(protoanemonin), 사포닌 등이 함유되어 있다.

주의사항

약성이 매우 강하여 기혈을 소모시킬 우려가 있기 때문에 기혈이 허약한 사람이나 임산부는 신중하게 사용해야 한다.

이질풀

Geranium thunbergii Siebold & Zucc.

- **효능** 풍습동통, 장염, 활혈, 해독
- **한약의 기원** 이 약은 이질풀, 기타 동속 근연식물의 지상부로, 꽃이 피기 전, 꽃이 필 때 채취한 것이다.
- **사용부위** 전초
- **이 명** 개발초, 이질초, 방우아초, 오엽초(五葉草), 오판화(五瓣花), 노관초(老鸛草)
- **생약명** 현초(玄草) [대한약전]
- **과 명** 쥐손이풀과(Geraniaceae)
- **개화기** 8~9월

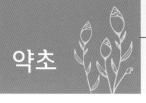

약초

귀경 간(肝), 신(腎), 비(脾),
대장(大腸) 경락에 작용

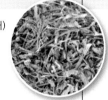

전초(약재)

성미

이질풀은 성질이 평범하고, 맛은 쓰고 맵고,
독성은 없다.

효능과 주치

수렴(收斂)하는 성질이 강하며, 풍을 제거하고, 활혈과 해독의
효능이 있어서 풍사와 습사로 인하여 결리며 쑤시고 아픈 풍습
동통(風濕疼痛)과 구격마목(拘擊麻木), 장염, 이질, 설사 등을 다
스리는 데 아주 유용하다. 이질풀은 설사 치료에는 최고의 효
과를 가지는데, 수렴성이 강하고 위장의 점막을 보호하며 염
증을 완화하는 효과도 있다. 설사를 멈추고, 장내 세균을 억제
하는 효과가 있어 식중독이 많이 발생하는 여름철에 아주 요긴
한 약재이다. 차 대신 자주 마시면 건위와 정장약으로 뛰어난
효과가 있고, 설사 치료를 위해 사용할 때에는 진하게 달여서
따뜻하게 마셔야 한다. 이질풀 및 쥐손이풀(이명: 손잎풀, 이질
풀)의 동속근연식물 열매가 달린 전초는 모두 '현초(玄草)'라는
생약명으로 부르며 약용한다. 특히 이질에 걸렸을 때 달여 마
시면 탁월한 치료 효과가 있다고 하여 이질풀이라는 이름이 붙
었다.

약용법과 용량

말린 전초 10~20g을 물 700mL에 넣어 끓기 시작하면 약하
게 줄여 200~300mL가 될 때까지 달여 하루에 2회 나눠 마
신다.

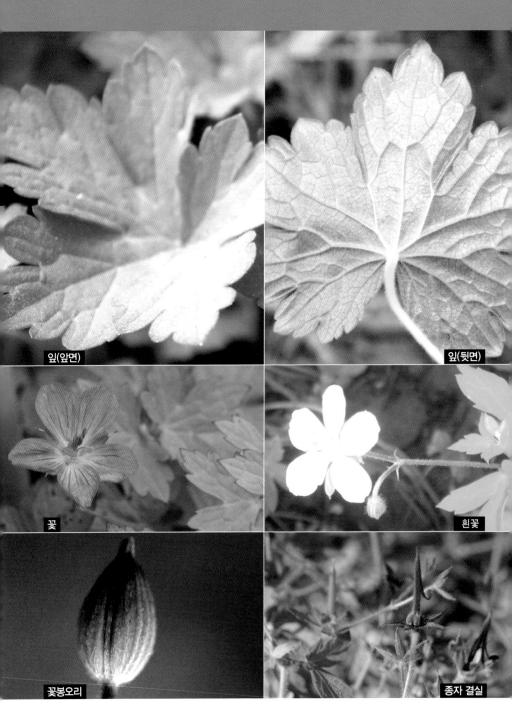

잎(앞면)

잎(뒷면)

꽃

흰꽃

꽃봉오리

종자 결실

248

생육특성

이질풀은 여러해살이풀로 전국 각지의 산과 들에서 자란다. 키는 50cm 정도로 비스듬하게 자라며, 잎은 마주나고 잎자루가 있다. 잎의 모양은 손바닥을 편 것 같으며 잎몸은 3~5개로 갈라진다. 꽃은 연한 홍색, 홍자색 또는 흰색으로 8~9월에 꽃줄기에서 2개의 작은꽃줄기가 갈라져 각 1송이씩 피며 지름은 1~1.5cm이다. 열매는 10월경에 달리고, 길이가 1.5~2cm로 학의 부리처럼 생겼다. 검은색의 씨방은 5개로 갈라져서 위로 말리는데, 각각의 씨방에는 종자가 1개씩 들어 있다.

채취 방법과 시기

꽃이 피는 시기에 채취해야 약효가 가장 좋기 때문에 꽃이 필 때 채취하여 말려두고 사용한다.

성분

타닌이 50~70%로 주성분은 게라닌(geraniin)이다. 디하이드로게라닌(dehydrogeraniin), 후로신(furosin)이 소량 함유되어 있고, 쿼세틴(quercetin), 캠페롤-7-람노사이드(kaempferol-7-rhamnoside), 캠페롤(kaempferol) 등의 플라보노이드(flavonoid) 성분이 함유되어 있다.

주의사항

설사와 변비 치료에 함께 사용할 수 있다. 이질풀을 달여 따뜻하게 마시면 설사를 멈추게 하고, 식혀서 마시면 숙변을 배출하는 데 도움이 된다. 과민성대장증후군 치료에도 응용할 수도 있다.

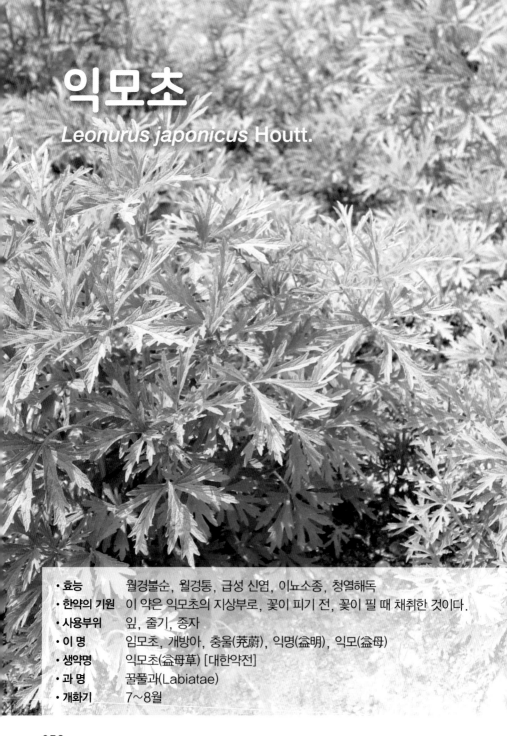

익모초
Leonurus japonicus Houtt.

- **효능**　　　　월경불순, 월경통, 급성 신염, 이뇨소종, 청열해독
- **한약의 기원**　이 약은 익모초의 지상부로, 꽃이 피기 전, 꽃이 필 때 채취한 것이다.
- **사용부위**　　잎, 줄기, 종자
- **이 명**　　　임모초, 개방아, 충울(茺蔚), 익명(益明), 익모(益母)
- **생약명**　　　익모초(益母草) [대한약전]
- **과 명**　　　꿀풀과(Labiatae)
- **개화기**　　　7~8월

250

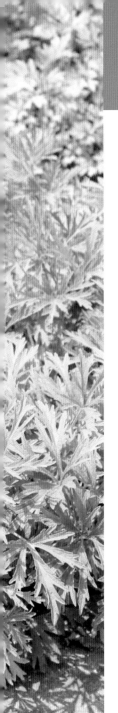

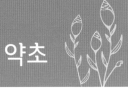

약초

귀경 간(肝), 심포(心包), 신(腎)
경락에 작용

지상부 전초(약재)

성미

성질이 약간 차고, 맛은 쓰고 맵고, 독성은 없다.

효능과 주치

익모초는 어혈을 풀어주고 월경을 조화롭게 하며, 혈의 순환을 돕고, 수도를 이롭게 하고, 자궁수축 등의 효능이 있어서 월경불순, 출산 시 후산이 잘 안 되는 오로불하(惡露不下)와 어혈복통(瘀血腹痛), 월경통, 붕루, 타박상, 소화불량, 급성 신염, 소변불리, 혈뇨, 식욕부진 등을 치료하는 데 유용하다.

약용법과 용량

말린 약재를 가루로 만들어 한 번에 5g 정도를 물 700mL에 넣어 끓기 시작하면 약하게 줄여 200~300mL가 될 때까지 달여 하루에 2회 나눠 마신다. 민간에서는 이 방법으로 여성의 손발이 차고 월경이 고르지 못한 부인병을 치료하거나 대하증을 치료하는 데 사용하였다. 산후에 배앓이를 치료하기 위하여 꽃이 필 무렵 채취하여 깨끗이 씻은 다음 짓찧어 즙을 내는데, 한 번에 익모초 즙 한 숟가락에 술을 약간씩 섞어서 하루에 3회 나눠 마신다. 또한 무더운 여름에 더위를 먹고 토하면서 설사를 할 때에는 익모초를 짓찧어 즙을 내서 한 번에 1~2 숟가락씩 자주 마신다.

생육특성

익모초는 두해살이풀로, 전국 각지에서 자생하며, 여성들의 부인병을 치료하는 데에 효과가 있어 '익모초(益母草)'라는 이름이 붙었다. 농가에서 약용작물로 재배하거나 화단이나 작은

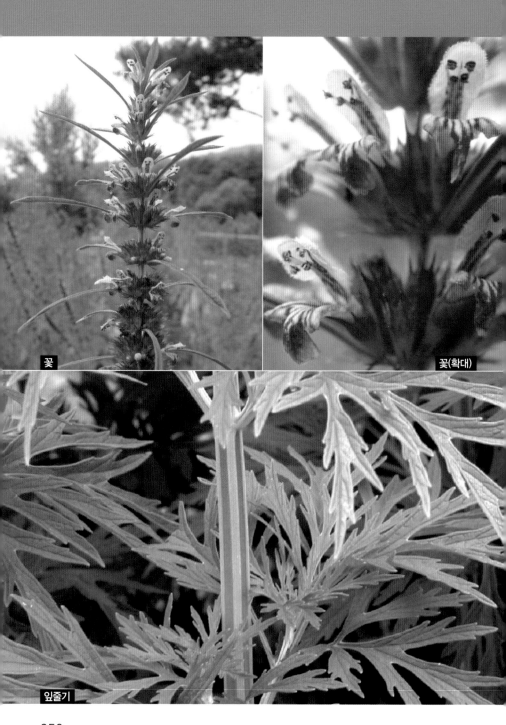

꽃

꽃(확대)

잎줄기

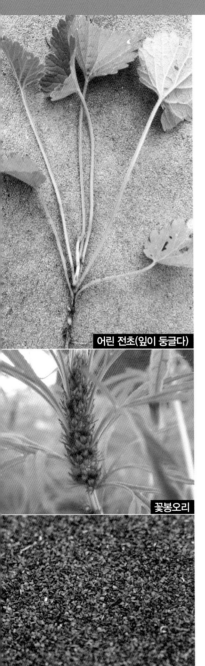

어린 전초(잎이 둥글다)

꽃봉오리

종자(약재 전형)

화분에 관상용으로 재배하기도 한다. 키는 1~2m이고, 줄기는 참깨 줄기처럼 모가 나고 곧추서며, 잎은 서로 마주난다. 뿌리에서 난 잎은 약간 둥글고 깊게 갈라지며 꽃이 필 때 없어진다. 줄기에 달린 잎은 3갈래의 깃 모양으로 갈라진다. 꽃은 홍자색으로 7~8월에 잎겨드랑이에서 뭉쳐서 피고 꽃받침은 5갈래로 갈라진다. 열매는 분과로 8~9월에 달걀 모양으로 익는다. 충울자(茺蔚子)라고 부르는 종자는 3개의 능각이 있어서 단면이 삼각형처럼 보이고 검게 익는데, 약간의 독이 있다.

채취 방법과 시기

줄기잎이 무성하고 꽃이 피기 전인 여름철에 채취한 후 이물질을 제거하고 절단하여 그늘에서 말려서 사용한다.

성분

리누린(leonurine), 스타키드린(stachydrine), 리누리딘(leonuridine), 리누리닌(leonurinine), 루테인(rutein), 안식향산(benzoic acid), 라우릭산(lauric acid), 스테롤, 비타민 A, 아르기닌(arginine), 스타키오스(stachyose) 등이 함유되어 있다.

주의사항

음기가 허하고 혈이 부족한 경우, 또한 월경과다인 경우에는 사용을 금한다.

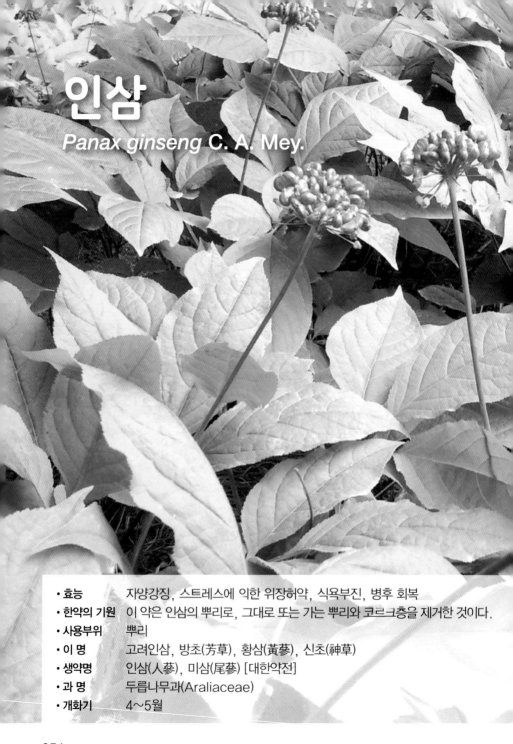

인삼
Panax ginseng C. A. Mey.

- **효능** 자양강장, 스트레스에 의한 위장허약, 식욕부진, 병후 회복
- **한약의 기원** 이 약은 인삼의 뿌리로, 그대로 또는 가는 뿌리와 코르크층을 제거한 것이다.
- **사용부위** 뿌리
- **이 명** 고려인삼, 방초(芳草), 황삼(黃蔘), 신초(神草)
- **생약명** 인삼(人蔘), 미삼(尾蔘) [대한약전]
- **과 명** 두릅나무과(Araliaceae)
- **개화기** 4~5월

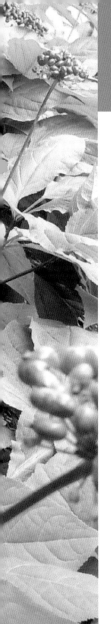

약초

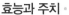

뿌리(약재)

성미

인삼은 성질이 약간 따뜻하고, 맛은 약간 쓰고,
달다.

효능과 주치

몸을 크게 보하고 원기를 더해주는 대보원기(大補元氣), 심장
의 기능을 강하게 하는 강심(强心), 정신을 안정시키는 안신(安
神), 비위를 튼튼하게 하는 건비위(健脾胃), 진액을 생성하는 생
진(生津) 등의 효능이 있어서 몸의 정기가 손상된 모든 증상과
일체의 기혈(氣血)과 진액(津液)이 부족하여 오는 증상, 심혈관
기능의 부전(不全), 양(陽)의 기운이 허하여 가만히 있어도 이유
없이 땀이 나는 자한(自汗), 양도가 위축되는 양위(陽萎), 잘 놀
라는 증세인 경계(驚悸), 무엇을 잘 잊어버리는 건망(健忘), 어
지럼증인 현훈(眩暈), 당뇨병 증상인 소갈(消渴), 소화불량, 신
경쇠약, 대변이 묽은 증상, 붕루(崩漏: 월경기간이 아닌데 둑이 무
너진 것처럼 하혈이 일어나는 증상), 반위(反胃: 먹은 음식을 내리지 못
하고 위로 토하는 증상으로 위암 같은 질병이 있을 때 나타남)를 개선
하는 데 효과적이다. 특히 자양강장, 스트레스에 의한 위장허
약, 식욕부진, 병후 회복 등에 좋다.

약용법과 용량

백삼 혹은 홍삼의 형태로 3~10g을 물 1L에 붓고 끓기 시작하
면 뭉근한 불로 줄여서 2시간 이상 달여서 하루 2~3회로 나
눠 마신다. 한 번에 우러나지 않는 경우가 많으므로 잘게 부셔
서 재탕하여 마시며, 술을 담가서 마시기도 한다.

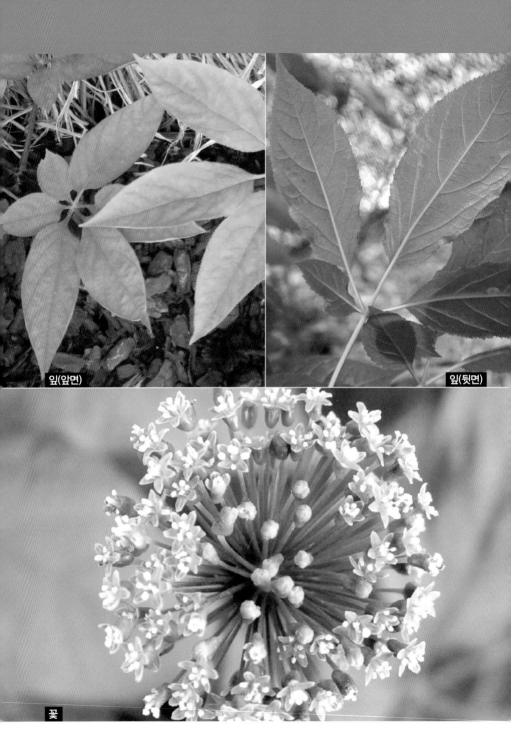

잎(앞면)

잎(뒷면)

꽃

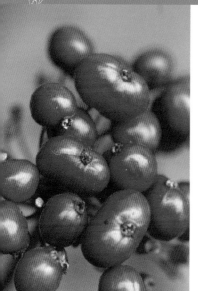

익은 열매

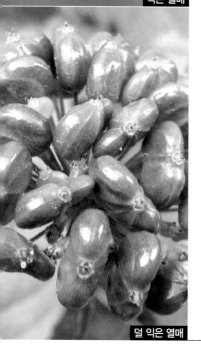

덜 익은 열매

생육특성

인삼은 여러해살이풀로 전국에서 재배하고 종자로 번식하며, 깊은 산에서 자생하는 인삼을 '산삼'이라고 한다. 키는 40~60㎝로 자라고, 뿌리줄기는 짧으며 곧거나 비스듬히 선다. 뿌리줄기에서 3~4개의 잎이 돌려나기로 나는데, 잎자루가 길고 장상복엽에 5개의 작은 잎은 달걀 모양으로 가장자리에 톱니가 있다. 꽃은 4~5월에 연한 녹색이나 흰색으로 산형꽃차례로 핀다.

조선 1417년(태종 17)『향약구급방』에 기록되어 있는 170여 종의 향약에 인삼이 포함되어 있는데, 여기에 인삼이 '人蔘'으로 적혀 있다. 한국 고유 인삼의 고명(古名)은 '심'으로『동의보감』에 인삼의 향명(鄕名)이 '심'이라 기록되어 있다. 현재는 겨우 산삼 채취인의 별칭인 '심마니'에서 그 이름이 명맥을 유지하고 있을 뿐이다. 함경남도 지방의 산삼 채취인들은 인삼을 '방추' 또는 '방초'라 하는데, 어원은 방초(芳草)일 것으로 추측된다.

채취 방법과 시기

재배삼의 경우 보통 가을에 지상부 줄기와 잎이 다 시든 뒤에 채취한다. 산삼의 경우에는 여름에서 가을 사이에 잎, 줄기, 열매가 잘 보여서 채취하기가 쉬운 때이다.

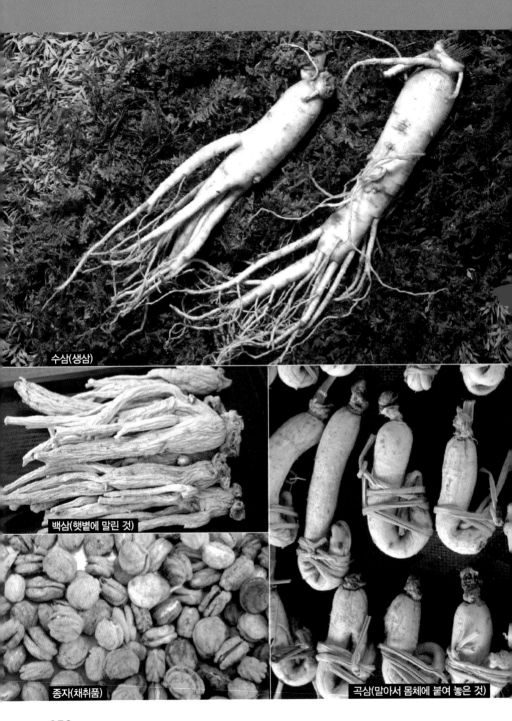

수삼(생삼)

백삼(햇볕에 말린 것)

종자(채취품)

곡삼(말아서 몸체에 붙여 놓은 것)

258

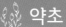

성분

뿌리에는 배당체, 정유, 기름, 아미노산, 알카로이드(alkaloid), 탄수화물, 수지, 미량원소 등이 함유되어 있다. 파나쿠일론, 파낙신, 파낙솔, 긴세닌 등의 배당체 성분들이 혼합물 형태로 들어 있다. 그 밖에도 사포닌 배당체인 진세노사이드(ginsenoside)를 비롯하여 수많은 성분들이 끊임없이 발표되고 있다.

인삼의 분류

인삼은 건조방법에 따라서 햇볕에 말린 것(요즘은 건조기에 말리기도 함)을 백삼(白蔘)이라 부르고, 6년근을 증숙(蒸熟)하여 불에 말린 것을 홍삼(紅蔘)이라 부른다. 백삼은 다시 그 만들어 놓은 모양에 따라서 곡삼(曲蔘: 잔뿌리와 2차 지근까지 말아서 몸체에 붙여 놓은 것), 반곡삼(半曲蔘: 잔뿌리와 지근을 반 정도 말아 놓은 것), 직삼(直蔘: 가는 뿌리만 자르고 곧은 모습대로 말린 것), 피부백삼(皮膚白蔘: 수삼을 껍질을 벗기지 않고 말려 색상이 담황색이나 담황색을 띤 갈색인 것), 수삼(水蔘: 채취 후 가공하지 않은 것. 생삼이라고도 함) 등으로 분류한다.

주의사항

일시적으로 혈압을 올리는 경우가 있으므로 열성 고혈압 환자의 경우에는 전문가의 진단과 처방을 받아 사용한다.

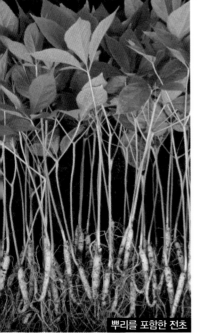

뿌리를 포함한 전초

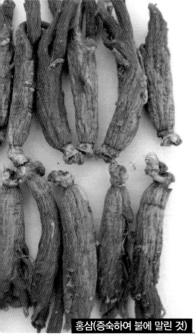

홍삼(증숙하여 불에 말린 것)

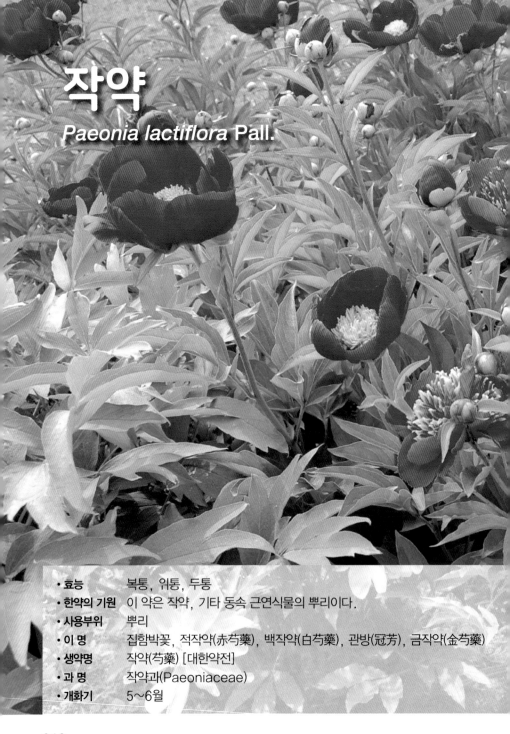

작약

Paeonia lactiflora Pall.

- 효능 복통, 위통, 두통
- 한약의 기원 이 약은 작약, 기타 동속 근연식물의 뿌리이다.
- 사용부위 뿌리
- 이 명 집함박꽃, 적작약(赤芍藥), 백작약(白芍藥), 관방(冠芳), 금작약(金芍藥)
- 생약명 작약(芍藥) [대한약전]
- 과 명 작약과(Paeoniaceae)
- 개화기 5~6월

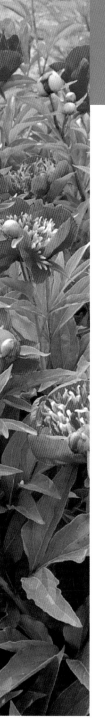

약초

귀경 간(肝), 비(脾) 경락에 작용

뿌리(약재)

성미 · 성질이 약간 차고, 맛은 쓰고 시다.

효능과 주치 · 작약은 진통, 해열, 진경, 이뇨, 조혈, 지한 등의 효능을 지니고 있어 특히 복통, 위통, 두통 등의 치료에 좋으며 설사복통, 월경불순, 월경이 멈추지 않는 증세, 대하증, 식은땀 흘리는 증세, 신체허약, 치통 등의 치료에 사용한다.

약용법과 용량 · 말린 작약 뿌리를 감초와 함께 1회 5~15g씩, 700mL의 물에 넣어 약한 불에서 물의 양이 반이 되도록 달인다. 아침저녁으로 식후에 약 2주일 정도 마시거나 가루로 만들어 복용하면 위경련, 신경통 치료에도 좋고 당귀와 함께 달여도 효과가 좋다. 현기증, 월경불순 등 부인병에 쓰는 사물탕(四物湯)에 작약은 천궁, 당귀, 지황과 함께 기본 처방으로 들어간다. 작약은 봄에 어린잎을 나물로 만들어 먹기도 하는데 쓰고 신맛이 있으므로 데쳐서 우려내야만 먹을 수 있다. 드물게 나는 풀이므로 나물을 만들어 먹기 어려워 다른 식물과 함께 섞어서 먹는다.

생육특성 · 작약은 작약과에 속하는 여러해살이풀로 중국, 일본, 한국 등 각지에 재배되고 있으나, 우리나라에서는 꽃이 아름답기 때문에 약용 외에도 관상용으로 화분이나 화단 재배도 많이 하고 있다. 작약은 생약명(生藥名)으로 작약(芍藥)이라고 하며 꽃의 색깔에 따라서 흰색 꽃이 피는 것을 백작약(白芍藥), 홍색 꽃이 피는 것을 적작약(赤芍藥)이라 하고 있으나 이는 정확하지 않다(백작약 기원의 꽃이 적색인 것도 있음). 현재 한국, 중

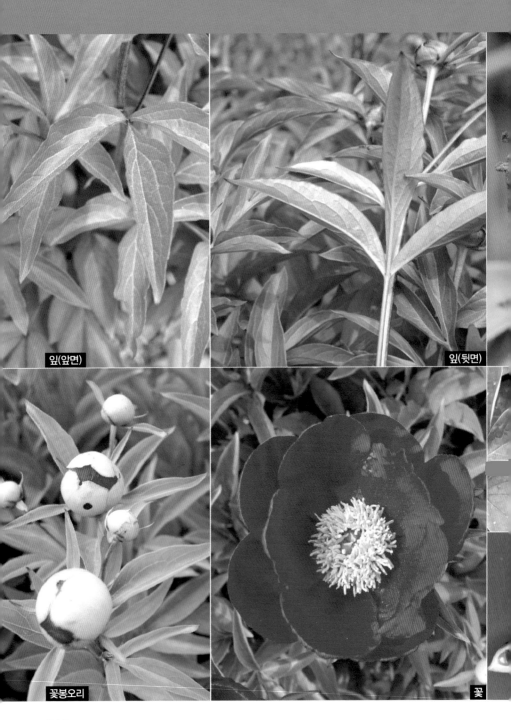

잎(앞면)

잎(뒷면)

꽃봉오리

꽃

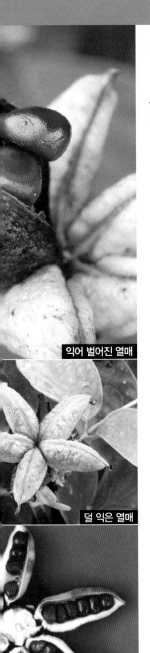

익어 벌어진 열매

덜 익은 열매

열매 속 종자

국, 일본 등 주요 작약 재배국들의 농가에서는 모두 적작약 기원의 *Paeonia lactiflora* Pall.을 재배하고 있으며, *Paeonia japonica* Miyabe et Takeda를 기원으로 하는 백작약 또는 산작약(*P. obovata* Maxim.) 등은 그 수량성이 너무 낮아서 농가에서 재배를 하지 않고 있는 실정이다. 여러해살이풀이기 때문에 집 안 베란다에서 키우면 매년 신경을 쓰지 않아도 해마다 봄이 되면 풍성한 꽃을 볼 수 있어서 좋다. 특히 치통이나 복통 등의 환자가 생기면 바로 채취하여 약용으로 사용할 수가 있어 널리 이용되고 있다. 뿌리는 길고 곧고 두꺼우며 모양은 방추형이 많고, 절단면은 적색을 띠는데 이 뿌리를 약용으로 쓴다. 줄기는 곧게 서고 60㎝ 안팎으로 자란다. 잎은 서로 어긋나고 두 번에 걸쳐 3배의 잎 조각이 한 자리에 합쳐 나거나 한 번 합치기도 한다. 꽃의 생김새가 모란과 비슷하나 꽃잎이 10~13장으로 더 많고 꽃이 피는 시기도 모란보다 조금 늦어 모란과 쉽게 구별할 수 있다. 꽃은 가지 끝에 각각 한 송이씩 정생(頂生)하며 대형이고 홍색 또는 흰색으로 5~6월에 핀다.

채취 방법과 시기 · 뿌리를 가을에 채취해 겉껍질을 제거한 후 음건하거나 햇볕에 말려 사용한다.

성분 · 뿌리에는 파에오니플로린(paeoniflorin), 파에오놀(paeonol), 파에오닌(paeonin), 안식향산, 아스파라긴, 지방유, 타닌(tannin), 베타-시토스테롤(β-sitosterol) 등이 함유되어 있다.

주의사항 · 성미가 찬 편이기 때문에 위나 장이 냉한 사람은 노릇노릇하게 볶아서 사용한다.

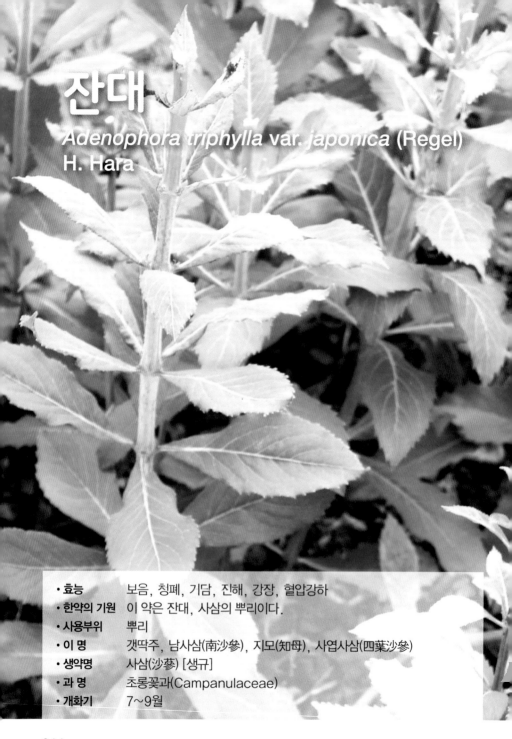

잔대

Adenophora triphylla var. *japonica* (Regel)
H. Hara

- **효능**   보음, 청폐, 기담, 진해, 강장, 혈압강하
- **한약의 기원** 이 약은 잔대, 사삼의 뿌리이다.
- **사용부위**   뿌리
- **이 명**   갯딱주, 남사삼(南沙參), 지모(知母), 사엽사삼(四葉沙參)
- **생약명**   사삼(沙參) [생규]
- **과 명**   초롱꽃과(Campanulaceae)
- **개화기**   7~9월

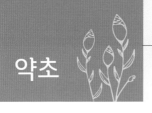

약초

귀경 간(肝), 비(脾), 폐(肺), 위(胃)
경락에 작용

뿌리(약재)

성미 ·

성질이 약간 차고, 맛은 달며, 독성은 없다.

효능과 주치 ·

잔대는 강장, 청폐(淸肺), 진해, 거담, 소종하는 효능이 있어
서 폐결핵성 해수나 옹종 등의 치료에 유용하다. 특히 잔대는
각종 독성을 해독하는 효능이 뛰어나고 자궁 수축 기능이 있기
때문에 출산 후 회복기의 산모에게 매우 유용하게 사용된다.

약용법과 용량 ·

말린 뿌리 10~20g을 물 700mL에 넣어 끓기 시작하면 약하
게 줄여, 200~300mL가 될 때까지 달여 하루에 2회 나눠 마
신다. 환이나 가루로 만들어 복용하기도 한다. 민간에서는 주
로 독성을 제거하는 데 유용하게 사용해 왔고, 아울러 산후조
리를 위하여 다음의 방법으로 약재로 사용해 왔다. 먼저 말린
잔대 100~150g과 대추 100g을 함께 넣고 푹 달인 다음 삼
베에 거른다. 여기에 잘 익은 늙은 호박 하나를 골라 속을 긁

비슷한 식물

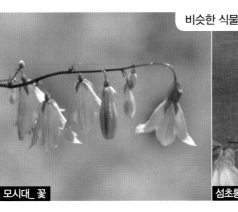

모시대_ 꽃

섬초롱_ 꽃

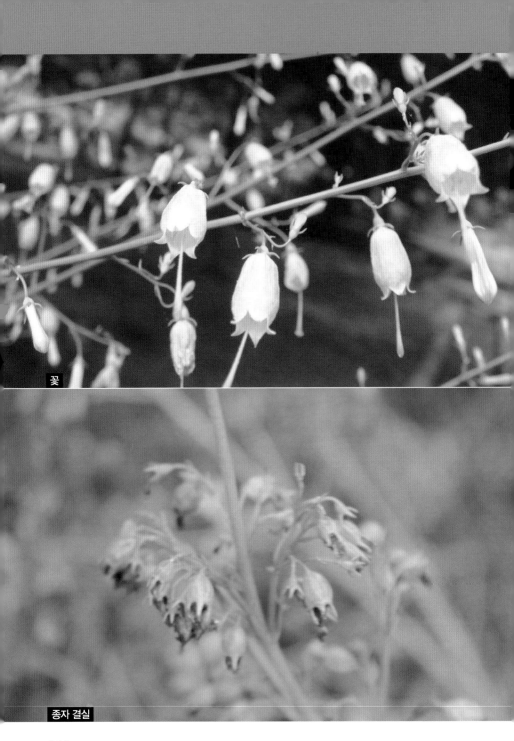

꽃

종자 결실

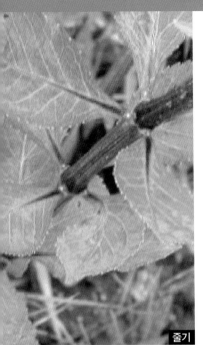

줄기

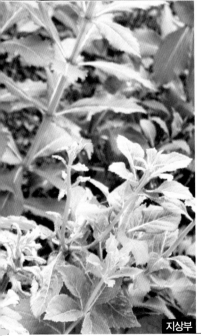

지상부

어내고 작게 토막 내어 넣고 푹 삶은 다음, 호박을 으깨어 삼베에 거른다. 여기에 막걸리 1병을 넣어 다시 끓인 다음, 하루 2~3차례 한 대접씩 먹는데, 맛도 좋고 산후의 부기를 빼주며 자궁 수축 효과가 있어 산모의 산후 회복에 도움을 준다. 산후에 2번 정도 만들어 먹으면 산모의 회복에 매우 좋다.

생육특성

잔대는 여러해살이풀로 전국 산과 들에서 자생하며, 키는 40~120cm로 자란다. 뿌리는 도라지처럼 엷은 황백색을 띠며 굵은데, 이를 '사삼(沙蔘)' 이라 부르며 약으로 사용한다. 뿌리의 질은 가볍고 절단하기 쉬우며, 절단면은 유백색을 띠고 빈틈이 많다. 줄기는 곧추서고 잔털이 많이 나 있다. 뿌리에서 나온 잎은 원심형으로 길지만 꽃이 필 때쯤 사라지고, 줄기잎은 마주나기 또는 돌려나기, 어긋나며 타원형 또는 바소꼴, 넓은 선형 등 다양하다. 줄기잎은 양 끝이 좁고 톱니가 있다. 꽃은 보라색이나 분홍색으로 7~9월에 원뿔꽃차례로 원줄기 끝에서 피며 종 모양이고, 길이는 1.5~2cm이다. 열매는 10월경에 달리며 갈색으로 된 씨방에는 먼지와 같은 작은 종자들이 많이 들어 있다.

채취 방법과 시기

가을에 뿌리를 채취하여 이물질을 제거하고 씻은 후 두껍게 절편하여 말려서 사용한다.

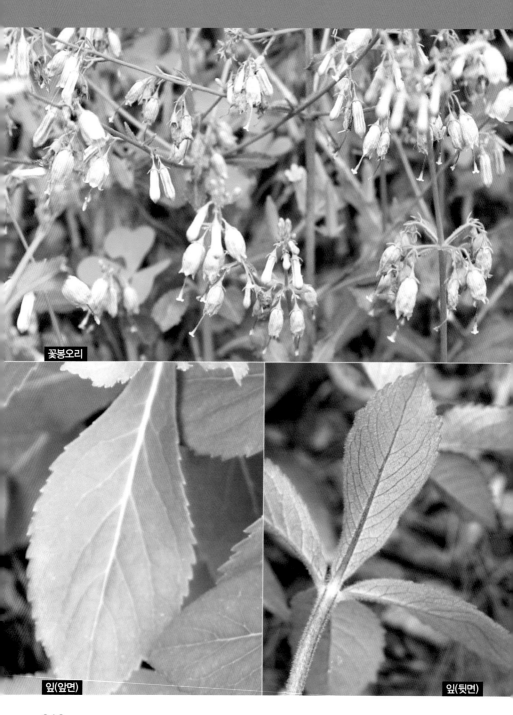

꽃봉오리

잎(앞면)

잎(뒷면)

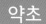

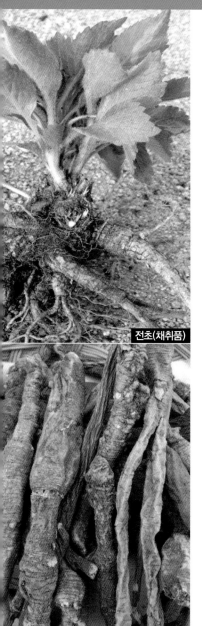

전초(채취품)

뿌리(약재 전형)

성분 ·

뿌리에는 사세노사이드(shashenoside) Ⅰ ~ Ⅲ, 시린지노사이드(siringinoside), 베타-시토스테롤글루코사이드(β-sitosterolglucoside), 리놀레익산(linoleic acid), 메티스테아레이트(methystearate), 6-하이드록시유게놀(6-hydroxyeugenol), 사포닌(saponin), 이눌린(inulin) 등이 함유되어 있다.

주의사항 ·

성미가 차고 달기 때문에 풍사와 한사로 인하여 기침을 하는 풍한해수(風寒咳嗽) 및 비위가 허하고 찬 경우에는 부적당하다. 방기(防己)나 여로(藜蘆)와 함께 사용하지 않는다.

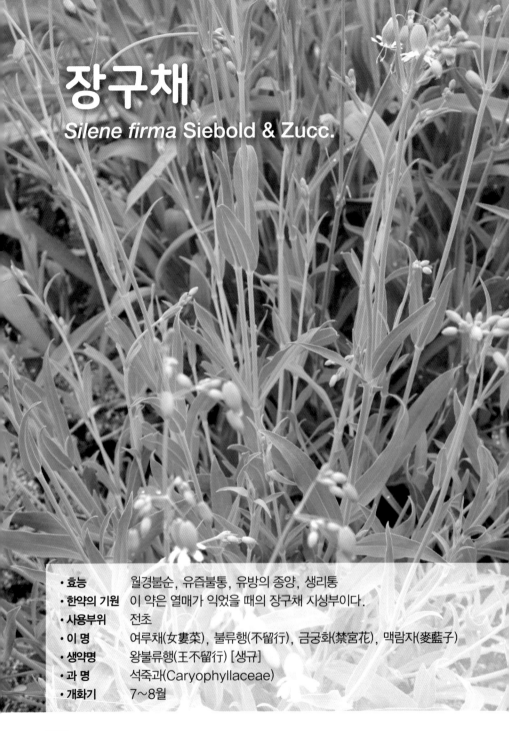

장구채
Silene firma Siebold & Zucc.

- **효능** 월경불순, 유즙불통, 유방의 종양, 생리통
- **한약의 기원** 이 약은 열매가 익었을 때의 장구채 지상부이다.
- **사용부위** 전초
- **이 명** 여루채(女婁菜), 불류행(不留行), 금궁화(禁宮花), 맥람자(麥藍子)
- **생약명** 왕불류행(王不留行) [생규]
- **과 명** 석죽과(Caryophyllaceae)
- **개화기** 7~8월

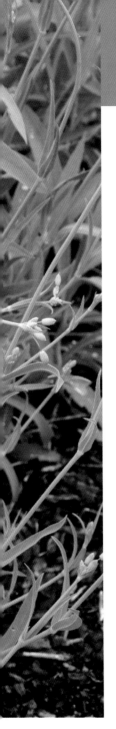

약초

귀경 간(肝), 심(心), 방광(膀胱),
위(胃) 경락에 작용

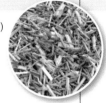

전초(약재)

성미

장구채는 성질은 평(또는 서늘)하고, 맛은 쓰고
달며, 독성은 없다.

효능과 주치

말린 전초는 혈을 잘 돌게 하고 경락을 잘 통하게 하는 활혈통
경(活血通經), 젖이 잘 나게 하고 종기를 다스리는 하유소종(下
乳消腫), 부녀자들의 월경이 멈춘 부녀경폐(婦女經閉), 월경불
순, 유즙불통, 유방의 멍울이나 종기종양 등으로 인한 유옹종
통(乳癰腫痛) 등을 치료하는 데 사용한다.

약용법과 용량

말린 전초 10g을 물 700mL에 넣어 끓기 시작하면 약하게 줄
여 200~300mL가 될 때까지 달여 하루에 2회 나눠 마시거나
가루로 만들어 복용하기도 한다. 경폐(經閉: 생리가 끊긴 증상)를
다스리고자 할 때에는 이 약재에 당귀, 향부자, 천궁(川芎), 도
인(桃仁), 홍화 등의 약물을 배합하여 사용하고, 젖이 잘 나오
지 않을 때에는 이 약재에 천산갑(穿山甲), 맥문동(麥門冬), 구맥
(瞿麥), 용골(龍骨) 등의 약물을 배합하여 사용한다.

생육특성

장구채는 두해살이풀이고, 유사종인 애기장구채는 전체에 가
는 털이 나 있으며 잎은 배 모양의 바소꼴이다. 장구채의 한자
명은 여루채(女婁菜)이고, 왕불류행(王不留行)이라는 생약명으로
많이 불린다. 전국 각지에서 야생하며, 키는 30~80cm로 자
란다. 줄기는 곧추서고 분지하지 않으며 털이 없고, 녹색 또는

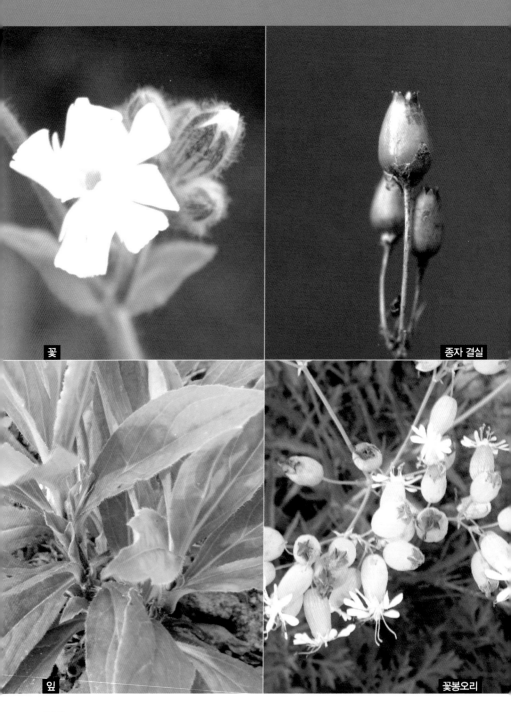

꽃

종자 결실

잎

꽃봉오리

272

자색을 띠는 녹색으로 마디 부분은 흑자색이다.
잎은 마주나는데 바소꼴 또는 타원형으로 잎자루
가 없다. 꽃은 흰색으로 7~8월에 작은 꽃이 취
산꽃차례로 핀다.

채취 방법과 시기

여름부터 가을 사이에 전초를 채취한 후, 이물질
을 제거하고 햇볕에 말려서 사용한다.

성분

종자에는 많은 종류의 사포닌(saponin)과 바카로사
이드(vaccaroside), 이소사포나린(isosaponarin)이 함유되
어 있다.

주의사항

활혈통경(活血通經)의 효능으로 유산의 우려가 있
기 때문에 임신부는 사용하면 안 되고, 혈이 허하
면서 어체(瘀滯)가 없는 경우에는 사용을 피한다.

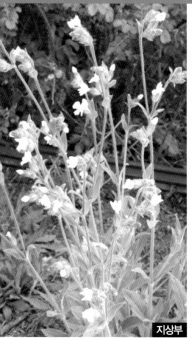

지상부

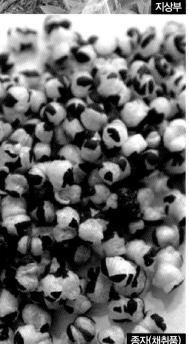

종자(채취품)

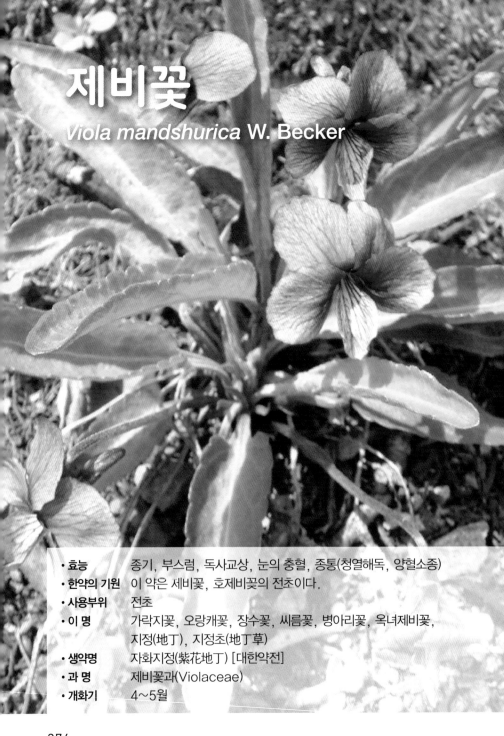

제비꽃

Viola mandshurica W. Becker

• 효능	종기, 부스럼, 독사교상, 눈의 충혈, 종통(청열해독, 양혈소종)
• 한약의 기원	이 약은 세비꽃, 호제비꽃의 전초이다.
• 사용부위	전초
• 이 명	가락지꽃, 오랑캐꽃, 장수꽃, 씨름꽃, 병아리꽃, 옥녀제비꽃, 지정(地丁), 지정초(地丁草)
• 생약명	자화지정(紫花地丁) [대한약전]
• 과 명	제비꽃과(Violaceae)
• 개화기	4~5월

약초

귀경 간(肝), 심(心) 경락에 작용

전초(약재 전형)

성미

성질이 차고, 맛은 쓰고 맵고, 독성은 없다.

효능과 주치

제비꽃은 열을 식히고 독을 푸는 청열해독(淸熱解毒), 혈열을 시원하게 하며 종양을 제거하는 양혈소종(凉血消腫) 등의 효능이 있어서 종기와 부스럼, 종독을 치료하고, 단독이나 독사 물린 데 사용하고, 눈이 붉게 충혈되고 종기가 나서 아픈 목적종통(目赤腫痛)을 치료하는 데 사용한다.

약용법과 용량

말린 약재 15~40g을 사용하며, 민간에서는 화농(짓무름)과 타박상 치료에 많이 사용했었다. 화농에는 제비꽃을 채취하여 깨끗이 씻은 뒤 약절구에 곱게 찧어 화농 부위에 붙여두면 증상이 호전된다. 명주 천에 짓찧은 약재를 싸서 환부에 감싸두어도 된다. 또 타박상 치료에는 제비꽃을 통째로 소금에 버무려 환부에 붙여두거나, 말린 제비꽃에 적당량의 물을 붓고 반으로 달여 그 물에 적신 헝겊을 환부에 덮어 습포를 한다. 견비통이나 요통, 관절염에도 효과가 있는데, 약절구에 곱게 찧은 약재를 통증 부위에 붙이고 그 위에 얇은 거즈를 덮고 뜨거운 물에 적신 수건을 덮어 찜질을 하면 효과가 좋다.

생육특성

제비꽃은 여러해살이풀로 전국 각지의 산과 들에서 자생하며, 키는 10~15cm로 자란다. 원줄기는 없고, 뿌리는 쭈그러졌으며, 원뿌리는 긴 원기둥 모양으로 지름은 0.1~0.3cm이고 담

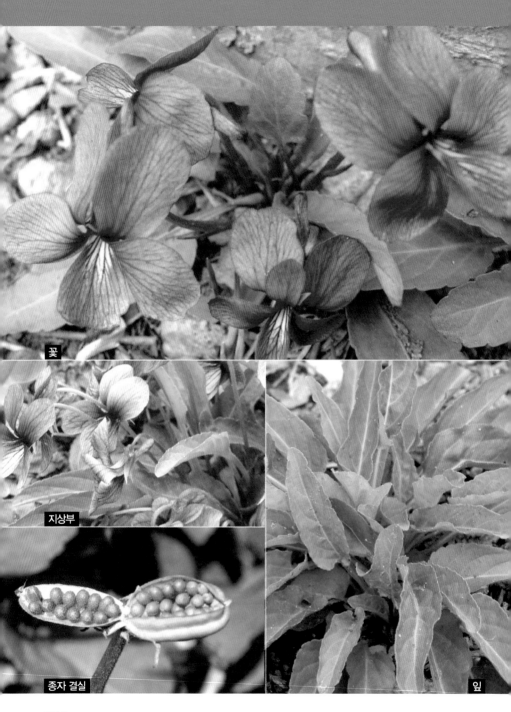

꽃

지상부

종자 결실

잎

276

황갈색이며 가는 세로 주름이 있다. 뿌리에서 긴 잎자루가 있는 잎이 모여 나고 잎
몸은 바늘 모양 또는 달걀 모양 바소꼴로 길이 3~8㎝, 너비 1~2㎝이다. 잎 끝부
분은 둔하고 밑부분은 절형(截形) 또는 약간 심장 모양이며 가장자리는 둔한 톱니가
있고, 양면에는 털이 나 있다. 꽃은 보라색 또는 자색으로 4~5월에 잎 사이에서
5~20㎝의 가늘고 긴 꽃자루 끝에 1송이가 한쪽 방향으로 핀다. 꽃잎은 5장이며
입술 모양 꽃부리는 구두주걱 모양으로 자색의 줄이 있다. 열매는 튀는열매로 타원
형인데, 3갈래로 갈라지고 안에는 담갈색의 종자가 많이 들어 있다. 제비꽃은 100
여 종에 이른다.

채취 방법과 시기

이른 봄에는 꽃을 채취하고, 5~8월 열매가 익으면 뿌리째 뽑아서 이물질을 제거하
고 말려서 가늘게 썰어서 사용한다

성분

뿌리에는 사포닌 성분이 함유되어 있다. 전초에는 세로틱산(cerotic acid), 플라본
(flavone) 등이 함유되어 있고, 꽃잎에는 비타민 C가 오렌지의 4배 정도 더 많이 함유
되어 있다.(씹어 보면 새콤하다.)

주의사항

성질이 차서 청열 작용을 하므로 비위가 냉한 경우에는 사용에 신중을 기한다.

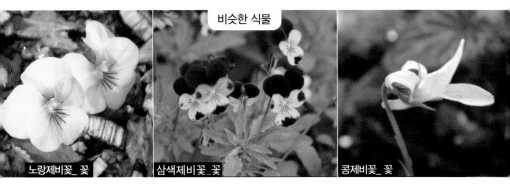

비슷한 식물

노랑제비꽃_ 꽃

삼색제비꽃_ 꽃

콩제비꽃_ 꽃

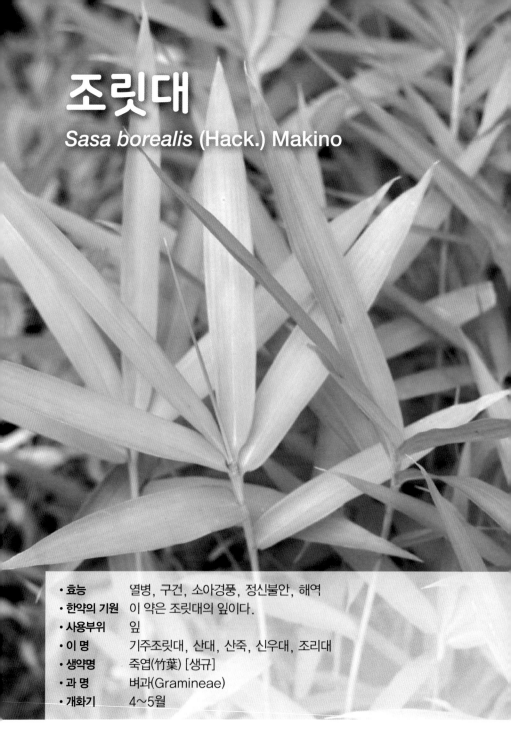

조릿대

Sasa borealis (Hack.) Makino

- **효능**   열병, 구건, 소아경풍, 정신불안, 해역
- **한약의 기원**   이 약은 조릿대의 잎이다.
- **사용부위**   잎
- **이 명**   기주조릿대, 산대, 산죽, 신우대, 조리대
- **생약명**   죽엽(竹葉) [생규]
- **과 명**   벼과(Gramineae)
- **개화기**   4~5월

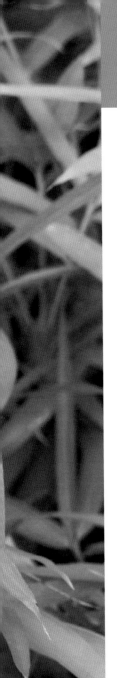

약초

귀경 심(心), 폐(肺), 위(胃), 담(膽)
경락에 작용

잎(약재)

성미

성질이 차고, 맛은 달고 담담하고, 독성은 없다.

효능과 주치

조릿대는 열을 식히고 번조를 제거하는 청열제번, 소변을
잘 보게 하는 이뇨, 갈증을 멈추게 하는 지갈, 진액을 생성시
켜주는 생진(生津) 등의 효능이 있어서 열병과 번갈을 치료하
며, 소아경풍(小兒驚風), 정신불안, 소변불리, 구건(口乾: 입안이
마르는 증상), 해역(咳逆: 기침을 하며 기가 위로 거스르는 증상) 등의
치료에 사용한다.

약용법과 용량

민간요법에서는 조릿대를 만성 간염, 땀띠, 여드름, 습진 치
료 등에 사용한다고 한다. 만성 간염에는 말린 잎과 줄기 5~
20g을 잘게 썰어 물 700mL에 넣어 끓기 시작하면 약하게 줄
여 200~300mL가 될 때까지 달여 하루에 3회씩 식전에 마시
면 입맛이 없고 몸이 노곤하며 소화가 잘 안 되고 헛배가 부르
며 머리가 아프고 간 부위가 붓고 아픈 증상을 치료한다. 말린
잎 100g을 물 5~6L에 넣어 2~3시간 약한 불로 끓여 그 물을
욕조에 붓고 건더기는 베주머니에 넣어 욕조 속에 넣은 다음 그
물로 목욕하면 땀띠, 여드름, 습진을 치료하는 데 효과적이다.
또한 민간에서는 봄철에 채취한 조릿대 잎을 잘게 썰어 그늘에
서 말려 5년쯤 묵혀 두었다가 오랫동안 달여 농축액을 만들어
놓고 약용하는데 이렇게 하면 조릿대의 찬 성질이 없어지며 조
금씩 먹으면 면역기능을 강화하는 좋은 약이 된다고 한다.

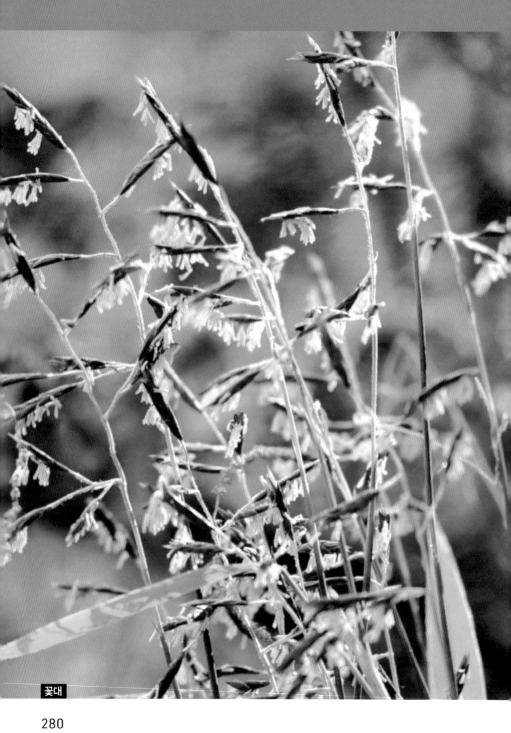

꽃대

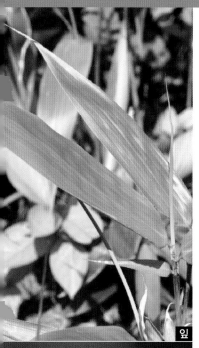

잎

꽃

생육특성

조릿대는 제주도와 울릉도를 제외한 한반도 전역에서 자생하는 상록 활엽관목으로 대나무 종류 중에서도 줄기가 매우 가늘고 키가 작으며 잎집이 그대로 붙어 있다는 특징이 있다. 높이는 1~2m로 자라며, 지름 0.3~0.6cm인 가느다란 녹색 줄기에는 털이 없으며 공 모양의 마디는 도드라지고, 그 주위가 옅은 자주색을 띤다. 잎은 타원형 바소꼴로 가지 끝에서 2~3장씩 나고 길이는 10~25cm이며 잎 가장자리에 가시 같은 잔 톱니가 있다. 꽃차례는 털과 흰 가루로 덮여 있으며 아랫부분이 검은빛을 띤 자주색 포로 싸여 있고, 어긋나게 갈라지며 원뿔형의 꽃대가 나와 그 끝마다 10송이 정도의 이삭 같은 꽃이 4~5월에 핀다. 꽃이 핀 해의 5~6월에 작고 타원형의 열매가 회갈색으로 달린다.

채취 방법과 시기

연중 어느 때나 채취가 가능하나 여름에 아주 작은 잎을 채취하여 햇볕이나 그늘에 말려서 사용한다. 죽엽은 성장 후 1년이 된 것으로 어리고 탄력이 있으며 신선한 잎이 좋다.

성분

조릿대는 항암 활성물질이 있는 것으로 알려져 있다. 잘게 썬 마른 잎 1kg을 물로 씻고 생석회 포화용액 18L에 염화칼슘 1.5g을 넣고 2시간 정도 끓인 다음 걸러낸 액에 탄산가스를 통과시켜

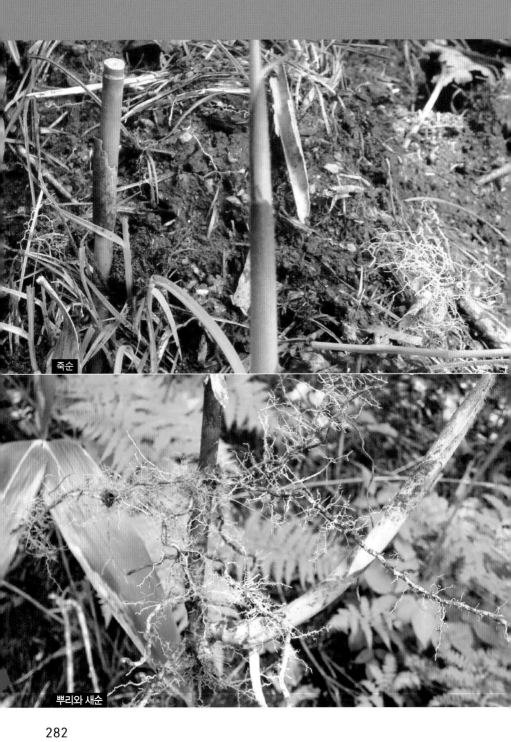

죽순

뿌리와 새순

탄산칼슘의 앙금이 완전히 생기도록 하룻밤 두었다가 거른다. 거른 액을 1/20로 졸이고 앙금이 생기면 다시 거른다. 거른 액을 졸여서 말리면 8~11%의 노란빛의 밤색 물질을 얻을 수 있는데 이것이 강한 항암 활성물질이다. 이 물질은 총당 43%, 질소 1% 정도이다.

주의사항 ·

유사종인 섬조릿대, 제주조릿대, 섬대 등의 잎도 약재로 사용하고 있는데, 민간에서는 조릿대를 담죽엽(淡竹葉)이라고도 부르지만 담죽엽은 여러해살이풀인 조릿대풀(*Lophatherum gracile* Brongn.)을 기원으로 하는 생약명으로 혼동의 우려가 있으므로 구분하여 사용해야 한다.

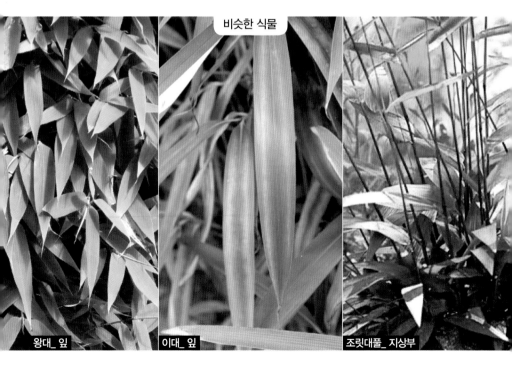

비슷한 식물

왕대_ 잎　　　　　이대_ 잎　　　　　조릿대풀_ 지상부

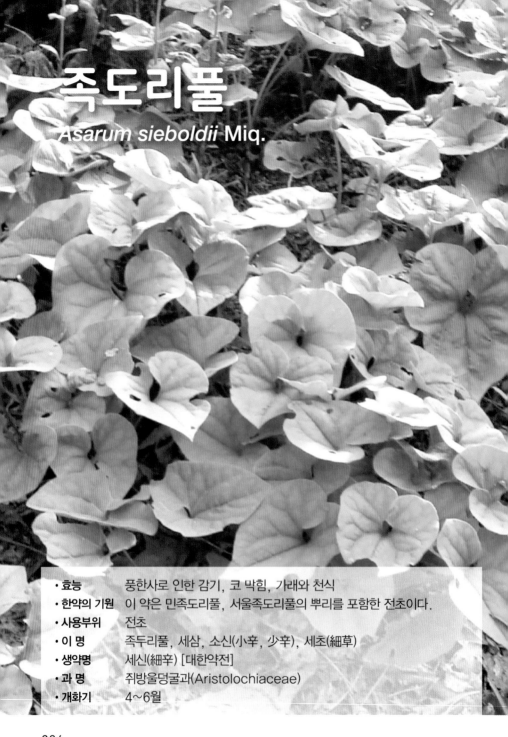

족도리풀

Asarum sieboldii Miq.

• 효능	풍한사로 인한 감기, 코 막힘, 가래와 천식
• 한약의 기원	이 약은 민족도리풀, 서울족도리풀의 뿌리를 포함한 전초이다.
• 사용부위	전초
• 이 명	족두리풀, 세삼, 소신(小辛, 少辛), 세초(細草)
• 생약명	세신(細辛) [대한약전]
• 과 명	쥐방울덩굴과(Aristolochiaceae)
• 개화기	4~6월

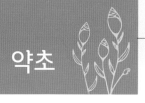

약초

귀경 심(心), 폐(肺), 신(腎) 경락에 작용

성미 • 성질이 따뜻하고, 맛은 맵고, 독성은 없다(독이 약간 있다고도 함).

전초(약재)

효능과 주치 • 족도리풀은 풍사를 제거하고 한사를 흩어지게 하는 거풍산한(祛風散寒), 구규(九竅: 몸의 9개의 구멍으로 눈, 코, 귀, 입, 요도, 항문 등을 가리키며 오장육부의 상태나 병증을 나타내는 창문의 역할)를 통하게 하고 통증을 멈추게 하는 통규지통(通竅止痛), 폐기를 따뜻하게 하고 음식을 잘 소화시키는 온폐화음(溫肺化飮) 등의 효능이 있어서 풍사와 한사로 인한 감기, 두통, 치통, 코 막힘을 치료하며, 풍습비통(風濕痹痛)과 담음천해(痰飮喘咳: 가래와 천식, 기침)를 다스린다.

약용법과 용량 • 말린 전초 1.5~4g을 물에 넣어 끓여 탕전하거나 환이나 가루로 만들어 복용하는데, 가루를 코 안에 뿌리기도 한다. 매운맛이 강하여 차나 음료로 마시기에는 부적당하며 약재로 사용한다. 추위나 바람에 노출되어 얻은 감기로 인하여 오는 오한발열, 두통, 비색(鼻塞: 코 막힘) 등의 병증을 다스리는데, 특히 두통이 심한 감기 증상 치료에 적합하다.

비슷한 식물

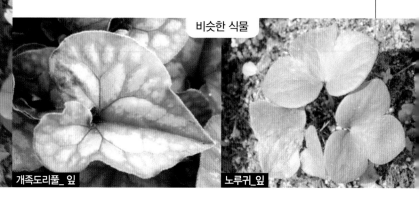

개족도리풀_ 잎

노루귀_잎

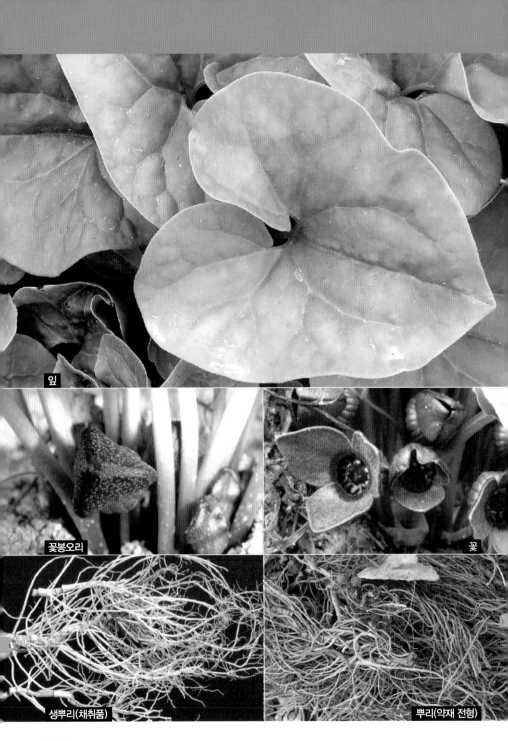

잎

꽃봉오리

꽃

생뿌리(채취품)

뿌리(약재 전형)

생육특성

족도리풀은 전국 각처의 산지에서 자라는 여러해살이풀로 반그늘 또는 양지의 토양이 비옥한 곳에서 잘 자란다. 키는 15~20㎝이며, 뿌리줄기는 마디가 많고 옆으로 비스듬히 기며 마디에서 뿌리가 내린다. 줄기는 자줏빛을 띠고, 잎은 줄기 끝에서 2장이 나오는데 너비는 5~10㎝이고, 하트 모양이다. 잎의 표면은 녹색이고, 뒷면에는 잔털이 많이 나 있다. 꽃은 검은 홍자색으로 4~6월에 피며 항아리 모양이고 끝이 3갈래로 갈라진다. 꽃은 잎 사이에서 올라오기 때문에 잎 주위의 쌓여 있는 낙엽들을 살짝 걷어내면 그 속에 수줍은 듯 숨어 있다. 열매는 8~9월경에 두툼하고 둥글게 달린다.

채취 방법과 시기

5~7월에 전초를 뿌리째 채취한 후, 이물질을 제거하고 부스러지지 않도록 습기를 쥐 부드럽게 만든 뒤 절단해 햇볕에 말려 사용한다. 봄·가을에 뿌리만을 채취하여 같은 방법으로 약재로 가공하기도 한다.

성분 뿌리에는 메틸류게놀(methylleugenol), 아사릴케톤(asarylketone), 사프롤(safrol), 1,8-시네올(1,8-cineol), 유카본(eucarvone), 아사리닌(asarinin), 히게나민(higenamine) 등이 함유되어 있다.

주의사항 발산 작용이 있는 약재이므로 음허, 혈허, 기허다한(氣虛多汗), 음허양항두통(陰虛陽亢頭痛: 음적인 에너지 소스가 부족하면서 양기가 항성하여 오는 두통), 음허폐열해수(陰虛肺熱咳嗽) 등에는 모두 사용하면 안 되며 가루약의 사용량이 너무 많지 않도록 주의한다. 안면홍조나 어지럼증, 다한 등을 일으킬 수 있고 심하면 가슴이 답답하고 오심, 구토, 심계(心悸) 등의 증상을 일으킨다.

· 식약처 생약 DB자료에는 민족도리풀과 서울족도리풀을 세신의 기원으로 기록하고 있으나 국생종에는 이들에 대한 기재가 없고, 신(2010)과 이(2014)에 따라 본서에서는 족도리풀(A. sieboldii)로 정리하였다.

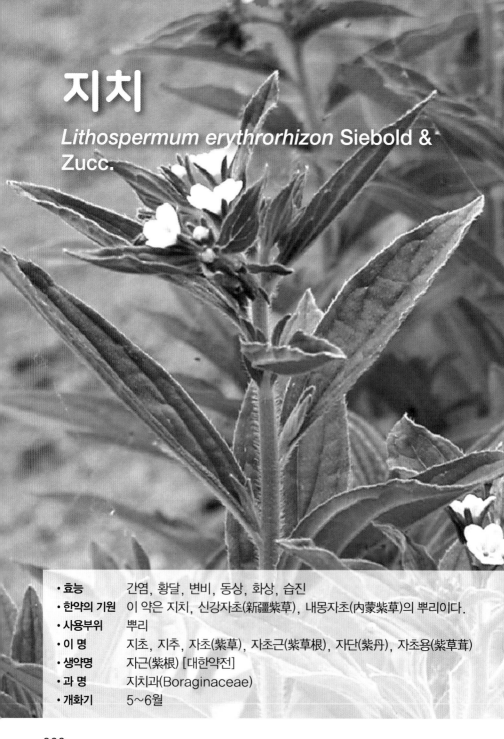

지치

Lithospermum erythrorhizon Siebold & Zucc.

• **효능**	간염, 황달, 변비, 동상, 화상, 습진
• **한약의 기원**	이 약은 지치, 신강자초(新疆紫草), 내몽자초(內蒙紫草)의 뿌리이다.
• **사용부위**	뿌리
• **이 명**	지초, 지추, 자초(紫草), 자초근(紫草根), 자단(紫丹), 자초용(紫草茸)
• **생약명**	자근(紫根) [대한약전]
• **과 명**	지치과(Boraginaceae)
• **개화기**	5~6월

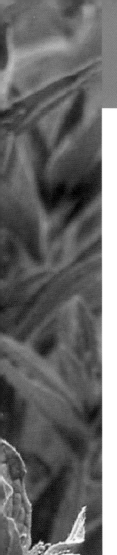

약초

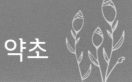

귀경 간(肝), 심(心), 신(腎)
경락에 작용

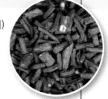

뿌리(약재)

성미

지치는 성질이 차고(온·평하다고도 함),
맛은 달고 짜며, 독성은 없다.

효능과 주치

열을 풀어주는 해열, 혈액순환을 잘 되게 하는 활혈, 심기능
을 강화하는 강심, 독을 풀어주는 해독, 종기를 제거하는 소종
등의 효능이 있어서 간염, 습열황달(濕熱黃疸), 열결변비(熱結便
秘), 토혈, 코피, 요혈, 자반병, 단독, 동상, 화상, 습진 등을 치
료하는 데 사용한다.

약용법과 용량

말린 뿌리 5~20g을 물 1L에 넣어 1/3이 될 때까지 달여 마
시거나, 가루로 만들어 복용한다. 민간에서는 말린 뿌리 10g
을 물 700mL에 넣어 끓기 시작하면 약하게 줄여 200~
300mL가 될 때까지 달여 하루에 2회 나눠 마셨다. 외용할 경
우에는 고약으로 만들어 환부에 붙인다. 민간에서는 황백(황벽
나무 껍질)과 지치를 3:1로 섞어 가루로 만들어 참기름에 개어
연고처럼 만들어 주부습진 치료에 사용하는데, 저녁에 잠자리
에 들기 전 손을 깨끗이 씻고 참기름에 개어둔 연고를 바르고
자면 효과가 매우 좋다고 한다. 그 밖에도 증류주를 내릴 때
소줏고리를 통과한 술을 지치를 통과하게 하여 붉은 색소와 약
효를 동시에 얻는 전통 민속주로 활용하기도 하고(진도 홍주),
공업적으로는 자줏빛 염료로 활용하기도 하는데 그 빛깔이 고
와 예로부터 민간에서 애용되어 왔다.

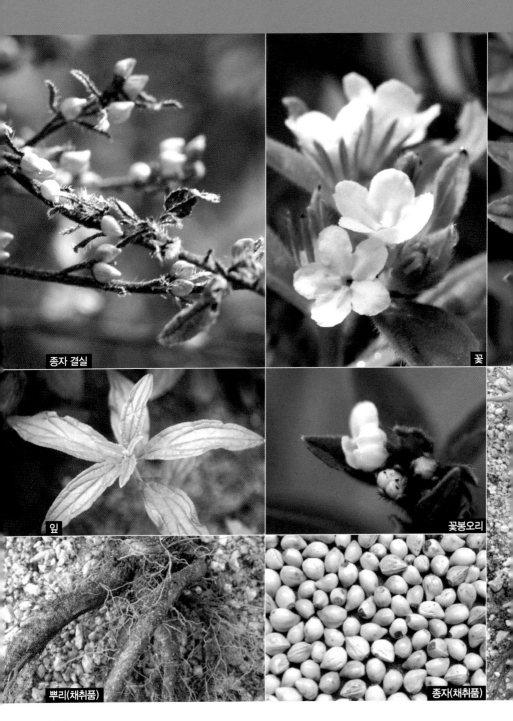

종자 결실

꽃

잎

꽃봉오리

뿌리(채취품)

종자(채취품)

290

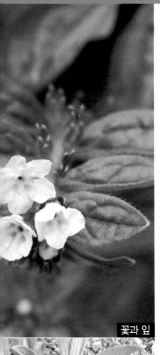

꽃과 잎

전초(채취품)

생육특성 · 지치는 각지에서 분포하며 재배도 하는 여러해살이풀로 키는 30~70㎝이다. 자근(紫根)이라 부르며 약용하는 뿌리는 곧게 뻗어나가는 편이며 원기둥 모양으로 비틀려 구부러졌고, 가지가 갈라지며 길이 7~14㎝, 지름 1~2㎝이다. 약재 표면은 자홍색 또는 자흑색으로 거칠고 주름이 있으며 껍질부는 얇아 쉽게 탈락한다. 질은 단단하면서도 부스러지기 쉽고, 단면은 고르지 않으며 목질부는 비교적 작고 황백색 또는 황색이다. 줄기는 곧게 자라고 전체에 털이 나 있고, 잎은 바소꼴로 잎자루가 없는 채로 어긋나며 질은 두터운 편이다. 꽃은 흰색으로 5~6월에 줄기와 가지 끝에서 총상꽃차례로 피며 잎 모양의 포가 있다.

채취 방법과 시기 · 가을부터 이듬해 봄 사이에 뿌리를 채취한 후 이물질을 제거하고 말린 뒤 절단해 사용한다.

성분 · 뿌리에는 쉬코닌(shikonin), 아세틸쉬코닌(acetylshikonin), 알카닌(alkanin), 이소바이틸쉬코닌(isobytylshikonin), 베타,베타-디메틸아크릴-쉬코닌(β, β-dimethylacryl-shikonin), 베타-하이드록시이소발러릴쉬코닌(β-hydroxyisovalerylshikonin), 테트라크릴쉬코닌(tetracrylshikonin) 등이 함유되어 있으며, 주성분인 쉬코닌, 아세틸쉬코닌은 항염증, 창상 치유, 항종양 작용 등이 있어 고약으로 만들어 화상, 피부염증, 항균 작용 등에 사용한다.

주의사항 · 성질이 차고 활설(滑泄)하므로 비 기능이 약하여 대변이 무른 사람은 신중하게 사용하여야 한다.

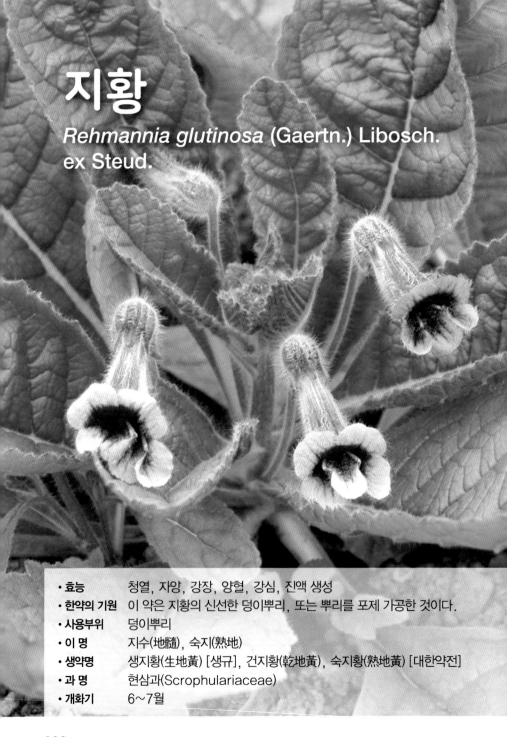

지황

Rehmannia glutinosa (Gaertn.) Libosch. ex Steud.

- **효능** 청열, 자양, 강장, 양혈, 강심, 진액 생성
- **한약의 기원** 이 약은 지황의 신선한 덩이뿌리, 또는 뿌리를 포제 가공한 것이다.
- **사용부위** 덩이뿌리
- **이 명** 지수(地髓), 숙지(熟地)
- **생약명** 생지황(生地黃) [생규], 건지황(乾地黃), 숙지황(熟地黃) [대한약전]
- **과 명** 현삼과(Scrophulariaceae)
- **개화기** 6~7월

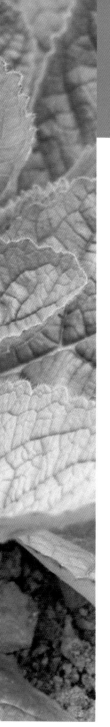

약초

성미

뿌리(약재)

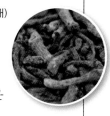

생지황은 성질이 매우 차고, 맛은 달고 약간 쓰며, 독성은 없다. 숙지황은 성질이 따뜻하고, 맛은 달고, 독성은 없다. 건지황은 성질이 차고, 맛은 달다.

효능과 주치

- **생지황** 열을 내리게 하는 청열, 혈분의 나쁜 사기를 제거하는 양혈, 양기를 길러주는 자양, 진액을 생성하는 생진(生津), 심장 기능을 강화하는 강심 등의 효능이 있어 월경불순, 혈붕, 토혈, 육혈(衄血 : 코피), 소갈, 당뇨병, 관절동통(關節疼痛), 습진 등을 치료한다.
- **숙지황** 혈을 보하는 보혈, 몸을 튼튼하게 하는 강장, 태아를 안정되게 하는 안태 등의 효능이 있어 빈혈, 신체허약, 양위(陽萎), 유정, 골증(骨蒸: 골증조열의 준말), 태동불안(胎動不安), 월경불순, 소갈증, 이농(耳膿) 등을 치료하는 데 유용하다.
- **건지황** 열을 내리는 청열, 혈분의 사기를 제거하는 양혈, 음기를 길러주는 양음(養陰), 진액을 생성해주는 생진(生津) 등의 효능이 있어서 온열병과 출혈증, 당뇨, 변비 등에 이용한다.

약용법과 용량

생지황 5~15g, 건지황 5~20g을 각종 처방에 넣어 사용하며, 숙지황 4~20g을 각종 배합에 넣어 물을 붓고 끓여 마신다[사물탕(四物湯), 팔물탕(八物湯), 십전대보탕(十全大補湯) 등].

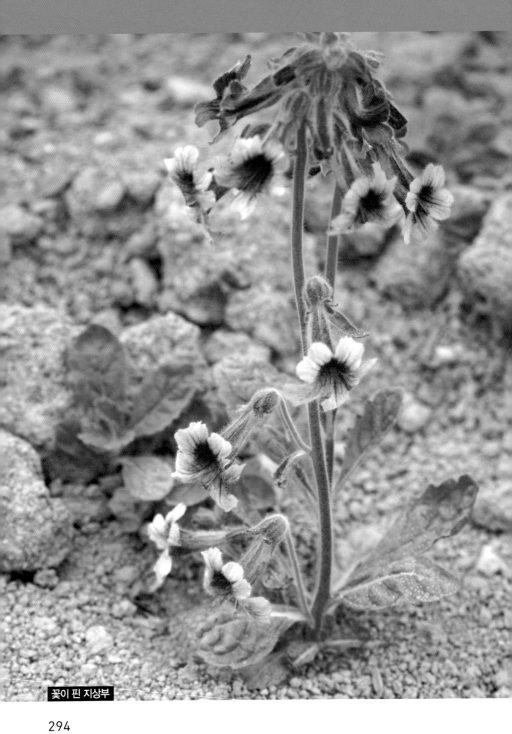

꽃이 핀 지상부

약초

또는 환으로 만들어 복용하기도 한다[육미지황환(六味地黃丸)]. 숙지황을 삶아서 추출한 물을 팥 앙금에 소량 첨가하여 반죽하면 팥 앙금이 쉽게 상하는 것을 방지할 수 있다.

생육특성

지황은 여러해살이풀로 전국 각지에서 재배도 많이 하며 특히 전북 정읍 옹동면은 전통적으로 지황의 주산지이고, 최근 충남 서천과 서산 지방에서도 많이 재배하고 있다. 키는 20~30㎝로 자라고, 줄기는 곧추서며 전체에 짧은 털이 나 있다. 뿌리는 감색으로 굵고 옆으로 뻗으며, 생뿌리는 생지황(生地黃), 말린 뿌리는 건지황(乾地黃), 생지황을 아홉 번 찌고 아홉 번 말려서 만든 뿌리는 숙지황(熟地黃)이라고 한다. 뿌리에서 나온 잎은 뭉쳐나고 타원형이다. 잎끝은 둔하고 밑부분이 뾰족하며 가장자리에 물결 모양의 톱니가 있다. 잎 표면에는 주름이 있으며 뒷면에는 맥이 튀어나와 그물 모양이 된다. 줄기에 달린 잎은 타원형으로 어긋난다. 꽃은 홍자색으로 6~7월에 총상꽃차례로 15~18㎝의 꽃대 위에서 핀다. 열매는 튀는열매로 타원형이다.

채취 방법과 시기

숙지황 제조하는 방법[가을에 지상부가 고사하면 덩이뿌리를 채취하는데 겨울에 동해(凍害)가 없는 곳에서는 이듬해 이른 봄에 채취하기도 함]은 다음과 같다.
- 지황즙(地黃汁)으로 제조하는 방법 : 먼저 깨끗이 씻은 지황을 물에 담가 가라앉은 지황을 숙지황 원재료로 준비하고, 물의 중간부에 뜨는 지황[인황(人黃)]과 수면 위에 전부 뜨는 지황[천황(天黃)]을 건져내어 함께 짓찧어 즙액을 만든다. 먼저 건져둔 지황에 짓찧어 준비한 천황과 인황을 버무린 다음 찜통에 넣고 충분히 찐 후 꺼내 햇볕에 말리고 다시 지황즙 속에 하룻밤 담갔다가 찐 후 햇볕에 말린다. 이렇게 찌고 말리는 과정을 9번 반복하여 제조한다.
- 술, 사인(砂仁), 진피(陳皮) 등을 보료로 하여 제조하는 방법 : 술(주로 막걸리를 빚어서 사용)에 지황을 버무려 찌고 말리는 과정을 반복하는데 겉과 속이 검은색이며 질이 유윤하면 햇볕에 말려서 제조한다.

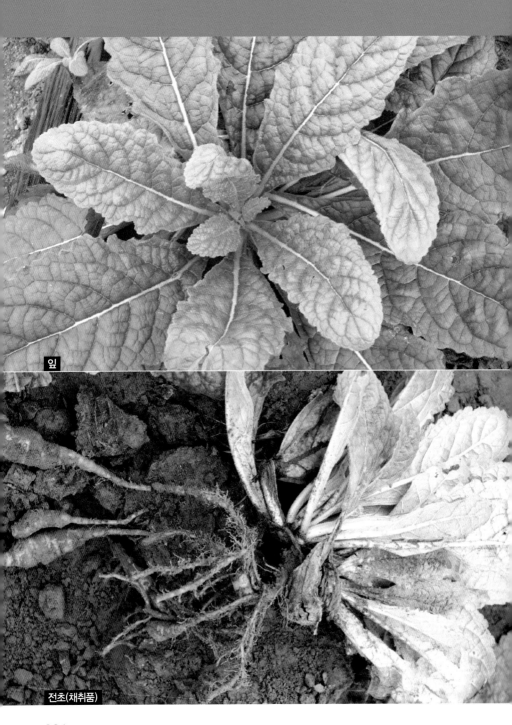

잎

전초(채취품)

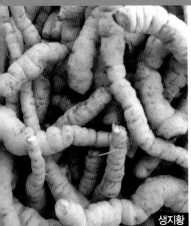

생지황

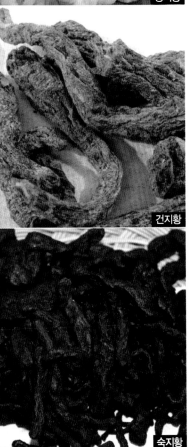

건지황

숙지황

- **건지황으로 제조하는 방법 :** 생지황 뿌리를 햇볕에 말려 약간 쭈글쭈글해지면 절구에 넣고 찧어서 즙(汁)을 취하고, 다시 술에 적셔 절구에 넣고 찧어서 취한 즙액을 생지황에 버무려 햇볕에 말리거나 화력 건조한다. 또, 생지황을 쥐어짜서 즙을 제거하고 말린 것을 생건지황이라 한다.

성분

뿌리에는 카탈폴(catalpol), 아쿠빈(aucubin), 레오누리드(leonuride), 멜리토사이드(melitoside), 세레브로사이드(cerebroside), 렘니오사이드(rhemnnioside) A~C, 모노멜리토사이드(monomelitoside) 등이 함유되어 있다.

주의사항

숙지황이나 건지황의 경우 성질이 끈끈하고 점액질이기 때문에 비위가 허약한 사람, 기가 울체되어 담이 많은 사람, 복부가 팽만되고 대변이 진흙처럼 무른 사람 등은 사용해서는 안 되며, 무씨나 무를 함께 사용할 수 없다. 또한 반드시 충분하게 찌고 말리는 과정을 반복하여 사용하여야 카탈폴성분에 의한 복통, 소화불량 등을 방지할 수 있다. 생지황의 경우에는 다액(多液)인데다가 그 성질이 응체(凝滯)되기 쉬우므로 비 기능이 허하고 습이 많은 경우와 위 기능이 허하고 소화기능이 떨어지는 경우, 복부가 팽만하고 진흙처럼 무른 대변을 보는 사람은 사용을 피한다.

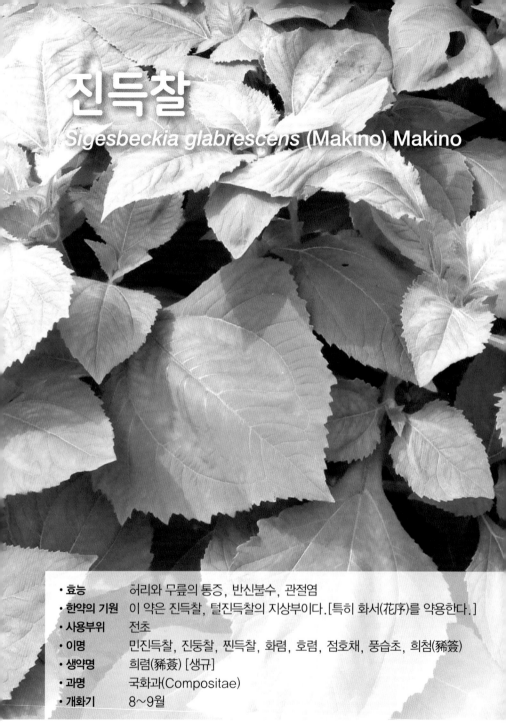

진득찰

Sigesbeckia glabrescens (Makino) Makino

- **효능**   허리와 무릎의 통증, 반신불수, 관절염
- **한약의 기원**   이 약은 진득찰, 털진득찰의 지상부이다. [특히 화서(花序)를 약용한다.]
- **사용부위**   전초
- **이명**   민진득찰, 진동찰, 찐득찰, 화렴, 호렴, 점호채, 풍습초, 희첨(豨簽)
- **생약명**   희렴(豨薟) [생규]
- **과명**   국화과(Compositae)
- **개화기**   8~9월

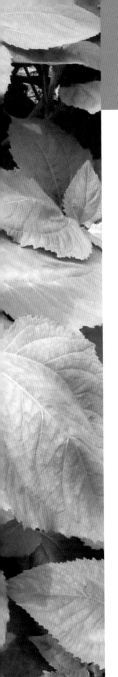

약초

귀경 간(肝), 신(腎) 경락에 작용

전초(약재)

성미

진득찰은 성질이 차고, 맛은 쓰다.

효능과 주치

풍사와 습사를 제거하는 거풍습(去風濕), 통증을 가라앉히는 진통, 혈압을 내리고, 소종하는 등의 효능이 있어서 풍습진통(風濕鎭痛), 사지마비, 허리와 무릎의 냉통, 허리와 무릎의 무력증, 류머티즘성 관절염, 고혈압, 간염, 황달, 창종, 반신불수 등의 치료에 사용하는데 일반적으로 습열에 의해서 발생하는 병증치료에는 생용(生用)하고, 사지마비, 반신불수 등의 치료에는 술로 포제하는 주제(酒製)하여 사용한다.

약용법과 용량

진득찰은 약효가 좋으므로 단독으로 사용하기도 하지만 다른 처방에 배합하여 사용하기도 한다. 주증하여 말린 전초 20g을 물 700mL에 넣어 끓기 시작하면 약하게 줄여 200~300mL가 될 때까지 달여 하루에 2회 나눠 마신다. 보통 술을 뿌려서 시루에 찌고 햇볕에 말리는 작업을 9번 반복한 진득찰 가루를 꿀로 버무려 환으로 만들어 복용[희첨환]하면 중풍의 구안와사, 언어건삽(言語蹇澁: 혀가 잘 돌아가지 않거나 의식이 흐려 말을 잘하지 못하는 증상), 반신불수 등을 치료한다. 그러나 풍습이 아닌 경우에는 신중하게 사용해야 하며 음혈(陰血: 진액)이 부족한 경우에는 사용을 피한다.

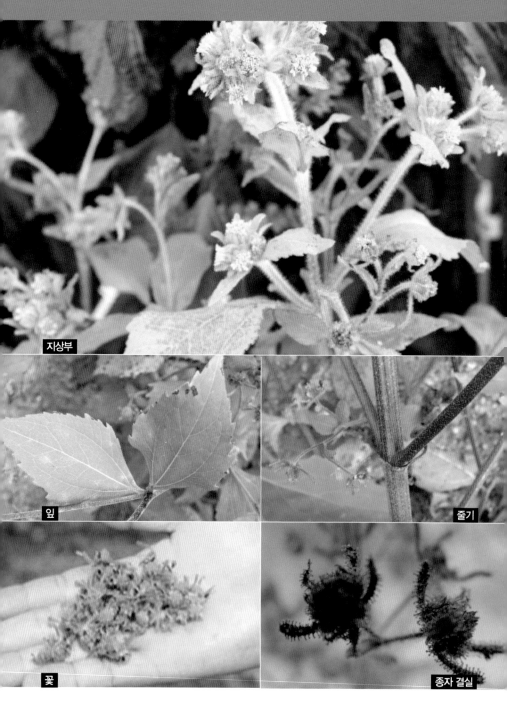

지상부

잎

줄기

꽃

종자 결실

생육특성 ·

진득찰은 한해살이풀로 전국 각처에서 분포하며 들이나 밭둑 근처에서 자란다. 키는 40~100㎝로 자라며, 원줄기 전체에 부드러운 털이 나 있다. 원줄기는 둥근기둥 모양이고 자갈색 가지는 마주난다. 달걀 모양의 삼각형 잎은 마주나며 끝이 뾰족하고 톱니가 있다. 꽃은 노란색으로 8~9월경에 가지 끝과 원줄기 끝에서 핀다. 여윈열매[수과(瘦果): 익어도 열매껍질이 작고 말라서 단단하여 터지지 않고, 가죽질이나 나무질로 되어 있음]로 결실하는 열매는 10월경에 열린다.

채취 방법과 시기 ·

꽃이 피기 시작하는 6~8월경 무렵에 전초를 채취하여 그늘에서 말린다. 돼지 분변 냄새가 나기 때문에 술을 뿌려서 시루에 찌고 말리는 과정을 반복하여 냄새를 제거하고 사용한다.

성분 ·

다루틴(darutin), 푸베탈린(pubetalin), 오리엔탈라이드(orientalide), 다루토사이드(darutoside) 등을 함유하며, 각종 에스테르(ester)도 함유되어 있다.

주의사항 ·

풍사와 습사를 제거하는 거풍습(去風濕)의 작용이 있으므로 풍습사가 아닌 경우에는 신중하게 사용하고, 음혈이 부족한 경우에는 사용을 피한다. 생용을 하거나 많은 양을 사용할 때에는 구토를 일으킬 수 있다.

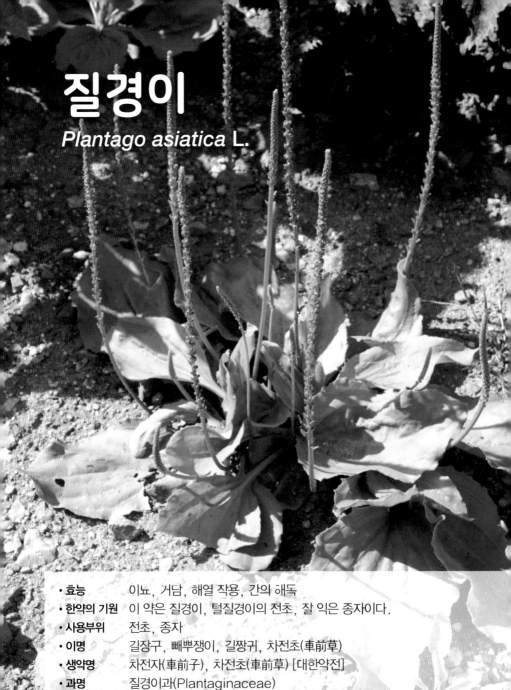

질경이

Plantago asiatica L.

- **효능** 이뇨, 거담, 해열 작용, 간의 해독
- **한약의 기원** 이 약은 질경이, 털질경이의 전초, 잘 익은 종자이다.
- **사용부위** 전초, 종자
- **이명** 길장구, 빼뿌쟁이, 길짱귀, 차전초(車前草)
- **생약명** 차전자(車前子), 차전초(車前草) [대한약전]
- **과명** 질경이과(Plantaginaceae)
- **개화기** 6~8월

약초

성미

전초(약재 전형)

질경이 전초는 차전초(車前草), 종자는 차전자(車前子)라 하며 약용한다.

- **차전초**　성질이 차고, 맛은 달며, 독성은 없다.
- **차전자**　성질이 차고, 맛은 달며, 독성은 없다.

효능과 주치

- **차전초**　소변을 잘 보게 하는 이뇨, 간의 독을 풀어주는 청간, 열을 내리게 하는 해열, 담을 제거하는 거담의 효능이 있어 소변불리, 수종, 혈뇨, 백탁, 간염, 황달, 감기, 후두염, 기관지염, 해수, 대하, 이질 등의 치료에 사용한다.
- **차전자**　소변을 잘 보게 하는 이뇨, 간의 기운을 더하는 익간(益肝), 기침을 멈추게 하는 진해, 담을 제거하는 거담 효능이 있어 소변불리, 복수(腹水), 임탁(淋濁), 방광염, 요도염, 해수, 간염, 설사, 고혈압, 변비 등의 치료에 사용할 수 있다.

약용법과 용량

말린 약재 12~20g을 사용하며, 민간요법에서는 다이어트를 위해 약한 불에 볶은 차전자와 율무를 1:3으로 섞어 하루 2~3회 한 숟가락씩 따뜻한 물과 함께 복용하기도 했다. 또한 현재 제약업계에서는 변비 치료제로 개발하여 주목받고 있다.

생육특성

질경이는 각지의 들이나 길가에서 흔하게 분포하는 여러해살이풀로, 마차가 지나간 바퀴자국 옆에서 잘 자란다고 하여 차

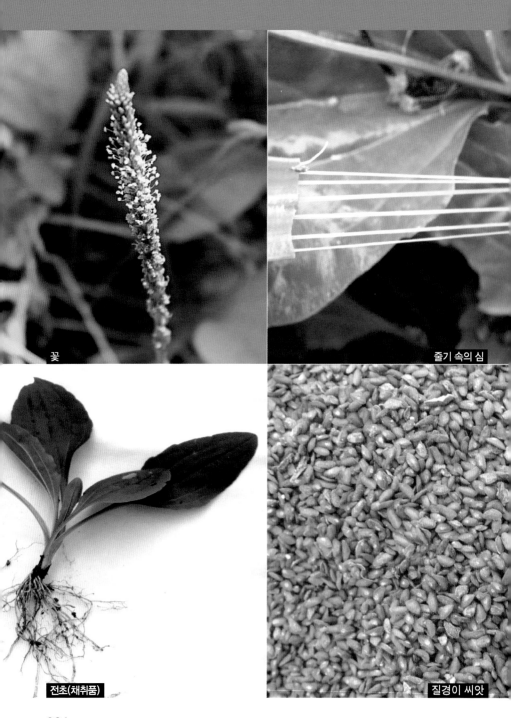

꽃

줄기 속의 심

전초(채취품)

질경이 씨앗

304

전초(車前草) 혹은 차과로초(車過路草)라는 이름으로 불린다. 키는 10~50cm로 자라며 수염뿌리가 있으며 원줄기는 없고, 많은 잎이 뿌리에서 뭉쳐 올라와 비스듬히 퍼진다. 잎은 달걀 모양 또는 타원형에 잎 끝은 날카롭거나 뭉툭하며 잎맥이 5~7개 정도가 나타난다. 잎의 길이는 4~15cm, 너비는 3~8cm이다. 꽃은 흰색으로 6~8월에 핀다. 열매가 튀는열매[삭과(蒴果): 열매 속이 여러 칸으로 나뉘어졌고, 각 칸 속에 많은 종자가 들어 있음]로 결실하면 옆으로 갈라지면서 6~8개의 흑갈색 종자가 나온다.

채취 방법과 시기

질경이 전초는 여름에 잎이 무성할 때 채취하여 물에 씻고 햇볕에 말려 그대로 썰어서 사용한다. 종자는 가을에 종자가 익었을 때 채취하여 말린 다음, 이물질을 제거하고 살짝 볶아서 사용하거나 소금물에 침지한 후 볶아서 사용한다.

성분

전초에는 헨트리아콘탄(hentriacontane), 플란타기닌(plantaginin), 우르솔산(ursolic acid), 아우큐빈(aucubin), 베타-시토스테롤(β-sitosterol)이 함유되어 있다. 종자에는 숙신산(succinic acid), 콜린(choline), 팔미트산(palmitic acid), 올레산(oleic acid) 등이 함유되어 있다.

주의사항

성질이 차고 활설(滑泄: 오래되거나 심한 설사)하므로 양기가 하함(下陷: 기가 아래로 내려감. 주로 비기가 허약하여 수렴하지 못하고 조직이 느슨해져서 장기탈수 등의 병증이 발생)하거나 신기능이 허하여 오는 유정 및 습열이 없는 경우에는 사용을 피한다. 특히 이수(利水: 이뇨)하면서 기가 함께 빠져나가기 때문에 반드시 기를 보충하는 대책을 세워주어야 한다. 다이어트를 위해 차전자를 약재로 사용할 경우 율무를 함께 사용하는 이유는 이러한 원리이다

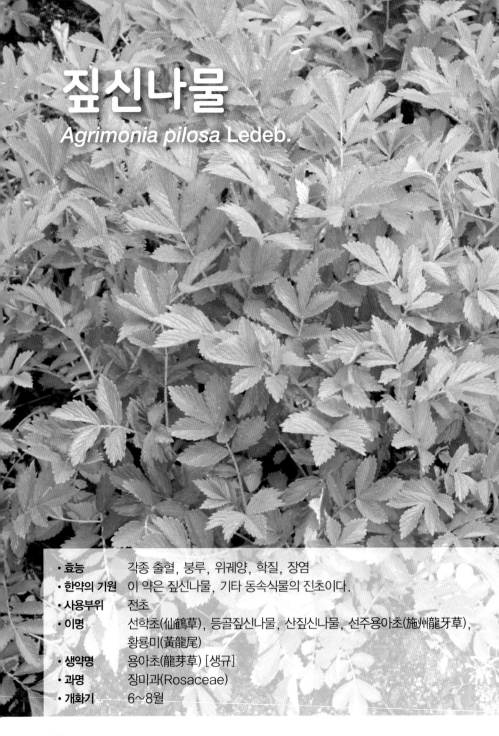

짚신나물

Agrimonia pilosa Ledeb.

• 효능	각종 출혈, 붕루, 위궤양, 학질, 장염
• 한약의 기원	이 약은 짚신나물, 기타 동속식물의 진초이다.
• 사용부위	전초
• 이명	선학초(仙鶴草), 등골짚신나물, 산짚신나물, 선주용아초(施州龍牙草), 황룡미(黃龍尾)
• 생약명	용아초(龍芽草) [생규]
• 과명	장미과(Rosaceae)
• 개화기	6~8월

306

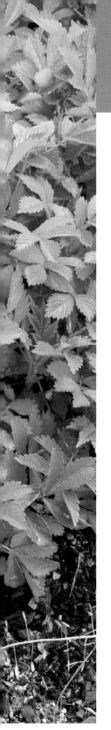

약초

전초(약재 전형)

성미

짚신나물은 성질이 평 또는 따뜻하고, 맛은 떫고
쓰며, 독성은 없다.

효능과 주치

기혈이 밖으로 흘러나가는 것을 막고 안으로 거두어들
이는 수렴지혈(收斂止血), 설사를 멈추게 하는 지리(止痢), 독을
풀어주는 해독 등의 효능이 있어서 각종 출혈과 외상출혈, 붕
루, 대하, 위궤양, 심장쇠약, 장염, 적백리(赤白痢), 토혈, 학질,
혈리(血痢) 등을 치료한다.

약용법과 용량

말린 전초 10g을 물 700mL에 넣어 끓기 시작하면 약하게 줄
여 200~300mL가 될 때까지 달여 하루에 2회 나눠 마시거
나, 가루 또는 생즙을 내어 복용한다. 외용할 경우에는 짓찧어
환부에 붙인다. 민간에서는 전초를 항암제로 사용해 왔다고
하는데, 특히 항균 및 소염 작용이 뛰어나서 예로부터 민간에
서 말린 약재를 달여서 마시거나 생초를 짓찧어서 환부에 붙이
는 방법으로 많이 사용해 왔다.

생육특성

짚신나물은 여러해살이풀로 각지의 산과 들에서 흔하게 자생
한다. 키는 30~100cm로, 전체에 부드러운 흰 털이 덮여 있
다. 줄기의 하부는 둥근기둥 모양으로 지름이 0.4~0.6cm이
고 홍갈색이며, 상부는 각진 기둥 모양으로 4면이 약간 움푹하
며 녹갈색으로 세로 골과 능선이 있고 마디가 있다. 몸체는 가

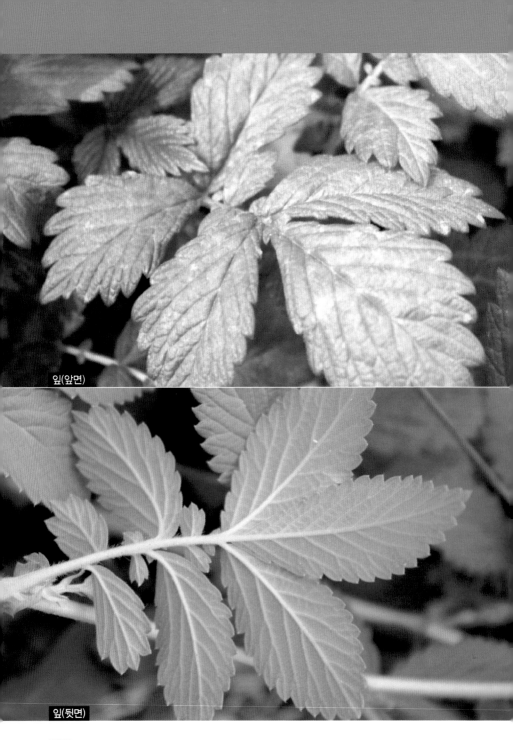

잎(앞면)

잎(뒷면)

308

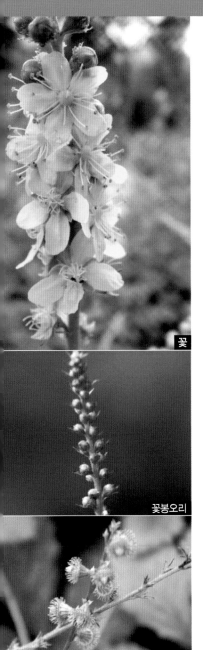

꽃

꽃봉오리

종자 결실

뼙고 질은 단단하나 절단하기 쉽고, 단면은 가운데가 비어 있다. 잎은 홀수깃꼴겹잎으로 어긋나고, 어두운 녹색이며 쭈그러져 말려 있고 질은 부서지기 쉽다. 잎몸은 크고 작은 2종이 있는데, 잎줄기 위에 나며 꼭대기의 잔잎은 비교적 크고, 완전한 잔잎을 펴보면 달걀 모양 또는 타원형으로 선단은 뾰족하고, 잎 가장자리에는 톱니가 있다. 꽃은 노란색으로 6~8월경에 이삭 모양 꽃차례로 피며 꽃잎은 5장이다. 열매는 여윈열매로 8~9월경에 익고, 가시 모양의 털이 많이 나 있어 옷이나 짐승의 몸에 잘 달라붙는다. 짚신나물의 열매에 난 털 때문에 옛날에는 짚신이나 버선에 잘 달라붙었다 하여 짚신나물이라는 이름이 붙었다는 이야기도 전한다.

채취 방법과 시기

여름철 줄기와 잎이 무성하고 개화 직전에 전초를 채취하여 이물질을 제거하고 물을 뿌려 촉촉하게 만든 뒤 절단하여 사용한다.

성분

전초에 함유된 성분은 대부분 정유이며 아그리모닌(agrimonin), 아그리모놀라이드(agrimonolide), 루테올린-7-글루코사이드(luteolin-7-glucoside), 아피게닌-7-글루코사이드(apigenin-7-glucoside), 타닌(tannin), 탁시폴린(taxifolin), 바닐릭산(vanillic acid), 아그리모놀(agrimonol), 사포닌 등이 함유되어 있다.

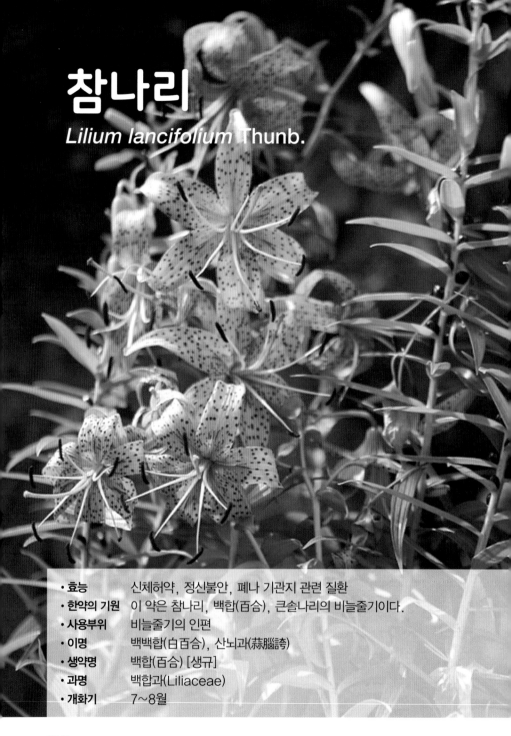

참나리
Lilium lancifolium Thunb.

- **효능** 신체허약, 정신불안, 폐나 기관지 관련 질환
- **한약의 기원** 이 약은 참나리, 백합(百合), 큰솔나리의 비늘줄기이다.
- **사용부위** 비늘줄기의 인편
- **이명** 백백합(白百合), 산뇌과(蒜腦薝)
- **생약명** 백합(百合) [생규]
- **과명** 백합과(Liliaceae)
- **개화기** 7~8월

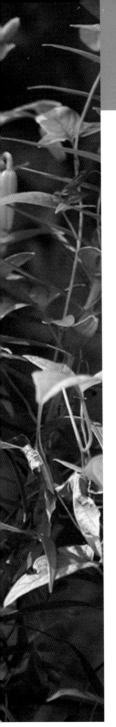

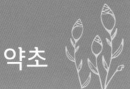

약초

귀경 심(心), 비(脾), 폐(肺) 경락에 작용

인편(뿌리껍질, 약재)

성미

참나리는 성질이 평범하고(차다고도 함), 맛은 달며, 독성은 없다.

효능과 주치

폐의 기운을 윤활하고 촉촉하게 하는 윤폐(潤肺), 기침을 멈추게 하는 지해(止咳), 심열을 내리는 청심, 정신을 안정시키는 안신(安神), 몸을 튼튼하게 하는 강장 등의 효능이 있어서 폐결핵, 해수, 정신불안, 신체허약 등에 사용하며, 폐나 기관지 관련 질환 치료에 널리 응용할 수 있다.

약용법과 용량

말린 인편 20~30g을 물 700mL에 넣어 끓기 시작하면 약하게 줄여 200~300mL가 될 때까지 달여 하루에 2회 나눠 마시며, 죽을 쑤어 먹기도 한다. 양심안신(養心安神: 심의 허한 기운을 길러주면서 정신을 안정시키는 기능) 작용이 있는 산조인(酸棗仁: 묏대추 종자), 원지(遠志) 등을 배합하여 신경쇠약이나 불면증 등을 치료하기도 한다.

- **생용(生用)** 심열을 내리고 정신을 안정시키는 청심안신(淸心安神) 효능이 있어서 열병 후에 남은 열이 완전히 제거되지 않아 정신이 황홀하고 심번(心煩: 가슴이 답답한 증상)한 등의 증상에 적용할 때에는 그대로 사용한다.

- **밀자(蜜炙)** 폐를 윤활하게 하여 기침을 멈추게 하는 윤폐지해(潤肺止咳)의 효능이 증강되므로 음기가 허해서 오는 마른 기침, 즉 음허조해(陰虛燥咳)의 증상을 치료하는 데는 말린 약재에 꿀물을 흡수시켜 낮은 온도에서 볶아서 사용한다. 이

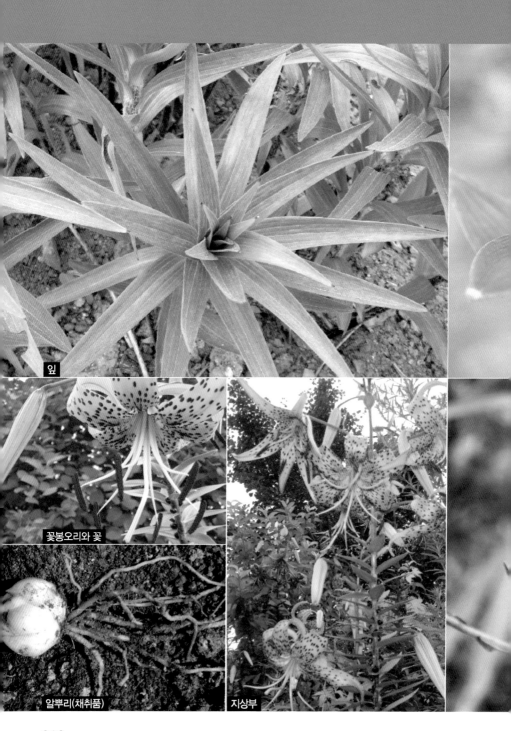

잎

꽃봉오리와 꽃

알뿌리(채취품)

지상부

312

때 꿀의 양은 일반적으로 약재 무게의 20% 정도를 사용하며 밀폐용기에 약재를 넣고 꿀에 물을 섞어서 부은 뒤 충분히 흔들어 약재 속에 꿀물이 충분히 스며들게 하고 약한 불로 예열된 프라이팬에 넣고 손에 찐득찐득한 꿀의 기운이 묻어나지 않을 정도까지 볶아낸다.

생육특성

참나리는 숙근성 여러해살이풀로 전국 각지에서 분포한다. 키는 1~2m이며 줄기는 흑자색이 감돌고 곧게 자라는데, 어릴 때는 흰 털이 나 있다. 둥근 알뿌리 모양의 비늘줄기가 원줄기 아래에 달리며, 그 밑에서 뿌리가 난다. 잎은 어긋나고 바소꼴이며, 잎겨드랑이에는 자갈색의 주아(珠芽: 자라서 줄기가 되어 꽃을 피우거나 열매를 맺는 싹)가 달린다. 7~8월경에 황적색 바탕에 흑자색 점이 퍼진 꽃이 아래를 향해 피고, 가지 끝과 원줄기 끝에서 4~20송이가 달린다. 번식할 때에는 검은색 주아를 심거나 알뿌리 비늘조각을 심으며 종자번식에 시간이 많이 걸린다.

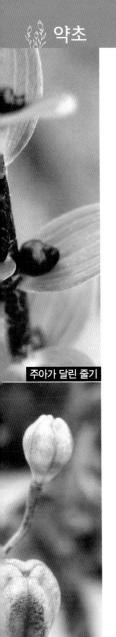

주아가 달린 줄기

종자 결실

채취 방법과 시기

가을에 비늘줄기를 채취하여 끓는 물에 살짝 삶아 햇볕에 말린다.

성분

전분, 당류, 카로티노이드(carotenoid), 콜히친(colchicine) 등이 함유되어 있다.

주의사항

성미가 달고 차며 활설(滑泄)한 특성이 있으므로 중초(中焦: 주로 비위)가 차고 대변이 무른 경우 및 풍사나 한사로 인하여 담이 많고 기침이 많은 경우에는 사용을 피한다.

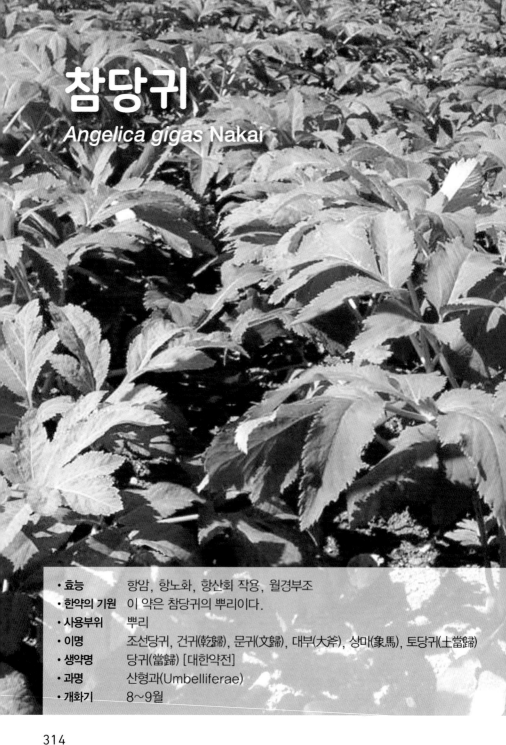

참당귀

Angelica gigas Nakai

- **효능**　　　　항암, 항노화, 항산화 작용, 월경부조
- **한약의 기원**　이 약은 참당귀의 뿌리이다.
- **사용부위**　　뿌리
- **이명**　　　　조선당귀, 건귀(乾歸), 문귀(文歸), 대부(大斧), 상마(象馬), 토당귀(土當歸)
- **생약명**　　　당귀(當歸) [대한약전]
- **과명**　　　　산형과(Umbelliferae)
- **개화기**　　　8~9월

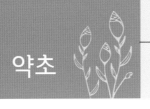

약초

귀경 간(肝), 심(心), 비(脾) 경락에 작용

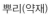
뿌리(약재)

성미

참당귀는 성질이 따뜻하고, 맛은 달고 맵고, 독성은 없다.

효능과 주치

혈을 보충하고 조화롭게 하는 보혈화혈(補血和血), 어혈을 풀어주는 구어혈(驅瘀血), 월경을 조화롭게 하며 통증을 멈추는 조경지통(調經止痛), 진정(鎭靜), 장의 건조를 막고 윤활하게 하는 윤조활장(潤燥滑腸) 등의 효능이 있어서 월경이 조화롭지 못한 월경부조(月經不調) 증상을 다스리고, 폐경 및 복통(經閉腹痛)을 다스린다. 붕루(崩漏), 혈이 허해서 오는 두통인 혈허두통(血虛頭痛), 어지럼증, 장이 건조하여 오는 변비, 타박상 등의 치료에도 사용한다. 특히 참당귀에는 왜당귀나 당당귀에 들어 있지 않은 데커신(decursin)이라는 물질이 다량 함유되어 있어서 항노화, 항산화 및 항암 작용에 관여하며, 뇌신경세포의 손상을 줄여 치매 예방에 효과가 있는 것으로 알려져 최근 한국산 참당귀가 각광을 받고 있다. 반면에 왜당귀나 당당귀에는 조혈

비슷한 식물

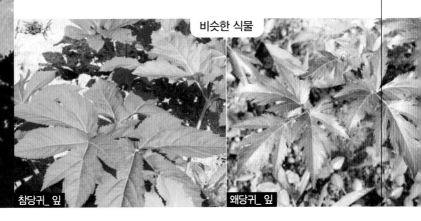

참당귀_ 잎

왜당귀_ 잎

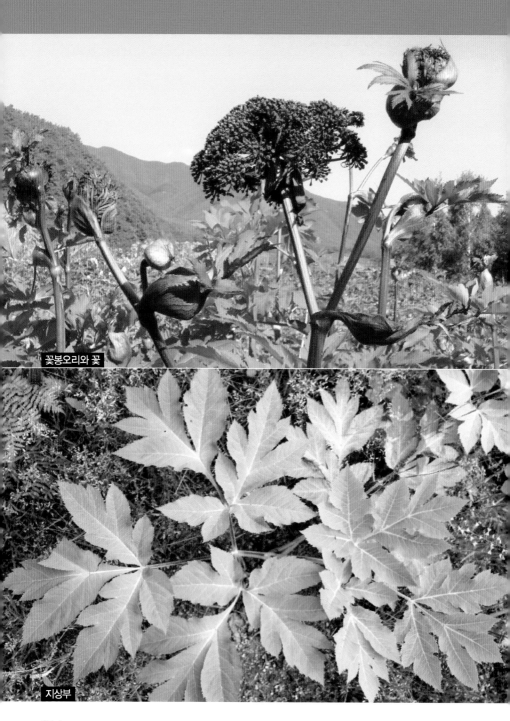

꽃봉오리와 꽃

지상부

316

작용에 관여하는 비타민 B_{12}가 다량으로 함유되어 있는 것으로 보고되었다. 민간요법에서는 습관성 변비, 특히 노인, 소아, 해산 후 및 허약한 사람의 변비 치료에 많이 사용된다.

약용법과 용량

말린 뿌리 5~15g을 물 700mL에 넣어 끓기 시작하면 약하게 줄여 200~300mL가 될 때까지 달여 하루에 2회 나눠 마신다. 외용할 경우에는 뿌리 달인 물로 환부를 씻는다. 어린순은 나물로 식용한다.

생육특성

참당귀는 숙근성 여러해살이풀로 전국의 산 계곡, 습기가 있는 토양에서 잘 자라고, 농가에서 약용식물로도 재배하고 있다. 뿌리는 굵은 편이고 강한 향이 나고, 원뿌리의 길이는 3~7cm, 지름은 2~5cm이고, 가지뿌리의 길이는 15~20cm이다. 뿌리의 표면은 엷은 황갈색 또는 흑갈색으로 절단면은 평탄하고, 형성층에 의해 목질부와 식물의 껍질의 구별이 뚜렷하다. 목질부와 형성층 부근의 식물의 껍질은 어두운 황색이지만 나머지 부분은 유백색이다. 줄기의 키는 1~2m로 곧게 자란다. 잎은 1~3회 깃꼴겹잎이며, 꽃은 짙은 보라색으로 8~9월 겹산형꽃차례로 핀다. 열매는 9~10월에 달린다.

채취 방법과 시기

가을부터 봄 사이에 뿌리를 채취하여 토사를 제거하고, 1차 말린 후 절단하여 2차로 말려 저장한다. 사용 목적에 따라서 가공방법을 달리하는데, 보혈, 조경(調經), 윤장통변(潤腸通便)을 목적으로 할 때에는 당귀를 살짝 볶아서 사용한다. 주자(酒炙: 술을 흡수시켜 프라이팬에 약한 불로 볶음)하여 사용하면 혈액순환을 돕고, 어혈을 제거하는 활혈산어(活血散瘀)의 효능이 증강되어 혈어경폐(血瘀經閉: 어혈로 인한 월경의 막힘)와 월경이 잘 나오게 하는 통경(通經), 출산 후의 어혈이 막힌 증상인 산후어체(産後瘀滯), 복통, 타박상 및 풍사와 습사로 인하여 결리고 아픈 풍습비통(風濕痺痛)을 치료한다. 토초(土炒: 약재를 황토물에 적셔서 불에 볶는 일)하여 사용하면 혈허로 인한

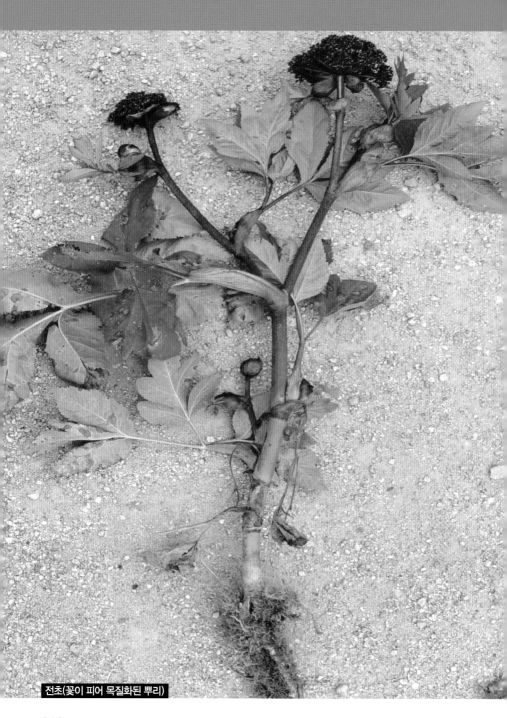

전초(꽃이 피어 목질화된 뿌리)

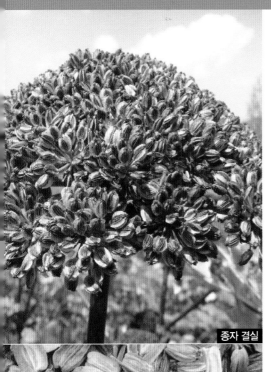

종자 결실

변당(便糖: 대변이 진흙처럼 무른 증상)을 치료하고, 초탄(炒炭: 프라이팬에 넣고 가열하여 불이 붙으면 산소를 차단해서 검은 숯을 만드는 포제 방법)하면 지혈 작용이 더 좋아진다. 꽃이 피면 뿌리가 목질화되어 약재로 사용할 수 없으므로 꽃대가 올라오지 않도록 재배하는 것이 중요하다.

성분

뿌리에는 데쿠르신(decursin), 종자에는 데쿠르시놀(decursinol), 이소-임페라틴(iso-imperatin), 데쿠르시딘(decursidin) 등이 함유되어 있다.

주의사항

성질이 따뜻하므로 열성출혈의 경우에는 사용을 피하는데 습윤하고 활설(滑泄)한 성질을 가지고 있으므로 습사로 인하여 중초가 팽만한 경우나 대변당설(大便溏泄: 대변이 진흙처럼 무른 증상)의 경우에는 모두 신중하게 사용하여야 한다.

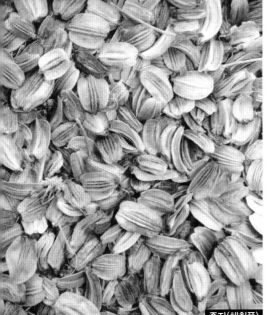

종자(채취품)

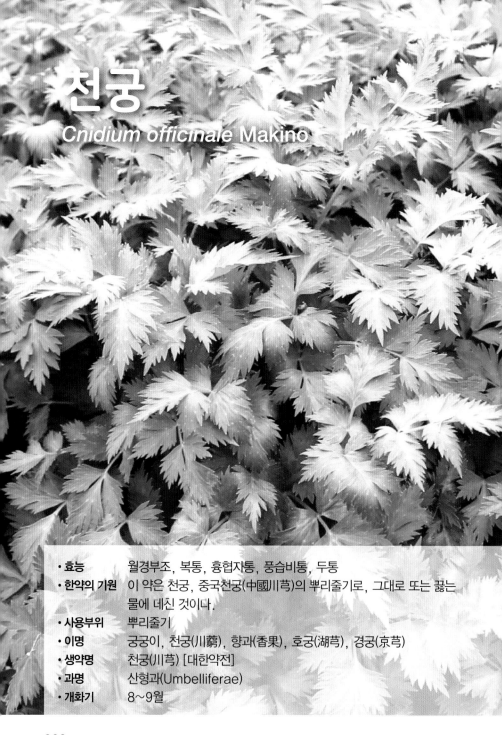

천궁
Cnidium officinale Makino

- **효능** 　월경부조, 복통, 흉협자통, 풍습비통, 두통
- **한약의 기원** 　이 약은 천궁, 중국천궁(中國川芎)의 뿌리줄기로, 그대로 또는 끓는 물에 데친 것이다.
- **사용부위** 　뿌리줄기
- **이명** 　궁궁이, 천궁(川藭), 향과(香果), 호궁(湖芎), 경궁(京芎)
- **생약명** 　천궁(川芎) [대한약전]
- **과명** 　산형과(Umbelliferae)
- **개화기** 　8~9월

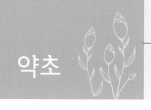

약초

귀경　간(肝), 비(脾), 심(心), 담(膽), 심포(心包) 경락에 작용

뿌리(약재)

성미

성질이 따뜻하고, 맛은 맵고, 독성은 없다.

효능과 주치

천궁은 혈액순환을 활성화시키는 활혈, 기의 순환을 돕는 행기, 풍사를 제거하는 거풍, 경련을 가라앉히는 진경, 통증을 멈추게 하는 지통 등의 효능이 있어서 월경부조, 경폐통경(經閉通經), 복통, 흉협자통(胸脇刺痛: 가슴이나 옆구리가 찌르는 듯 아픈 증상), 두통, 풍습비통(風濕痺痛: 풍사나 습사로 인하여 결리고 아픈 증상) 등을 치료하는 데 사용한다.

약용법과 용량

말린 뿌리줄기 4~12g을 물 700mL에 넣어 반으로 달여 마시거나, 가루 또는 환으로 만들어 복용한다. 일반적으로 다른 생약재들과 배합하여 차 또는 탕제의 형태로 복용하는 경우가 많고, 약선의 재료로 활용하기도 한다. 약선재료로 사용할 경우에는 향이 강한 약재이므로 음식 주재료의 향이나 맛에 영향을

비슷한 식물

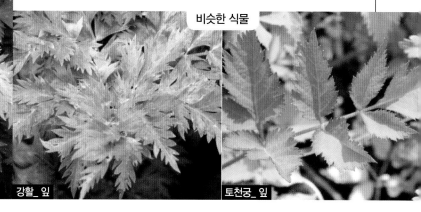

강활_ 잎

토천궁_ 잎

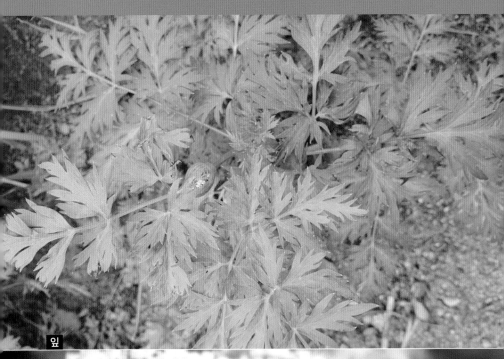

잎

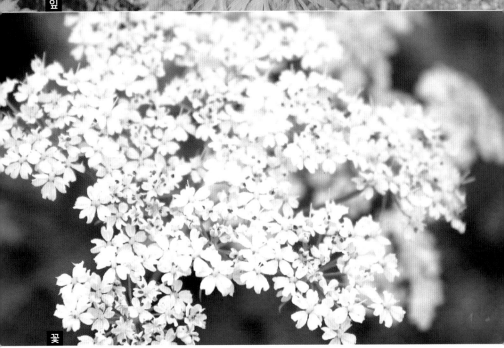

꽃

322

미치지 않도록 최소량(보통 기준 용량의 10~20% 정도)으로 사용하도록 주의한다. 민간에서는 두통 치료를 위해 쌀뜨물에 담가두었다가 말린 천궁을 부드럽게 가루로 만들어 4:6의 비율로 꿀에 재운 다음(천궁 가루는 꿀 무게의 40%) 한 번에 3~4g씩 하루 3회, 식사 전에 복용한다.

생육특성

중국이 원산지인 천궁은 울릉도를 비롯 전국 각지에서 재배하고 있는 여러해살이풀이다. 줄기의 키는 30~60㎝로 곧게 자라며, 땅속 뿌리줄기는 부정형의 덩어리 모양으로 비대하다. 뿌리의 표면은 황갈색으로 거친 주름이 평행으로 돌기되어 있다. 잎은 어긋나는 2회 깃꼴겹잎으로 잔잎은 달걀 모양 또는 바소꼴이며 가장자리에는 톱니가 있다. 꽃은 흰색으로 8~9월에 줄기 끝이나 가지 끝에서 겹산형꽃차례로 올라와 그 끝에 핀다. 꽃잎 5개가 안으로 굽고 수술은 5개, 암술은 1개이다. 꽃차례의 줄기는 10개이며, 작은꽃차례의 줄기는 15개이다. 열매는 달걀 모양이며 익지 않는다.

천궁의 재배 역사는 400년 이상으로 생각되며 본래 이름은 '궁궁(芎藭)'이었는데, 궁궁이 중에서 특히 중국의 사천(四川) 지방의 재배종이 품질이 우수하여 그것을 다른 품종들과 구분하기 위해 '천궁(川芎)'이라고 부르던 것이 고유명사화된 것으로 보인다. 우리나라에는 고려시대부터 발견된 기록이 나타나는데 조선시대의 『향약채취월령』에 '사피초(蛇避草)'로 기록되었고 『동의보감』에는 '궁궁이'라고 기록하고 있으며 『탕액본초』에는 처음으로 '천궁'이라고 하였다. 중국에서 천궁이 도입되기 전부터 우리나라에 자생하던 궁궁이는 *Angelica polymorpha* Maxim.이며 키가 60cm 이상으로 농가에서 재배하는 천궁보다 크게 자란다. 물론 토천궁에 대한 기원에 관해서는 몇 가지의 이론(異論)이 있다. 현재 일부 농가에서 '토천궁'이라고 재배하고 있는 천궁은 '*Ligusticum chuanxiong* Hort.'인 경우가 많으며, 대부분의 농가에서는 '*Cnidium officinale* Makino.'를 '천궁'으로 재배하고 있다. 또한 중국에서는 중국천궁(*Ligusticum chuanxiong* Hort.)을 기원식물로 하고 있다.

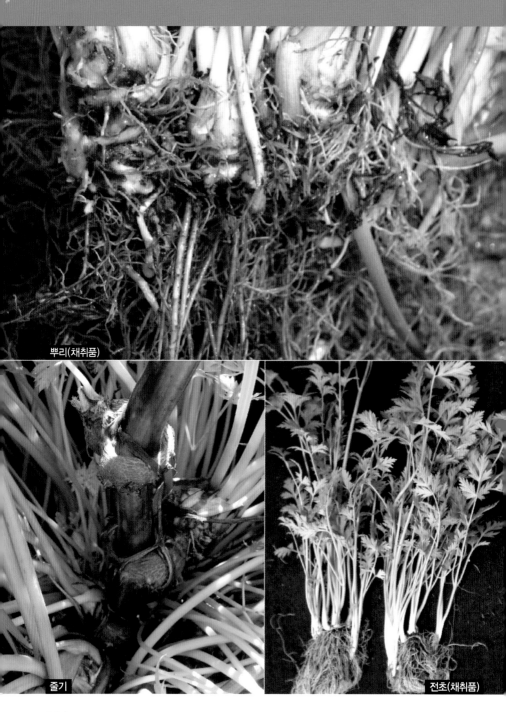

뿌리(채취품)

줄기

전초(채취품)

채취 방법과 시기

9~10월에 뿌리줄기를 채취하여 잎과 줄기를 제거하고 햇볕에 말린다. 중국 천궁의 경우 평원에서 재배한 것은 소만(小滿) 이후 4~5일이 지난 다음 채취하는 것이 좋고, 산지에서 재배한 것은 8~9월에 채취하여 잎과 줄기와 수염뿌리를 제거하고 씻은 뒤, 햇볕에 말리거나 건조기에 말린다. 일반적으로 이물질을 제거하고 씻은 다음 물을 뿌려 윤투(潤透)되면 얇게 썰어 햇볕 또는 건조기에 말린다. 절편(切片)한 천궁을 황주와 고루 섞어서 약한 불로 황갈색이 되도록 볶아서 햇볕에 말려 사용한다(천궁 100g에 황주 25g). 토천궁의 경우에는 그냥 사용하면 두통이 생길 수 있으므로 두통의 원인물질인 휘발성 정유 성분을 제거하기 위해 흐르는 물에 하룻밤 정도 담가두었다가 건져서 말려 사용한다.

성분

뿌리에는 크니딜라이드(cnidilide), 리구스틸라이드(ligustilide), 네오크니딜라이드(neocnidilide), 부틸프탈라이드(butylphthalide), 세다노익산(sedanoic acid) 등이 함유되어 있다.

주의사항

성질이 따뜻하고 맛이 맵기 때문에 승산(昇散: 기를 위로 끌어올리고 발산하는 성질)하는 작용이 있다. 따라서 음허화왕(陰虛火旺: 음기가 허한 상태에서 양기가 성한 상태)으로 인한 두통이나 월경과다에는 사용을 피하는 것이 좋다.
또 토천궁의 경우, 방향성 정유 성분의 함유량이 많아서 두통을 유발할 수 있으므로 흐르는 물에 담가서 정유 성분을 제거(거유 : 祛油)하고 건조하여 사용한다.

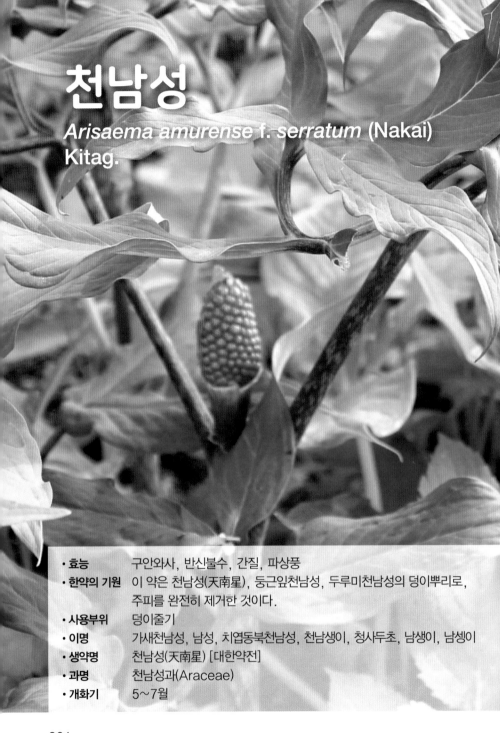

천남성

Arisaema amurense f. serratum (Nakai) Kitag.

• 효능	구안와사, 반신불수, 간질, 파상풍
• 한약의 기원	이 약은 천남성(天南星), 둥근잎천남성, 두루미천남성의 덩이뿌리로, 주피를 완전히 제거한 것이다.
• 사용부위	덩이줄기
• 이명	가새천남성, 남성, 치엽동북천남성, 천남생이, 청사두초, 남생이, 남셍이
• 생약명	천남성(天南星) [대한약전]
• 과명	천남성과(Araceae)
• 개화기	5~7월

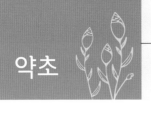

약초

귀경 간(肝), 비(脾), 폐(肺) 경락에 작용

덩이줄기(약재)

성미

천남성은 성질이 매우 덥고, 맛은 매우 맵고 쓰며, 독성이 강하다.

효능과 주치

습사를 말리고 담을 삭히는 조습화담(燥濕化痰), 풍사를 제거하고 경련을 멈추게 하는 거풍지경(祛風止痙), 뭉친 것을 흩어지게 하고 종기를 없애는 산결소종(散結消腫) 등의 효능이 있어서 담을 무르게 하고 해수를 치료하며, 풍담현훈(風痰眩暈: 풍담과 어지럼증), 중풍담옹(中風痰壅), 입과 눈이 돌아가는 구안와사, 반신불수, 전간(癲癇), 경풍(驚風), 파상풍, 뱀이나 벌레 물린 상처인 사충교상의 치료에 사용한다.

약용법과 용량

말린 덩이줄기 4~5g을 물 700mL에 넣어 1/3이 될 때까지 달인 액을 2회로 나누어 마시거나, 가루 또는 환으로 만들어 복용한다. 독성이 강하기 때문에 가공·포제에 주의해야 한다.

비슷한 식물

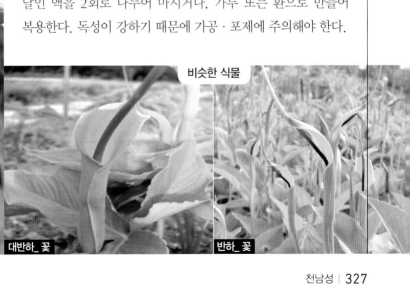

대반하_꽃

반하_꽃

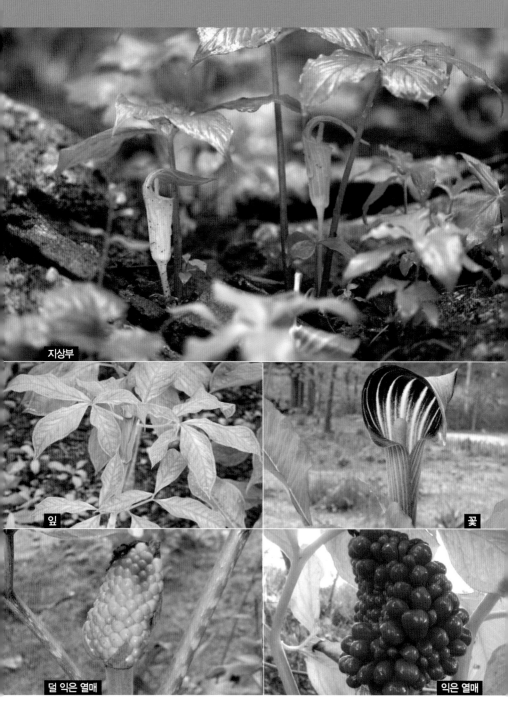

지상부

잎

꽃

덜 익은 열매

익은 열매

328

생육특성 • 천남성은 여러해살이풀로 전국의 산지에서 볼 수 있는데, 높은 지대에서도 분포하며 습하고 그늘진 곳을 좋아한다. 키는 15~30㎝로 자라며, 땅속의 덩이줄기는 약용식물로 사용되지만 유독성 식물이므로 주의를 요한다. 덩이줄기는 한쪽으로 눌린 공 모양이며 표면은 유백색 또는 담갈색이다. 질은 단단하고 잘 파쇄되지 않으며, 단면은 평탄하지 않고 흰색이며 분성(粉性)이다. 줄기는 곧추서고 겉은 녹색이나 속은 때론 자색 반점이 있기도 하다. 잎은 달걀 모양 바소꼴 또는 타원형이고, 잔잎은 양 끝이 뾰족하고 톱니가 있다. 꽃은 녹색 바탕에 흰 선이 있으며 5~7월에 피고 깔때기 모양을 한 불염포[佛焰苞: 육수(肉穗)꽃차례의 꽃을 싸는 포가 변형된 것]는 판통의 길이가 8㎝ 정도로 윗부분이 모자처럼 앞으로 꼬부라지고 끝이 뾰족하다. 열매는 물렁열매로 옥수수 알처럼 달리고 10~11월에 붉은색으로 익는다.

채취 방법과 시기 • 가을과 겨울에 덩이줄기를 채취하여 잔가지와 수염뿌리 및 겉껍질을 제거하고 햇볕 또는 건조기에 말린다.

• **생천남성(生天南星)** 이물질을 제거하고 물로 씻은 다음 말린다.

• **제천남성(製天南星)** 정선한 천남성을 냉수에 담가 매일 2~3회씩 물을 갈아주어 흰 거품이 나오면 백반수[천남성(天南星) 100kg에 백반(白礬) 2kg]에 하루 정도 담갔다가 다시 물을 갈아준다. 이와 같이 반복한 다음 쪼개어 혀끝으로 맛을 보아 아린 맛이 없으면 꺼내어 생강편과 백반을 용기에 넣고 적당량의 물로 끓인 후 여기에 천남성을 넣고 내부에 백심(白心)이 없어질 때까지 끓인 다음 꺼내어 생강편을 제거하고 어느 정도 말린 다음 얇게 썰어 다시 말린다.

성분 • 덩이줄기에는 안식향산(benzoic acid), 녹말, 아미노산, 트리테르페노이드(triterpenoid), 사포닌 등이 함유되어 있다.

주의사항 • 건조(乾燥)한 성미가 매우 강한 약재로 음기를 상하게 하고 진액을 말리는 부작용을 가져올 수 있으므로 음기가 허하고 건조한 담이 있는 경우, 열이 매우 높은 경우, 혈이 허하며 풍사가 동하는 경우, 그리고 임신부의 경우에는 사용을 금한다.

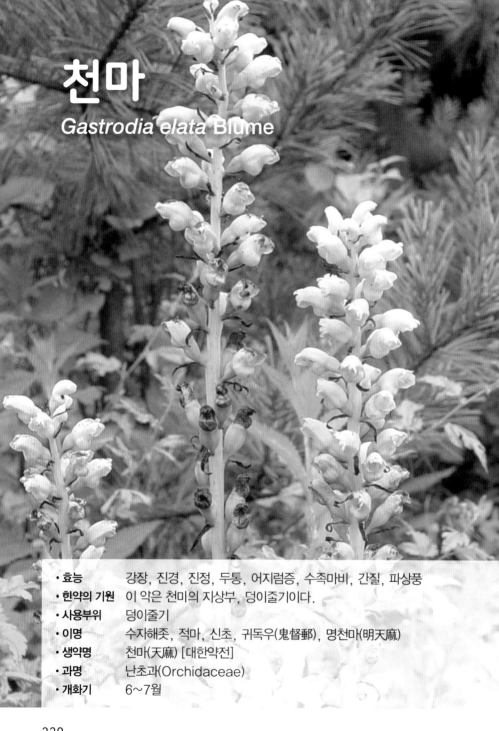

천마

Gastrodia elata Blume

- **효능** 강장, 진경, 진정, 두통, 어지럼증, 수족마비, 간질, 파상풍
- **한약의 기원** 이 약은 천마의 지상부, 덩이줄기이다.
- **사용부위** 덩이줄기
- **이명** 수자해좃, 적마, 신초, 귀독우(鬼督郵), 명천마(明天麻)
- **생약명** 천마(天麻) [대한약전]
- **과명** 난초과(Orchidaceae)
- **개화기** 6~7월

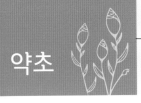

약초

귀경 간(肝) 경락에 작용

덩이줄기(약재 전형)

성미

성질이 평범하고, 맛은 달며, 독성은 없다.

효능과 주치

천마는 간기를 다스리고 풍사를 가라앉히는 평간식풍(平肝息風), 경기를 멈추게 하는 정경지경(定驚止痙)의 효능이 있어서 두통과 어지럼증을 치료하며, 팔다리가 마비되는 증상, 어린이들의 경풍, 간질, 파상풍 등의 치료에 사용한다.

약용법과 용량

천마는 그냥 복용하면 고유의 소변 지린내가 많이 나서 복용에 어려움이 있다. 이때에는 이물질을 제거하고 윤투(潤透)시킨 다음 가늘게 썰어서 밀기울과 함께 볶아서 가공하면 천마 고유의 지린 냄새를 제거할 수 있다. 말린 덩이줄기 5~15g을 물 1L에 넣어 1/3이 될 때까지 달여 마시거나, 환이나 가루로 만들어 복용하기도 하며, 소주를 부어 침출주로 마시기도 한다. 밀기울로 잘 포제하여 말린 천마 50~100g과 소주(30%) 3.6L를 용기에 넣고 밀봉하여 1달 이상 두었다가 식후에 소주잔으로 1잔씩 마시면 편두통 치료에 매우 좋은 효과가 있다. 민간요법에서는 편두통 치료를 위해 마른 천마를 가루로 만들어 식후 5~10g씩 1일 2~3회 나눠 복용한다. 또한 소화불량에는 말린 천마 1,200g과 산약(山藥: 마) 600g을 섞어 가루로 만들어 복용했다. 현기증과 두통, 감기의 열을 치료하는 방법으로는 하루에 천마 3~5g에 말린 천궁을 첨가하여 복용하면 강장에 매우 효과가 좋다고 한다.

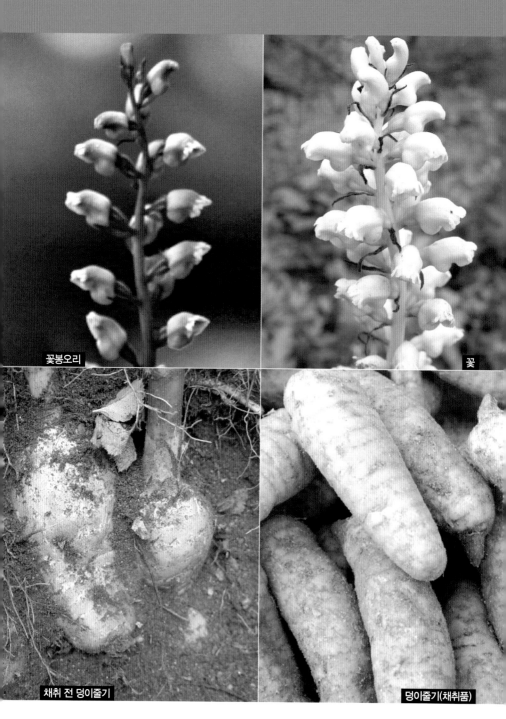

꽃봉오리

꽃

채취 전 덩이줄기

덩이줄기(채취품)

생육특성

천마는 여러해살이풀로 중부 지방 이북에서 분포하며, 남부 지방에서는 고지대에서 재배하고 있다. 키는 60~100㎝로 자라는데, 타원형의 땅속 덩이줄기는 비대하며 가로로 뻗고 길이가 10~18㎝, 지름은 3.5㎝ 정도이고, 뚜렷하지는 않으나 테가 있다. 표면은 황백색 또는 담황갈색이며 정단(頂端)에는 홍갈색 또는 심갈색의 앵무새 부리 모양으로 된 잔기가 남아 있다. 질은 단단하여 절단하기 어렵고, 단면은 비교적 평탄하며 황백색 또는 담갈색의 각질(角質) 모양이다. 덩이줄기는 더벅머리 총각의 성기를 닮았다고 하여 수자해좃이라는 이명으로도 불린다. 줄기는 황갈색으로 곧게 서고, 줄기에서 잎이 듬성듬성 나지만 퇴화되어 없어지고 잎의 밑부분은 줄기로 싸여 있다. 꽃은 황갈색으로 6~7월에 곧게 선 이삭 모양의 총상꽃차례로 줄기 끝에서 피고, 꽃차례는 줄기에 붙어 층층이 많은 꽃들이 달리며 길이는 10~30㎝이다. 열매는 9~10월경에 튀는열매로 달리며 달걀을 거꾸로 세운 모양이다.

채취 방법과 시기

가을부터 이듬해 봄 사이에 덩이줄기를 채취하여 햇볕에 말린다.

성분

덩이줄기의 주성분은 가스트로딘(gastrodin)으로 그 외에 바닐린(vanillin), 바닐릴알콜(vanillyl alcohol), 4-에토이메틸페놀(4-ethoymethyl phenol), p-하이드록시벤질알콜(p-hydroxy benzyl alcohol), 3,4-디하이드록시벤즈알에하이드(3,4-dihydroxybenzaldehyde) 등이 함유되어 있다.

주의사항

기혈이 심하게 허약한 경우에는 신중하게 사용하여야 한다.

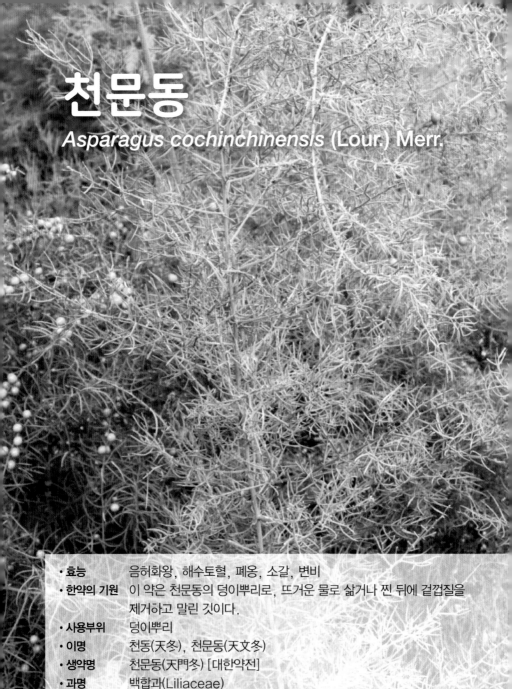

천문동

Asparagus cochinchinensis (Lour.) Merr.

- **효능** 음허화왕, 해수토혈, 폐옹, 소갈, 변비
- **한약의 기원** 이 약은 천문동의 덩이뿌리로, 뜨거운 물로 삶거나 찐 뒤에 겉껍질을 제거하고 말린 것이다.
- **사용부위** 덩이뿌리
- **이명** 천동(天冬), 천문동(天文冬)
- **생약명** 천문동(天門冬) [대한약전]
- **과명** 백합과(Liliaceae)
- **개화기** 5~6월

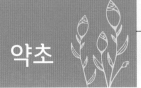

약초

귀경 폐(肺), 신(腎) 경락에 작용

덩이뿌리(약재 전형)

성미

성질이 차고, 맛은 달고 쓰며, 독성은 없다.

효능과 주치

천문동은 몸안의 음액을 기르는 자음(滋陰), 건조함을 윤활
하게 하는 윤조(潤燥), 폐의 기운을 깨끗하게 하는 청폐, 위로
치솟는 화를 가라앉히는 강화(降火) 등의 효능이 있어서 음허발
열(陰虛發熱: 음기가 허하여 열이 발생하는 증상, 음허화왕과 같다), 해
수토혈(咳嗽吐血: 기침을 하면서 피를 토하는 증상)을 치료하고, 그
밖에도 폐위(肺萎), 폐옹(肺癰), 인후종통(咽喉腫痛), 소갈, 변비
등을 치료하는 데 유용하다. 비짜루(백합과의 여러해살이풀)의 덩
이뿌리도 함께 약재로 쓴다.

약용법과 용량

말린 덩이뿌리 5~15g을 사용하며, 흔히 민간요법에서는 당
뇨병 치료를 위하여 물에 달여서 장기간 마시면 허로증(虛勞症)
을 다스리는 데 좋고, 술에 담가서 공복에 1잔씩 마시면 좋다

비슷한 식물

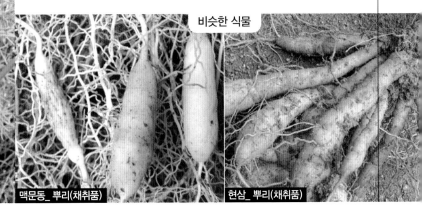

맥문동_ 뿌리(채취품)

현삼_ 뿌리(채취품)

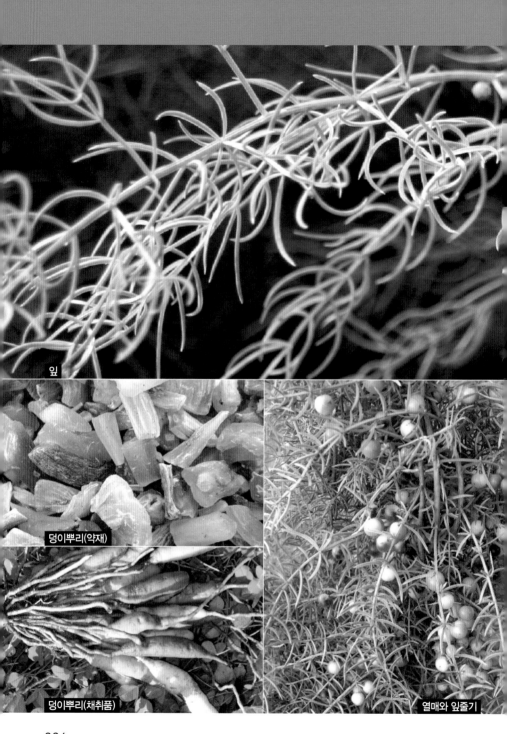

잎

덩이뿌리(약재)

덩이뿌리(채취품)

열매와 잎줄기

고 한다. 또한 해수와 각혈을 치료하고 폐의 양기를 도우므로, 달여서 마시거나 가루 또는 술에 담가서 먹는다. 특히 마른기침을 하면서 가래가 없거나 적은 양의 끈끈한 가래가 나오고 심하면 피가 섞이는 증상 치료에는 뽕잎(상엽), 사삼, 행인 등과 같이 사용하면 좋다.

생육특성

천문동은 덩굴성 여러해살이풀로 중부 지방 이남의 서해안 바닷가에 주로 자생한다. 덩이뿌리는 양끝이 뾰족한 긴 원기둥꼴로 조금 구부러져 있고 사방으로 퍼지고 길이는 5~15㎝, 지름은 0.5~2㎝이다. 덩이뿌리의 표면은 황백색 또는 엷은 황갈색으로 반투명하고 넓으며 고르지 않은 가로 주름이 있고, 더러는 회갈색의 외피가 남아 있는 것도 있다. 질은 단단하거나 유윤(柔潤)하기도 하며 점성이 있다. 단면은 각질 모양으로 중심주는 황백색이다. 원줄기는 1~2m까지 자라고, 잎처럼 생긴 가지는 선 모양으로 1개 또는 3개씩 모여나면서 활처럼 약간 굽는다. 꽃은 담황색으로 5~6월에 잎겨드랑이에서 1~3송이씩 핀다.

채취 방법과 시기

가을과 겨울에 덩이뿌리를 채취하여 끓는 물에 데쳐서 껍질을 벗기고, 햇볕에 말린다. 이물질을 제거하고 깨끗이 씻어 속심을 제거하고 절단하여 말리는데, 때로는 거심하지 않고 그대로 절단하여 사용하기도 하며, 술을 흡수시켜 시루에 쪄서 말린 후 사용한다.

성분

뿌리줄기에는 아스파라긴(asparagine) Ⅳ, Ⅴ, Ⅵ, Ⅶ, 5-메톡시메틸푸프랄(5-methoxymethylfurfural), 베타-시토스테롤(β-sitosterol) 등이 함유되어 있다.

주의사항

달고 쓰며 찬 성미가 있어 허한(虛寒)으로 설사를 하는 경우와 풍사나 한사로 인하여 해수를 하는 경우에는 사용을 피한다.

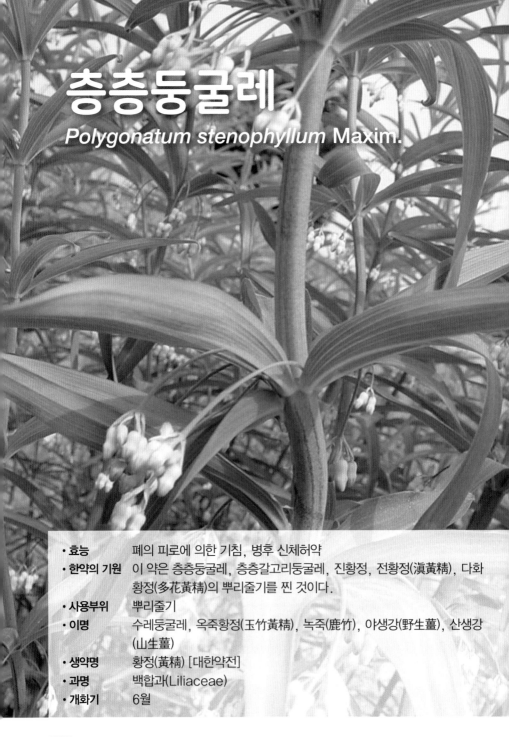

층층둥굴레

Polygonatum stenophyllum Maxim.

• 효능	폐의 피로에 의한 기침, 병후 신체허약
• 한약의 기원	이 약은 층층둥굴레, 층층갈고리둥굴레, 진황정, 전황정(滇黃精), 다화황정(多花黃精)의 뿌리줄기를 찐 것이다.
• 사용부위	뿌리줄기
• 이명	수레둥굴레, 옥죽황정(玉竹黃精), 녹죽(鹿竹), 야생강(野生薑), 산생강(山生薑)
• 생약명	황정(黃精) [대한약전]
• 과명	백합과(Liliaceae)
• 개화기	6월

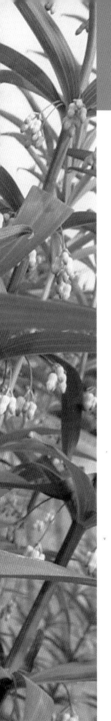

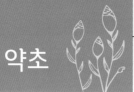

약초

귀경 비(脾), 폐(肺), 신(腎) 경락에 작용

뿌리(약재 전형)

성미

층층둥굴레는 성질이 평(또는 따뜻)하고, 맛은 달고, 독성은 없다.

효능과 주치

보기(補氣) 약재로 중초를 보하고 기를 더하는 보중익기(補中益 氣), 심폐를 윤활하게 하는 윤심폐(潤心肺), 근골을 강하게 하는 강근골(強筋骨) 등의 효능이 있어서 한사와 열사에 의하여 기가 손상된 증상을 치료하며 폐의 피로에 의한 기침, 병후 몸이 허한 증상, 근골의 연약 증상 등을 다스린다.

약용법과 용량

말린 뿌리줄기 10g을 물 700mL에 넣어 끓기 시작하면 약하게 줄여 200~300mL가 될 때까지 달여 하루에 2회 나눠 마신다. 현재 민간에서는 이 약재를 사용할 때 모양이 비슷하고 자음윤폐(滋陰潤肺)하는 효능이 같아서 황정과 옥죽(둥굴레=위유)을 혼용하는 경향이 있는데, 황정은 보비익기(補脾益氣)의 작용이 강한 보기(補氣) 약재이고, 옥죽(둥굴레=위유)은 생진양위(生津養胃)의 작용이 강한 자음(滋陰) 약재이므로 구분하여 사용하는 것이 그 효능을 극대화시킬 수 있을 것이다.

생육특성

층층둥굴레는 여러해살이풀로 중국에서는 흑룡강, 길림, 요녕, 하북, 산동, 강소, 산서, 내몽고 등지에서 분포하고, 우리나라에서는 중부 지방의 아주 좁은 면적에 자생하고, 대부분 층층갈고리둥굴레를 농가에서 재배한다. 키는 30~90㎝이

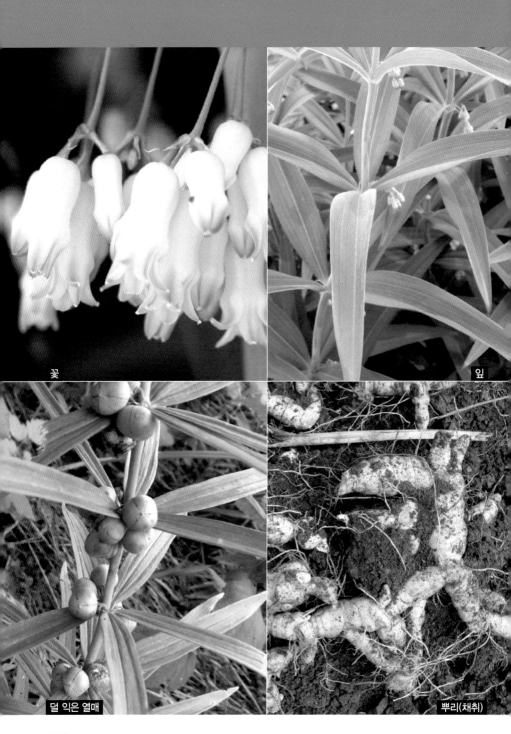

꽃

잎

덜 익은 열매

뿌리(채취)

며, 뿌리는 구부러진 둥근 기둥 모양 또는 덩어리 모양으로 길이는 6~20㎝, 너비는 1~3㎝이다. 표면은 황백색 또는 황갈색으로 가로로 마디가 있고, 반투명하다. 한쪽에는 줄기가 붙었던 자국이 둥글며 오목하게 패여 있고, 뿌리가 붙었던 자국은 돌출되어 있다. 재배산 둥굴레인 옥죽[玉竹=위유(萎蕤)]은 아무리 굵어도 이 자국이 없기 때문에 쉽게 구분이 가능하다. 그 밖에도 옥죽(둥굴레) 뿌리는 지름이 1㎝ 내외로 가늘고 길어, 황정과 쉽게 구분된다. 잎은 좁은 바소꼴 또는 선 모양으로 3~5장이 돌려난다. 꽃은 연한 황색으로 6월경에 잎겨드랑이에서 밑을 향해 핀다. 열매는 물렁열매이며 둥글고 검은색으로 익는다.

층층둥굴레와 층층갈고리둥굴레(*Polygonatum sibiricum* F. Delaroche), 진황정(*P. falcatum* A. Gray), 전황정(*P. kingianum* Coll. et Hemsley), 다화황정(*P. cyrtonema*)의 뿌리는 모두 황정(黃精)이라는 동일한 생약명으로 부르며 약으로 사용한다.

채취 방법과 시기

가을에 뿌리줄기를 채취해서 이물질을 제거하고 씻은 후, 시루에 쪄서 햇볕에 말린다. 주증(酒蒸: 술을 섞어서 증숙함)하여 사용한다.

성분

뿌리줄기에는 점액질 성분이 있으며 콘발라린(convallarin), 콘발라마린(convallamarin), 스테로이달사포닌(steroidal saponin) POD-Ⅱ, 베타-시토스테롤(β-sitosterol) 등이 함유되어 있다.

주의사항

성질이 끈끈한 점액성이기 때문에 중초(中焦)가 차서 가래가 많고 설사를 하는 경우나, 담과 습사로 인하여 기가 막히고 아픈 증상, 소화불량이나 기타 양기가 쇠하고 음기가 성한 사람은 사용하지 않는다. 또 매실을 함께 사용하지 않는다.

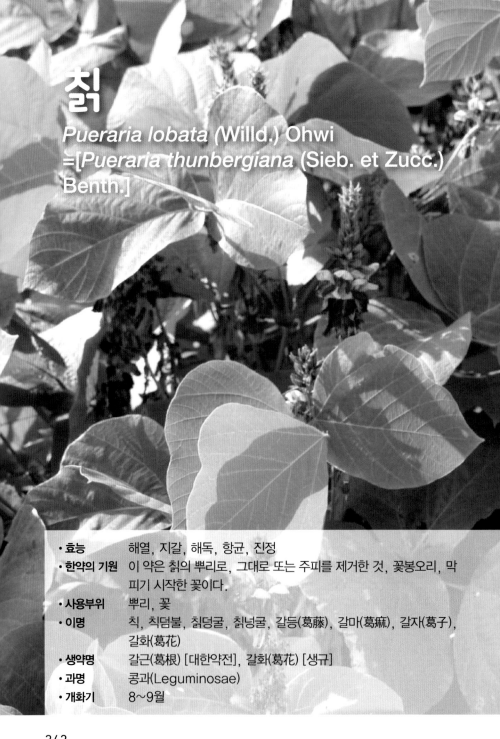

칡

Pueraria lobata (Willd.) Ohwi
=[*Pueraria thunbergiana* (Sieb. et Zucc.)
Benth.]

- **효능** 해열, 지갈, 해독, 항균, 진정
- **한약의 기원** 이 약은 칡의 뿌리로, 그대로 또는 주피를 제거한 것, 꽃봉오리, 막 피기 시작한 꽃이다.
- **사용부위** 뿌리, 꽃
- **이명** 칙, 칙덤불, 칡덩굴, 칡넝굴, 갈등(葛藤), 갈마(葛麻), 갈자(葛子), 갈화(葛花)
- **생약명** 갈근(葛根) [대한약전], 갈화(葛花) [생규]
- **과명** 콩과(Leguminosae)
- **개화기** 8~9월

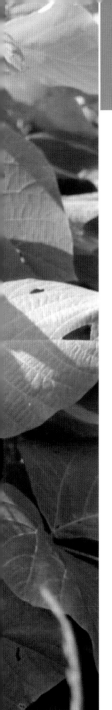

약초

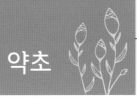

귀경 뿌리는 비(脾), 위(胃) 경락에, 꽃은 위(胃) 경락에 작용

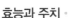

뿌리(약재)

성미

칡 뿌리는 성질이 서늘하고, 맛은 달고 맵다.
꽃은 성질이 시원하고, 맛은 달다.

효능과 주치

칡 뿌리는 생약명을 갈근(葛根)이라고 하며 해열, 두통, 발한, 감기, 진경, 지갈, 지사, 이질, 고혈압, 협심증, 해독, 난청 등을 치료하며, 진정, 항암, 항균, 항산화, 골다공증, 당뇨 등의 치료에 효능이 있다. 특히 에스트로겐(estrogen)과 다이드제인(daidzein) 등의 성분이 여성 호르몬 효과를 주어 여성의 갱년기 장애와 칼슘흡수 촉진 등 골다공증 예방 치료에도 도움을 주고, 남성의 전립선암과 전립선 비대 예방과 치료에도 도움을 준다. 꽃은 생약명을 갈화(葛花)라고 하며 주독을 풀어주고, 속쓰림과 오심, 구토, 식욕부진 등을 치료하며, 치질의 내치 및 장풍하혈, 토혈 등의 치료에 효과적이다. 칡 추출물은 암 예방 및 치료와 여성 폐경기 질환의 예방 및 치료, 골다공증의 예방 및 치료에 사용할 수 있다.

약용법과 용량

말린 뿌리 20~30g을 물 900mL에 넣어 반이 될 때까지 달여 하루에 2~3회 나눠 마시거나, 짓찧어 즙을 내어 마셔도 된다. 외용할 경우에는 짓찧어서 환부에 붙인다. 말린 꽃 20~30g을 물 900mL에 넣어 반이 될 때까지 달여 하루에 2~3회 나눠 마신다.

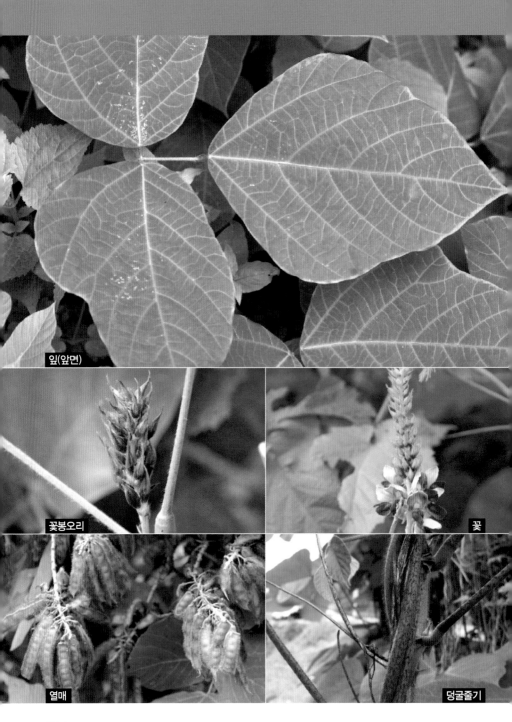

잎(앞면)

꽃봉오리

꽃

열매

덩굴줄기

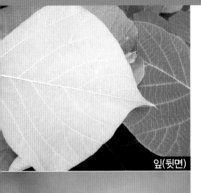
잎(뒷면)

어린순

생육특성

칡은 전국의 산과 들, 계곡, 초원의 음습지 등에서 자생하는 덩굴성 낙엽활엽목본으로 다른 물체를 감아 올라가며, 덩굴의 길이는 10m 전후로 뻗어 나간다. 잎자루는 길고 서로 어긋나며, 잔잎은 능상 원형이고, 잎 가장자리는 밋밋하거나 얕게 3개로 갈라진다. 꽃은 홍자색 혹은 홍색으로 8~9월에 총상꽃차례로 잎겨드랑이에서 핀다. 열매의 꼬투리는 넓은 선 모양이며 편평하고, 황갈색으로 길며 딱딱한 털이 빽빽하게 나 있는데 9~10월에 익는다.

채취 방법과 시기

뿌리는 봄·가을, 꽃은 8월 상순경 꽃이 피기 전에 채취한다.

성분

뿌리에는 식물성 에스트로겐(estrogen), 이소플라본(isoflavone) 성분의 푸에라린(puerarin), 푸에라린자일로시드(puerarin xyloside), 다이드제인(daidzein), 베타-시토스테롤(β-sitosterol), 아락킨산(arackin acid), 전분 등이 함유되어 있다. 잎에는 로비닌(robinin)이 함유되어 있다.

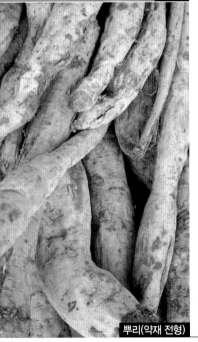
뿌리(약재 전형)

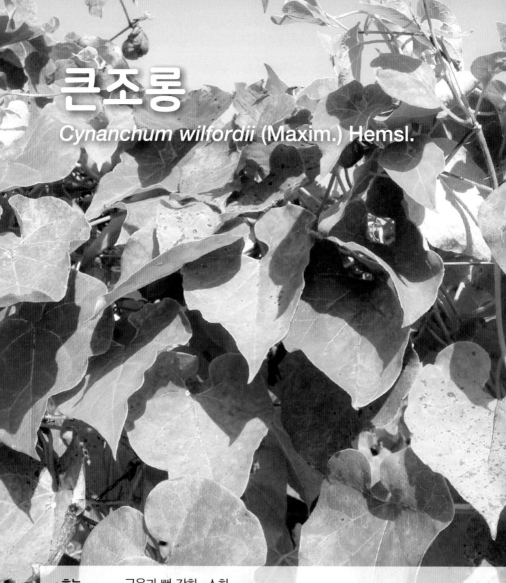

큰조롱

Cynanchum wilfordii (Maxim.) Hemsl.

- **효능**　　　　근육과 뼈 강화, 소화
- **한약의 기원**　이 약은 큰조롱의 덩이뿌리이다.
- **사용부위**　　덩이뿌리
- **이명**　　　　은조롱(비추천명), 격산소(隔山消), 태산하수오(泰山何首烏)
- **생약명**　　　백수오(白首烏) [생규]
- **과명**　　　　박주가리과(Asclepiadaceae)
- **개화기**　　　7~8월

346

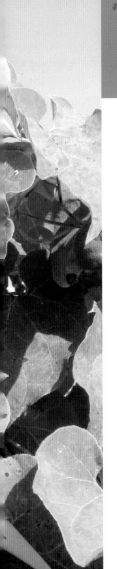

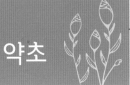

약초

귀경 간(肝), 담(膽), 비(脾), 신(腎)
경락에 작용

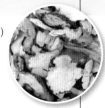

덩이뿌리(약재)

성미

큰조롱은 성질이 약간 따뜻하고, 맛은 달고 약간
쓰며 떫고, 독성은 없다.

효능과 주치

간과 신을 보하는 보간신(補肝腎), 근육과 뼈를 튼튼하게 하는
강근골(强筋骨), 소화기능을 튼튼하게 하는 건비보위(健脾補胃),
독을 풀어주는 해독 등의 효능이 있어서 간과 신이 모두 허한
증상, 머리가 어지럽고 눈앞이 어지러운 증상, 잠을 못 이루는
불면증이나 건망증, 머리카락이 빨리 희어지는 증상, 유정, 허
리와 무릎이 시리고 아픈 증상, 비의 기능이 허하여 기를 온몸
에 돌려주는 기능이 저하된 증상, 위가 더부룩하고 헛배 부른
증상, 식욕부진, 설사, 출산 후 젖이 잘 나오지 않는 증상 등의
치료에 사용할 수 있다.

약용법과 용량

말린 덩이뿌리 15g을 물 700mL에 넣어 끓기 시작하면 약하
게 줄여 200~300mL가 될 때까지 달여 하루에 2회 나눠 마
신다. 가루 또는 환으로 만들어 복용하기도 하고, 술에 담가서
마시기도 한다.

생육특성

큰조롱은 덩굴성 여러해살이풀로 각지의 산과 들의 양지바른
곳에 분포하며, 농가에서도 재배한다. 육질의 덩이뿌리는 타
원형으로 줄기가 붙는 머리 부분은 가늘지만 아래로 내려갈수
록 두꺼워지다가 다시 가늘어진다. 덩굴은 1~3m까지 뻗는

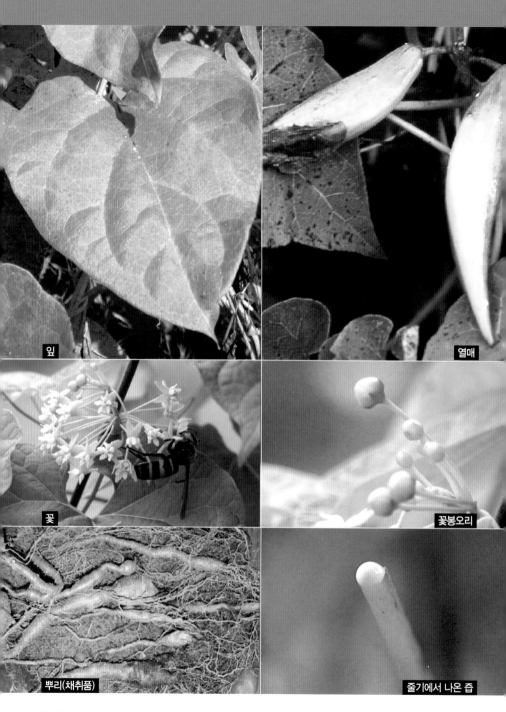

잎

열매

꽃

꽃봉오리

뿌리(채취품)

줄기에서 나온 즙

348

데, 원줄기는 둥근 기둥 모양으로 가늘고, 왼쪽으로 감아 오르며 상처에서 흰 유액이 흐른다. 꽃은 연한 황록색으로 7~8월에 잎겨드랑이에서 산형꽃차례로 핀다. 열매는 골돌과로 익는데, 길이가 약 8㎝, 지름이 1㎝ 정도이다. 한방에서는 큰조롱의 덩이뿌리를 백수오(白首鳥)라고 부르며 약재로 사용한다. 그런데 일반인들 사이에서 큰조롱은 흔히 은조롱, 하수오라는 이명으로 부르면서, 마디풀과의 약용식물인 하수오(Fallopia multiflora)와 혼동하는 경우를 자주 볼 수 있다. 이처럼 혼동하게 된 이유는 붉은빛이 도는 하수오의 덩이뿌리를 적하수오라고 하면서 백수오라는 생약명이 있는 큰조롱의 덩이뿌리를 백하수오라고 잘못 부른 데서 비롯되었다. 두 식물 모두 덩이뿌리를 약용하긴 하지만 동일한 약재는 아니므로 구분해서 사용해야 한다. 생약 정보에는 식물명을 '은조롱'이라고 하였으나 국생종의 분류기준을 따랐다.

채취 방법과 시기

가을에 잎이 마른 다음이나 이른 봄에 싹이 나오기 전에 덩이뿌리를 채취하여 수염뿌리와 겉껍질, 이물질을 제거하고 절편하여 햇볕에 말린다. 하수오처럼 검정콩 삶은 물을(약재 무게의 10~15%의 검정콩을 물에 충분히 삶아서 우려낸 물을 모아 사용) 흡수시켜 시루에 찌고 말리는 과정을 반복하면 더욱 좋으나 하수오에 비해 독성은 없으므로 반드시 포제를 해야 하는 것은 아니다.

성분

시난콜(cynanchol), 크리소파놀(chrysophanol), 에모딘(emodin), 레인(rhein) 등이 함유되어 있다.

주의사항

수렴(收斂)하는 성질이 있는 보익 약재이기에 감기 초기에는 사용하지 않는다. 백수오로 사용하는 큰조롱과 나마(蘿摩)로 쓰이는 박주가리의 경우 줄기를 자르면 흰 유즙이 흘러나오지만 하수오(Fallopia multiflora)의 경우에는 유즙이 흘러나오지 않으므로 구별이 가능하다. 또한 유사한 형태의 식물 이엽우피소와 혼동하기 쉬우나 이엽우피소는 독성식물이므로 특히 주의해야 한다.

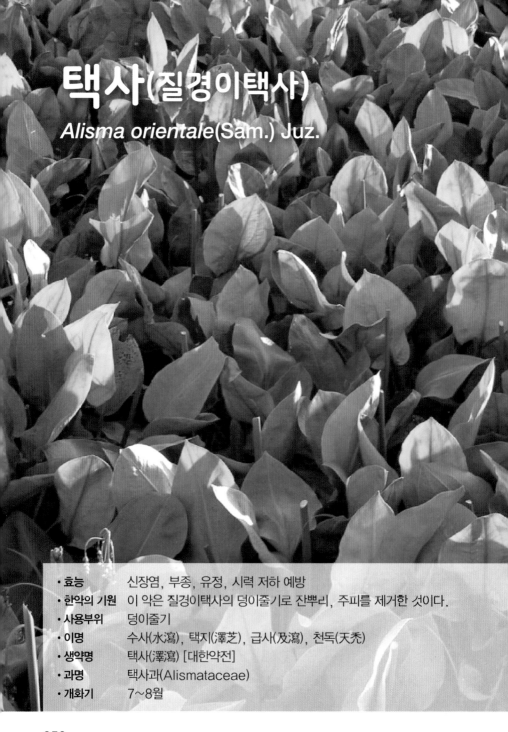

택사(질경이택사)
Alisma orientale(Sam.) Juz.

- **효능** 신장염, 부종, 유정, 시력 저하 예방
- **한약의 기원** 이 약은 질경이택사의 덩이줄기로 잔뿌리, 주피를 제거한 것이다.
- **사용부위** 덩이줄기
- **이명** 수사(水瀉), 택지(澤芝), 급사(及瀉), 천독(天禿)
- **생약명** 택사(澤瀉) [대한약전]
- **과명** 택사과(Alismataceae)
- **개화기** 7~8월

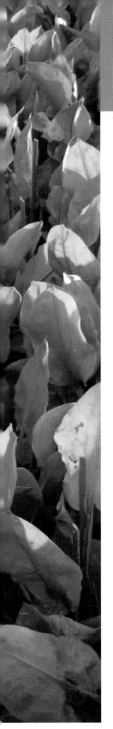

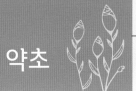

약초

귀경 비(脾), 폐(肺), 신(腎), 방광(膀胱)
경락에 작용

성미

성질이 차고, 맛은 심심하고 달며, 독성은 없다.

덩이줄기(약재 전형)

효능과 주치

택사는 수도를 이롭게 하여 소변을 잘 보게 하며, 습사를 조절하는 이수삼습(利水滲濕), 열을 내리게 하는 설열 등의 효능이 있으며, 소변을 잘 보지 못하는 증상을 치료하고, 몸 안에 습사가 머물러 온 몸이 붓고 배가 몹시 불러오면서 그득한 느낌을 주는 수종창만(水腫脹滿), 설사와 소변량이 줄어드는 설사요소(泄瀉尿少), 담음현훈(痰飲眩暈: 담음은 여러 가지 원인으로 몸안의 진액이 순환하지 못하고 일정 부위에 머물러 생기는 증상), 열림삽통(熱淋澀痛: 습열사가 하초에 몰려 소변을 조금씩 자주 보면서 잘 나오지 않고 요도에 작열감이 있는 증상), 고지혈증 등을 치료한다.

약용법과 용량

민간에서는 부종 치료를 하거나 급성 신장염, 이뇨 작용과 어지럼증, 유정, 시력저하 등의 치료에 사용한다. 말린 택사와 백출 각각 12g을 물 1.2L에 넣어 끓기 시작하면 약하게 줄여 200~300mL가 될 때까지 달여 하루에 3회 나눠 마시면 부종 치료에 효과적이다.

생육특성

질경이택사는 여러해살이풀로 경남 지방 이북에서 자생한다. 꽃대의 키는 60~90㎝로 자란다. 덩이줄기는 짧고 공 모양이며 겉껍질은 갈색이고 수염뿌리가 많다. 뿌리 밑부분에는 혹 모양의 눈 흔적인 아흔(芽痕)이 있다. 질은 견실하고 단면은 황

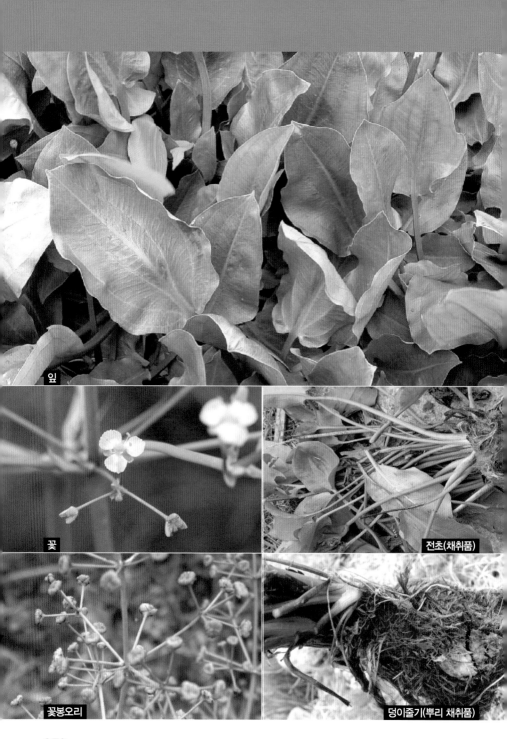

잎

꽃

전초(채취품)

꽃봉오리

덩이줄기(뿌리 채취품)

백색의 분성(粉性)이며 작은 구멍이 많다. 잎은 뿌리에서 나오며, 긴 달걀 모양의 타원형으로 끝은 뾰족하고 밑부분은 둥글며 가장자리는 밋밋하다. 꽃은 흰색으로 7~8월에 피고, 열매는 여윈열매로 뒷면에 2개의 홈이 있고 9~10월에 열린다.

택사라는 식물의 뿌리 또한 택사(澤瀉)라는 생약명으로 불리며 동일한 약재로 사용하는데, 뿌리잎은 넓은 바소꼴로 밑은 좁아져서 잎자루로 흐르며 여윈열매 뒷면에는 1개의 홈이 있다. 택사는 남부 지방의 소택지(沼澤地)와 중부 지방에서 자생하며 전남 여천 지역에서 소규모 농가에서 재배하고 있다.

채취 방법과 시기

겨울에 잎이 마른 다음 덩이줄기를 채취한 후, 수염뿌리와 겉껍질인 조피(粗皮), 이물질을 제거하고 절편하여 볶아주거나 소금물에 담갔다가 볶아주는 염수초(鹽水炒: 약재 무게의 2~3% 정도의 소금을 물에 풀어 약재에 흡수시킨 다음 약한 불에서 프라이팬에 볶아냄)하거나 술에 담가(주침:注浸) 사용한다.

성분

덩이줄기에는 알리솔(alisol) A와 B, 폴리사카라이드(polysaccharide), 알리솔(alisol) 모노 아세테이트(monoacetate), 세스퀴테르펜스(sesquiterpenes), 트리테르펜스(triterpenes), 글루칸(glucan), 에피알리솔A(epialisol A=essential oil) 등이 함유되어 있다.

주의사항

습열을 내보내는 작용이 있으므로 습열이 없는 경우, 신 기능이 허하고 정액이 흘러나가는 신허정활(腎虛精滑)의 경우에는 사용하지 않는다. 이뇨 작용이 있어 다이어트에 사용하는 경우가 있으나 택사는 이수(利水) 작용뿐만 아니라 기를 소모하는 작용이 커서 부작용이 있으므로 주의를 요한다. 문합(文蛤:백합조개)과 후박을 함께 쓸 수 없고, 철(쇠붙이)을 피한다.

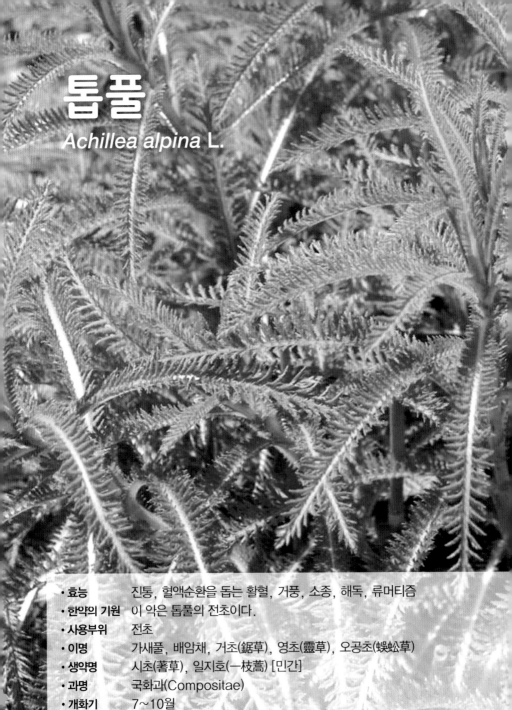

톱풀

Achillea alpina L.

- 효능　　　　진통, 혈액순환을 돕는 활혈, 거풍, 소종, 해독, 류머티즘
- 한약의 기원　이 약은 톱풀의 전초이다.
- 사용부위　　전초
- 이명　　　　가새풀, 배암채, 거초(鋸草), 영초(靈草), 오공초(蜈蚣草)
- 생약명　　　시초(蓍草), 일지호(一枝蒿) [민간]
- 과명　　　　국화과(Compositae)
- 개화기　　　7~10월

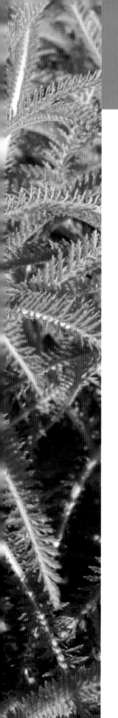

약초

귀경 간(肝), 심(心), 폐(肺) 경락에 작용

뿌리(채취 건조)

성미

톱풀은 성질이 약간 따뜻하고, 맛은 맵고 쓰다.

효능과 주치

통증을 멈추게 하는 진통, 혈액순환을 좋게 하는 활혈, 풍사를 제거하는 거풍, 종기를 없애주는 소종의 효능이 있으며 타박상, 동통, 풍습비통(風濕痺痛), 관절염, 종독 등을 치유하는 데 유용하다.

약용법과 용량

말린 전초 5g을 물 3컵에 넣어 끓기 시작하면 약하게 줄여 200~300mL가 될 때까지 달여 하루에 2회 나눠 마신다. 외용할 경우에는 신선한 잎과 줄기를 짓찧어 환부에 붙이고 싸맨다. 어린순은 나물로 먹는다.

생육특성

톱풀은 여러해살이풀로 전국의 산과 들에서 자란다. 키는 50~110㎝로 곧게 자라며 한곳에서 여러 대가 자란다. 줄기 밑부분에는 털이 없고 윗부분에는 털이 많이 나 있고, 뿌리줄기는 옆으로 뻗는다. 잎은 어긋나고 잎자루는 없으며 끝이 둔하다. 빗살처럼 생긴 잎 모양은 좁고 타원형의 바소꼴로 톱니가 있다. 꽃은 흰색으로 7~10월에 피고, 열매는 9~10월에 맺는다. 유사종인 큰톱풀[*Achillea ptarmica* var. *acuminata* (Ledeb.) Heim.] 등의 전초도 약재로 함께 쓰인다.

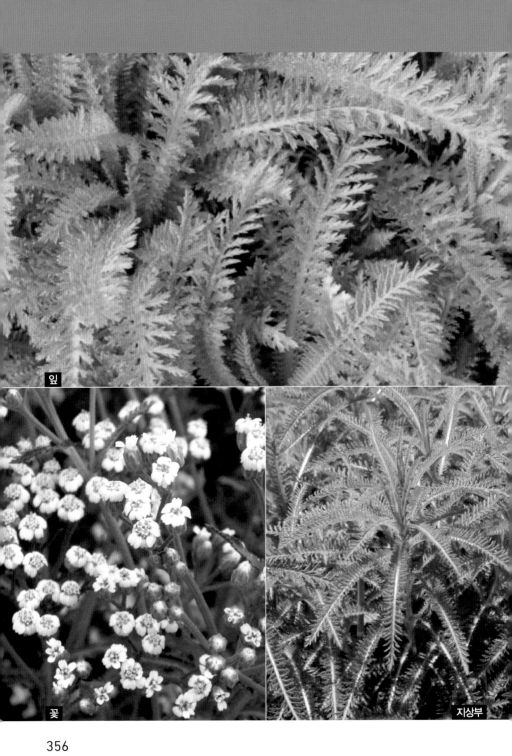

잎

꽃

지상부

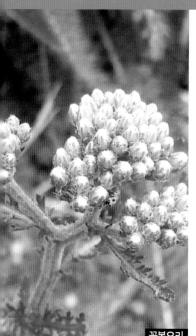

꽃봉오리

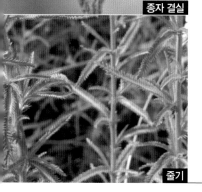

종자 결실

줄기

채취 방법과 시기

여름부터 가을 사이에 전초를 채취하여 햇볕에 말린다.

성분

지상부에는 알칼로이드(alkaloid), 플라보노이드(flavonoid), 정유(essential oils), 아킬린(achillin), 베토니신(betonicine), d-캄퍼(d-camphor), 옥살산(oxalic acids), 하이드로시안산(hydrocyanic acids), 안토시아니딘(anthocyanidines), 안트라퀴논(anthraquinones), 파이토스테린(phytosterines), 카로틴(carotene), 쿠마린(coumarins), 모노테르펜(monoterpene), 세스퀴테르펜 글루코사이드(sesquiterpene glucosides) 등이 함유되어 있다.

주의사항

삼습(滲濕: 몸 안의 수분을 소변으로 나가게 하는 성질 또는 치료법)하고 설열(泄熱)하는 작용이 있으므로 습열(濕熱: 습과 열이 결합된 병사)이 없는 경우나 신이 허하여 정(精)이 활정(滑精)한 신허정활(腎虛精滑)의 경우에는 사용할 수 없다.

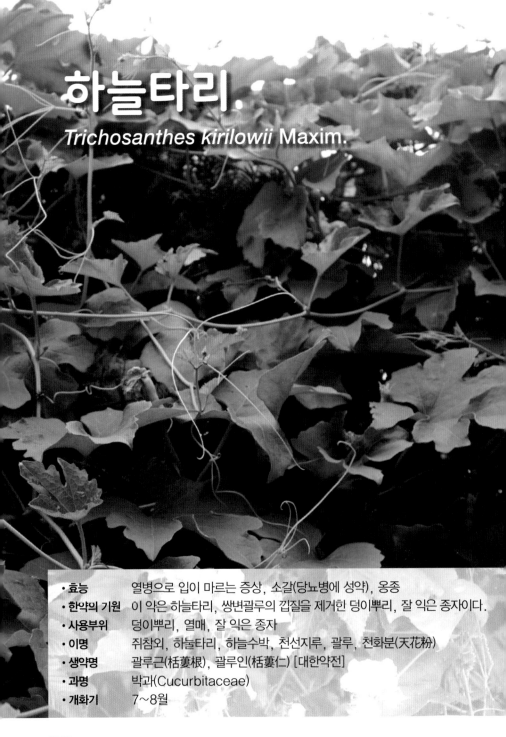

하늘타리

Trichosanthes kirilowii Maxim.

- **효능** 열병으로 입이 마르는 증상, 소갈(당뇨병에 성약), 옹종
- **한약의 기원** 이 약은 하늘타리, 쌍변괄루의 껍질을 제거한 덩이뿌리, 잘 익은 종자이다.
- **사용부위** 덩이뿌리, 열매, 잘 익은 종자
- **이명** 쥐참외, 하눌타리, 하늘수박, 천선지루, 괄루, 천화분(天花粉)
- **생약명** 괄루근(栝蔞根), 괄루인(栝蔞仁) [대한약전]
- **과명** 박과(Cucurbitaceae)
- **개화기** 7~8월

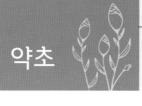

약초

귀경 덩이뿌리는 폐(肺), 위(胃) 경락에, 종자는 폐(肺), 위(胃), 대장(大腸) 경락에 작용

성미

덩이뿌리(약재)

- **덩이뿌리(괄루근)** : 성질이 차고, 약간 달며 쓰다.
- **종자(괄루인)** : 성질이 차고, 달다.

효능과 주치

하늘타리는 진액을 생성하고 갈증을 멈추는 생진지갈(生津止渴), 하기를 내리고 조성을 윤택하게 하는 강화윤조(降火潤燥), 농을 배출하고 종양을 삭히는 배농소종(排膿消腫) 등의 효능이 있어서 열병으로 입이 마르는 증상을 치료하고, 소갈, 황달, 폐조해혈(肺燥咳血), 옹종치루 등을 치료한다.

약용법과 용량

말린 약재 15g을 물 700mL에 넣어 200~300mL가 될 때까지 달여 하루에 2~3회 나눠 마시거나, 환이나 가루로 만들어 복용한다. 심한 기침 치료를 위해서도 하늘타리를 이용하는데, 잘 익은 하늘타리 열매를 반으로 쪼갠 다음 그 속에 하늘타리 종자 몇 개와 같은 숫자의 살구씨를 넣고 다시 덮어서 젖은 종이로 싼 뒤, 이것을 다시 진흙으로 싸서 잿불에 타지 않을 정도로 굽는다. 이것을 가루로 만들어 같은 양의 패모 가루를 섞고 하룻밤 냉수에 담근 다음 같은 양의 꿀을 섞어서 한 번에 두 숟가락씩 하루에 3회 식후 20~30분 후에 먹기를 며칠 동안 꾸준히 하면 오래된 심한 기침도 잘 낫는다. 민간에서는 신경통 치료를 위하여 열매살 부분을 술에 담가 하루에 2~3회 나눠 복용하기도 한다.

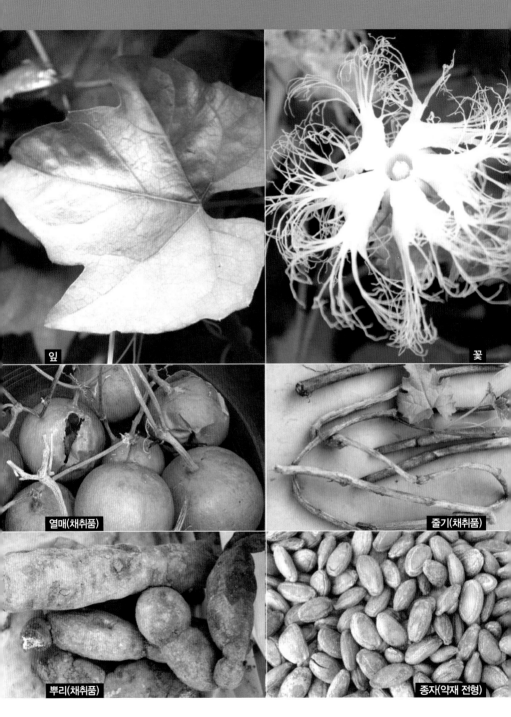

잎

꽃

열매(채취품)

줄기(채취품)

뿌리(채취품)

종자(약재 전형)

360

생육특성

하늘타리는 덩굴성 여러해살이풀로 중부 이남의 산과 들에 분포한다. 덩이뿌리는 불규칙한 둥근기둥 모양, 양끝이 뾰족한 원기둥꼴 또는 편괴상으로 길이 8~16㎝, 지름 1.5~5.5㎝이다. 표면은 황백색 또는 엷은 갈황색으로 세로 주름과 가는 뿌리의 흔적 및 약간 움푹하게 들어간 가로로 긴 피공(皮孔)이 있고 황갈색의 겉껍질이 잔류되어 있다. 질은 견실하고, 단면은 흰색 또는 담황색으로 분성(粉性)이 풍부하며, 곁뿌리의 절단면에는 황색의 도관공(導管孔)이 약간 바큇살 모양으로 배열되어 있다. 잎은 어긋나고 둥글며 손바닥처럼 5~7장으로 갈라지고 거친 톱니가 있다. 밑은 심장 모양으로 양면에 털이 나 있다. 꽃은 암수딴그루이고 7~8월에 흰색으로 핀다. 열매는 물렁열매로 지름은 7㎝ 정도이며 오렌지색으로 익고 안에는 엷은 회갈색의 종자가 많이 들어 있다.

채취 방법과 시기

열매와 종자는 가을과 겨울에 채취한다. 열매는 겉껍질을 제거하고 쪼개서 말리거나 이물질을 제거하고, 종자는 햇볕에 말려서 사용한다. 뿌리는 가을부터 이른 봄 사이에 채취하여 깨끗이 씻은 후 겉껍질을 벗겨내고 햇볕에 말려서 사용한다.

성분

덩이뿌리에는 1% 정도의 사포닌이 함유되어 있다. 열매에는 트리테르페노이드 (triterpenoid) 사포닌, 유기산(organic acid), 리신(resin) 등이 함유되어 있으며, 종자에는 지방이 함유되어 있다. 열매에 함유되어 있는 프로테인과 덩이뿌리에 함유되어 있는 프로테인은 서로 다르다. 덩이뿌리의 유효성분은 트리코사틴(trichosanthin)으로 이것은 여러 종류의 단백질 혼합물이다.

주의사항

성미가 차고 쓰기 때문에 비위가 허하고 냉한 사람, 대변이 진흙처럼 나오는 대변당설(大便溏泄)의 경우에는 신중하게 사용해야 하며, 건강, 우슬, 건칠, 오두(烏頭)와는 함께 사용하지 않는다. 철(쇠붙이)을 피한다.

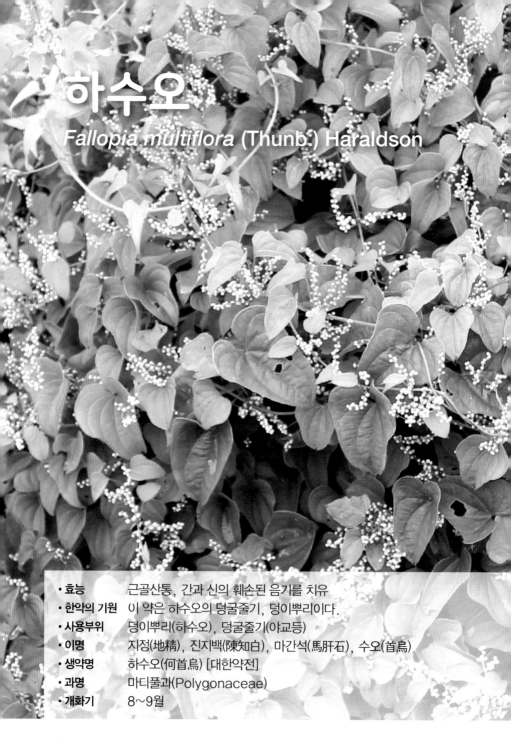

하수오

Fallopia multiflora (Thunb.) Haraldson

• 효능	근골산통, 간과 신의 훼손된 음기를 치유
• 한약의 기원	이 약은 하수오의 덩굴줄기, 덩이뿌리이다.
• 사용부위	덩이뿌리(하수오), 덩굴줄기(야교등)
• 이명	지정(地精), 진지백(陳知白), 마간석(馬肝石), 수오(首烏)
• 생약명	하수오(何首烏) [대한약전]
• 과명	마티풀과(Polygonaceae)
• 개화기	8~9월

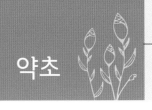

약초

귀경 간(肝), 담(膽), 심(心), 신(腎)
경락에 작용

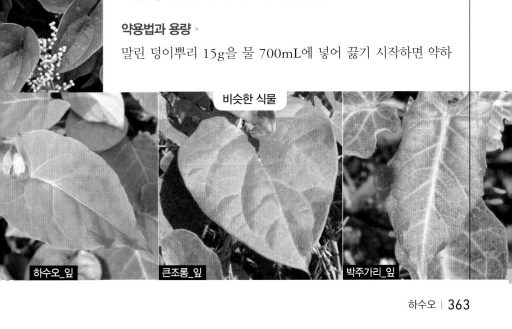

덩이뿌리(약재)

성미

성질이 약간 따뜻하고, 맛은 쓰고 달며 떫다.

효능과 주치

하수오는 간을 보하는 보간, 신의 기운을 더하는 익신(益腎), 혈을 기르는 양혈, 풍사를 제거하는 거풍 등의 효능이 있어서 간과 신의 음기가 훼손된 것을 치유하며, 머리카락이 일찍 희어지는 수발조백(鬚髮早白), 혈이 허하여 머리가 어지러운 혈허두훈, 허리와 무릎이 연약해진 요슬연약(腰膝軟弱), 근골이 시리고 아픈 근골산통(筋骨酸痛), 정액이 저절로 흘러나가는 유정, 붕루대하, 오래된 설사[구리(久痢)], 만성 간염, 옹종, 나력, 치질 등의 치료에 사용한다. 민간요법에서는 간과 신 기능의 허약을 치료하며 해독 작용, 변비, 불면증, 거풍(祛風), 피부 가려움증, 백일해 등의 치료에 사용한다.

약용법과 용량

말린 덩이뿌리 15g을 물 700mL에 넣어 끓기 시작하면 약하

비슷한 식물

하수오_잎

큰조롱_잎

박주가리_잎

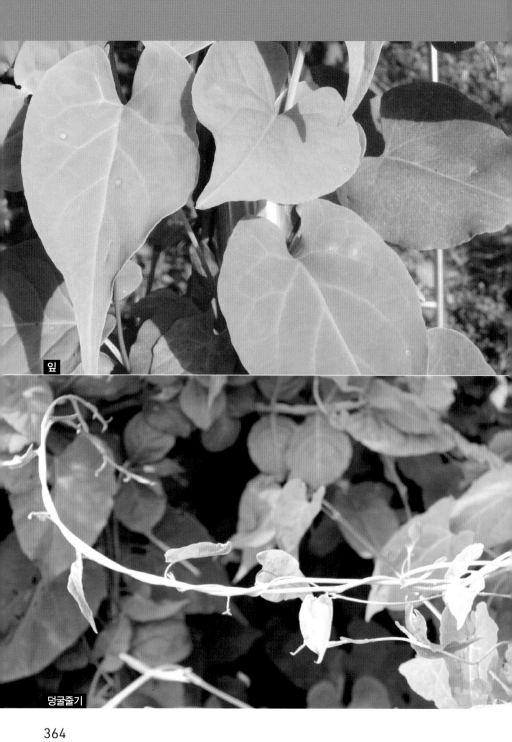

잎

덩굴줄기

게 줄여 200~300mL가 될 때까지 달여 하루에 2회 나눠 마신다. 가루 또는 환으로 만들어 복용하기도 하고, 술에 담가서 마시기도 한다.

생육특성

하수오는 덩굴성 여러해살이풀로 전국 각지에 자생하고 중남부 지방에서 재배한다. 줄기 밑동은 목질화되고, 뿌리는 가늘고 길며 그 끝에 비대한 덩이뿌리가 달린다. 덩이뿌리의 겉껍질은 적갈색이며 몸통은 무겁고 질은 견실하고 단단하다. 줄기는 가늘고 전체에 털이 나 있으며 길이는 2~3m로 자란다. 잎은 어긋나고 좁은 심장 모양으로 끝이 뾰족하다. 꽃은 흰색으로 8~9월에 작은 꽃이 원뿔꽃차례로 핀다. 꽃잎은 없고 수술은 8개, 자방은 달걀 모양이고 암술대는 3개이다. 열매는 여윈열매로 익는다.

채취 방법과 시기

가을과 겨울에 덩이뿌리를 채취하여 이물질을 제거하고 대칼로 껍질을 벗긴 후, 쌀뜨물에 하룻동안 담갔다가 두껍게 절편하고, 검은콩 삶은 물을 흡수시켜 찌고 말리기를 아홉번 한 후 사용한다. 또는 사람 젖을 흡수시켜 말리기를 3회 하거나 쌀뜨물에 3일간 담갔다가 건조하기도 한다 .

성분

덩이뿌리에는 안트라퀴논(anthraquinone)계 성분인 크리소파놀(chrysophanol), 에모딘(emodin), 레인(rhein), 피스치온(physcione) 등이 함유되어 있으며, 줄기에도 유사한 성분들이 함유되어 있다. 덩이뿌리에는 전분과 지방도 함유되어 있다.

주의사항

하수오는 독성이 있어서 반드시 포제를 잘 하여 사용하는 것이 좋다. 포제하고자 하는 하수오 무게의 10~15% 정도에 해당하는 검정콩을 2~3회 삶아서 물을 모으고, 준비된 하수오에 이 검정콩 삶은 물을 흡수시킨 다음 시루에 넣고 쪄서 이를 햇볕에 말리고, 다시 똑같은 과정을 반복하여 하수오의 단면이 흑갈색으로 변할 때까지 반복하면 독성이 제거되면서 좋은 하수오가 된다. 줄기는 야교등(夜交藤), 잎

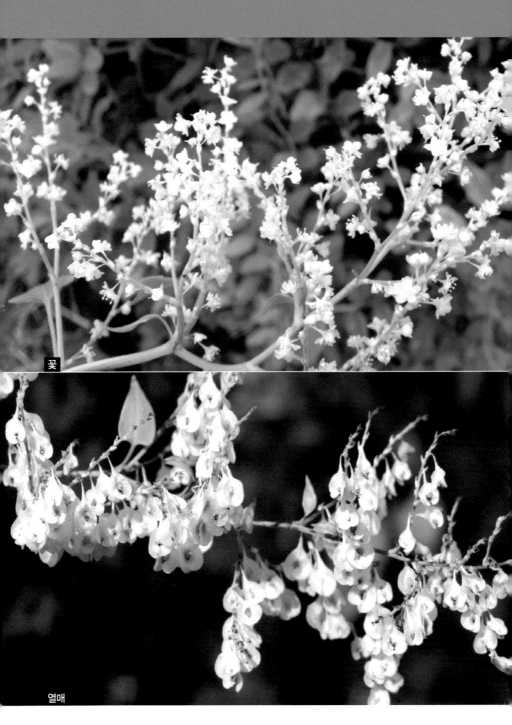

꽃

열매

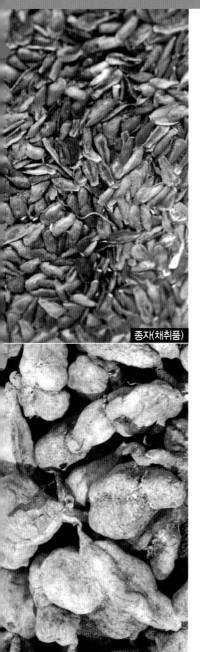

종자(채취품)

덩이뿌리(채취품)

은 하수엽(何首葉)이라 하여 약재로 사용한다. 약재 사용에 있어서 주의할 것은 하수오와 현재 농가에서 많이 재배하고 있는 박주가리과의 큰조롱[Cynanchum wilfordii (Maxim.) Hemsl.]은 그 기원식물이 다르므로 혼동해서는 안 된다는 점이다. 한방에서는 큰조롱 덩이뿌리를 '백수오(白首烏)'라고 부르며 약재로 사용한다. 그런데 일반인들 사이에서 큰조롱을 흔히 백하수오라는 이름으로 부르면서 마디풀과의 약용식물인 하수오와 혼동하는 경우를 자주 볼 수 있다. 이처럼 혼동하게 된 이유는 붉은빛이 도는 하수오의 덩이뿌리를 '적하수오'라고 하면서 백수오라는 생약명이 있는 큰조롱의 덩이뿌리를 '백하수오'라고 잘못 부른 데서 비롯되었다. 두 식물 모두 덩이뿌리를 약용하긴 하지만 동일한 약재는 아니므로 구분해서 사용해야 한다.

또한 일반인들이 하수오와 혼동하는 큰조롱은 연한 황록색의 산형꽃차례, 박주가리(나마)는 연한 자줏빛의 총상꽃차례로 꽃이 핀다. 천장각 또는 나마로 쓰이는 박주가리는 골돌과 표주박 모양, 백수오라는 생약명으로 불리는 큰조롱의 열매는 골돌과(갈라진 여러 개의 씨방으로 된 열매)이므로 비교 가능하다. 윤장통변(潤腸通便) 및 수렴하는 작용이 있으므로 대변당설(大便溏泄) 또는 습담(濕痰: 비의 운화運化하는 기운이 장애되어 수습水濕이 한곳에 오래 몰려 있어 생기는 담증)의 경우에는 부적당하고, 무씨와 함께 사용할 수 없다.

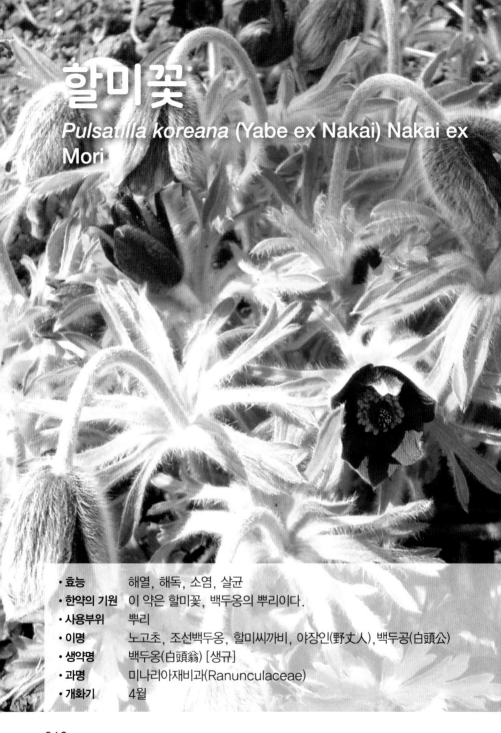

할미꽃

Pulsatilla koreana (Yabe ex Nakai) Nakai ex Mori

- **효능** 해열, 해독, 소염, 살균
- **한약의 기원** 이 약은 할미꽃, 백두옹의 뿌리이다.
- **사용부위** 뿌리
- **이명** 노고초, 조선백두옹, 할미씨까비, 야장인(野丈人), 백두공(白頭公)
- **생약명** 백두옹(白頭翁) [생규]
- **과명** 미나리아재비과(Ranunculaceae)
- **개화기** 4월

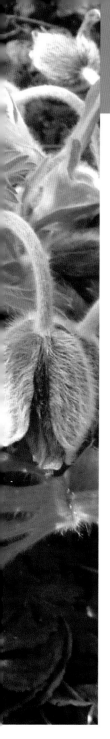

귀경 위(胃), 대장(大腸)
경락에 작용

뿌리(약재)

성미
성질이 차고, 맛은 쓰며, 독성이 조금 있다.

효능과 주치
할미꽃은 열을 내리게 하는 해열, 독을 푸는 해독, 염증을
가라앉히는 소염, 유해한 균을 죽이는 살균 등의 효능이 있어
열을 내리고 독을 풀며, 양혈하며 설사를 멈추게 한다. 열독을
치료하고 혈변을 치료하며, 음부의 가려움증과 대하를 치료하
고, 그 밖에도 트리코모나스 질염, 아메바성 이질, 말라리아
등을 치료하는 데 사용한다.

약용법과 용량
말린 전초 15g을 물 700mL에 넣어 끓기 시작하면 약하게 줄
여 200~300mL가 될 때까지 달여 하루에 2회 나눠 마시거
나, 가루 또는 환으로 만들어 복용한다. 외용할 경우에는 전초
를 짓찧어 환부에 바른다. 민간에서는 만성 위염 치료를 위해
잘 말려 가루로 만든 할미꽃 뿌리를 2~3g씩 하루 3회 식후에
복용한다. 15~20일간을 1주기로 하여 효과가 없다면 7일간
을 쉬었다가 다시 1주기를 반복해서 복용한다.
그 밖에도 여성의 냉병이나 질염 치료에도 요긴하게 사용하는
데, 말린 약재 5~10g을 물 700mL에 넣어 끓기 시작하면 약
하게 줄여 200~300mL가 될 때까지 달여 하루에 2회 나눠
마시거나, 말린 약재를 변기에 넣고 태워 그 김을 환부에 쏘이
기도 한다.

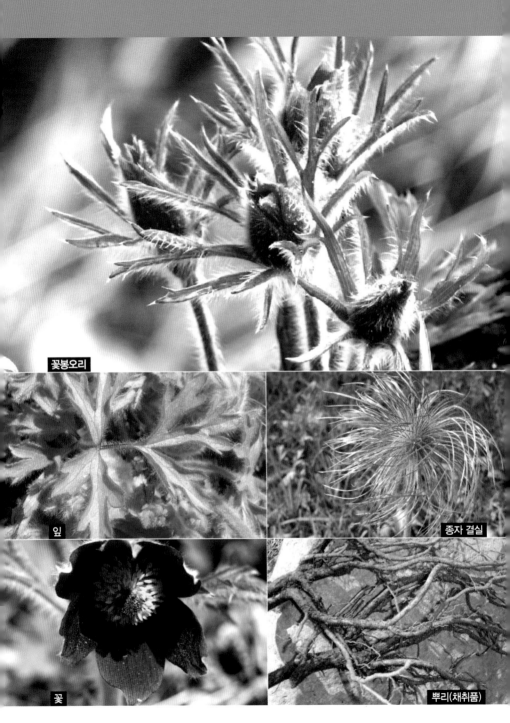

꽃봉오리

잎

종자 결실

꽃

뿌리(채취품)

370

생육특성

할미꽃은 여러해살이풀로 전국 각지의 산과 들에 분포하며 주로 양지쪽에 자란다. 뿌리는 둥근 기둥 모양에 가깝거나 원뿔형으로 약간 비틀려 구부러졌고 길이는 6~20㎝, 지름은 0.5~2㎝이다. 표면은 황갈색 또는 자갈색으로 불규칙한 세로 주름과 세로 홈이 있으며, 뿌리의 머리 부분은 썩어서 움푹 들어가 있다. 뿌리의 질은 단단하면서도 잘 부스러지고, 단면의 껍질부는 흰색 또는 황갈색이며, 목질부는 담황색이다. 잎은 뿌리에서 모여 나고 깃꼴겹잎이며, 줄기 전체에 긴 털이 빽빽하게 나 있고 흰빛이 돈다. 꽃은 적자색으로 4월에 꽃줄기 끝에서 밑을 향해 1송이가 피는데 꽃대 높이는 30~40㎝로 자란다. 열매는 여윈열매로 긴 달걀 모양이고 겉에는 흰색 털이 나 있다.

채취 방법과 시기

가을부터 이듬해 봄, 꽃이 피기 전 뿌리를 채취하여 이물질을 제거하고 햇볕에 말린다. 약재로 가공할 때에는 윤투(潤透)시킨 다음 얇게 절편하고 말려 사용한다.

성분

뿌리에는 사포닌 9%가 함유되어 있고, 아네모닌(anemonin), 헤데라게닌(hederagenin), 올레아놀릭산(oleanolic acid), 아세틸올레아놀릭산(acethyloleanolic acid) 등이 함유되어 있다.

주의사항

독성이 있으므로 전문가와 상의해서 사용하는 것이 좋다. 또한 이 약재는 성질이 찬 약재이므로 허한에서 오는 설사에는 사용할 수 없다. 강력한 피부점막 자극으로 발포, 눈물, 재채기를 유발시키기도 해서 가정에서 관상용으로 심을 땐 꽃가루 알레르기가 있는 사람은 피하는 것이 좋다.

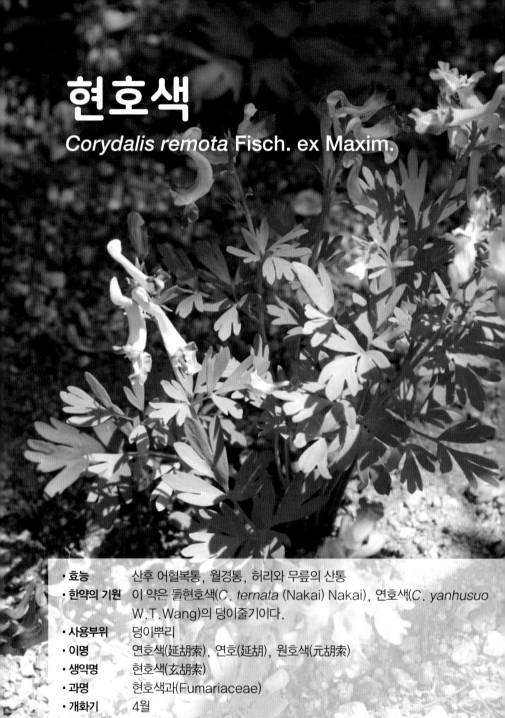

현호색
Corydalis remota Fisch. ex Maxim.

- **효능**   산후 어혈복통, 월경통, 허리와 무릎의 산통
- **한약의 기원**   이 약은 들현호색(*C. ternata* (Nakai) Nakai), 연호색(*C. yanhusuo* W.T.Wang)의 덩이줄기이다.
- **사용부위**   덩이뿌리
- **이명**   연호색(延胡索), 연호(延胡), 원호색(元胡索)
- **생약명**   현호색(玄胡索)
- **과명**   현호색과(Fumariaceae)
- **개화기**   4월

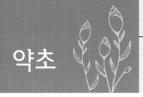

약초

귀경 간(肝), 심(心), 비(脾)
경락에 작용

성미 •

성질이 따뜻하며, 맛은 맵고 쓰고, 독성은 없다.

덩이뿌리(약재)

효능과 주치 •

현호색은 진통, 진정 및 진경(鎭痙), 혈을 활성화시켜 잘
돌게 하는 활혈, 어혈을 제거하는 구어혈(驅瘀血), 자궁수축, 기
를 잘 돌게 하는 이기(理氣), 지통 등의 효능이 있어서 흉협완복
동통을 치료하고, 폐경이나 월경통, 산후의 어혈복통, 요슬산
통, 타박상 등의 치료에 사용된다.

약용법과 용량 •

말린 덩이뿌리 10g을 물 700mL에 넣어 끓기 시작하면 약하
게 줄여 200~300mL가 될 때까지 달여 하루에 2회 나눠 마
시며, 가루나 환으로 만들어 복용하기도 한다. 장에 덩어리가
만져지면서 복통이 함께 올 경우에는 금은화, 연교, 목향(木香)
등을 배합하여 응용하고, 월경통에는 당귀, 천궁, 백작약, 향
부자 등의 약재를 배합하여 응용한다. 타박상이 있을 경우에는
홍화, 도인, 당귀, 천궁 등의 약재를 배합하여 응용한다.

생육특성 •

현호색은 여러해살이풀로 전국 각처의 산지, 특히 산록의 습
기가 있는 곳에서 자생한다. 키는 20㎝ 정도로 자라고, 덩이뿌
리는 불규칙한 납작하고 둥근 모양으로 지름은 0.5~1㎝이다.
뿌리 표면은 황색 또는 황갈색으로 불규칙한 그물 모양의 주름
이 있으며, 덩이뿌리 정단에는 약간 들어간 줄기 흔적이 있고,
밑부분은 덩어리 모양으로 볼록하다. 질은 단단하며 부스러지

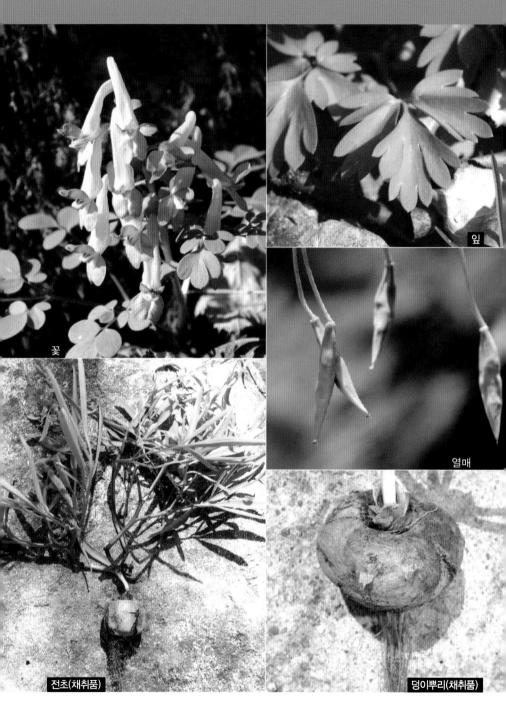

꽃

잎

열매

전초(채취품)

덩이뿌리(채취품)

기 쉽고, 단면은 황색의 각질 모양이며 광택이 있다. 잎은 어긋나고 표면은 녹색, 뒷면은 회백색이다. 잎자루가 길면서 잎은 3장씩 1~2회 갈라지고, 잎 윗부분은 깊게 또는 결각 모양으로 갈라진다. 꽃은 연한 홍자색으로 4월에 5~10송이가 원줄기 끝에서 총상꽃차례로 피며 꽃통은 한쪽에 뿔이 있고 수술은 6개이다.

채취 방법과 시기

5~6월에 줄기와 잎이 고사한 후 덩이뿌리를 채취해 바깥쪽의 얇은 껍질은 제거하고 씻은 뒤, 끓는 물에 넣고 아래 위로 저어가면서 내부의 백심이 없어지고 황색이 될 때까지 삶아 건져내어 햇볕에 말린다. 이물질을 제거하고 수침포(水浸泡)하여 윤투(潤透)하고 절편하여 사용하거나 식초를 약재에 흡수시켜 약한 불로 볶아서 사용한다. 이때 현호색 100g에 식초 20~30g의 비율을 유지한다

성분

코리달린(corydaline), dl-테트라하이드로팔마틴(dl-tetrahydropalmatine), 코리불민(corybulmine), 콥티신(coptisine), l-코리클라민(l-coryclamine), 코나딘(conadine), 프로토핀(protopine), l-테트라하이드로콥티신(l-tetrahydrocoptisine), dl-테트라하이드로콥티신(dl-tetrahydrocoptisine), l-이소코리팔민(l-isocorypalmine), 디하이드로코리달민(dehydrocorydalmine) 등이 함유되어 있다.

주의사항

월경을 잘 통하게 하고 유산의 우려가 있으므로 임신부는 사용하면 안 되며, 몸이 허한 경우에도 신중하게 사용하여야 한다.

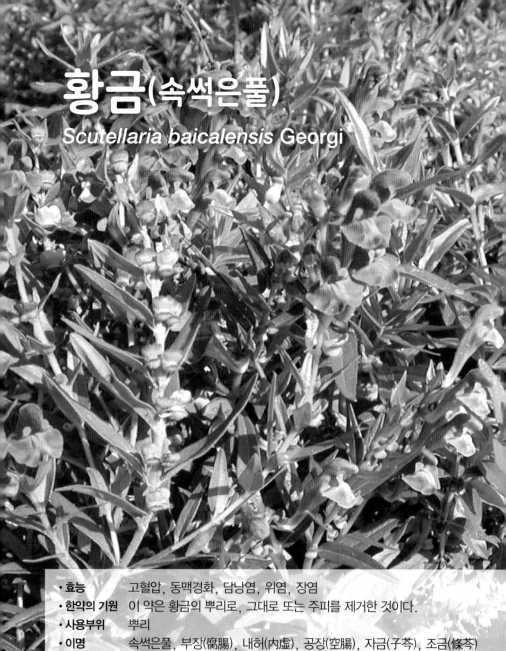

황금(속썩은풀)

Scutellaria baicalensis Georgi

- **효능**　　　　고혈압, 동맥경화, 담낭염, 위염, 장염
- **한약의 기원**　이 약은 황금의 뿌리로, 그대로 또는 주피를 제거한 것이다.
- **사용부위**　　뿌리
- **이명**　　　　속썩은풀, 부장(腐腸), 내허(內虛), 공장(空腸), 자금(子芩), 조금(條芩)
- **생약명**　　　황금(黃芩) [대한약전]
- **과명**　　　　꿀풀과(Labiatae)
- **개화기**　　　7~8월

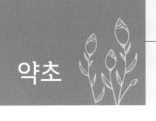

약초

귀경 심(心), 비(脾), 간(肝), 소장(小腸)
방광(膀胱), 폐(肺), 담(膽), 위(胃)
대장(大腸) 아홉 경락에 작용

뿌리(약재)

성미

황금은 성질이 차고, 맛은 쓰며, 독성은 없다.

효능과 주치

열을 내리고 습사를 말리는 청열조습(淸熱燥濕),
화를 내리고 독을 해소하는 사화해독(瀉火解毒), 출혈을 멈추는
지혈, 태아를 안정시키는 안태 등의 효능이 있어서 발열, 폐열
해수, 번열, 고혈압, 동맥경화, 담낭염, 습열황달, 위염, 장염,
세균성 이질, 목적동통, 옹종, 태동불안 등의 치료에 사용한다.

약용법과 용량

말린 뿌리 10g을 물 700mL에 넣어 끓기 시작하면 약하게 줄
여 200~300mL가 될 때까지 달여 하루에 2회 나눠 마신다.
가루나 환으로 만들어 복용하기도 하며, 외용할 경우에는 가
루로 만들어 환부에 뿌리거나 달여서 환부를 씻어낸다. 민간
요법으로 편도선염과 구내염, 복통 치료에 많이 사용하고 편
도선염에는 황금, 황련, 황백을 부드럽게 가루로 만들어 각각

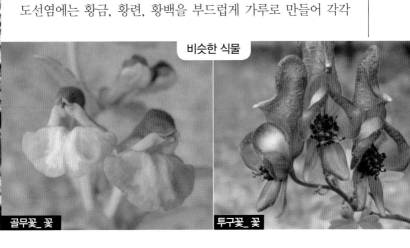

비슷한 식물

골무꽃_ 꽃

투구꽃_ 꽃

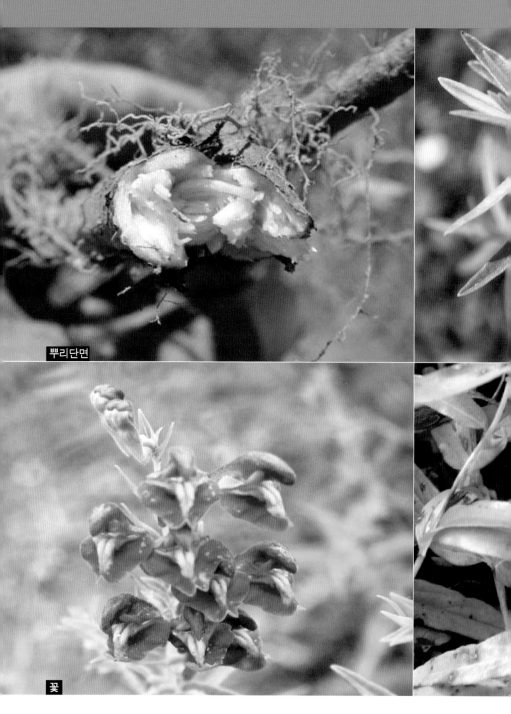

뿌리단면

꽃

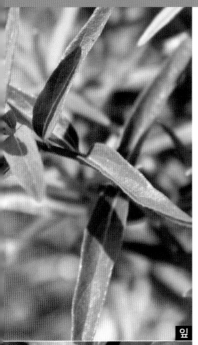

잎

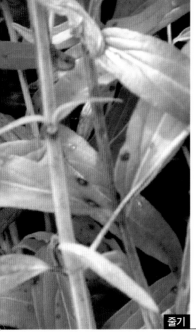

줄기

2g씩을 컵에 넣고, 끓는 물을 부어 노랗게 우린 물로 하루에 6~10회 입가심을 한다. 복통 치료를 위해서는 말린 황금과 작약 각 8g, 감초 4g을 물 1,200mL에 넣어 300~400mL가 될 때까지 달여 하루에 3회 나눠 마신다.

생육특성

황금은 여러해살이풀로 중부 이북의 산지에서 자라며, 경북 안동, 봉화, 전남 여천 지방에서도 많이 재배한다. 키는 60㎝ 정도이며, 뿌리는 원뿔형으로 길이 7~27㎝, 지름 1~2㎝이다. 뿌리 표면은 짙은 황색 또는 황갈색을 띠며, 윗부분은 껍질이 비교적 거칠고 세로로 구부러진 쭈그러진 주름이 있으며 아래쪽은 껍질이 얇다. 질은 단단하면서도 취약하여 절단이 쉽다. 단면은 짙은 황색이며 중앙부에는 홍갈색의 심이 있다. 오래 묵은 뿌리의 절단면은 중앙부가 짙은 갈색 혹은 흑갈색의 두터운 조각 모양이며 간혹 속이 비어 있으며 보통 고황금(枯黃芩) 혹은 고금(枯芩)이라고 한다. 굵고 길며 질이 견실하고, 색이 노랗고 겉껍질이 깨끗하게 제거된 것이 좋은 황금이다. 줄기는 가지가 많이 갈라지며 곧게 서거나 비스듬히 올라간다. 줄기 전체에는 털이 나 있고, 원줄기는 네모지며 한군데에서 여러 대가 나온다. 잎은 마주나고 양끝이 좁은 바소꼴로 가장자리가 밋밋하다. 꽃은 자색으로 7~8월에 원줄기 끝과 가지 끝에서 총상꽃차례로 피고, 꽃차례에 잎이

황금 | 379

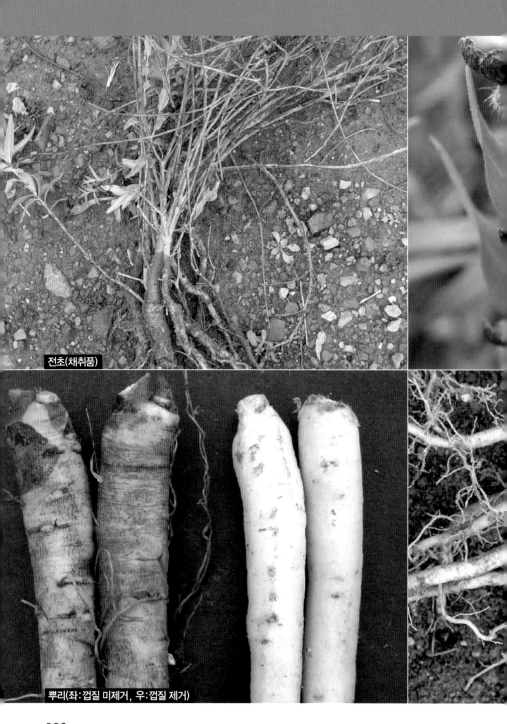

전초(채취품)

뿌리(좌:껍질 미제거, 우:껍질 제거)

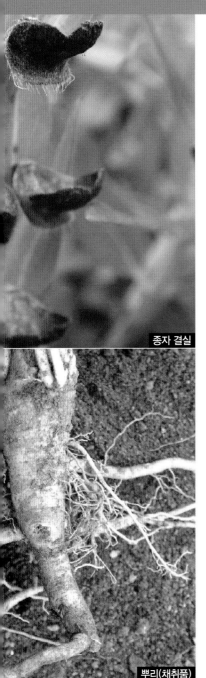

종자 결실

뿌리(채취품)

있으며 각 잎겨드랑이에서 1송이씩 달린다. 열매는 8~9월에 여원열매로 결실하고, 열매는 황금자(黃芩子)라고 하여 약재로 사용한다.

채취 방법과 시기

가을에 뿌리를 채취하여 수염뿌리를 제거하고 햇볕에 말린다. 약재는 이물질을 제거하고 윤투(潤透)시킨 다음 절편하여 말린 뒤 사용한다. 눈근(嫩根: 어린 뿌리)으로 안팎이 모두 실하며 황색으로 연한 녹색을 띤 것을 자금(子芩)또는 조금(條芩)이라 하고, 오래 묵은 뿌리인 노근(老根)으로 중심이 비어 있고 검은색을 띤 것을 고금(枯芩)이라 하며 구분하기도 한다.

성분

뿌리에는 바이칼린(baicalin), 바이칼레인(baicalein), 우고닌(woogonin), 베타−시토스테롤(β−sitosterol) 등이 함유되어 있다.

주의사항

차고 쓴 성미로 인하여 생기를 손상시킬 수 있으므로 비위가 허하고 냉한 사람이나 임신부의 경우에는 사용을 금해야 한다. 산수유, 용골(龍骨)과는 서로 도움을 주는 작용을 하지만 목단이나 여로와는 서로 해치는 작용을 하므로 함께 쓰지 않는다.

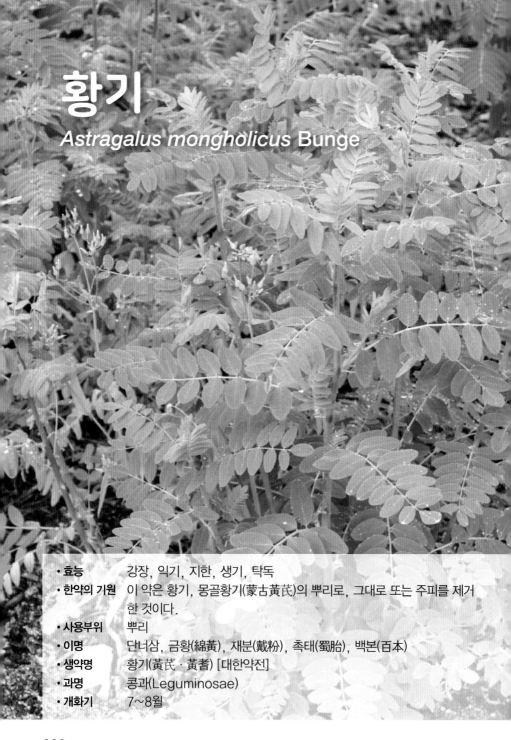

황기

Astragalus mongholicus Bunge

• 효능	강장, 익기, 지한, 생기, 탁독
• 한약의 기원	이 약은 황기, 몽골황기(蒙古黃芪)의 뿌리로, 그대로 또는 주피를 제거한 것이다.
• 사용부위	뿌리
• 이명	단너삼, 금황(綿黃), 재분(戴粉), 촉태(蜀胎), 백본(百本)
• 생약명	황기(黃芪 · 黃耆) [대한약전]
• 과명	콩과(Leguminosae)
• 개화기	7~8월

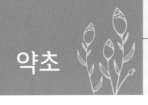

약초

귀경 폐(肺), 비(脾), 신(腎) 경락에 작용

뿌리(약재)

성미

성질이 따뜻하고, 맛은 달며, 독성은 없다.

효능과 주치

황기는 몸을 튼튼하게 하는 강장, 기를 더하는 익기(益氣), 땀을 멈추게 하는 지한, 소변을 잘 통하게 하는 이수, 살을 돋게 하는 생기(生肌), 종기를 제거하는 소종, 몸안의 독을 밖으로 내보내는 탁독(托毒)의 효능이 있으며 다음과 같이 응용한다.

- 생용(生用: 말린 것을 그대로 사용하는 방법) : 위기(衛氣)를 더하여 피부를 튼튼하게 하며, 수도를 이롭게 하고 종기를 없애고, 독을 배출하며, 살을 잘 돋게 하고, 자한과 도한을 치료하며, 부종과 옹저를 치료한다.
- 자용(炙用: 꿀물을 흡수시켜 볶아서 사용하는 방법) : 중초(中焦)를 보하고 기를 더하는 보중익기(補中益氣), 내상노권(內傷勞倦)을 치료한다. 비가 허하여 오는 설사, 탈항, 기가 허하여 오는 혈탈(血脫), 붕루대하 등을 다스리고 기타 일체의 기가 쇠약한 증상이나 혈허 증상 치료에 응용한다.

비슷한 식물

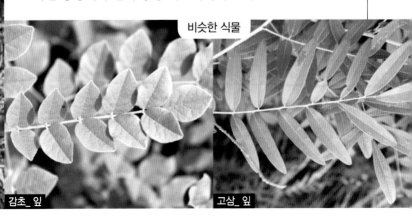

감초_ 잎

고삼_ 잎

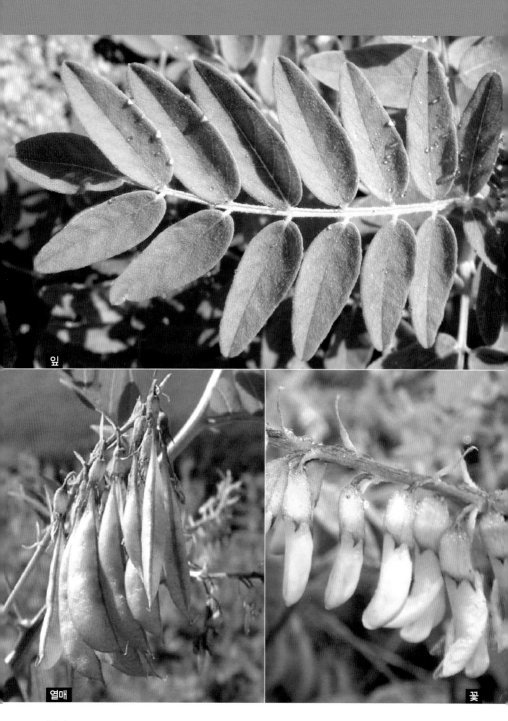

잎

열매

꽃

384

![약초]

약용법과 용량

말린 뿌리 4~12g을 사용하며, 대제(大劑)에는 37.5~75g까지 사용할 수 있다. 자한(自汗: 기가 허해서 오는 식은땀), 도한(盜汗: 잠잘 때 나는 식은땀) 및 익위고표(益衛固表)에는 생용하고, 보기승양(補氣升陽: 기를 보하고 양기를 끌어올림)에는 밀자(蜜炙: 약재에 꿀물을 흡수시킨 다음 약한 불에서 천천히 볶아내는 방법)하여 사용한다.

민간에서는 산후증이나 식은땀, 어지럼증 치료를 위해 황기를 애용해 왔다. 산후증 치료에는 말린 황기 15~20g을 물 700mL에 넣어 끓기 시작하면 약하게 줄여 200~300mL가 될 때까지 달여, 하루에 2~3회 나눠 마신다. 식은땀 치료를 위해서는 말린 황기 12g을 물 1,200mL에 넣어 끓기 시작하면 약하게 줄여 200~300mL가 될 때까지 달여, 하루에 3회 나눠 식후에 마신다. 어지럼증이 심한 경우에는 노란색 닭 한 마리를 잡아 내장을 꺼내 그곳에 말린 황기 30~50g을 넣은 다음 중탕으로 푹 고아서 닭고기와 물을 하루에 2~3회 나눠 먹는다. 여러 가지 원인으로 오는 빈혈과 어지럼증 치료에도 효과가 있다.

생육특성

황기는 여러해살이풀로 경북, 강원, 함남과 함북의 산지에서 분포하며 자생한다. 현재는 전국 각지에서 재배하며 강원도 정선과 충북 제천 등이 주산지이다. 키는 1m 이상으로 곧게 자란다. 뿌리는 긴 둥근 기둥 모양을 이루며 길이 30~90㎝, 지름 1~3.5㎝이고, 드문드문 작은 가지뿌리가 분지되지 않고 뿌리의 머리 부분에는 줄기의 잔기가 남아 있다. 뿌리의 표면은 엷은 갈황색 또는 엷은 갈색이며 회갈색의 코르크층이 군데군데 남아 있다. 질은 단단하고 절단하기 힘들며 단면은 섬유성이다. 횡단면을 현미경으로 보면 가장 바깥층은 주피(主皮)이고 껍질부는 엷은 황백색, 목질부는 엷은 황색이며 형성층 부근은 약간의 황갈색을 띤다. 줄기 전체에 부드러운 털이 나 있다. 잎은 어긋나고 잎자루가 짧으며 6~11쌍의 잔잎으로 구성된 홀수깃꼴겹잎이다. 잔잎은 달걀 모양 타원형으로 끝이 둥글며 가장자리는 밋밋하다. 꽃은 엷은 황색 또는 담자색으로 7~8월에 총상꽃차례로 잎과 줄기 사이에서 잎겨드랑이 나거나 줄기의 끝에서 나오는 정생(頂生)으로 핀다. 열매는 8~9월에 꼬투리 모양의 꼬투리열매로 달린다.

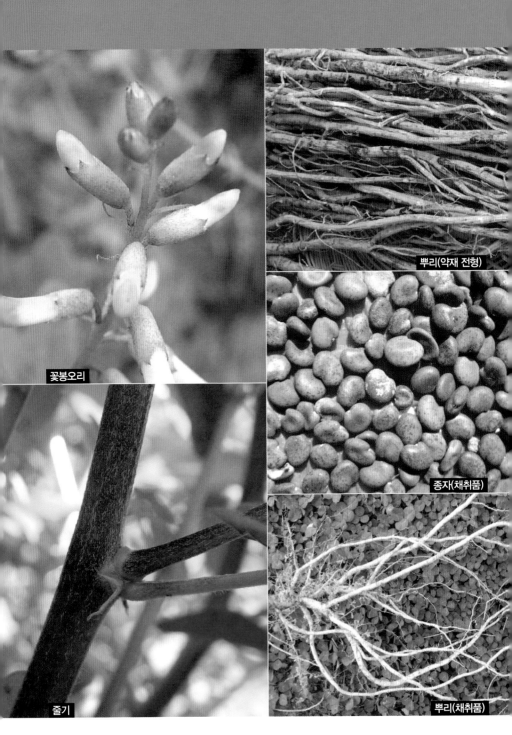

꽃봉오리

뿌리(약재 전형)

종자(채취품)

줄기

뿌리(채취품)

채취 방법과 시기

잎이 지는 가을인 9~10월이나 이른 봄에 뿌리를 채취하여 수염뿌리와 머리 부분을 제거하고 햇볕에 말린 다음, 이물질을 제거해 절편하여 보관한다.

성분

뿌리에는 자당(蔗糖), 점액질, 포도당이 함유되어 있으며 이 외에 글루쿨로닉산(gluculoninc acid), 콜린(choline), 베타인(betaine), 아미노산 등이 함유되어 있다.

주의사항

이 약재는 정기를 증진시키는 약재이므로 모든 실증(實證), 양증(陽症) 또는 음허양성(陰虛陽盛: 진액이 부족한 상태에서 양기가 심하게 항진된 경우)의 경우에는 사용하면 안된다.

참고사항

[대한약전]에는 황기의 학명을 *A. membranaceus* Bunge로 수재하고 있으나 본서에서는 국생종의 기재를 따라 *Astragalus mongholicus* Bunge 로 기록하였다. 막엽황기(膜葉黃芪 : *A. membranaceus* Bunge) 또한 황기의 기원식물로 사용한다. (중국약전)

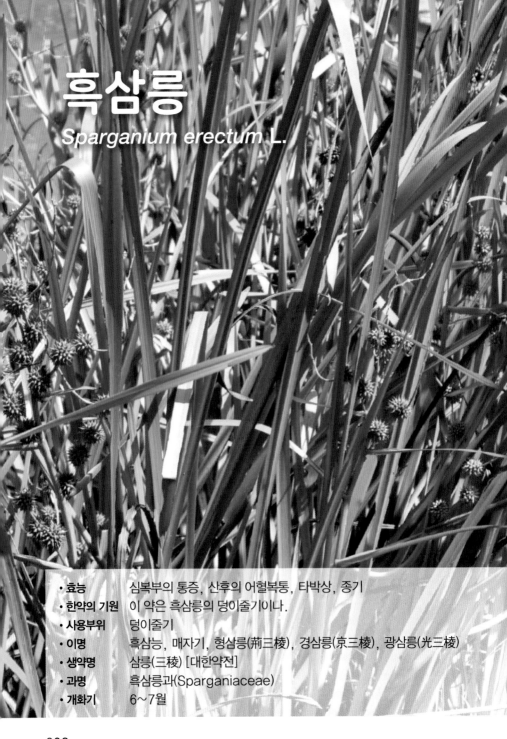

흑삼릉

Sparganium erectum L.

- **효능** 심복부의 통증, 산후의 어혈복통, 타박상, 종기
- **한약의 기원** 이 약은 흑삼릉의 덩이줄기이나.
- **사용부위** 덩이줄기
- **이명** 흑삼능, 매자기, 형삼릉(荊三稜), 경삼릉(京三稜), 광삼릉(光三稜)
- **생약명** 삼릉(三稜) [대한약전]
- **과명** 흑삼릉과(Sparganiaceae)
- **개화기** 6~7월

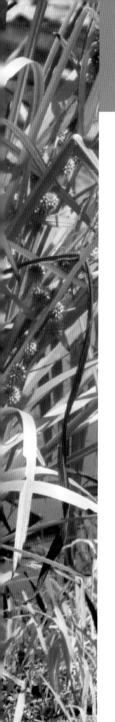

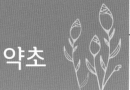

약초

귀경 간(肝), 심(心), 비(脾) 경락에 작용

덩이줄기(약재 전형)

성미

흑삼릉은 성질이 평범하고, 맛은 맵고 쓰며, 독성은 없다.

효능과 주치

기를 통하게 하는 행기(行氣), 월경을 잘 통하게 하는 통경(通經), 죽은 피를 없애주는 파혈(破血), 기가 뭉친 것을 깨뜨려주는 소적(消積), 통증을 멈추게 하는 진통 등의 효능이 있다. 또한 징가(癥瘕: 오래된 체증으로 인하여 몸 안에 덩어리가 생긴 증상)와 적취(積聚)를 치료하고, 기혈응체(氣血凝滯: 기혈이 뭉쳐서 몸 안에 머무르는 증상), 심복동통(心腹疼痛: 심복부의 심한 통증), 옆구리 아래 부위의 통증(脇下脹痛), 경폐(經閉), 산후어혈복통(産後瘀血腹痛: 출산 후 오로가 다 빠져나오지 않아서 생기는 심한 복통), 질타손상(跌打損傷: 타박상), 창종견경(瘡腫堅硬: 부스럼과 종기가 단단하게 굳어진 증상) 등의 치료에 응용한다.

약용법과 용량

말린 덩이줄기 10g을 물 700mL에 넣어 끓기 시작하면 약하게 줄여 200∼300mL가 될 때까지 달여, 하루에 2회 나눠 마신다. 가루나 환으로 만들어 복용하기도 한다. 완복창만(脘腹脹滿: 위 부분이 그득하게 차오르면서 오는 복통)을 다스리기 위해서는 이 약재에 봉출(蓬朮), 목향(木香), 빈랑(檳榔), 청피(靑皮), 신국(神麯), 맥아(麥芽), 산사(山楂) 등의 약재를 배합하여 응용하고, 만약 비 기능이 허할 경우에는 여기에 인삼과 백출(白朮)을 가미한다.

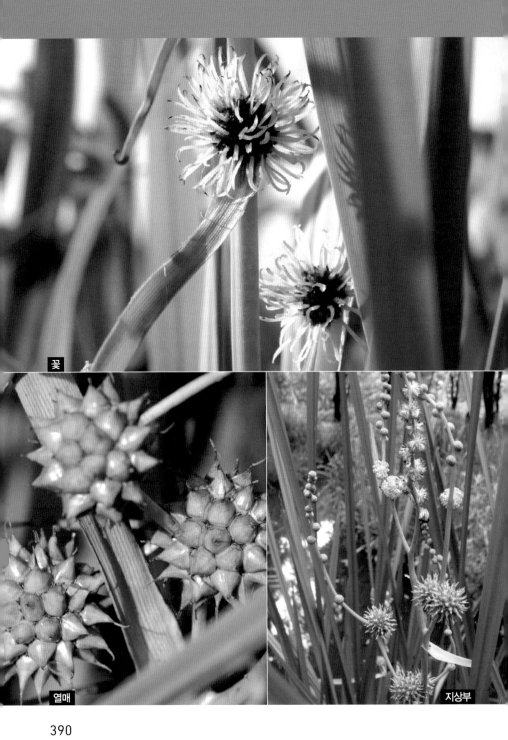

꽃

열매

지상부

390

생육특성

흑삼릉은 여러해살이풀로 중부 이남의 연못이나 늪지대 및 하천 같은 곳에서 잘 자란다. 덩이줄기는 원뿔형으로 조금 납작하고, 길이는 2~6㎝, 지름은 2~4㎝이다. 표면은 황백색 또는 회황색으로 칼로 깎은 자국이 있으며, 작은 점상의 수염뿌리가 떨어져나간 흔적이 가로로 고리 모양으로 배열되어 있다. 덩이줄기의 몸체는 무겁고 질은 견실하다. 원줄기는 키 70~100㎝로 자라고, 뿌리줄기는 옆으로 뻗고 기는 줄기로 퍼져나간다. 녹색 잎은 선 모양으로 모여 나며 뒷면에 1개의 능선이 있다. 꽃은 흰색으로 6~7월에 두상꽃차례로 피고, 열매는 7~8월에 달린다.

채취 방법과 시기

가을과 겨울에 덩이줄기를 채취하여 줄기와 잎, 수염뿌리 등을 제거하고 씻은 다음, 겉껍질을 깎아내고 햇볕에 말린다. 이물질을 제거하고 물에 담가 수분을 충분히 윤투(潤透)시켜 가늘게 썰고 햇볕에 말려서 사용하거나, 초초(醋炒) 또는 초(炒: 프라이팬에 볶아냄)하여 사용한다.

성분

덩이줄기에는 정유, 녹말 등이 함유되어 있으며, 전초에는 플라보노이드(flavonoid), 알칼로이드(alkaloid) 등이 함유되어 있다. 녹말 성분이 있고 관다발 주위가 목질화된 것이 형삼릉과 다르다.

주의사항

이 약재는 파기(破氣: 울체된 기를 깨는 것)하고 거어(去瘀: 어혈을 제거함)하는 효능이 있기 때문에 월경과다 증상이 있거나 임신부의 경우에는 사용하면 안 된다.

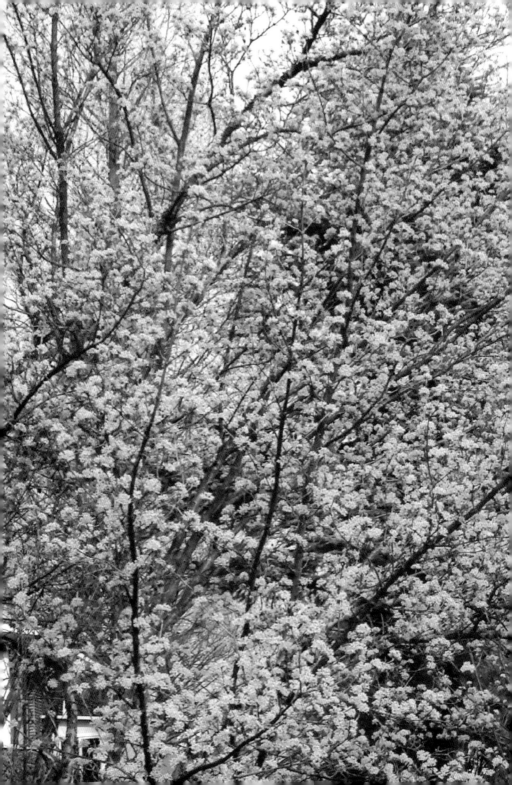

2 藥 되는 나무

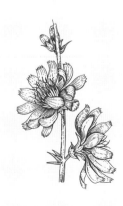

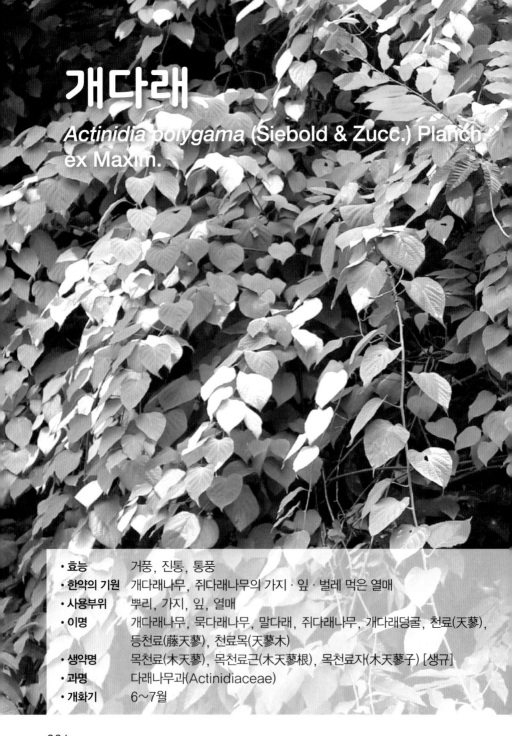

개다래

Actinidia polygama (Siebold & Zucc.) Planch.
ex Maxim.

- **효능**　　　거풍, 진통, 통풍
- **한약의 기원**　개다래나무, 쥐다래나무의 가지·잎·벌레 먹은 열매
- **사용부위**　　뿌리, 가지, 잎, 열매
- **이명**　　　개다래나무, 묵다래나무, 말다래, 쥐다래나무, 개다래덩굴, 천료(天蓼),
　　　　　　　등천료(藤天蓼), 천료목(天蓼木)
- **생약명**　　　목천료(木天蓼), 목천료근(木天蓼根), 목천료자(木天蓼子) [생규]
- **과명**　　　다래나무과(Actinidiaceae)
- **개화기**　　　6~7월

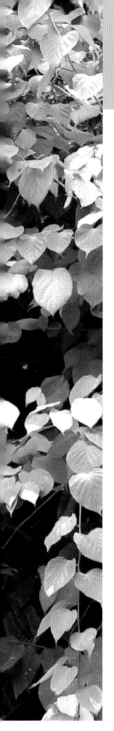

나무

귀경 간(肝) 경락에 작용

열매(약재 전형)

성미

개다래 열매는 성질이 약간 덥고, 맛은 쓰고, 독성은 없다. 가지와 잎은 성질이 따뜻하고, 맛은 맵고 쓰며 약간의 독성이 있다. 뿌리는 성질이 따뜻하고, 맛은 맵다.

효능과 주치

개다래 뿌리는 생약명을 목천료근(木天蓼根)이라 하여 치통을 치료한다. 가지와 잎은 생약명을 목천료(木天蓼)라 하며 한센병을 치료한다. 또한 배 속이 단단하게 굳은 상태를 풀어주고 복통, 진통, 진정, 타액 분비 촉진 작용도 한다. 신경통, 통풍의 진통 소염에도 효과적이다. 벌레집(충영)이 붙어 있는 열매는 생약명을 목천료자(木天蓼子)라 하여 보온, 강장, 거풍 등의 효능이 있고 요통, 류머티즘, 관절염, 타박상, 중풍, 안면 신경마비, 복통, 월경불순도 치료한다.

약용법과 용량

말린 뿌리 30~50g을 물 900mL에 넣어 반이 될 때까지 달여 하루에 2~3회 나눠 마신다. 외용할 경우에는 달인 액을 치통

🔍 개다래와 다래

개다래와 다래는 모두 덩굴성식물로 다래는 개다래보다 덩굴 길이가 길게 뻗어나가고, 잎은 둘 다 막질인데 개다래 잎의 상반부는 흰색에서 미황색으로 차츰 변화되어 잎 위에 새가 흰 똥을 싸놓은 모양처럼 보인다. 개다래 열매는 긴 달걀 모양이며 익으면 귤홍색이 되고, 다래 열매는 달걀 모양이며 익으면 녹색이 된다.

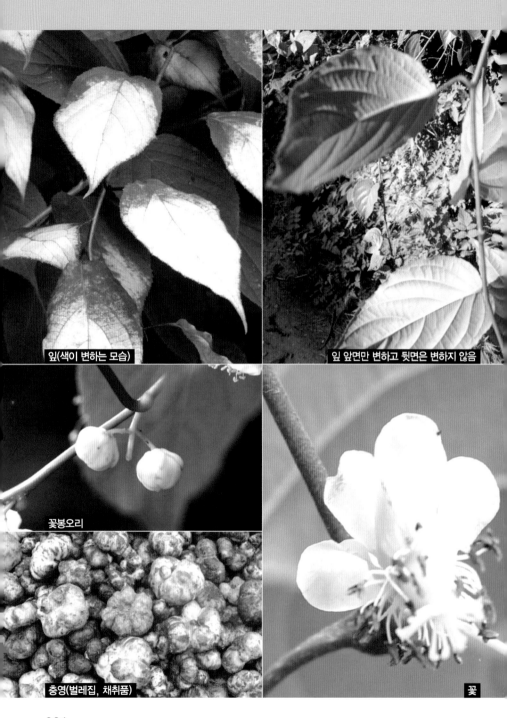

잎(색이 변하는 모습)

잎 앞면만 변하고 뒷면은 변하지 않음

꽃봉오리

충영(벌레집, 채취품)

꽃

396

이 있는 쪽 입안에 머금었다가 통증이 사라지면 뱉는다. 말린 가지와 잎 40~60g, 말린 열매는 20~30g을 물 900mL에 넣어 반이 될 때까지 달여 하루에 2~3회 나눠 마신다.

생육특성

개다래는 전국의 깊은 산 계곡 및 산기슭에서 자생하는 덩굴성 낙엽식물로 가지는 길이 5m 전후로 뻗어나간다. 작은 가지에는 연한 갈색 털이 나 있으며 오래된 가지에는 털이 없는 회백색의 작은 껍질눈이 있다. 잎은 넓은 달걀 모양 또는 달걀 모양인데, 서로 어긋나고 막질이며 잎 끝은 날카롭고 밑부분은 둥글거나 일그러진 심장 모양이고, 가장자리에는 잔톱니가 있다. 잎 길이는 4~8㎝, 너비는 3.5~8㎝로 상단부의 잎 일부 또는 전부는 흰색이지만 황색으로 변한다. 꽃은 흰색으로 6~7월에 잎겨드랑이에서 1송이 또는 3송이가 피며 비교적 크고 향기가 난다. 꽃잎은 5장이고 거꿀달걀 모양이며, 꽃받침은 5장으로 달걀 모양 타원형이다. 열매는 귤홍색으로 9~10월에 달리고 물열매이며 끝이 뾰족한 긴 달걀 모양이다.

채취 방법과 시기

가지와 잎은 여름, 뿌리는 가을 · 겨울, 열매는 9~10월에 채취한다.

성분

잎과 열매에는 이리도미르메신(iridomyrmecin), 이소이리도미르메신(isoiridomyrmecin), 디하이드로네페타락톨(dihydronepetalactol), 마타타비올(matatabiol), 액티니딘(actinidine), 알로-마타타비올(allo-matatabiol), 네오마타타비올(neomatatabiol), 마타타비락톤(matatabilactone), 네오네페탈락톤(neonepetalactone)이 함유되어 있다. 잎에는 3,4-디메틸벤조나이트릴(3,4-dimethylbenzonitrile), 3,4-디메틸벤조산(3,4-dimethylbenzoic acid), 베타-페닐 에틸 알코올(β-phenyl ethyl alcohol)이 함유되어 있고, 벌레집(충영, 蟲癭)이 있는 열매에는 열매의 성분 외에도 마타타빅산(matatabic acid)이나 이리도디올(iridodiol)의 다종 이성체가 함유되어 있다.

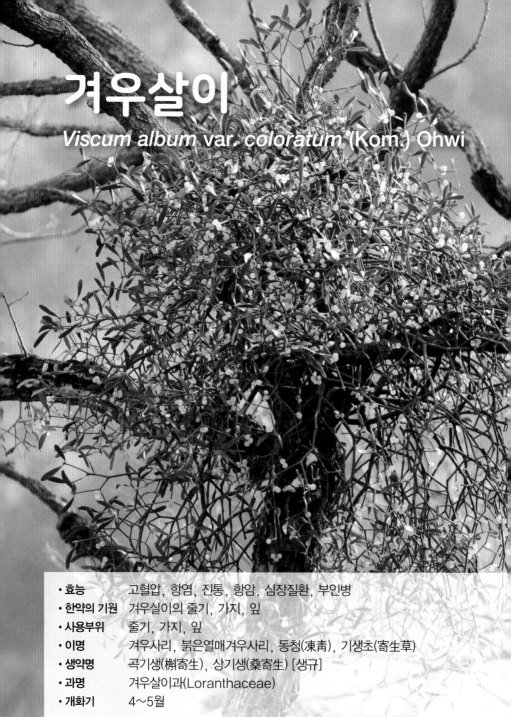

겨우살이

Viscum album var. coloratum (Kom.) Ohwi

- **효능**   고혈압, 항염, 진통, 항암, 심장질환, 부인병
- **한약의 기원**   겨우살이의 줄기, 가지, 잎
- **사용부위**   줄기, 가지, 잎
- **이명**   겨우사리, 붉은열매겨우사리, 동청(凍靑), 기생초(寄生草)
- **생약명**   곡기생(槲寄生), 상기생(桑寄生) [생규]
- **과명**   겨우살이과(Loranthaceae)
- **개화기**   4~5월

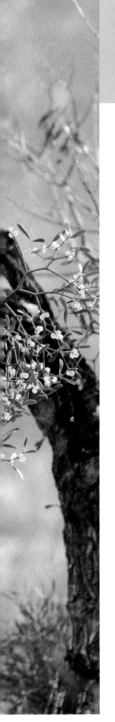

나무

귀경 심(心), 간(肝), 신(腎) 경락에
작용

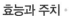
줄기(약재)

성미

겨우살이 줄기는 성질이 평범하고,
맛은 달고 쓰다.

효능과 주치

줄기는 생약명을 곡기생(槲寄生) 또는 상기생(桑寄生)이라 하며
간과 신을 보하고, 근골을 강화하며 풍사와 습사를 제거하는
효과가 있어 고혈압과 동맥경화, 암 치료에 사용하며 그 외 종
기, 어혈, 심장질환, 노화방지, 항산화활성, 항비만, 지방간,
타박상 등의 치료에도 효과적이며 신경통, 부인병, 진통, 치통
등도 치료한다.

약용법과 용량

말린 줄기 40~50g을 물 900mL에 넣어 반이 될 때까지 달여
하루에 2~3회 나눠 마신다. 외용할 경우에는 짓찧어 환부에
바른다.

생육특성

겨우살이는 참나무, 팽나무, 물오리나무, 밤나무, 자작나무 등
의 큰 나무에서 기생하는 상록소저목이다. 뽕나무에 기생하는
겨우살이를 상기생이라 하여(생규) 최상품으로 취급하나 요즘
은 구하기가 어려워 곡기생을 주로 쓴다. 중·남부 지방의 높
은 산에서 자라며, 높이는 30~60㎝이다. 줄기와 가지는 황록
색 또는 녹색으로 약간 다육질이며 원기둥 모양이고, 2~3갈
래로 갈라지며 가지가 갈라지는 곳은 점차 커져 마디가 생긴
다. 잎은 가지 끝에서 나오고 두터우며, 다육질에 황록색 윤채

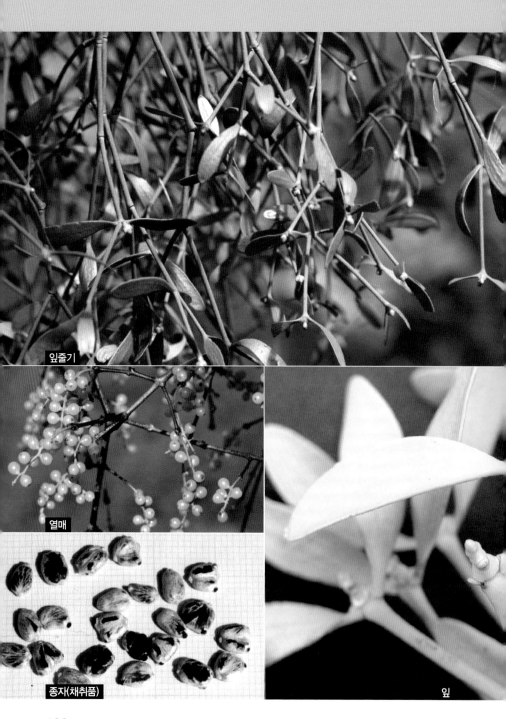

잎줄기

열매

종자(채취품)

잎

400

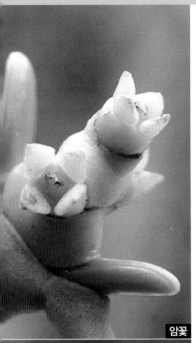

암꽃

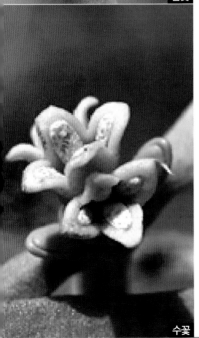

수꽃

가 나고 마주나며, 잎자루는 없다. 꽃은 미황색으로 4~5월에 가지 끝 두 잎 사이에서 암수딴그루로 핀다. 꽃자루는 없고, 수꽃은 3~5송이, 암꽃은 1~3송이가 핀다. 열매는 물열매이며 둥글고 황색 또는 등황색으로 10~12월에 달린다.

채취 방법과 시기

가을부터 봄 사이에 참나무에서 기생하는 겨우살이 전초를 채취한다.

성분

줄기, 가지와 잎에는 플라보노이드(flavonoid) 화합물의 아비쿨라린(avicularin), 쿼세틴(quercetin), 쿼시트린(quercitrin), 올레아놀릭산(oleanolic acid), 알파-아미린(α-amyrin), 메소-이노시톨(meso-inositol), 플라보노이드, 루페올(lupeol), 베타-시토스테롤(β-sitosterol), 아그리콘(agricon) 등이 함유되어 있다.

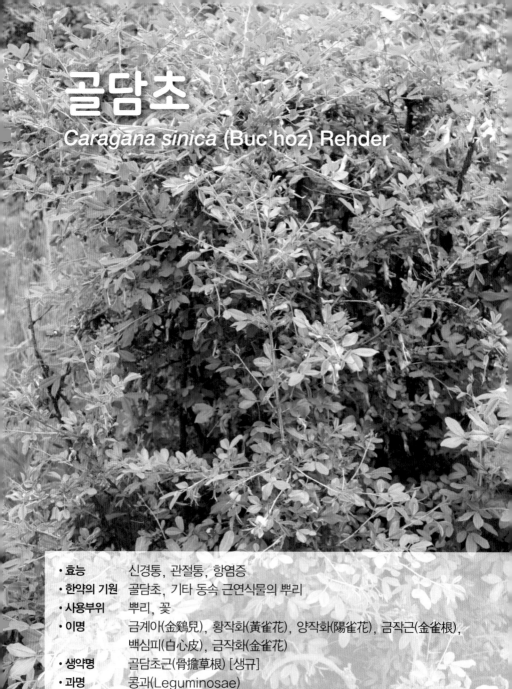

골담초

Caragana sinica (Buc'hoz) Rehder

- **효능**   신경통, 관절통, 항염증
- **한약의 기원**   골담초, 기타 동속 근연식물의 뿌리
- **사용부위**   뿌리, 꽃
- **이명**   금계아(金鷄兒), 황작화(黃雀花), 양작화(陽雀花), 금작근(金雀根),
              백심피(白心皮), 금작화(金雀花)
- **생약명**   골담초근(骨擔草根) [생규]
- **과명**   콩과(Leguminosae)
- **개화기**   4~5월

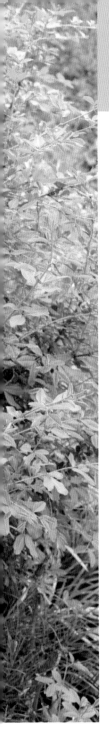

나무

귀경 심(心), 비(脾), 폐(肺) 경락에 작용

성미 ·

골담초 뿌리는 성질이 평범하고, 맛은 맵고 쓰다.
꽃은 성질이 평범하고, 맛은 달다.

꽃(약재 전형)

효능과 주치 ·

골담초 뿌리는 생약명을 골담초근(骨膽草根)이라 하여 청폐익
비, 활혈통맥, 혈압 내림 등의 효능이 있어서 신경통, 관절염,
해수, 고혈압, 두통, 타박상, 급성유선염, 부인백대 등을 치료
한다. 꽃은 금작화(金雀花)라 하여 자음(滋陰), 화혈(和血), 건비
(健脾: 약해진 췌장의 기능을 강하게 하는 치료법), 소염, 타박상, 신
경통으로 인한 통증, 저림, 마비 등을 치료한다. 민간에서는
골담초 뿌리와 꽃으로 식혜를 만들어 신경통, 관절염 치료에
사용한다.

약용법과 용량 ·

말린 뿌리 50~80g을 물 900mL에 넣어 반이 될 때까지 달
여 하루에 2~3회 나눠 마신다. 외용할 경우에는 뿌리를 짓찧
어 환부에 바른다. 말린 꽃 20~30g을 물 900mL에 넣어 반
이 될 때까지 달여 하루에 2~3회 나눠 마신다. 외용할 경우에
는 꽃을 짓찧어 환부에 바른다.

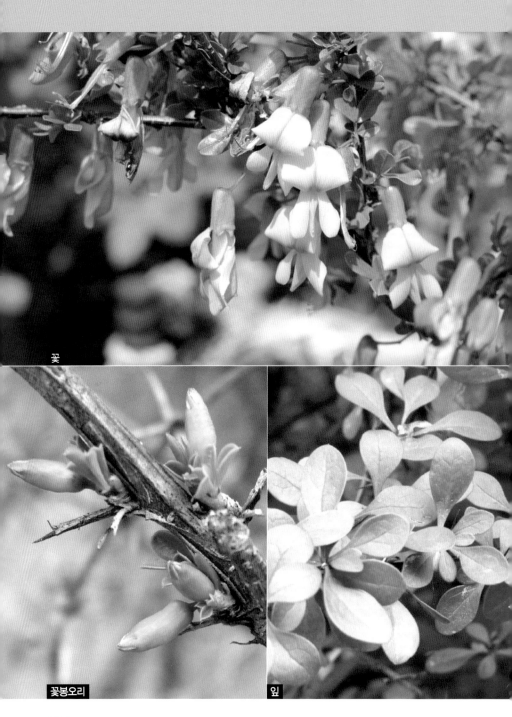

꽃

꽃봉오리

잎

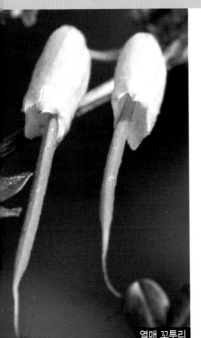

열매 꼬투리

뿌리(채취품)

뿌리(약재)

생육특성

골담초는 중·남부 지방의 산지에서 자생 또는 재배하는 낙엽활엽관목으로 높이는 1~2m이다. 줄기는 곧게 뻗거나 대부분 모여 나는데, 작은 가지는 가늘고 길며 변형된 가지가 있다. 잎은 짝수깃꼴겹잎이며 잔잎은 5장으로 거꿀달걀 모양에 잎끝은 둥글거나 오목하게 들어가고, 돌기가 있는 것도 있다. 꽃은 황색으로 4~5월에 단성(單性: 암수 어느 한쪽의 생식기관만 있는 것)으로 피는데 3~4일이 지나면 적갈색으로 변한다. 수술은 10개에 암술이 1개로, 암술대는 곧게 서고, 씨방에는 자루가 없다. 열매는 콩과로 꼬투리 속에 종자 4~5개가 들어 있으나 결실하지 못한다.

채취 방법과 시기

꽃은 4~5월, 뿌리는 연중 수시로 채취한다.

성분

뿌리에는 알칼로이드(alkaloid), 사포닌, 스티그마스테롤(stigmasterol), 브라시카스테롤(brasicasterol), 캄페스테롤(campesterol), 콜레스테롤, 스테롤(sterol), 배당체, 전분 등이 함유되어 있다.

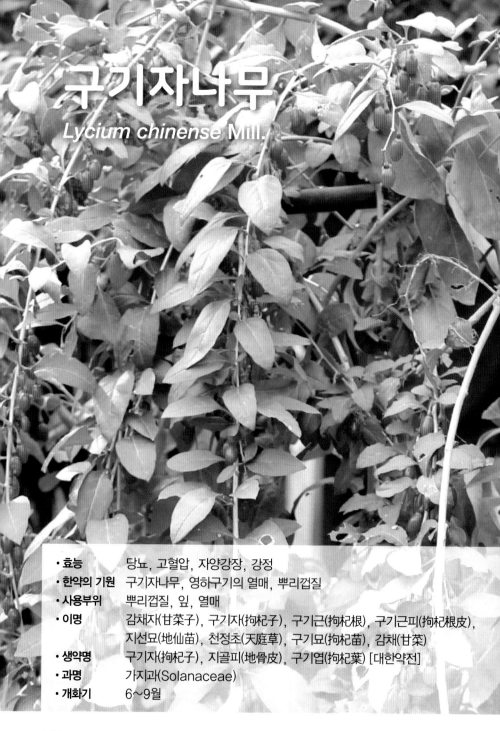

구기자나무
Lycium chinense Mill.

• 효능	당뇨, 고혈압, 자양강장, 강정
• 한약의 기원	구기자나무, 영하구기의 열매, 뿌리껍질
• 사용부위	뿌리껍질, 잎, 열매
• 이명	감채자(甘菜子), 구기자(拘杞子), 구기근(拘杞根), 구기근피(拘杞根皮), 지선묘(地仙苗), 천정초(天庭草), 구기묘(拘杞苗), 감채(甘菜)
• 생약명	구기자(拘杞子), 지골피(地骨皮), 구기엽(拘杞葉) [대한약전]
• 과명	가지과(Solanaceae)
• 개화기	6〜9월

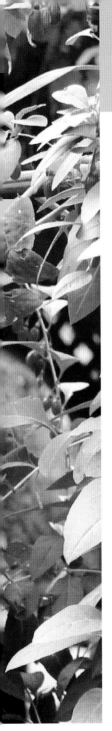

나무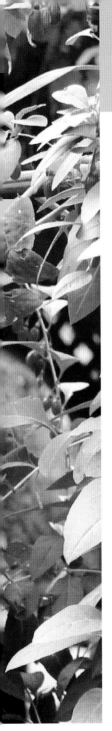

귀경 간(肝), 신(腎), 비(脾) 경락에 작용

뿌리껍질(약재)

성미

구기자나무 뿌리껍질은 성질이 차고, 맛은 달다. 잎은 성질이 시원하고, 맛은 쓰고 달다. 열매는 성질이 평범하고, 맛은 달고, 독성은 없다.

효능과 주치

뿌리껍질의 생약명을 지골피(地骨皮)라 하여 식은땀과 골증조열(骨蒸潮熱)을 다스리고 열을 내리게 하며 신경통, 타박상, 소염, 해열, 자양강장, 고혈압, 당뇨병, 폐결핵 등을 치료한다. 잎의 생약명을 구기엽(拘杞葉)이라 하여 보허, 익정(益精: 정수를 더함), 청열, 소갈, 거풍, 명목(瞑目)의 효능이 있고 허로발열, 번갈(煩渴: 가슴이 답답하고 열이 나고 목이 마르는 증상), 충혈, 열독창종(熱毒瘡腫: 열에 의한 독성으로 인해 나타나는 부스럼과 종기) 등을 치료한다. 열매의 생약명을 구기자(拘杞子)라 하여 간장, 신장을 보하고 정력을 돋우주는 효능이 있으며 간장, 신장을 보해줌으로써 허로(虛勞: 몸과 마음이 허약하고 피로함)를 치료한다. 허약해 어지럽고 정신이 없으며 눈이 침침할 때 눈을 밝게 하며 정력을 왕성하게 해준다. 그리고 음위증과 유정(遺精), 관절통, 몸이 지끈지끈 아플 때, 신경쇠약, 당뇨병, 기침, 가래 등을 치료한다. 구기자 농축액은 피부미용, 고지혈증, 고콜레스테롤증, 기억력 향상 등의 약효가 있는 것으로 밝혀졌다.

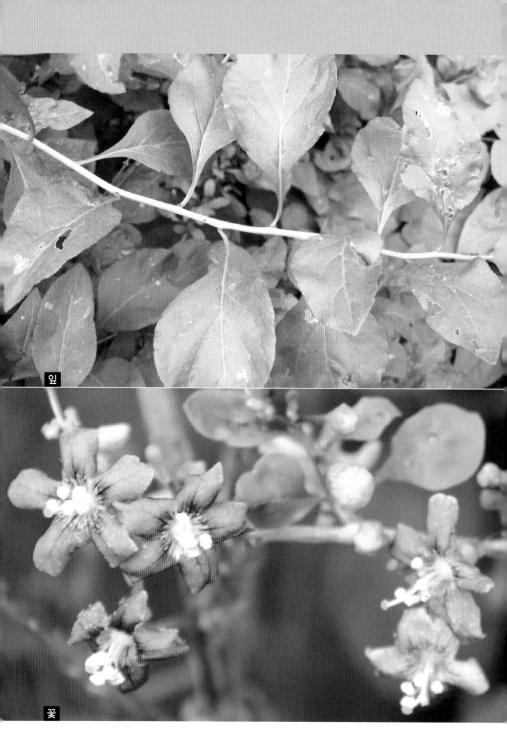

잎

꽃

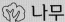

나무

약용법과 용량

말린 뿌리껍질 20~30g을 물 900mL에 넣어 반이 될 때까지 달여 하루에 2~3회 나눠 마신다. 외용할 경우에는 뿌리껍질을 가루로 만들어 참기름과 섞어 환부에 바른다. 말린 잎, 말린 열매 역시 20~30g을 물 900mL에 넣어 반이 될 때까지 달여 하루에 2~3회 나눠 마신다.

생육특성

구기자나무는 전국의 울타리, 인가 근처 또는 밭둑에서 자라거나 재배하는 낙엽활엽관목으로, 높이가 1~2m이다. 줄기가 많이 갈라지고 비스듬하게 뻗어나가 다른 물체에 기대어 자라기도 하는데 3~4m 이상 자라는 것도 있다. 줄기 끝이 밑으로 처지고 가시가 나 있다. 잎은 서로 어긋나거나 2~4장이 짧은 가지에 모여 나며 넓은 달걀 모양 또는 달걀 모양 바소꼴에 가장자리는 밋밋하고, 잎자루 길이는 1㎝ 정도이다. 꽃은 보라색으로 6~9월에 1~4송이씩 단생하거나 잎겨드랑이에서 피며 꽃부리는 자주색이다. 열매는 물렁열매로 달걀 모양이며 7~10월에 선홍색으로 달린다.

채취 방법과 시기

열매는 가을에 열매가 익었을 때, 뿌리껍질은 이른 봄, 잎은 봄·여름에 채취한다.

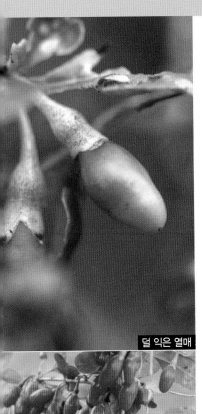
덜 익은 열매

익은 열매

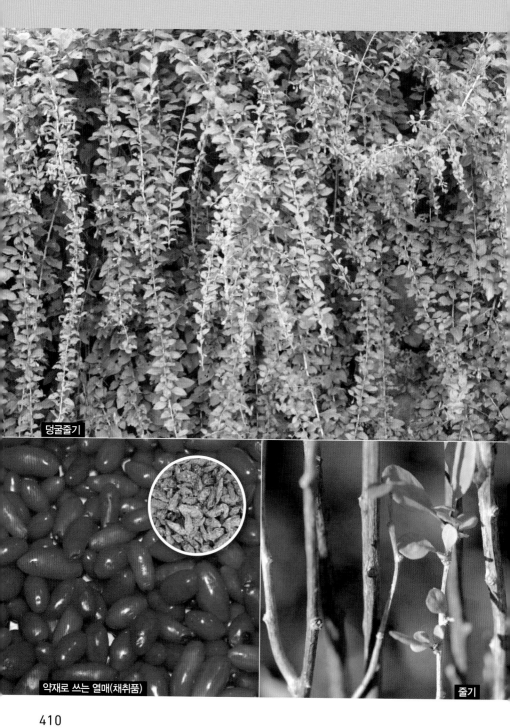

덩굴줄기

약재로 쓰는 열매(채취품)

줄기

410

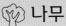

나무

성분

뿌리에는 비타민 B_1의 합성을 억제하는 물질이 함유되어 있으며 그 억제 작용은 시스테인(cystein) 및 비타민 E에 의해서 해제된다. 뿌리껍질에는 계피산 및 다량의 페놀류 물질, 베타인(betaine), 베타-시토스테롤(β-sitosterol), 메리신산(melissic acid), 리놀레산(linoleic acid), 리놀렌산(linolenic acid) 등이 함유되어 있다. 잎에는 베타인, 루틴(rutin), 비타민 E, 이노신(inosine), 하이포크산틴(hypoxanthine), 시티딜산(cytidylic acid), 우리딜산(uridylic acid), 다량의 글루타민산(glutamic acid), 아스파르트산(aspartic acid), 프롤린(proline), 세린(serine), 티로신(tyrosine), 알기닌(arginine), 극히 소량의 숙신산(succinic acid), 피로글루타민산(pyroglutamic acid), 수산(oxalic acid) 등이 함유되어 있다. 열매에는 카로틴, 리놀레산, 비타민 B_1, B_2, 비타민 C, 베타-시토스테롤이 함유되어 있다.

주의사항

배합 금기 사항으로 버터와 치즈 등 우유로 만든 식품과는 절대 같이 섭취하면 안 된다.

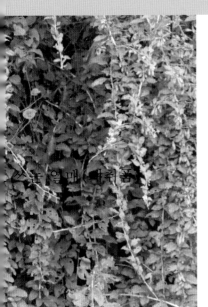

스토 열매(채취품)

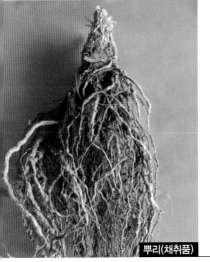

뿌리(채취품)

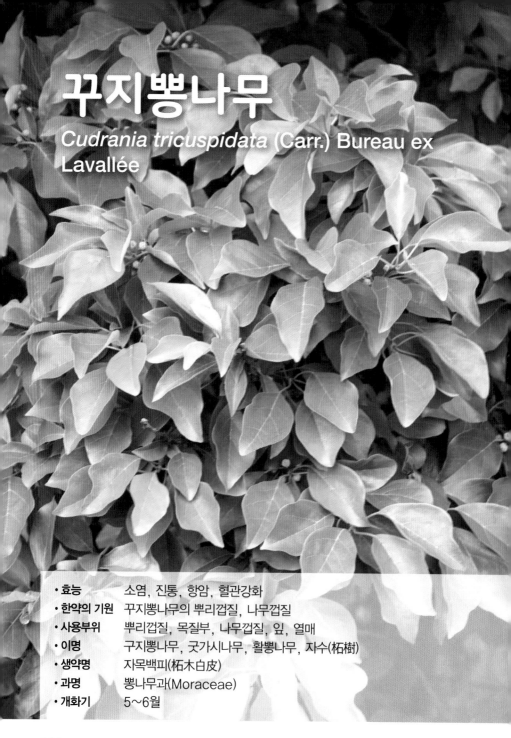

꾸지뽕나무
Cudrania tricuspidata (Carr.) Bureau ex Lavallée

- **효능**   소염, 진통, 항암, 혈관강화
- **한약의 기원**   꾸지뽕나무의 뿌리껍질, 나무껍질
- **사용부위**   뿌리껍질, 목질부, 나무껍질, 잎, 열매
- **이명**   구지뽕나무, 굿가시나무, 활뽕나무, 자수(柘樹)
- **생약명**   자목백피(柘木白皮)
- **과명**   뽕나무과(Moraceae)
- **개화기**   5~6월

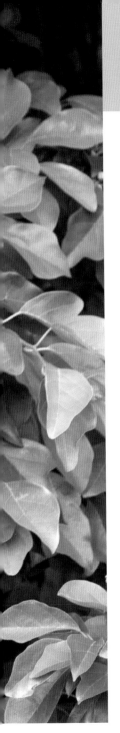

나무

귀경 간(肝), 심(心), 비(脾), 폐(肺), 신(腎) 경락에 작용

열매(채취품)

성미

꾸지뽕나무의 뿌리껍질과 나무껍질은 성질이 평범하고, 맛은 쓰다. 물관부는 성질이 따뜻하고, 맛은 달고, 독성은 없다. 잎은 성질이 시원하고, 맛은 약간 달다. 열매는 성질이 평범하고, 맛은 달고 쓰다.

효능과 주치

뿌리껍질과 나무껍질은 생약명을 자목백피(柘木白皮)라 하여 요통, 유정, 객혈, 혈관강화, 구혈(嘔血: 위나 식도 등의 질환으로 인해 피를 토하는 증상), 타박상을 치료하며 피부질환 및 아토피 치료에도 효과적이다. 특히 최근에는 항암 작용이 밝혀졌다. 물관부는 생약명을 자목(柘木)이라 한다. 독성이 없어 안심하고 사용할 수 있는 생약으로 여성의 붕중(崩中: 월경기가 아닌데 심하게 하혈하는 증상), 혈결(血結: 피가 엉킴), 학질을 치료한다. 외용할 경우에는 달인 물로 환부를 씻어준다. 나무줄기와 잎

🔍 꾸지뽕나무의 항암 작용

꾸지뽕나무는 민간약재로 항암에 사용되고 있다. 1960년대 작은 지방도시의 개업 외과의가 만성위염 환자의 위장 절제수술을 하고, 절제한 위장 조각을 뒤뜰의 나무 위에 버렸다. 며칠 후 버려진 위장 조각의 덩어리가 녹아내리는 것을 보고 이상히 여겨 주의 깊게 조사해 보았더니 그 위장 조각 덩어리가 암세포이며, 나무가 꾸지뽕나무인 것을 알았고, 결국 꾸지뽕나무에 의해 위암 세포 덩어리가 녹아내린다는 것도 알게 되었다. 그 이후로 꾸지뽕나무가 항암 작용에 뛰어난 효과가 있다는 것이 밝혀지게 되어 꾸지뽕나무가 멸종 위기에 달하기도 하였으나, 지금은 재배가 이루어지고 있다.

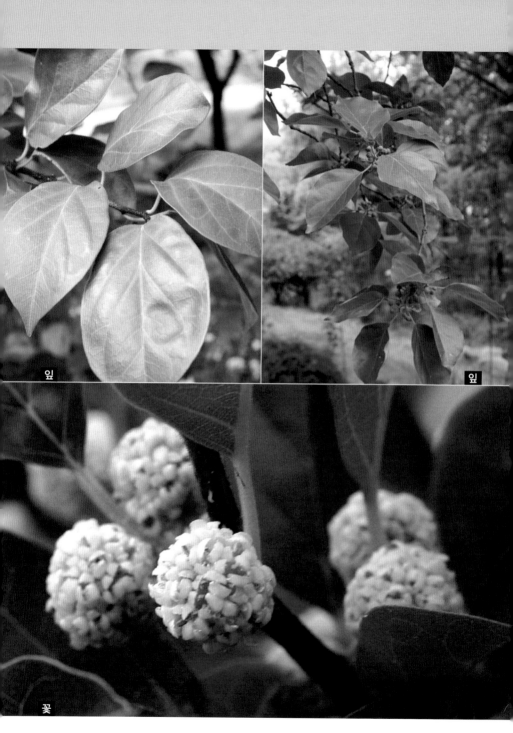

잎

잎

꽃

414

은 생약명을 자수경엽(柘樹莖葉)이라 하여 소염, 진통, 거풍, 활혈의 효능이 있고 습진, 유행성 이하선염, 폐결핵, 만성 요통, 종기, 급성관절의 염좌 등을 치료한다. 특히 잎 추출물은 췌장암의 예방과 치료에 효과적이다. 열매는 생약명을 자수과실(柘樹果實)이라 하여 청열, 진통, 양혈, 타박상을 치료한다.

약용법과 용량 • 말린 뿌리껍질과 목질부, 나무껍질 100~150g을 물 900mL에 넣어 반이 될 때까지 달여 하루에 2~3회 나눠 마신다. 외용할 경우에는 뿌리껍질이나 나무껍질을 짓찧어 환부에 발라 치료하고, 달인 액으로는 환부를 씻어준다. 말린 나무줄기와 잎 30~50g을 물 900mL에 넣어 반이 될 때까지 달여 하루에 2~3회 나눠 마신다. 외용할 경우에는 잎을 짓찧어 환부에 붙인다. 말린 열매 30~50g을 물 900mL에 넣어 반이 될 때까지 달여 하루에 2~3회 나눠 마신다. 외용할 경우에는 잘 익은 열매를 짓찧어 환부에 붙인다.

생육특성 • 꾸지뽕나무는 전국의 산과 들에서 자생 또는 재배하는 낙엽활엽소교목 또는 관목이다. 뿌리는 황색이고, 가지는 많이 갈라지고 검은빛을 띤 녹갈색이며 광택이 있고 딱딱한 억센 가시가 나 있다. 잎은 달걀 모양 또는 거꿀달걀 모양이며 서로 어긋나고 두껍고, 밑부분은 원형으로 잎끝은 뭉툭하거나 날카롭다. 잎 가장자리는 밋밋하고 2~3회 갈라지며 표면은 짙은 녹색에 털이 나 있으나 자라면서 중앙의 맥에만 조금 남고 그 이외에는 털이 없어진다. 꽃은 황색으로 5~6월에 단성에 암수딴그루로 모두 두화를 이루며 피고, 열매는 둥글고 붉은색으로 9~10월에 달린다.

채취 방법과 시기 • 뿌리껍질, 물관부, 나무껍질은 연중 수시, 잎은 봄 · 여름, 열매는 9~10월에 채취한다.

성분 • 모린(morin), 루틴(rutin), 캠페롤-7-글루코시드(kaempherol-7-glucoside), 즉 포풀닌(populnin), 스타키드린(stachidrine) 및 프롤린(proline), 글루탐산(glutamic acid), 알기닌(arginine), 아스파라긴산(asparaginic acid)이 함유되어 있다.

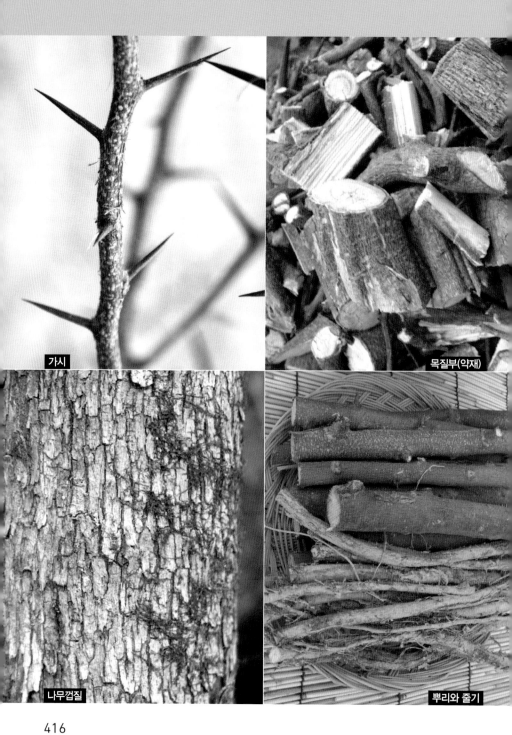

가시

목질부(약재)

나무껍질

뿌리와 줄기

꾸지뽕나무와 뽕나무 그리고 꾸지나무

꾸지뽕나무와 뽕나무는 뽕나무과에 속하는 낙엽활엽이며 잎을 양잠 누에의 먹이로 사용한다. 꾸지뽕나무는 줄기와 가지에 억세고 딱딱한 가시가 돋아나 있고, 뽕나무의 햇가지에는 부드러운 털이 나 있는데 두 나무 모두 잎이나 줄기 가지를 자르면 우윳빛 유액이 흘러나온다. 뽕나무와 꾸지뽕나무는 약효 성분도 다르고 약효 작용도 다소 다르지만 뽕나무는 뿌리부터 물관부, 나무껍질, 가지, 잎, 열매 등 나무 전체를 버릴 것 없이 약용하며 혈압강하, 혈당강하, 항암, 항균, 항염 등의 질병을 치료하는 중요한 약효로 인기가 높고, 꾸지뽕나무는 항암 작용이 강력한 약효로 인기가 높다. 한편, 이름이 '꾸지뽕나무'와 비슷해서 헷갈리게 하는 '꾸지나무'도 있다. 꾸지나무에서 '꾸지'는 생김새가 '굳이' 뽕나무를 닮았다고 하여 붙여진 이름이다. '굳이'가 '꾸지'로 변한 것이다.

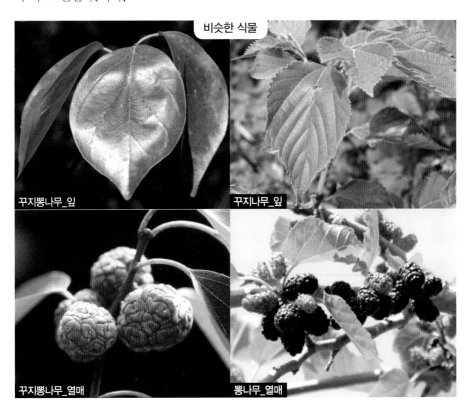

비슷한 식물

꾸지뽕나무_잎

꾸지나무_잎

꾸지뽕나무_열매

뽕나무_열매

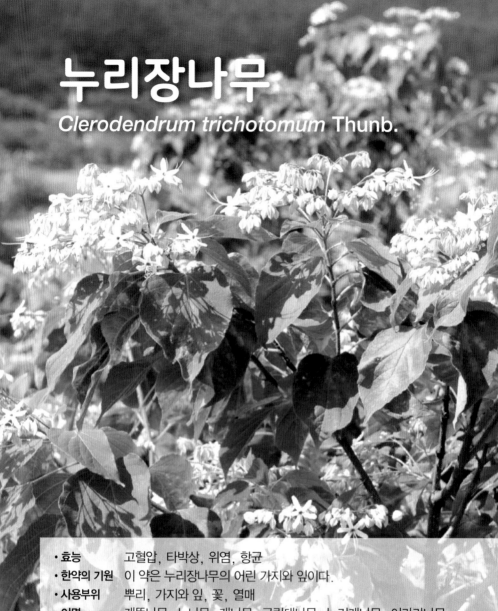

누리장나무
Clerodendrum trichotomum Thunb.

- **효능** 고혈압, 타박상, 위염, 항균
- **한약의 기원** 이 약은 누리장나무의 어린 가지와 잎이다.
- **사용부위** 뿌리, 가지와 잎, 꽃, 열매
- **이명** 개똥나무, 노나무, 개나무, 구릿대나무, 누기개나무, 이라리나무, 누룬나무, 깨타리, 구린내나무, 누르나무, 해주상산(海州常山)
- **생약명** 취오동(臭梧桐)
- **과명** 마편초과(Verbenaceae)
- **개화기** 7~8월

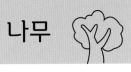

나무

귀경 심(心) 경락에 작용

가지와 잎(약재)

성미 •

누리장나무는 성질이 차고, 맛은 쓰다 .

효능과 주치 •

뿌리는 생약명을 취오동근(臭梧桐根)이라 하여 말라리아, 류머티즘에 의한 사지마비, 사지통증, 고혈압, 식체에 의한 복부 당김, 소아정신 불안정, 타박상 등을 치료한다. 어린 가지와 잎의 생약명은 취오동(臭梧桐)이라 하며, 두통, 고혈압, 거풍습, 반신불수, 말라리아, 이질, 편두통, 치창 등을 치료한다. 꽃의 생약명은 취오동화(臭梧桐花)라 하며, 두통, 이질, 탈장, 산기 등을 치료한다. 열매의 생약명은 취오동자(臭梧桐子)라 하며 천식, 거풍습을 치료한다.

비슷한 식물

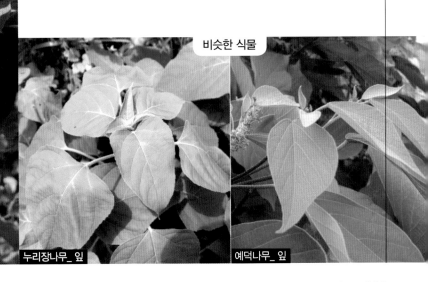

누리장나무_ 잎

예덕나무_ 잎

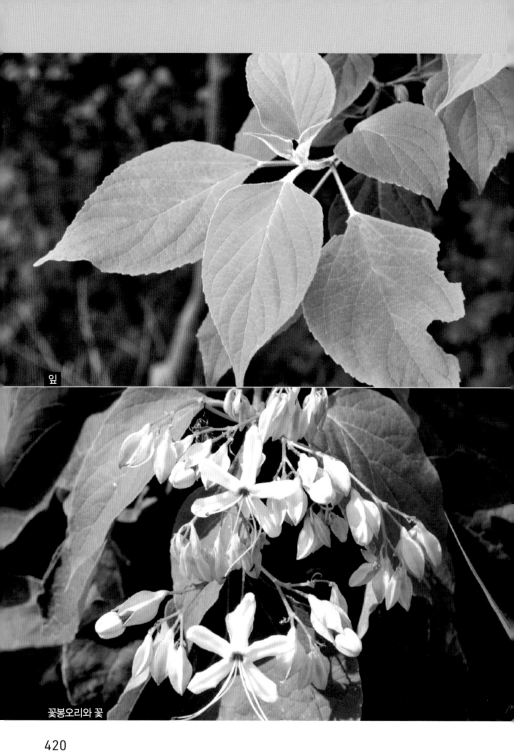

잎

꽃봉오리와 꽃

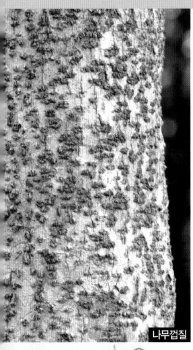
나무껍질

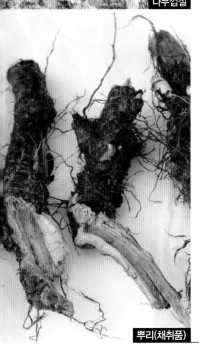
뿌리(채취품)

약용법과 용량

말린 뿌리 30~50g을 물 900mL에 넣어 반이 될 때까지 달여 하루에 2~3회 나눠 마시거나, 말린 뿌리 100~200g을 짓찧어서 낸 즙을 술로 빚어 아침저녁 50mL씩 마신다. 외용할 경우에는 뿌리껍질을 짓찧어 환부에 바른다. 말린 어린 가지와 잎 30~50g을 물 900mL에 넣어 반이 될 때까지 달여 하루에 2~3회 나눠 마신다. 말린 꽃 20~30g을 물 900mL에 넣어 반이 될 때까지 달여 하루에 2~3회 나눠 마신다. 말린 열매 30~50g을 물 900mL에 넣어 반이 될 때까지 달여 하루에 2~3회 나눠 마신다.

생육특성

누리장나무는 중·남부 지방의 산기슭 산골짜기 길가에서 자라는 낙엽활엽관목으로 높이 3m 이상으로 자란다. 줄기는 가지가 갈라져 표면은 회백색이다. 잎은 달걀 모양 또는 타원형에 서로 마주나며 잎끝은 뾰족하고, 밑부분은 넓은 쐐기 모양에 가장자리는 밋밋하거나 물결 모양의 톱니가 있다. 잎 표면은 녹색이고 뒷면은 짙은 황색이며, 어린잎일 때에는 양면 모두 흰색의 짧은 털로 뒤덮여있지만 성장하면 표면은 광택이 나고 매끈매끈해진다. 꽃은 흰색 또는 짙은 붉은색으로 7~8월에 취산꽃차례로 새가지 끝에서 피고, 누린내 비슷한 다소 불쾌한 냄새가 난다. 열매는 둥글고 9~10월에 달리는데 붉은색의 꽃받침으로 싸여있다가 터지며, 종자는 검은색 혹은 흑남색이다.

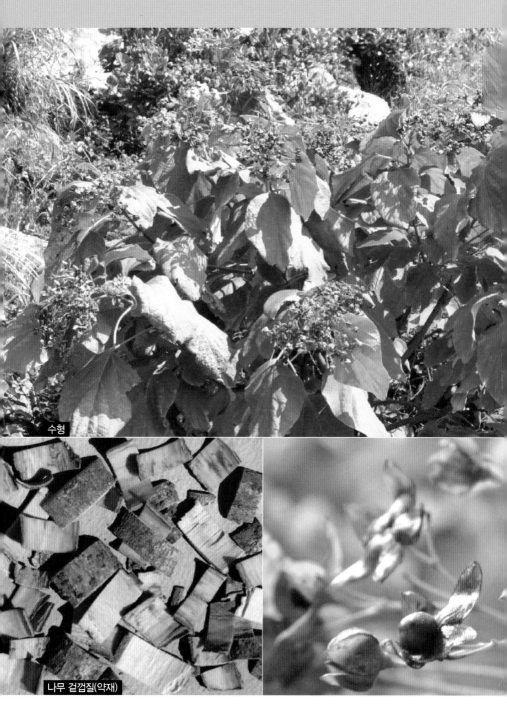

수형

나무 겉껍질(약재)

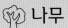
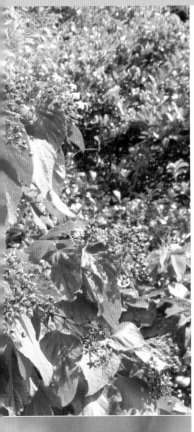

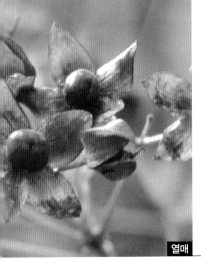
열매

채취 방법과 시기 ·

가지와 잎은 6~10월, 꽃은 7~8월, 열매는
9~10월, 뿌리는 가을 · 겨울에 채취한다.

성분 ·

뿌리에는 클레로도론(clerodolone), 클레로돈
(clerodone), 클레로스테롤(clerosterol), 잎에는 클레로
덴드린(clerodendrin), 메소-이노시톨(meso-inositol),
알칼로이드(alkaloid)가 함유되어 있다.

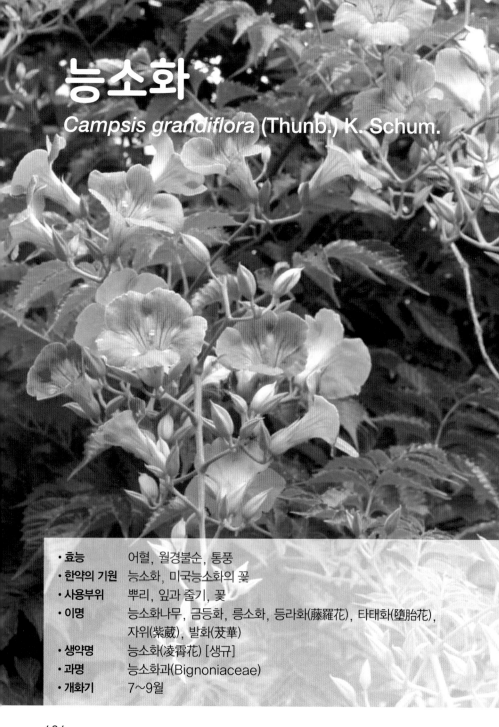

능소화

Campsis grandiflora (Thunb.) K. Schum.

- **효능**   어혈, 월경불순, 통풍
- **한약의 기원**   능소화, 미국능소화의 꽃
- **사용부위**   뿌리, 잎과 줄기, 꽃
- **이명**   능소화나무, 금등화, 릉소화, 등라화(藤羅花), 타태화(墮胎花), 자위(紫葳), 발화(茇華)
- **생약명**   능소화(凌霄花) [생규]
- **과명**   능소화과(Bignoniaceae)
- **개화기**   7~9월

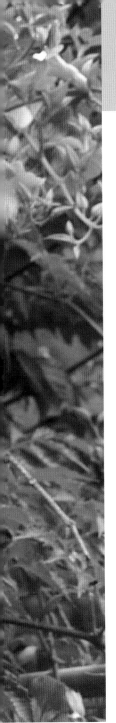

나무

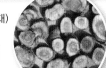

뿌리(약재)

성미

능소화 꽃은 성질이 약간 차고, 맛은 시며, 독성이 있다. 뿌리는 성질이 차고, 맛은 시고 달다. 잎, 줄기는 성질이 평하고 맛은 쓰다.

효능과 주치

뿌리는 자위근(紫葳根)이라 하여 거풍(祛風), 양혈, 어혈, 파어통경(破瘀通經: 어혈을 풀고 경락을 통하게 함), 양혈거풍(涼血祛風: 혈분의 열사를 제거하고 풍사를 물리침), 피부 가려움증, 풍진, 인후종통, 손발 저림과 나른하고 아픈 증상을 치료한다.

잎과 줄기는 자위경엽(紫葳莖葉)이라 하여 양혈, 어혈의 효능이 있고 피부 가려움증, 풍진, 손발 저림, 인후종통, 혈열생풍, 종독 등을 치료한다.

꽃은 생약명을 능소화(凌霄花)라 하여 뭉친 혈액을 맑고 시원하게 해주는데 월경불순이나 여성의 여러 가지 산후 질환을 치료하고 한열에 의하여 마르고 쇠약해지는 증상을 치료한다. 능소화 추출물은 당뇨 합병증 치료 또는 예방용 조성물로 당뇨 합병증의 치료 및 예방 또는 개선을 위하여 사용될 수 있다는 연구결과도 나왔다.

약용법과 용량

말린 뿌리 20~30g을 물 900mL에 넣어 반이 될 때까지 달여 하루에 2~3회 나눠 마신다. 말린 잎과 줄기 30~50g을 물 900mL에 넣어 반이 될 때까지 달여 하루에 2~3회 나눠 마신다. 말린 꽃 10~20g을 물 900mL에 넣어 반이 될 때까지 달여 하루에 2~3회 나눠 마신다.

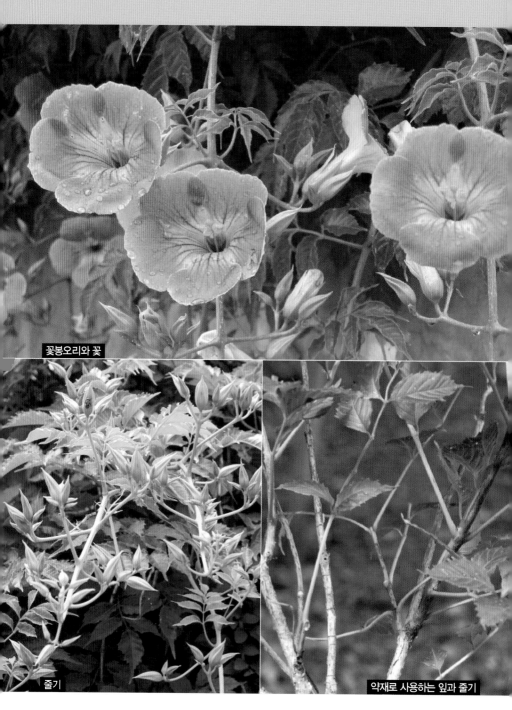

꽃봉오리와 꽃

줄기

약재로 사용하는 잎과 줄기

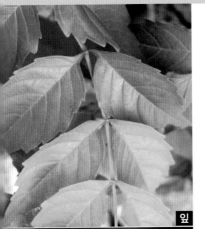

잎

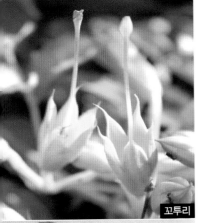

꼬투리

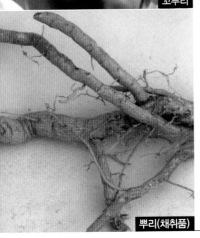

뿌리(채취품)

생육특성

능소화는 중국이 원산지로, 우리나라에서는 중·남부 지방에서 분포하는 덩굴성 낙엽목본이다. 옛날에는 '양반꽃' 또는 '어사화'라 하여 양반집에서만 키울 수 있었다 한다. 덩굴 길이는 10m 전후로 뻗어나가고, 줄기는 황갈색이다. 잎은 홀수의 새 날개깃 모양의 겹잎으로 잎끝은 뾰족하며 가장자리에는 톱니가 있고, 다른 물체에 붙어서 사는 작은 잎자루에는 짙은 황갈색 털이 나 있다. 꽃은 적황색으로 7~9월에 원뿔꽃차례로 가지 끝에서 5~15송이가 핀다. 열매는 튀는열매로 9~10월에 달린다.

채취 방법과 시기

꽃은 7~9월, 뿌리는 연중 수시, 잎과 줄기는 봄·여름에 채취한다.

성분

이리도이드(iridoid) 배당체, 플라보노이드(flavonoid)류, 알칼로이드(alkaloid), 베타-시토스테롤(β-sitosterol) 등이 함유되어 있다.

주의사항

꽃에는 약간의 독성이 있으므로 취급에 주의를 요하며 용법대로만 사용하면 된다. 하지만 독성이 있으므로 임산부는 복용을 금한다.

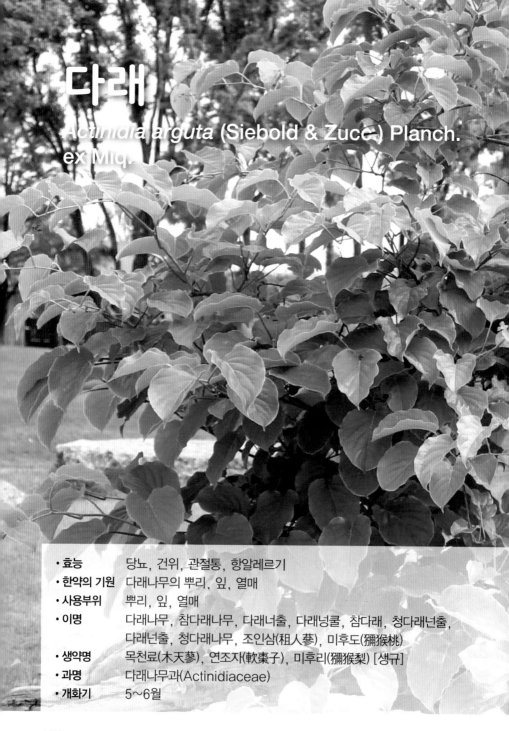

다래

Actinidia arguta (Siebold & Zucc.) Planch.
ex Miq.

• **효능**	당뇨, 건위, 관절통, 항알레르기
• **한약의 기원**	다래나무의 뿌리, 잎, 열매
• **사용부위**	뿌리, 잎, 열매
• **이명**	다래나무, 참다래나무, 다래너출, 다래넝쿨, 참다래, 청다래넌출, 다래넌출, 청다래나무, 조인삼(租人蔘), 미후도(獼猴桃)
• **생약명**	목천료(木天蓼), 연조자(軟棗子), 미후리(獼猴梨) [생규]
• **과명**	다래나무과(Actinidiaceae)
• **개화기**	5~6월

428

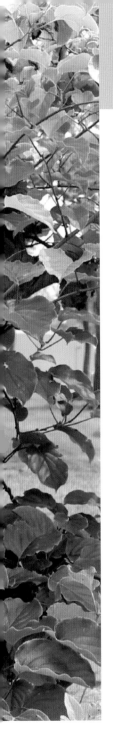

나무

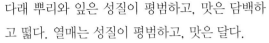

귀경 간(肝), 폐(肺), 위(胃), 대장(大腸) 경락에 작용

뿌리(약재)

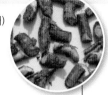

성미

다래 뿌리와 잎은 성질이 평범하고, 맛은 담백하고 떫다. 열매는 성질이 평범하고, 맛은 달다.

효능과 주치

뿌리와 잎은 생약명을 목천료(木天蓼)라 하여 건위, 청열, 이습(利濕), 최유(催乳)의 효능이 있고 간염, 황달, 구토, 지사, 소화불량, 류머티즘, 관절통 등을 치료한다.

열매는 생약명을 미후리(獼猴梨), 연조자(軟棗子)라 하여 당뇨의 소갈증, 번열, 요로결석을 치료하는데 사용한다. 다래 추출물은 알레르기성 질환과 비알레르기성 염증질환의 예방, 치료와 탈모 및 지루성 피부염의 예방 및 치료, 개선 등에도 효과가 있다는 연구결과가 나왔다.

약용법과 용량

말린 뿌리와 잎 50~100g을 물 900mL에 넣어 반이 될 때까지 달여 하루에 2~3회 나눠 마신다. 말린 열매 30~50g을 물 900mL에 넣어 반이 될 때까지 달여 하루에 2~3회 나눠 마신다.

생육특성

다래는 전국 각지의 산지 계곡에서 자라는 덩굴성 낙엽식물로 덩굴 길이는 7~10m인데, 그 이상도 있다. 새 가지에는 회백색의 털이 드문드문 나 있으나 오래된 가지에는 털이 없고 미끄럽다. 잎은 달걀 모양 또는 타원형 달걀 모양에 서로 어긋나고 막질이며 잎 길이는 6~13㎝, 너비는 5~9㎝로 끝은 점점 뾰족해지고, 잎 가장자리에는 날카로운 톱니가 있다. 꽃은 흰

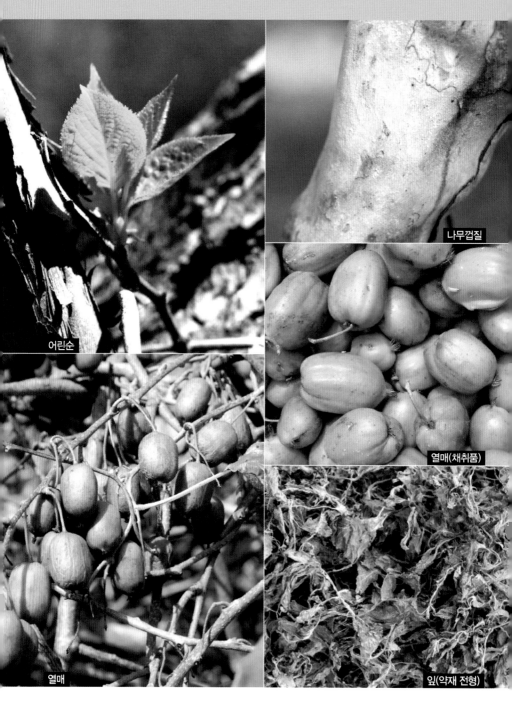

어린순

나무껍질

열매(채취품)

열매

잎(약재 전형)

430

색으로 5~6월에 잎겨드랑이에서 취산꽃차례로 3~6송이가 핀다. 열매는 물열매로 달걀 모양 원형에 표면은 반질거리며 9~10월경에 녹색으로 달린다.

채취 방법과 시기 ·

다래 뿌리는 가을 · 겨울, 잎은 여름, 열매는 9~10월에 채취한다.

성분 ·

뿌리와 잎에는 액티니딘(actinidine), 열매에는 타닌(tannin), 비타민 A · C · P, 점액질, 전분, 서당, 단백질, 유기산 등이 함유되어 있다.

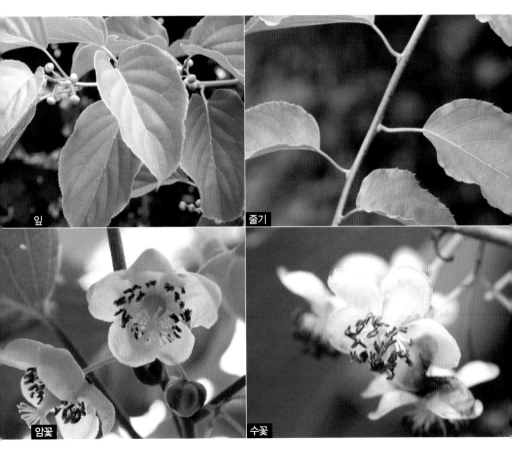

잎

줄기

암꽃

수꽃

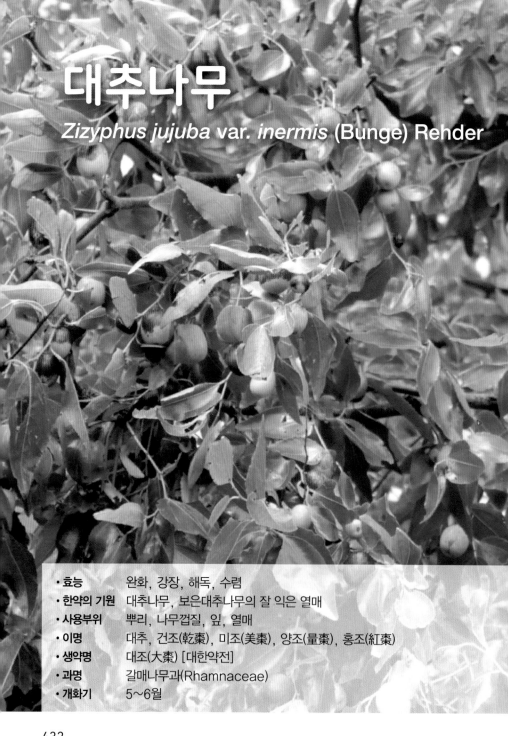

대추나무

Zizyphus jujuba var. *inermis* (Bunge) Rehder

- **효능** 완화, 강장, 해독, 수렴
- **한약의 기원** 대추나무, 보은대추나무의 잘 익은 열매
- **사용부위** 뿌리, 나무껍질, 잎, 열매
- **이명** 대추, 건조(乾棗), 미조(美棗), 양조(量棗), 홍조(紅棗)
- **생약명** 대조(大棗) [대한약전]
- **과명** 갈매나무과(Rhamnaceae)
- **개화기** 5〜6월

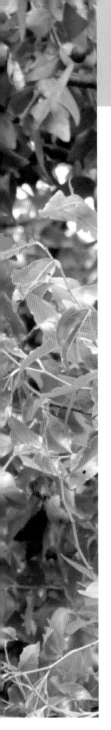

나무

귀경 간(肝), 비(脾), 위(胃) 경락에 작용

나무껍질(약재)

성미

대추나무 뿌리는 성질이 평범하고, 맛은 달며, 독성은 없다. 잎은 성질이 따뜻하고, 맛은 달며, 독성이 조금 있다. 나무껍질과 열매는 성질이 따뜻하고, 맛은 달며, 독성은 없다.

효능과 주치

뿌리의 생약명은 조수근(棗樹根)이라 하며, 관절통, 위통, 토혈, 월경불순, 풍진, 단독을 치료한다.

나무껍질은 생약명을 조수피(棗樹皮)라 하여 수렴, 거담, 진해, 소염, 지혈, 이질, 만성 기관지염, 시력장애, 화상, 외상출혈 등을 치료한다.

잎은 생약명을 조엽(棗葉)이라 하여 유행성 발열과 땀띠를 치료한다.

열매는 생약명을 대조(大棗)라 하여 완화 작용과 강장, 이뇨, 진경, 진정, 근육 강화, 간장 보호, 해독의 효능이 있으며 식욕부진, 타액 부족, 혈행부진, 히스테리 등을 치료한다.

약용법과 용량

말린 뿌리 50~90g을 물 900mL에 넣어 반이 될 때까지 달여 하루에 2~3회 나눠 마신다. 외용할 경우에는 열탕으로 달인 액으로 환부를 씻고 발라준다. 말린 나무껍질 5~10g을 솥에 넣고 열을 가해 볶아 가루로 만들어 하루에 2~3회 나눠 복용하며, 외용할 경우에는 열탕에 달인 액으로 환부를 씻어주거나 볶아서 가루로 만들어 환부에 바른다. 말린 잎 50~100g을 물

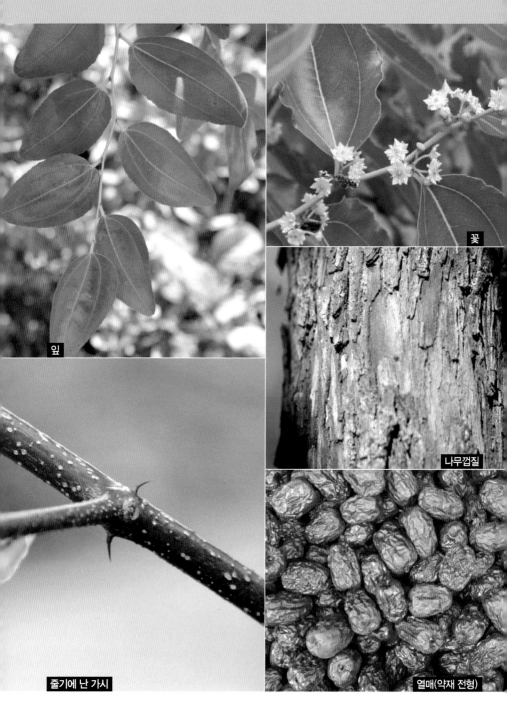

잎

꽃

나무껍질

줄기에 난 가시

열매(약재 전형)

900mL에 넣어 반이 될 때까지 달여 하루에 2~3회 나눠 마시며, 외용할 경우에는 열탕에 달인 액으로 환부를 씻는다. 말린 열매 30~50g을 물 900mL에 넣어 반이 될 때까지 달여 하루에 2~3회 나눠 마신다.

생육특성

대추나무는 전국의 마을 부근과 밭둑, 과수원 등에서 식재하는 낙엽활엽관목 또는 소교목으로, 높이가 10m 전후로 자라고, 가지에는 가시가 나 있다.

잎은 달걀 모양 또는 달걀 모양 바소꼴에 서로 어긋나고, 잎끝은 뭉뚝하며 밑부분은 좌우가 같지 않고 가장자리에는 작은 톱니가 있다. 꽃은 양성화이고 황록색으로 5~6월에 취산꽃차례로 잎겨드랑이에서 모여 핀다. 열매는 씨열매로 달걀 모양 또는 타원형이고, 9~10월에 심홍색 혹은 적갈색으로 달린다.

채취 방법과 시기

뿌리는 연중 수시, 나무껍질은 봄, 잎은 여름, 열매는 가을에 익었을 때 채취한다.

성분

뿌리에는 대추인(daechuin S1, S2…S10), 나무껍질에는 알칼로이드(alkaloid), 프로토핀(protopine), 세릴알콜(cerylalcohol), 잎에는 알칼로이드 성분으로 대추알칼로이드(daechu alkaloid) A · B · C · D · E와 대추사이클로펩타이드(daechucyclopeptide), 열매에는 단백질, 당류, 유기산, 점액질, 비타민 A, 비타민 B_2, 비타민 C, 칼슘, 인, 철분이 함유되어 있다.

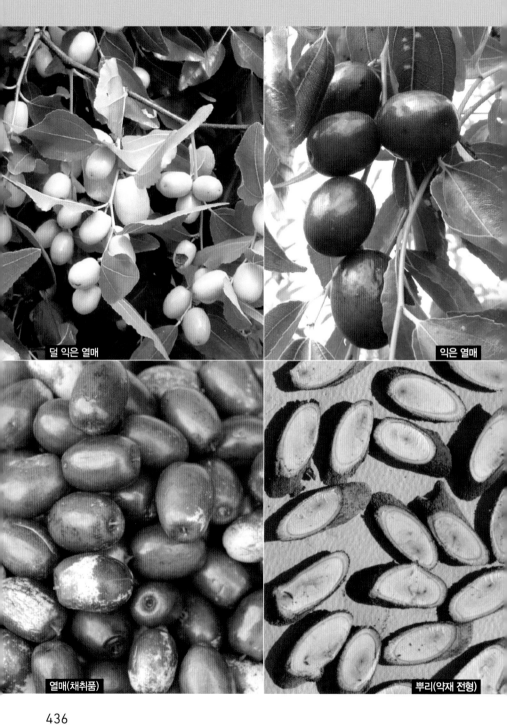

덜 익은 열매

익은 열매

열매(채취품)

뿌리(약재 전형)

나무

대추나무와 묏대추나무

갈매나무과에 속하는 대추나무, 묏대추나무는 비슷한 점이 많다. 대추나무의 열매는 크고 묏대추나무의 열매는 아주 작아 쉽게 구별되지만 나무 모양, 잎, 꽃 등은 아주 비슷해 구분이 어렵다. 또 다른 점은 대추나무의 열매인 대추는 과일로 식용할 수 있는데, 묏대추나무의 열매인 묏대추는 과육이 빈약해서 과일로 식용하기보다 약용한다. 또한 묏대추나무 열매의 딱딱한 종자 속의 종인을 산조인이라 하여 불에 볶으면 진정, 안정, 최면의 약효를 가지는 반면 대추나무 열매인 대추는 완화, 강장, 조혈약으로 각각 다른 약효를 지니고 있는 것처럼 둘은 약효, 성분 자체도 다르다.

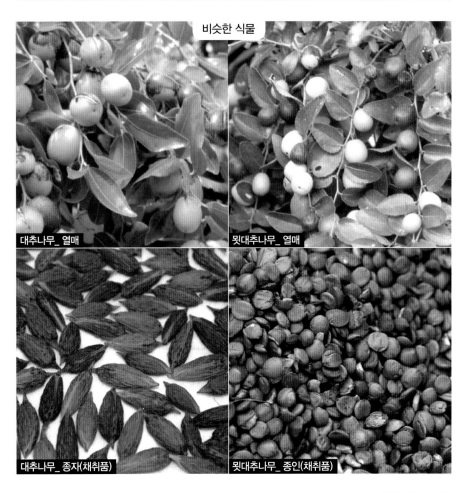

비슷한 식물

대추나무_ 열매

묏대추나무_ 열매

대추나무_ 종자(채취품)

묏대추나무_ 종인(채취품)

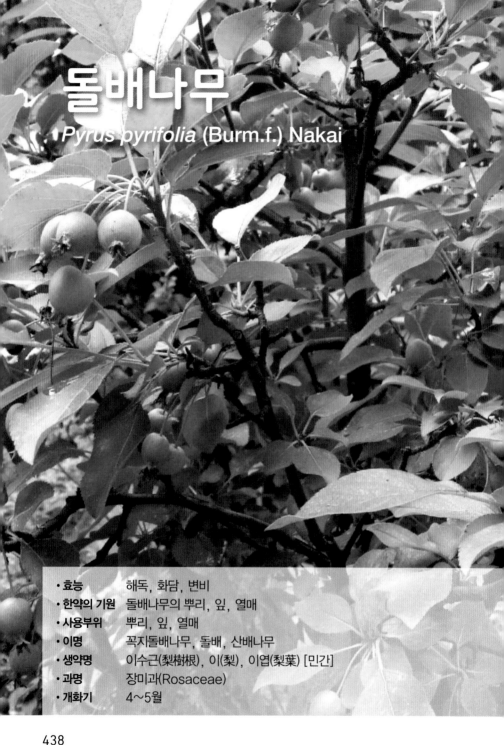

돌배나무

Pyrus pyrifolia (Burm.f.) Nakai

- **효능** 해독, 화담, 변비
- **한약의 기원** 돌배나무의 뿌리, 잎, 열매
- **사용부위** 뿌리, 잎, 열매
- **이명** 꼭지돌배나무, 돌배, 산배나무
- **생약명** 이수근(梨樹根), 이(梨), 이엽(梨葉) [민간]
- **과명** 장미과(Rosaceae)
- **개화기** 4~5월

438

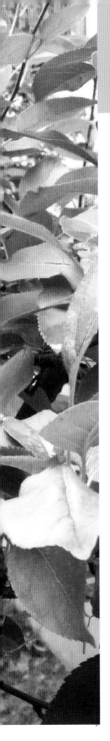

나무

귀경 비(脾), 폐(肺), 신(腎) 경락에
작용

뿌리(약재)

성미

돌배나무 뿌리는 성질이 평범하고, 맛은 달고
담백하며, 독성은 없다. 잎은 성질이 평범하고,
맛은 담백하다. 열매는 성질이 시원하고, 맛은 달다.

효능과 주치

돌배나무 뿌리는 생약명을 이수근(梨樹根)이라 하여 탈장을 치
료한다. 잎은 생약명을 이엽(梨葉)이라 하여 버섯 중독의 해독,
탈장, 토사곽란, 설사 등을 치료한다. 열매는 생약명을 이(梨)
라 하여 청열, 해독, 윤조(潤燥: 건조함을 촉촉하게 함), 생진(生津:
진액을 생성함), 화담(化痰: 가래를 삭힘)의 효능이 있고 번갈, 소
갈, 진해, 거담, 변비 등을 치료한다.

약용법과 용량

말린 뿌리 50~80g을 물 900mL에 넣어 반이 될 때까지 달여
하루에 2~3회 나눠 마신다. 말린 잎 30~50g을 물 900mL에
넣어 반이 될 때까지 달여 하루에 2~3회 나눠 마시거나, 즙
을 내어 마신다. 외용할 경우에는 짓찧어 즙을 내어 환부에 바
른다. 열매 3~6개를 생으로 먹거나, 즙을 내어 하루에 2~3회
매 식전에 마신다.

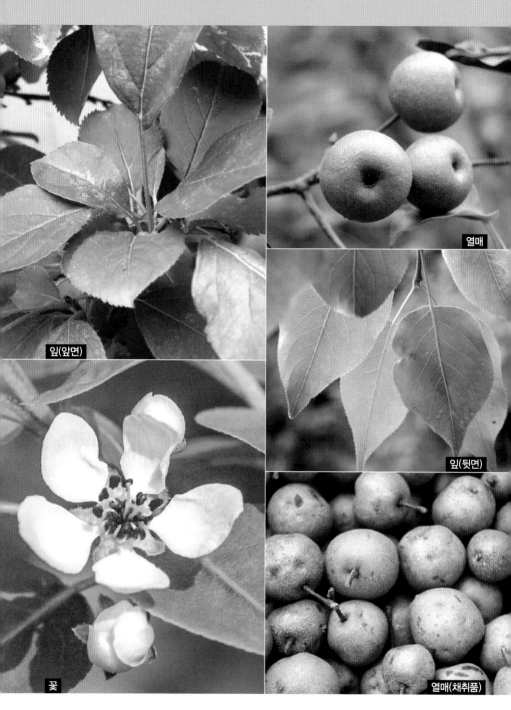

잎(앞면)

열매

잎(뒷면)

꽃

열매(채취품)

440

나무

생육특성 ·

돌배나무는 중국, 일본과 우리나라의 강원도 이
남 지역에서 분포하는 낙엽활엽소교목으로, 높이
가 5m 정도 된다. 한해살이 가지는 갈색으로 처
음에는 털이 있다가 점점 없어진다. 잎은 달걀 모
양의 긴 타원형에 길이는 7~12㎝이고, 뒷면은
회녹색을 띠며 털이 없고, 가장자리에 바늘 모양
의 톱니가 있다. 잎자루는 길이가 3~7㎝이며 털
이 없다. 꽃은 양성꽃이며 흰색으로 4~5월에 총
상꽃차례로 피며, 털이 없거나 면모가 있고 지름
은 3㎝ 정도이다. 꽃잎은 달걀 모양 원형이며, 암
술대는 4~5개로 털이 없다. 열매는 지름 3㎝ 정
도로 둥글며 9~10월에 다갈색으로 달린다. 열매
자루 길이는 3~5㎝이다.

채취 방법과 시기 ·

뿌리는 연중 수시, 잎은 여름, 열매는 9~10월에
채취한다.

성분 ·

잎에는 알부틴, 타닌(tannin), 질소, 인, 칼륨, 칼
슘, 마그네슘, 열매에는 사과산(malic acid), 구연산,
과당, 포도당, 서당이 함유되어 있다.

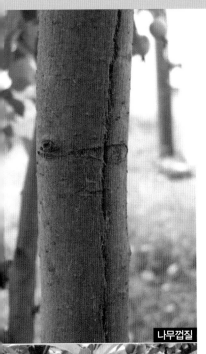
나무껍질

수형

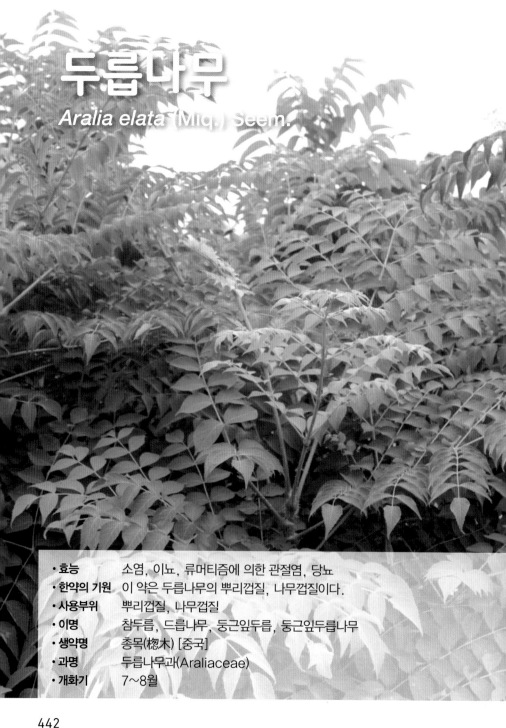

두릅나무
Aralia elata (Miq.) Seem.

• 효능	소염, 이뇨, 류머티즘에 의한 관절염, 당뇨
• 한약의 기원	이 약은 두릅나무의 뿌리껍질, 나무껍질이다.
• 사용부위	뿌리껍질, 나무껍질
• 이명	참두릅, 드릅나무, 둥근잎두릅, 둥근잎두릅나무
• 생약명	총목(楤木) [중국]
• 과명	두릅나무과(Araliaceae)
• 개화기	7~8월

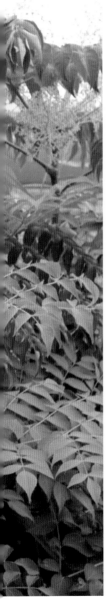

나무

귀경 간(肝), 비(脾), 신(腎) 경락에 작용

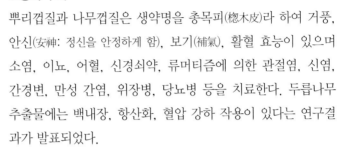
뿌리(약재)

성미

두릅나무는 성질이 평범하고, 맛은 매우며, 독성이 조금 있으나 열을 가하면 없어진다.

효능과 주치

뿌리껍질과 나무껍질은 생약명을 총목피(楤木皮)라 하여 거풍, 안신(安神: 정신을 안정하게 함), 보기(補氣), 활혈 효능이 있으며 소염, 이뇨, 어혈, 신경쇠약, 류머티즘에 의한 관절염, 신염, 간경변, 만성 간염, 위장병, 당뇨병 등을 치료한다. 두릅나무 추출물에는 백내장, 항산화, 혈압 강하 작용이 있다는 연구결과가 발표되었다.

약용법과 용량

말린 뿌리껍질 및 나무껍질 50~100g을 물 900mL에 넣어 반이 될 때까지 달여 하루에 2~3회 나눠 마신다. 외용할 경우에는 뿌리껍질, 나무껍질을 짓찧어 환부에 바른다.

생육특성

두릅나무는 전국의 산기슭 양지 및 인가 근처에서 자라는 낙엽 활엽관목으로 높이는 2~4m이며, 가지에는 가시가 많이 나 있다. 잎은 서로 어긋나고, 홀수 2~3회 깃꼴겹잎이며 가지의 끝에 여러 장이 모여 난다. 잔잎은 다수로 달걀 모양 또는 타원상 달걀 모양으로 잎끝이 뾰족하고, 밑부분은 둥글거나 넓은 쐐기 모양 또는 심장 모양이며 가장자리에는 넓은 톱니가 있다. 꽃은 흰색으로 7~8월에 피고, 열매는 둥글고 9~10월에 검은색으로 달리며, 종자 뒷면에는 알갱이 모양의 돌기가 약간 있다.

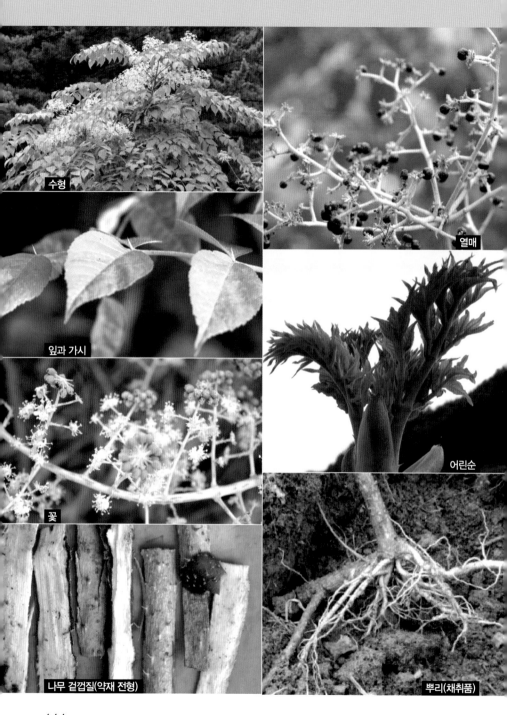

수형

열매

잎과 가시

어린순

꽃

나무 겉껍질(약재 전형)

뿌리(채취품)

🌳 나무

채취 방법과 시기

봄에 뿌리껍질과 나무껍질을 채취하는데, 가시는 제거하고 햇볕에 말린다.

성분

뿌리껍질, 나무껍질에는 강심 배당체, 사포닌, 정유 및 미량의 알칼로이드(alkaloid), 뿌리에는 올레아놀릭산(oleanolic acid)의 배당체인 아랄로시드(araloside)A, B, C, 잎에는 사포닌이 함유되어 있으며 아글리콘[aglycon: 배당체를 구성하는 물질 가운데 당(糖) 이외의 부분]은 헤데라게닌(hederagenin)이다.

🔍 두릅나무와 땃두릅나무

두릅나무과에 속하는 두릅나무와 땃두릅나무([*Oplopanax elatus* (Nakai) Nakai])는 학자에 따라서 오갈피나무과로 분류하기도 하나, 모두 같은 과(科) 식물이다. 두릅나무는 나무와 가지에 가시가 드문드문 나 있고, 땃두릅나무는 가지와 잎 등 온몸에 잔가시가 빽빽하게 나 있다. 잎은 두릅나무가 새 날개깃모양의 겹잎으로 가지 끝에 모여 나고, 땃두릅나무는 잎이 손바닥 모양으로 3~5열이며 가장자리에는 가시가 나 있다. 또 열매는 두릅나무는 검은색이지만, 땃두릅나무는 붉은색으로 모두 가을에 달린다. 두 식물은 함유된 약효 성분도 다르고, 약효 역시 모두 다르다. 두릅나무과의 독활을 '땅두릅'이라고도 부르는데, 독활의 이명인 땅두릅은 땃두릅나무와 다르다.

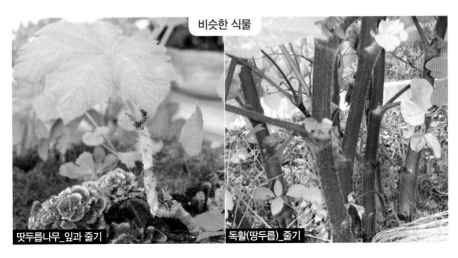

비슷한 식물

땃두릅나무_잎과 줄기

독활(땅두릅)_줄기

두릅나무 | **445**

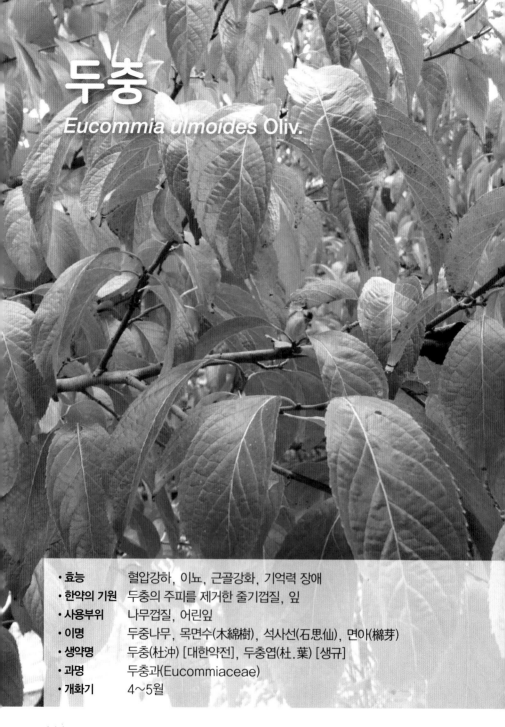

두충

Eucommia ulmoides Oliv.

- **효능**　　　　혈압강하, 이뇨, 근골강화, 기억력 장애
- **한약의 기원**　두충의 주피를 제거한 줄기껍질, 잎
- **사용부위**　　나무껍질, 어린잎
- **이명**　　　　두중나무, 목면수(木綿樹), 석사선(石思仙), 면아(棉芽)
- **생약명**　　　두충(杜沖) [대한약전], 두충엽(杜.葉) [생규]
- **과명**　　　　두충과(Eucommiaceae)
- **개화기**　　　4~5월

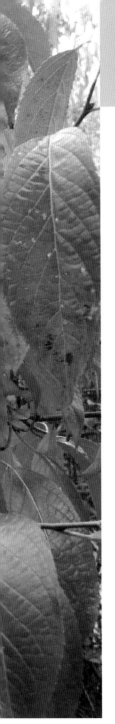

나무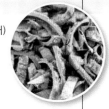

귀경 간(肝), 신(腎) 경락에 작용

나무 겉껍질(약재)

성미

두충 나무껍질은 성질이 따뜻하고, 맛은 달고 약간 맵다. 잎은 성질이 따뜻하고, 맛은 달다.

효능과 주치

나무껍질은 생약명을 두충(杜沖)이라 하여 고혈압, 이뇨, 보간(補肝: 간기를 보함), 보신, 근골강화, 안태(安胎: 태아를 편안하게 함)의 효능이 있으며 요통, 관절마비, 소변잔뇨, 음부 가려움증 등을 치료한다. 어린잎은 생약명을 두충엽(杜沖葉)이라 하여 풍독각기(風毒脚氣: 풍사의 독성으로 인한 각기병)와 구적풍냉(久積風冷: 차가운 풍사가 오래 쌓임), 장치하혈(腸痔下血: 치질로 인한 하혈) 등을 치료한다.

두충 추출물은 신경계질환, 기억력장애, 치매, 항산화, 피부노화, 골다공증, 류머티스 관절염 등의 치료 효과가 있는 것으로 연구결과 밝혀졌다.

약용법과 용량

말린 나무껍질 30~50g을 물 900mL에 넣어 반이 될 때까지 달여 하루에 2~3회 나눠 마시거나, 술을 담가서 마시기도 한다. 말린 어린잎 20~30g을 물 900mL에 넣어 반이 될 때까지 달여 하루에 2~3회 나눠 마시거나, 가루로 만들어 따뜻한 물에 타서 마신다.

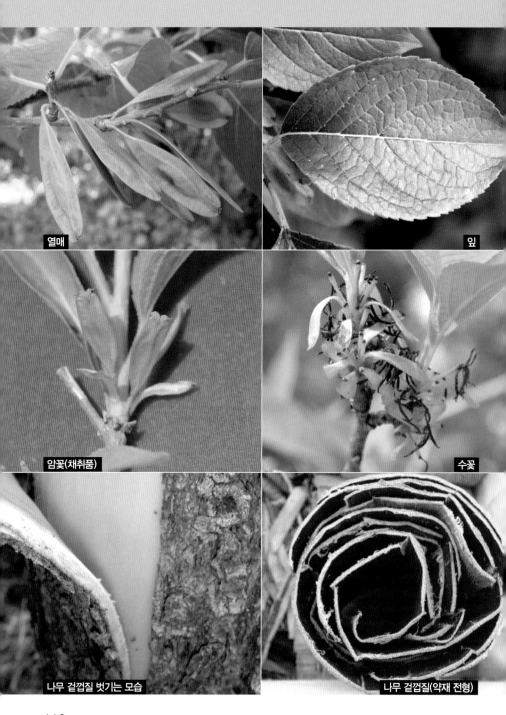

열매

잎

암꽃(채취품)

수꽃

나무 겉껍질 벗기는 모습

나무 겉껍질(약재 전형)

🌳 나무

생육특성

두충은 전국 각지에서 재배하는 낙엽활엽교목으로, 높이는 20m 내외이며, 작은 가지는 미끄럽고 광택이 난다. 나무껍질, 가지, 잎 등에는 미끈미끈한 교질(膠質: 끈끈한 성질)이 함유되어 있다. 잎은 타원형이거나 달걀 모양에 서로 어긋나고, 잎끝은 날카로우며 밑부분은 넓은 쐐기 모양으로 가장자리에는 톱니가 있다. 꽃은 암수딴그루로 잎이 나오는 시기와 같거나 잎보다 약간 빠른 4~5월에 연녹색으로 피며 꽃잎은 없다. 열매는 날개열매로 달걀 모양 타원형으로 편평하고, 끝이 오목하게 들어가 있다. 열매는 9~10월에 달리고, 안에는 1개의 종자가 있다.

채취 방법과 시기

나무껍질은 4~6월, 잎은 봄에 처음 나온 어린잎을 채취한다.

성분

나무껍질에는 구타페르카(guttapercha), 배당체, 알칼로이드(alkaloid), 펙틴(pectin), 지방, 수지, 유기산, 비타민 C, 클로로겐산(chlorogenic acid), 알도오스(aldose), 케토스(ketose)가 함유되어 있으며 나무껍질의 배당체 중에는 아우쿠빈(aucubin)이 있다. 수지 중에는 말산(malic acid), 타타르산(tartaric acid), 푸마르산(fumaric acid) 등이 함유되어 있다. 잎에는 구타페르카, 알칼로이드, 글루코사이드(glucoside), 펙틴, 케토스, 알도스(aldose), 비타민 C, 카페인산, 클로로겐산, 타닌(tannin)이 함유되어 있다. 종자에 들어 있는 지방유를 구성하는 지방산은 리놀렌산(linolenic acid), 리놀산(linolic acid), 올레산(oleic acid), 스테아르산(stearic acid), 팔미트산(palmitic acid)이다.

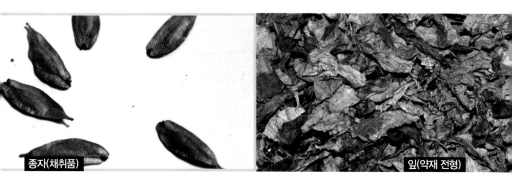

종자(채취품)

잎(약재 전형)

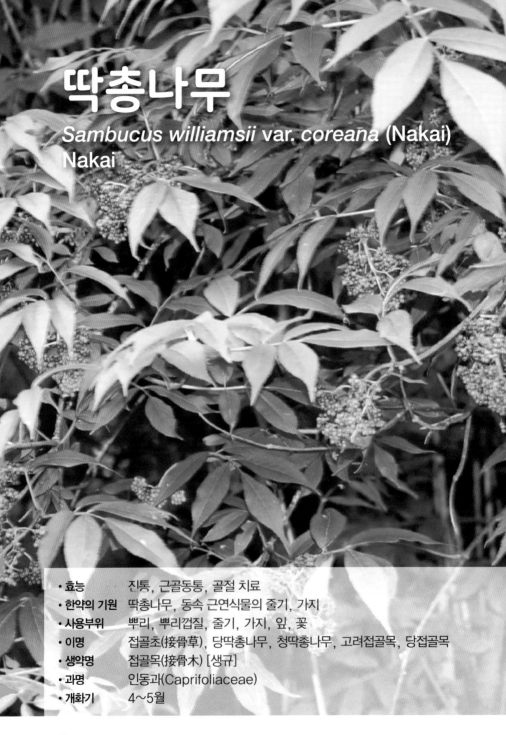

딱총나무

Sambucus williamsii var. coreana (Nakai) Nakai

- **효능** 진통, 근골동통, 골절 치료
- **한약의 기원** 딱총나무, 동속 근연식물의 줄기, 가지
- **사용부위** 뿌리, 뿌리껍질, 줄기, 가지, 잎, 꽃
- **이명** 접골초(接骨草), 당딱총나무, 청딱총나무, 고려접골목, 당접골목
- **생약명** 접골목(接骨木) [생규]
- **과명** 인동과(Caprifoliaceae)
- **개화기** 4~5월

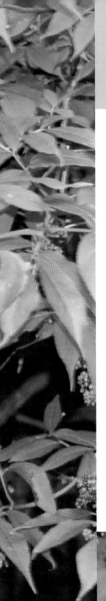

나무

귀경 간(肝), 심(心), 비(脾) 경락에
작용

성미 •

뿌리(약재)

딱총나무 뿌리, 뿌리껍질은 성질이 평범하고, 맛
은 달며, 독성은 없다. 줄기, 가지는 성질이 평범
하고, 맛은 달고 쓰며, 독성은 없다. 잎은 성질이 차
고, 맛은 쓰다. 꽃은 성질이 평범하고, 맛은 달다.

효능과 주치 •

뿌리 또는 뿌리껍질은 생약명을 접골목근(接骨木根)이라 하여
류머티즘에 의한 동통, 황달, 타박상, 화상 등을 치료한다. 줄
기와 가지는 생약명을 접골목(接骨木)이라 하여 거풍, 진통, 활
혈, 어혈, 타박상, 골절, 류머티즘에 의한 마비, 요통, 수종, 창
상출혈, 심마진(蕁麻疹: 두드러기), 근골동통 등을 치료한다. 잎
은 생약명을 접골목엽(接骨木葉)이라 하여 진통, 어혈, 활혈,
타박, 골절, 류머티즘에 의한 통증, 근골동통을 치료한다. 꽃
은 생약명을 접골목화(接骨木花)라 하여 이뇨, 발한의 효능이
있다.

비슷한 식물

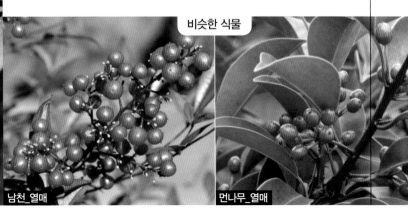

남천_열매

먼나무_열매

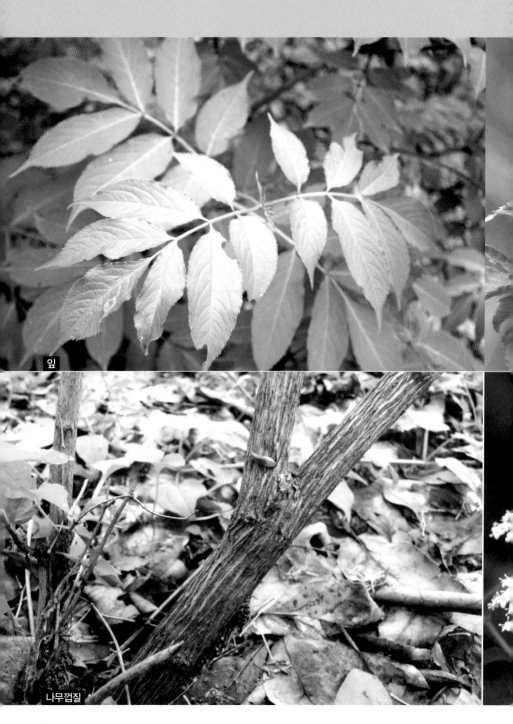

잎

나무껍질

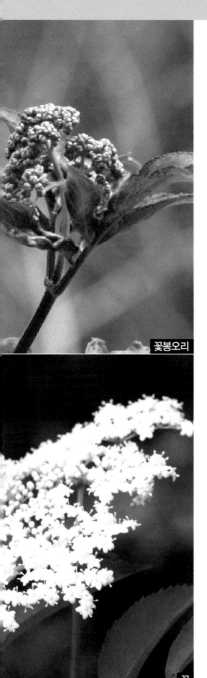

꽃봉오리

꽃

약용법과 용량

말린 뿌리 또는 뿌리껍질 100~150g을 물 900mL에 넣어 반이 될 때까지 달여 하루에 2~3회 나눠 마신다. 외용할 경우에는 짓찧거나 가루와 섞어 환부에 바른다. 말린 줄기와 가지 30~50g을 물 900mL에 넣어 반이 될 때까지 달여 하루에 2~3회 나눠 마신다. 말린 잎 50~100g을 물 900mL에 넣어 반이 될 때까지 달여 하루에 2~3회 나눠 마신다. 외용할 경우에는 짓찧어서 환부에 붙이거나 달인 액으로 환부를 씻은 뒤 바른다. 말린 꽃 15~30g을 물 900mL에 넣어 반이 될 때까지 달여 하루에 2~3회 나눠 마신다.

생육특성

딱총나무는 전국의 산골짜기 산기슭의 습기 많은 곳에서 분포하는 낙엽활엽관목으로 높이는 3~4m이다. 가지는 많이 갈라져 나오며 회갈색 내지 암갈색이고 털은 없다. 잎은 2~3쌍의 잔잎으로 홀수깃꼴겹잎에 서로 마주나고 길쭉한 달걀 모양, 타원형 혹은 달걀 모양 바소꼴이다. 잎끝은 날카롭고 밑부분은 좌우 같지 않은 넓은 쐐기 모양이며 가장자리에는 톱니가 있고, 양면에는 모두 털이 없다.

꽃은 흰색 또는 담황색으로 4~5월에 피고, 꽃받침은 종 모양에 쐐기 모양의 찢어진 조각이 5개 있다. 열매는 둥근 핵과의 씨열매로 둥글고 7~8월에 붉은색으로 달린다.

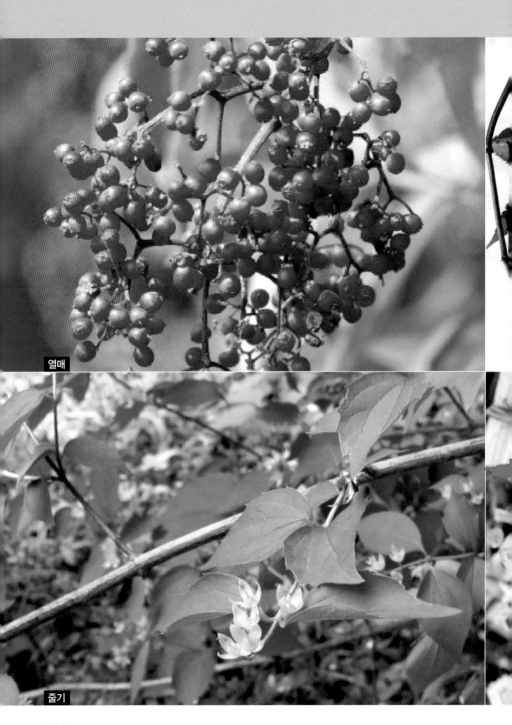

열매

줄기

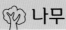나무

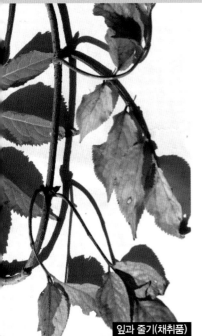

잎과 줄기(채취품)

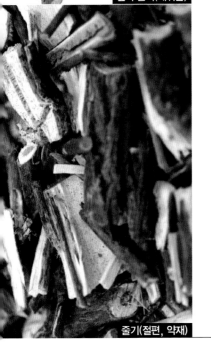

줄기(절편, 약재)

채취 방법과 시기

딱총나무 줄기, 가지는 연중 수시로 채취한다.
뿌리, 뿌리껍질은 9~10월, 잎은 4~10월, 꽃은
4~5월에 채취한다.

성분

알파-아미린(α-amyrin), 알부틴(arbutin), 올레인산
(oleic acid), 우르솔릭산(ursolic acid), 베타-시토스테
롤(β-sitosterol), 캠페롤(kaempferol), 퀘세틴(quercetin),
타닌(tannin) 등이 함유되어 있다.

주의사항

임산부는 복용을 금한다.

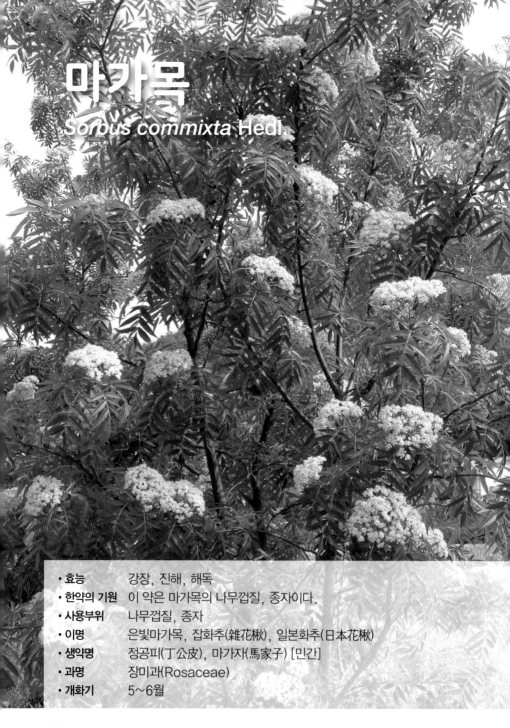

마가목
Sorbus commixta Hedl.

• 효능	강장, 진해, 해독
• 한약의 기원	이 약은 마가목의 나무껍질, 종자이다.
• 사용부위	나무껍질, 종자
• 이명	은빛마가목, 잡화추(雜花楸), 일본화추(日本花楸)
• 생약명	정공피(丁公皮), 마가자(馬家子) [민간]
• 과명	장미과(Rosaceae)
• 개화기	5~6월

나무

귀경 간(肝), 비(脾), 폐(肺), 신(腎) 경락에 작용

성미

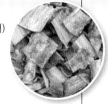

나무껍질(약재)

마가목 나무껍질은 성질이 따뜻하고, 맛은 시고 약간 쓰다.

효능과 주치

나무껍질은 생약명을 정공피(丁公皮)라 하여 거풍, 진해, 강장, 신체허약, 요슬산통(腰膝酸痛: 허리와 무릎이 저리고 아픈 증상), 풍습비통(風濕痺痛), 백발을 치료한다. 종자는 생약명을 마가자(馬家子)라 하여 진해, 거담, 이수, 지갈(止渴), 강장, 기관지염, 폐결핵, 수종, 위염, 신체허약, 해독 등에 효능이 있다. 연구결과 마가목 추출물은 해독 작용을 하는 것으로 밝혀졌다.

당마가목(*S. amurensis* Koehne : 작은 잎이 13~15개이고, 아랫부분을 제외하고 톱니가 있음)과 산마가목[*S. sambucifolia* (ham. et Schltdi.) Roemer var. *purfa pseudo-gracilis* Schneid.]도 약효가 같다.

비슷한 식물

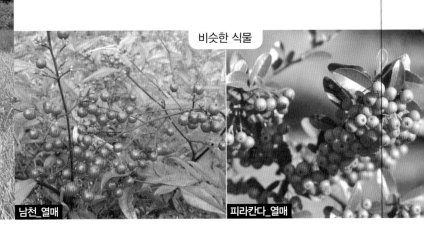

남천_열매

피라칸다_열매

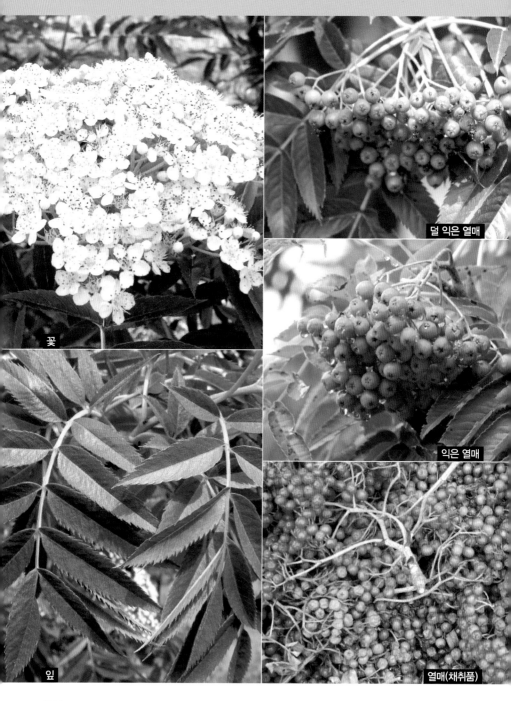

꽃

덜 익은 열매

익은 열매

잎

열매(채취품)

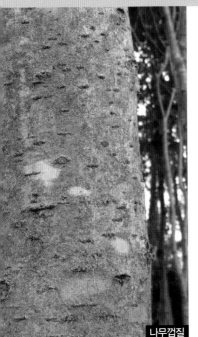

나무껍질

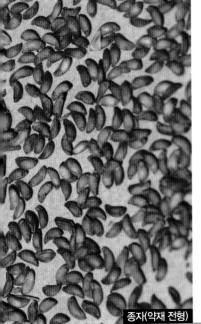

종자(약재 전형)

약용법과 용량

말린 약재 40~80g을 물 900mL에 넣어 반이 될 때까지 달여 하루에 2~3회 나눠 마시거나, 술을 담가 마신다.

생육특성

마가목은 중·남부 지방에서 자라는 낙엽활엽소 교목으로 높이는 6~8m, 작은 가지와 겨울눈에는 털이 없다. 잎은 깃꼴겹잎으로 서로 어긋나고, 잔잎은 9~13장에 바늘 모양, 넓은 바늘 모양 또는 타원형 바늘 모양이며 양면에 털이 없이 잎 가장자리에 길고 뾰족한 겹톱니 또는 홑톱니가 있다. 꽃은 흰색으로 5~6월에 겹산방꽃차례로 피고, 털이 없으며 열매는 이과(梨果)로 둥글고 9~10월에 붉은색 또는 황적색으로 달린다.

채취 방법과 시기

나무껍질은 봄, 종자는 9~10월에 채취한다.

성분

루페논(lupenone), 루페올(lupeol), 베타-시토스테롤(β-sitosterol), 리그난(lignan), 솔비톨(solbitol), 아미그달린(amygdalin), 플라보노이드(flavonoid)류가 함유되어 있다.

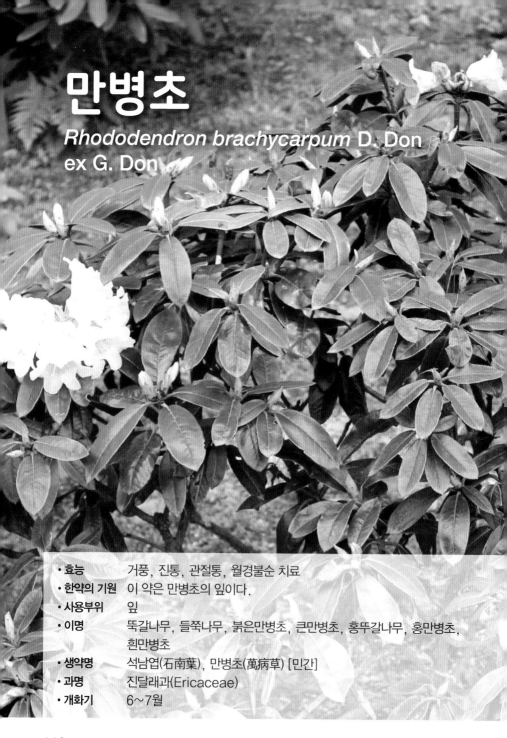

만병초

Rhododendron brachycarpum D. Don
ex G. Don

• 효능	거풍, 진통, 관절통, 월경불순 치료
• 한약의 기원	이 약은 만병초의 잎이다.
• 사용부위	잎
• 이명	뚝갈나무, 들쭉나무, 붉은만병초, 큰만병초, 홍뚜갈나무, 홍만병초, 흰만병초
• 생약명	석남엽(石南葉), 만병초(萬病草) [민간]
• 과명	진달래과(Ericaceae)
• 개화기	6~7월

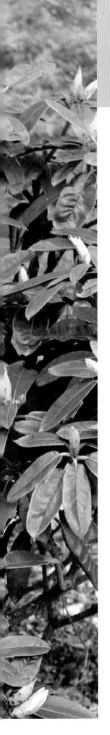

나무

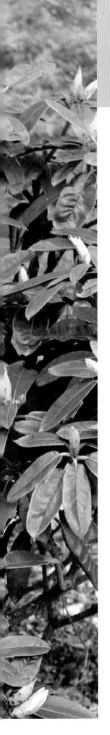

귀경 간(肝), 비(脾), 신(腎) 경락에 작용

잎(약재 전형)

효능과 주치

만병초 잎은 생약명을 석남엽(石南葉)이라 하여 거풍, 진통, 강장, 이뇨, 요배산통(腰背酸痛), 두통, 관절통, 신허요통(腎虛腰痛), 양위(陽痿), 월경불순, 불임증, 당뇨병, 비만 등을 치료한다.

약용법과 용량

말린 잎 10~20g을 물 900mL에 넣어 반이 될 때까지 달여 하루에 2~3회 나눠 마신다. 백두산 주위에 자생하는 노랑만병초(*R. aureum* Georgi)도 같은 용도로 사용한다.

생육특성

만병초는 전국 고산지대에서 자생하는 상록 활엽관목으로 높이가 4m 전후로 자란다. 어린 가지에는 회색 털이 빽빽하게 나지만 곧 없어지고 갈색으로 변한다. 잎은 서로 어긋나며 가지 끝에는 5~7장이 모여 나며 타원형이고, 잎 가장자리에는 톱니가 없다. 잎 표면은 짙은 녹색이며 두꺼우며 뒤로 말리고, 뒷면은 회갈색 또는 연한 갈색 털이 빽빽하게 나 있다. 꽃은 흰색, 붉은색, 노란색 등으로 6~7월에 가지 끝에서 10~20송이가 핀다. 열매는 튀는열매로 8~9월에 달린다.

채취 방법과 시기

연중 수시로 잎을 채취한다.

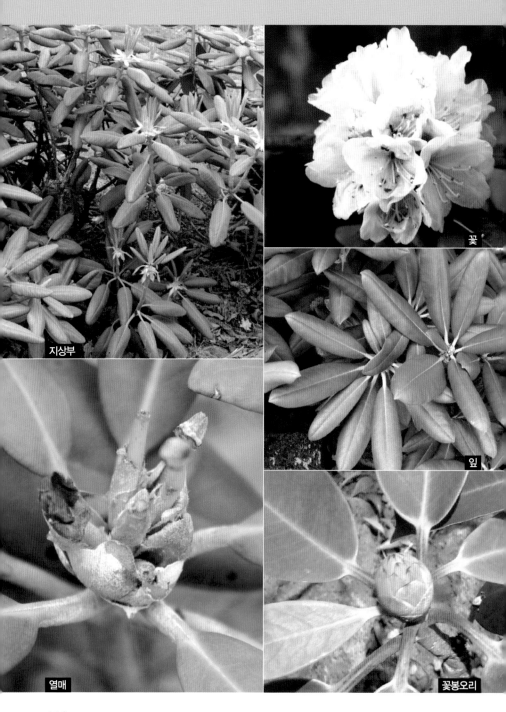

지상부

꽃

잎

열매

꽃봉오리

462

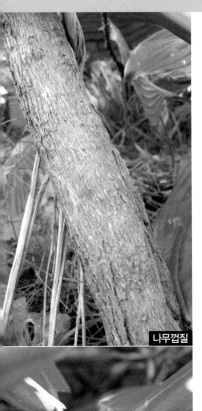

나무껍질

열매 결실 후 남은 꼬투리

성분 ·

로도덴드린(rhododendrin), 캄파눌린(campanulin), 그 라야노톡신-Ⅰ(grayanotoxin-Ⅰ), 퀘세틴(quercetin), 아 비쿨라린(abicularin), 히페린(hyperin), 구아야베린 (guaijaverin) 등이 함유되어 있다.

성미 ·

성질이 평범하고, 맛은 쓰고 맵다.

주의사항 ·

독성이 있으므로 반드시 전문가의 지도를 받아 사용하여야 하고 일반식품으로 사용해서는 안 된다.

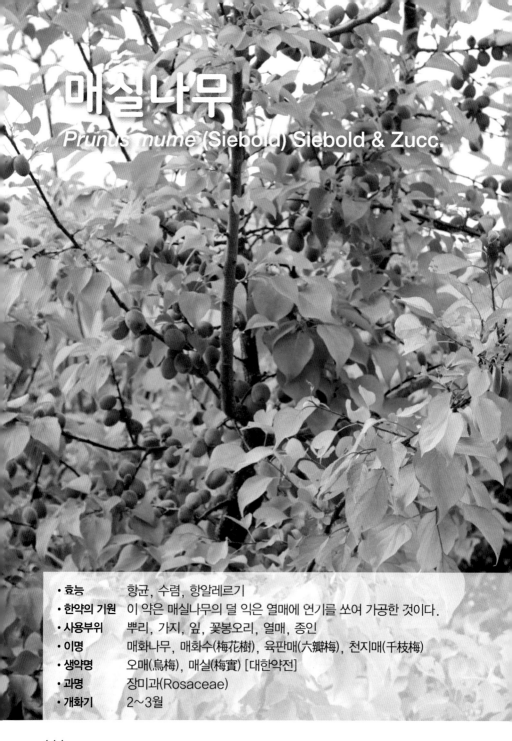

매실나무
Prunus mume (Siebold) Siebold & Zucc.

- **효능**   항균, 수렴, 항알레르기
- **한약의 기원**   이 약은 매실나무의 덜 익은 열매에 연기를 쏘여 가공한 것이다.
- **사용부위**   뿌리, 가지, 잎, 꽃봉오리, 열매, 종인
- **이명**   매화나무, 매화수(梅花樹), 육판매(六瓣梅), 천지매(千枝梅)
- **생약명**   오매(烏梅), 매실(梅實) [대한약전]
- **과명**   장미과(Rosaceae)
- **개화기**   2~3월

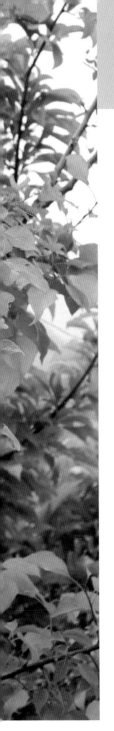

나무

열매의 종인(약재 전형)

성미

매실나무 뿌리는 성질이 평범하고, 맛은 시다. 잎, 가지는 성질이 평범하고, 맛은 시며, 독성은 없다. 꽃봉오리는 성질이 평범하고, 맛은 시고 떫으며, 독성은 없다. 열매는 성질이 따뜻하고, 맛은 시다. 종인은 성질이 평범하고 맛은 시며, 독성이 조금 있다.

효능과 주치

뿌리는 생약명을 매근(梅根)이라 하여 담낭염을 치료한다. 잎이 달린 줄기와 가지는 생약명을 매경(梅莖)이라 하여 유산 치료에 도움을 준다. 잎은 생약명을 매엽(梅葉)이라 하여 곽란(霍亂)을 치료한다. 꽃봉오리는 생약명을 백매화(白梅花)라 하여 식욕부진, 화담(化痰)을 치료한다. 씨는 단단히 여물고, 과육은 푸른 미성숙한 열매를 볏짚이나 왕겨에 그을려 검게 변한 것을 생약명으로 오매(烏梅)라 하는데 수렴, 지사, 이질, 항균, 항진균작용이 있고 구충, 해수, 혈변, 혈뇨, 혈붕(血崩), 복통, 구토, 식중독 등을 치료한다. 종인은 생약명을 매핵인(梅核仁)이라 하여 번열, 청서(淸暑), 명목(明目), 진해거담, 서기곽란(暑氣霍亂: 더위를 먹어 일어나는 곽란)을 치료한다. 매실 추출물은 항알레르기, 항응고, 혈전용해, 화상 등에 치료 효과가 있다고 연구결과로 밝혀졌다.

약용법과 용량

말린 뿌리 30~50g을 물 900mL에 넣어 반이 될 때까지 달여 하루에 2~3회 나눠 마신다. 말린 잎이 달린 줄기와 가지 20~30g을 물 900mL에 넣어 반이 될 때까지 달여 하루에

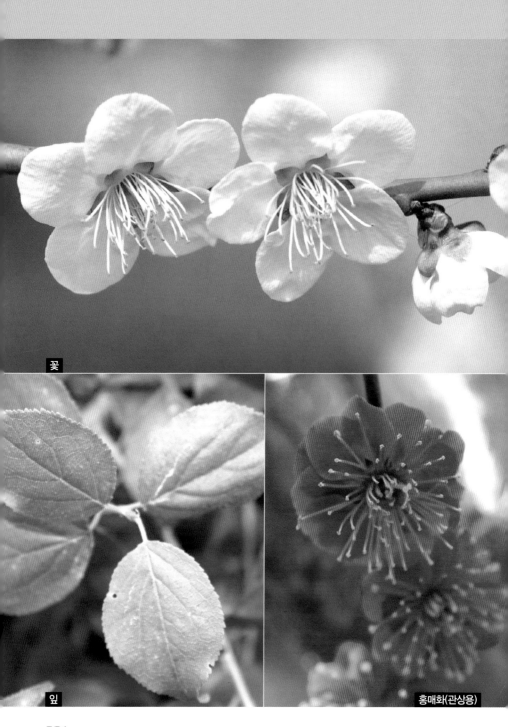

꽃

잎

홍매화(관상용)

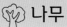

2~3회 나눠 마신다.

매실나무 잎은 말려 가루로 만들어 10~20g을 하루에 2~3회 나눠 복용한다.

말린 꽃봉오리 10~20g을 물 900mL에 넣어 반이 될 때까지 달여 하루에 2~3회 나눠 마신다.

말린 미성숙 열매 10~20g을 씨를 빼고 물 900mL에 넣어 반이 될 때까지 달여 하루에 2~3회 나눠 마신다.

외용할 경우에는 강한 불로 볶거나 태워 가루로 만들어 환부에 바르거나, 다른 약재와 섞어 환부에 붙인다. 말린 종인 10~20g을 물 900mL에 넣어 반이 될 때까지 달여 하루에 2~3회 나눠 마신다. 외용할 경우에는 짓찧어 환부에 바른다.

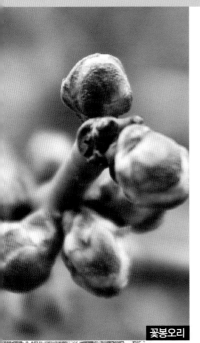
꽃봉오리

생육특성

매실나무는 중·남부 지방에서 재배하는 낙엽활엽소교목으로 높이는 5m 정도로 자란다. 나무껍질은 담회색 또는 담녹색으로 가지가 많이 갈라진다. 잎은 서로 어긋나고 잎자루 밑부분에 선형의 턱잎이 2장 있다. 잎 바탕은 달걀 모양에서 긴 타원형 달걀 모양으로 양면에 잔털이 나 있거나 뒷면의 잎맥 위에 털이 나있고, 가장자리에는 예리한 긴 톱니가 있다. 꽃은 흰색 또는 분홍색으로 2~3월에 잎보다 먼저 피고 향이 강하며, 꽃잎은 넓은 거꿀달걀 모양이다. 열매는 씨열매로 둥글고, 6~7월에 황색으로 달린다.

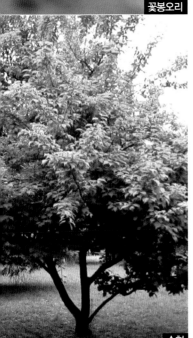
수형

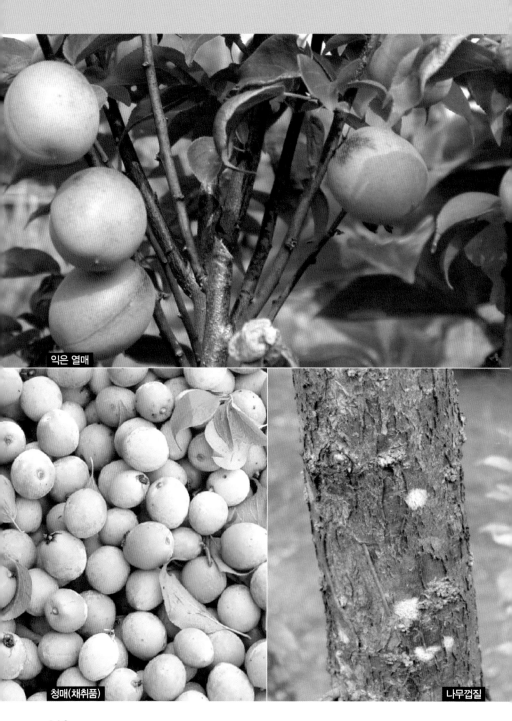

익은 열매

청매(채취품)

나무껍질

468

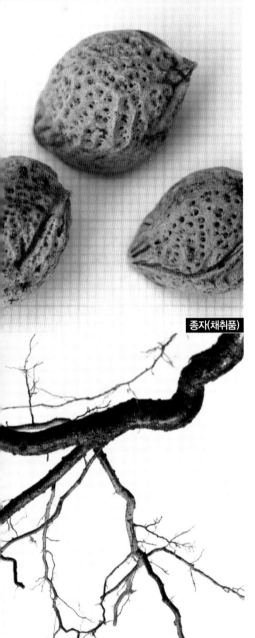

종자(채취품)

뿌리(채취품)

채취 방법과 시기

매실나무 꽃봉오리는 꽃이 피기 전인 2~3월, 열매는 6~7월, 잎, 가지는 여름, 종인은 6~7월, 뿌리는 연중 수시 채취한다.

성분

꽃봉오리에는 정유가 있으며 그 중 중요한 성분은 벤즈알데하이드(benzaldehyde), 이소루게놀(isolugenol), 안식향산(benzoic acid) 등이다. 열매에는 구연산, 사과산(malic acid), 호박산(succinic acid), 탄수화물, 시토스테롤(sitosterol), 납상물질(蠟狀物質), 올레아놀릭산(oleanolic acid)이 함유되어 있다. 종자의 종인(種仁) 속에는 아미그달린(amygdalin)이 함유되어 있다.

오매에는 당이 열분해되어 생성된 5-하이드록시메틸푸르푸랄(5-hydroxymethylfurfural)이 다량 함유되어 있다.

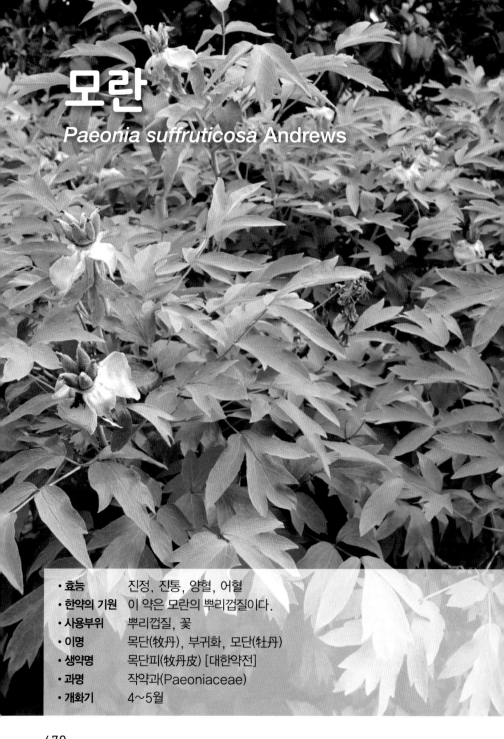

모란

Paeonia suffruticosa Andrews

- **효능**   진정, 진통, 양혈, 어혈
- **한약의 기원**   이 약은 모란의 뿌리껍질이다.
- **사용부위**   뿌리껍질, 꽃
- **이명**   목단(牧丹), 부귀화, 모단(牡丹)
- **생약명**   목단피(牧丹皮) [대한약전]
- **과명**   작약과(Paeoniaceae)
- **개화기**   4~5월

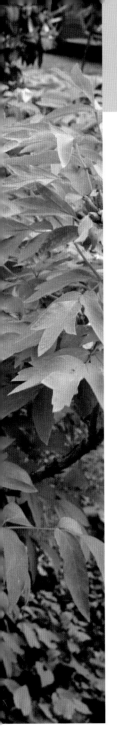

나무

귀경 심(心), 간(肝), 폐(肺) 경락에 작용

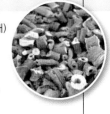

뿌리껍질(약재)

성미 ·

모란 뿌리껍질은 성질이 시원하고, 맛은 맵고 쓰다. 꽃은 성질이 평범하고, 맛은 쓰고 담백하며, 독성은 없다.

효능과 주치 ·

뿌리껍질은 생약명을 목단피(牧丹皮)라 하여 진정, 최면, 진통, 고혈압, 항균, 청열, 양혈, 어혈, 지혈, 타박상, 옹양 등을 치료한다. 꽃은 생약명을 목단화(牧丹花)라 하여 조경, 활혈의 효능이 있고, 월경불순, 경행복통(經行腹痛 : 월경통)을 치료한다.

약용법과 용량 ·

말린 뿌리껍질 15~30g을 물 900mL에 넣어 반이 될 때까지 달여 하루에 2~3회 나눠 마신다. 말린 꽃 10~20g을 물 900mL에 넣어 반이 될 때까지 달여 하루에 2~3회 나눠 마신다.

생육특성 ·

모란은 전국의 정원이나 꽃밭에 심는 낙엽활엽관목으로 높이는 1~1.5m이다. 뿌리줄기는 통통하고 가지가 많이 갈라져 굵으며 튼튼하다. 잎은 2회 3출 잎으로 서로 어긋나고, 잔잎은 달걀 모양 혹은 넓은 달걀 모양에 보통은 3개로 갈라지며 표면에는 털이 없고 뒷면에는 잔털이 나 있다. 꽃은 양성꽃으로 4~5월에 진홍색, 붉은색, 자색, 흰색 등의 꽃이 피고, 열매는 2~5개의 대과가 모여 7~8월에 달린다.

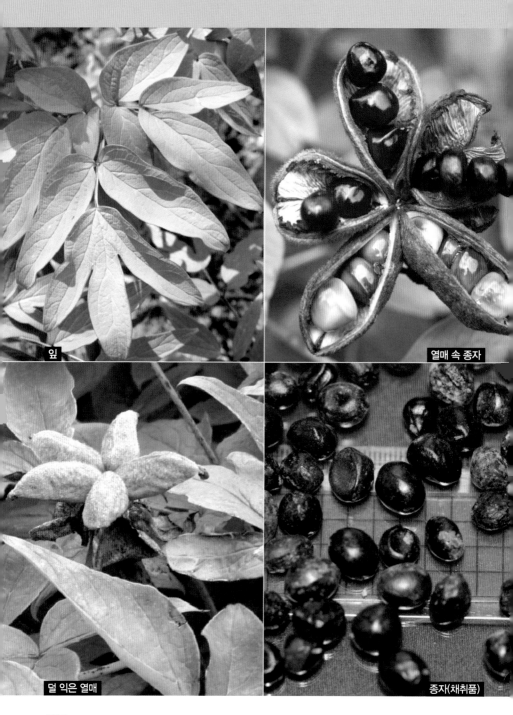

잎

열매 속 종자

덜 익은 열매

종자(채취품)

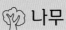 나무

채취 방법과 시기

모란 꽃은 4~5월에 꽃이 피었을 때, 뿌리껍질은 가을부터 이듬해 초봄(보통 4~5년생)에 채취한다.

성분

뿌리와 뿌리껍질에는 패오놀(paeonol), 패오노시드(paeonoside), 패오니플로린(paeoniflorin), 청유, 피토스테롤(phytosterol) 등이 함유되어 있다. 꽃에는 아스트라갈린(astragalin)이 함유되어 있다.

주의사항

혈허한(血虛寒) 사람이나 임산부, 월경과다인 경우에는 주의를 요한다.

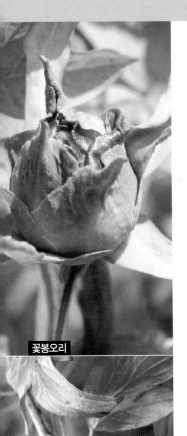

꽃봉오리

익은 열매

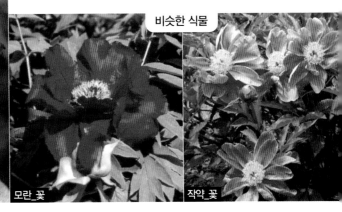

비슷한 식물

모란_꽃

작약_꽃

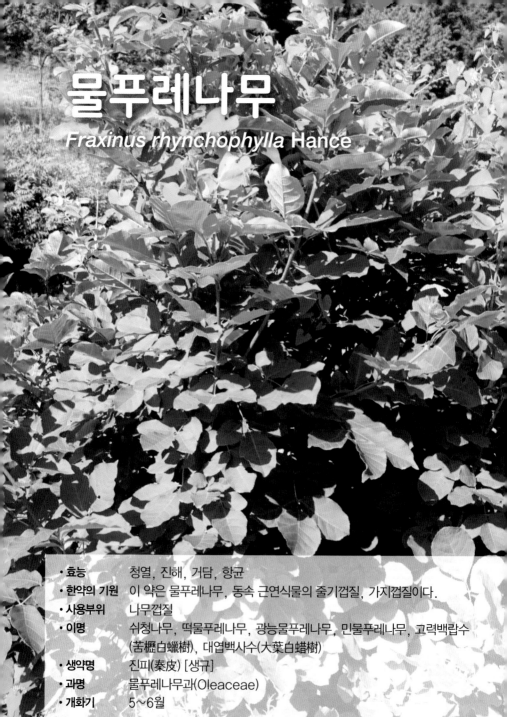

물푸레나무
Fraxinus rhynchophylla Hance

• **효능**	청열, 진해, 거담, 항균
• **한약의 기원**	이 약은 물푸레나무, 동속 근연식물의 줄기껍질, 가지껍질이다.
• **사용부위**	나무껍질
• **이명**	쉬청나무, 떡물푸레나무, 광능물푸레나무, 민물푸레나무, 고력백랍수 (苦櫪白蠟樹), 대엽백사수(大葉白蠟樹)
• **생약명**	진피(秦皮) [생규]
• **과명**	물푸레나무과(Oleaceae)
• **개화기**	5~6월

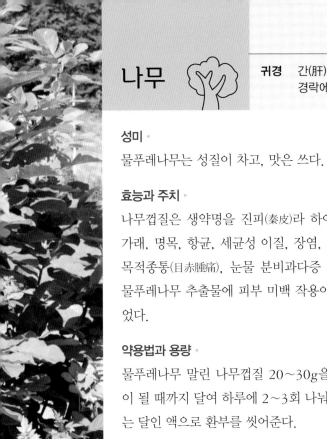

나무

귀경 간(肝), 신(腎), 폐(肺), 대장(大腸)
경락에 작용

나무껍질(약재)

성미 •

물푸레나무는 성질이 차고, 맛은 쓰다.

효능과 주치 •

나무껍질은 생약명을 진피(秦皮)라 하여 청열, 천식, 기침,
가래, 명목, 항균, 세균성 이질, 장염, 백대하, 만성 기관지염,
목적종통(目赤腫痛), 눈물 분비과다증 등을 치료한다. 최근에
물푸레나무 추출물에 피부 미백 작용이 있다는 사실이 보고되
었다.

약용법과 용량 •

물푸레나무 말린 나무껍질 20~30g을 물 900mL에 넣어 반
이 될 때까지 달여 하루에 2~3회 나눠 마신다. 외용할 경우에
는 달인 액으로 환부를 씻어준다.

비슷한 식물

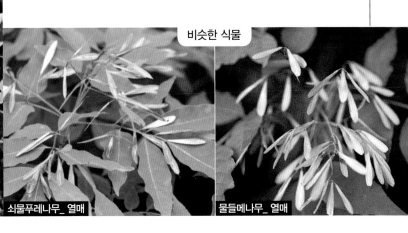

쇠물푸레나무_ 열매

물들메나무_ 열매

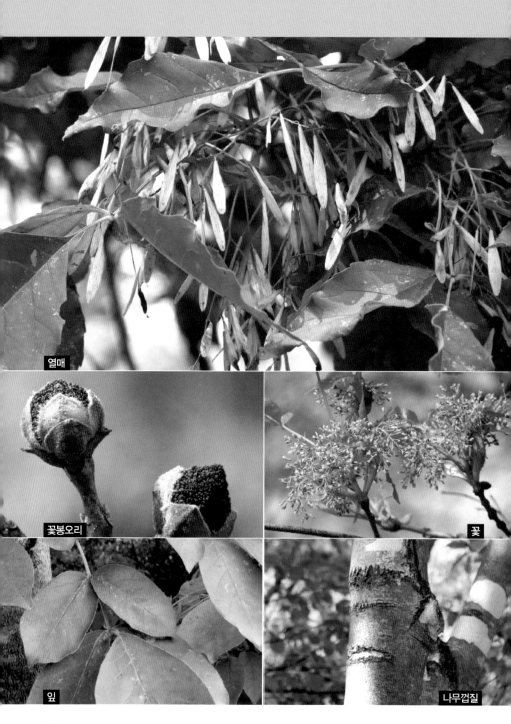

열매

꽃봉오리

꽃

잎

나무껍질

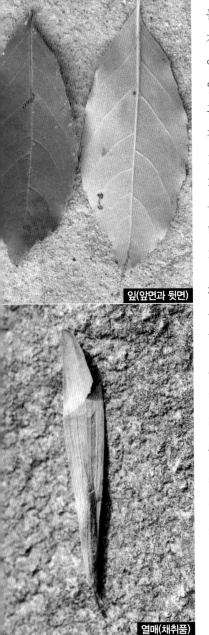

잎(앞면과 뒷면)

열매(채취품)

생육특성 ·

물푸레나무는 전국의 산기슭, 골짜기, 개울가에 자생하는 낙엽활엽교목이다. 높이는 10m 전후이고, 보통 관목상이고, 나무껍질은 회갈색이다. 잎은 홀수깃꼴겹잎에 서로 마주나고, 잔잎은 보통 5장인데 3장 또는 7장인 것도 있다.

잔잎의 잎자루는 짧고 달걀 모양이며 끝에 달린 1개가 가장 크며, 밑부분에 있는 한쌍은 작고 잎 가장자리에는 얕은 톱니가 있다. 꽃은 연한 백록색으로 5~6월에 원뿔꽃차례로 잎과 함께 피거나 잎보다 조금 늦게 핀다. 열매는 날개열매로 긴 거꿀바소꼴이고, 9~10월에 달린다.

채취 방법과 시기 ·

봄부터 가을까지 물푸레나무 나무껍질을 채취한다.

성분 ·

나무껍질에는 애스쿨린(aesculin), 애스쿨레틴 (aesculetin) 및 $\alpha \cdot \beta \cdot d$-글루코시드($\alpha \cdot \beta \cdot d$-glucoside)인 애스쿨린이 함유되어 있다.

주의사항 ·

물푸레나무와 대극, 산수유는 상극이므로 함께 사용하지 않는다.

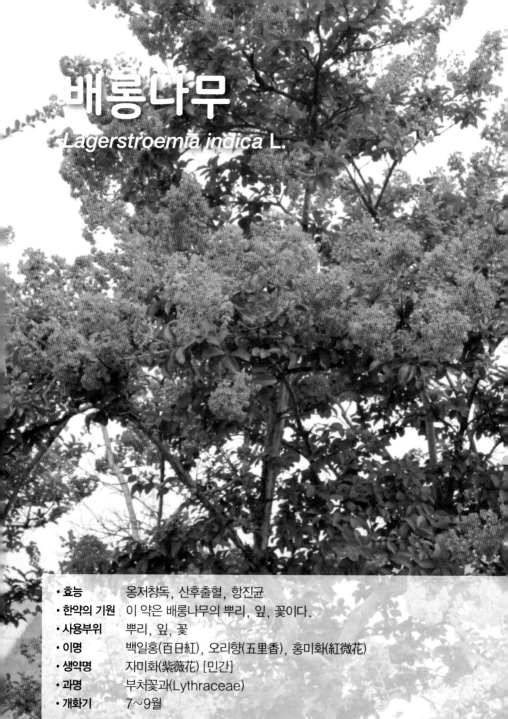

배롱나무
Lagerstroemia indica L.

- **효능**   옹저창독, 산후출혈, 항진균
- **한약의 기원**   이 약은 배롱나무의 뿌리, 잎, 꽃이다.
- **사용부위**   뿌리, 잎, 꽃
- **이명**   백일홍(百日紅), 오리향(五里香), 홍미화(紅微花)
- **생약명**   자미화(紫薇花) [민간]
- **과명**   부처꽃과(Lythraceae)
- **개화기**   7~9월

나무

귀경 간(肝), 심(心) 경락에 작용

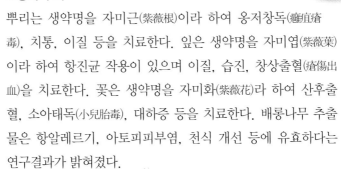

뿌리(약재)

성미

배롱나무는 성질이 차고, 맛은 약간 시다.

효능과 주치

뿌리는 생약명을 자미근(紫薇根)이라 하여 옹저창독(癰疽瘡毒), 치통, 이질 등을 치료한다. 잎은 생약명을 자미엽(紫薇葉)이라 하여 항진균 작용이 있으며 이질, 습진, 창상출혈(瘡傷出血)을 치료한다. 꽃은 생약명을 자미화(紫薇花)라 하여 산후출혈, 소아태독(小兒胎毒), 대하증 등을 치료한다. 배롱나무 추출물은 항알레르기, 아토피피부염, 천식 개선 등에 유효하다는 연구결과가 밝혀졌다.

약용법과 용량

말린 뿌리 30~50g을 물 900mL에 넣어 반이 될 때까지 달여 하루에 2~3회 나눠 마신다. 외용할 경우에는 가루로 만들어 다른 약재와 섞어 환부에 붙인다.

말린 잎 20~30g을 물 900mL에 넣어 반이 될 때까지 달여 하루에 2~3회 나눠 마신다. 외용할 경우에는 달인 액으로 환부를 닦는다. 짓찧어 환부에 바르거나, 가루로 만들어 환부에 뿌리기도 한다.

말린 꽃 10~30g을 물 900mL에 넣어 반이 될 때까지 달여 하루에 2~3회 나눠 마신다. 외용할 경우에는 달인 액으로 환부를 닦는다.

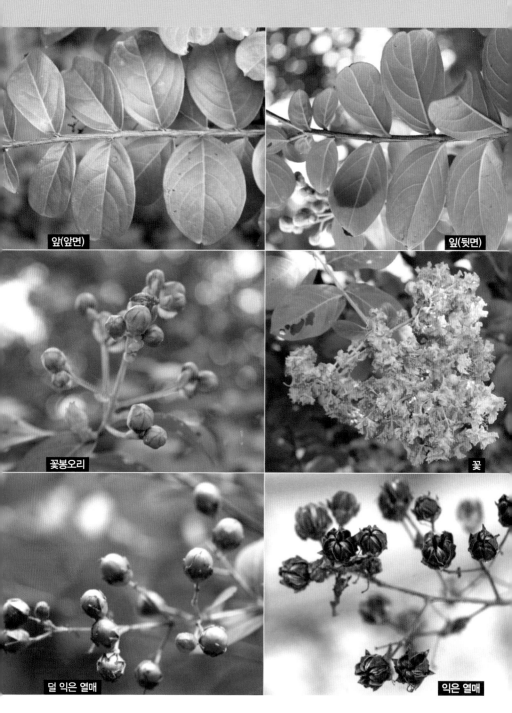

잎(앞면)

잎(뒷면)

꽃봉오리

꽃

덜 익은 열매

익은 열매

480

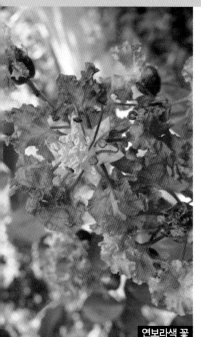
연보라색 꽃

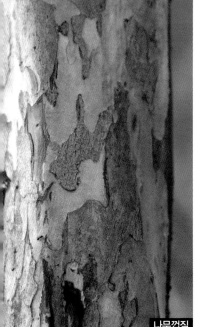
나무껍질

생육특성

배롱나무는 중·남부 지방의 정원이나 도로변 가로수로 심는 낙엽활엽관목 또는 소교목이다. 높이는 5m 전후에, 가지는 윤기가 나고 매끄러우며 햇가지에는 4개의 능선이 있다. 잎은 마주나기 또는 마주나기에 가깝고, 위로 올라가면 서로 어긋나며 잎자루는 거의 없고 타원형 또는 거꿀달걀 모양이다. 꽃은 붉은색, 분홍색, 흰색, 형광색 등으로 7~9월에 원뿔꽃차례로 가지 끝에서 핀다. 열매는 튀는열매로 긴 타원형이고 10~11월에 달린다.

채취 방법과 시기

꽃은 7~9월, 뿌리는 연중 수시, 잎은 봄부터 초가을에 채취한다.

성분

뿌리에는 시토스테롤(sitosterol), 3,3′,4-트리메틸에라긴산(3,3′,4-trimethylellagic acid), 잎에는 데시닌(decinine), 데카민(decamine), 라겔스트로에민(lagerstroemine), 라게린(lagerine), 디하이드로벨티실라틴(dihydroverticillatine), 데코딘(decodine) 등의 알칼로이드(alkaloid), 꽃에는 델피니딘-3-아라비노시드(delphinidin-3-arabinoside), 페투니딘-3-아라비노시드(petunidin-3-arabinoside), 몰식자산(galic acid), 메틸에스테르(methyl ester), 엘라그산(ellagic acid), 알칼로이드의 메틸라게린(methyl lagerine)이 함유되어 있다.

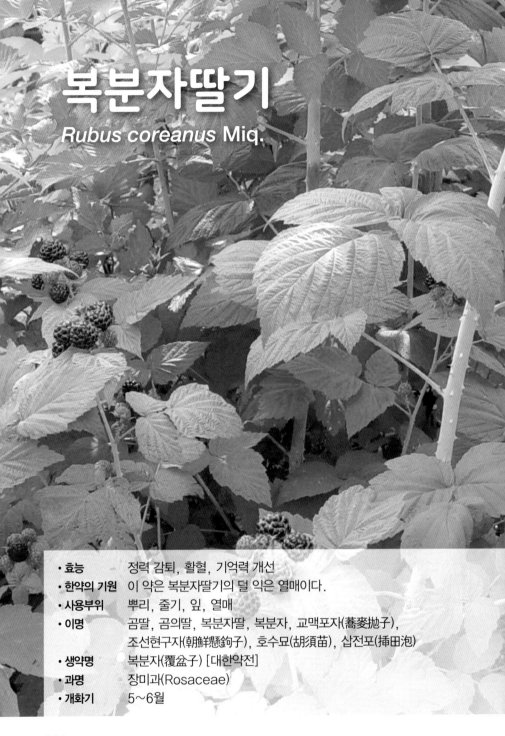

복분자딸기

Rubus coreanus Miq.

• 효능	정력 감퇴, 활혈, 기억력 개선
• 한약의 기원	이 약은 복분자딸기의 덜 익은 열매이다.
• 사용부위	뿌리, 줄기, 잎, 열매
• 이명	곰딸, 곰의딸, 복분자딸, 복분자, 교맥포자(蕎麥抛子),
	조선현구자(朝鮮懸鉤子), 호수묘(胡須苗), 삽전포(揷田泡)
• 생약명	복분자(覆盆子) [대한약전]
• 과명	장미과(Rosaceae)
• 개화기	5~6월

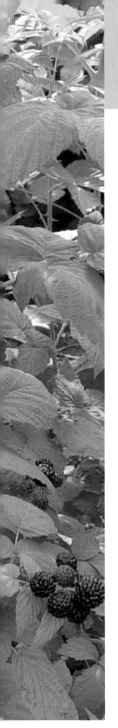

나무

귀경 간(肝), 비(脾), 신(腎) 경락에 작용

뿌리(약재)

성미

복분자딸기의 뿌리는 성질이 평범하고, 맛은 짜고 시고, 독성은 없다. 줄기와 잎은 성질이 평범하고, 맛은 짜고 시고, 독성은 없다. 열매는 성질이 평범하고, 맛은 달고 시다.

효능과 주치

뿌리는 생약명을 복분자근(覆盆子根)이라 하여 지혈, 활혈, 토혈, 월경불순, 타박상 등을 치료한다. 줄기와 잎은 생약명을 복분자경엽(覆盆子莖葉)이라 하여 명목(明目), 지누(止淚), 다누(多淚), 습기수렴(濕氣收斂), 치통, 염창(臁瘡) 등을 치료한다. 덜 익은 열매는 생약명을 복분자(覆盆子)라 하여 보간(補肝), 보신(補腎), 정력 감퇴, 명목(明目), 양위(陽痿), 유정 등을 치료한다. 복분자 추출물은 골다공증, 기억력 개선, 비뇨기 기능 개선, 우울증, 치매 등의 예방 및 치료 효과도 인정되고 있다.

약용법과 용량

말린 뿌리 20~30g을 물 900mL에 넣어 반이 될 때까지 달여 하루에 2~3회 나눠 마신다. 외용할 경우에는 뿌리를 짓찧어 환부에 붙인다. 줄기와 잎을 외용할 경우에는 짓찧어 즙을 내어 살균 후 눈에 넣거나 달인 액을 눈에 넣는다. 가루로 만들어 환부에 바르기도 한다. 덜 익은 열매를 채취하여 소금물에 담갔다가 말린 것 30~50g을 물 900mL에 넣어 반이 될 때까지 달여 하루에 2~3회 나눠 마신다. 또 술을 담그거나 가루, 환, 고(膏)로 만들어 사용한다.

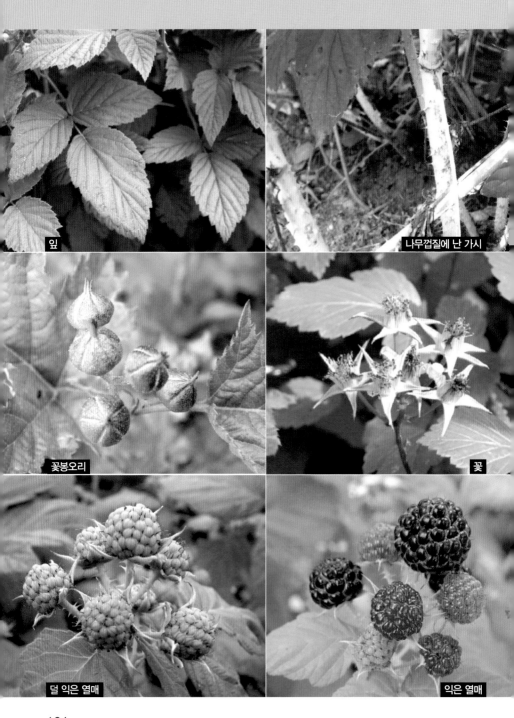

잎

꽃봉오리

꽃

덜 익은 열매

익은 열매

484

생육특성 ·

복분자딸기는 중 · 남부 지방의 산기슭 계곡 양지에 자생 또는 재배하는 낙엽활엽 관목이다. 높이는 3m 전후로 자라고, 줄기는 곧게 서지만 덩굴처럼 휘어져 땅에 닿으면 뿌리를 내리며 적갈색에 백분(白粉)이 덮여 있고, 갈고리 모양의 가시가 있다. 잎은 홀수깃꼴겹잎인데, 어긋나고 잎자루가 있으며 잔잎은 3~7장이다. 가지 끝에 붙어 있는 잔잎은 비교적 크고 달걀 모양으로 잎끝이 날카롭고, 가장자리에는 불규칙한 크고 날카로운 톱니가 있다. 꽃은 담홍색으로 5~6월에 산방꽃차례로 가지 끝이나 잎겨드랑이에서 핀다. 열매는 취합과로 작은 달걀 모양으로 7~8월에 붉은색으로 달리지만 나중에 검은색이 된다.

채취 방법과 시기 ·

열매는 익기 전인 7~8월, 뿌리는 연중 수시, 줄기와 잎은 봄부터 가을에 채취한다.

성분 ·

뿌리 및 줄기와 잎에는 플라보노이드(flavonoid) 배당체가 함유되어 있다. 열매에는 필수아미노산과 비타민 B_2, 비타민 E, 주석산(tartaric acid), 구연산, 트리테르페노이드글리코시드(triterpenoid glycoside), 카보닉산(carvonic acid), 소량의 비타민 C, 당류가 함유되어 있다.

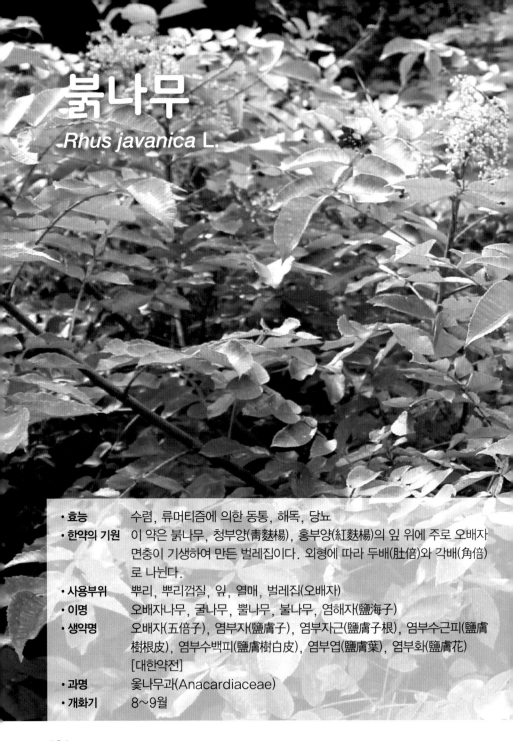

붉나무

Rhus javanica L.

· 효능	수렴, 류머티즘에 의한 동통, 해독, 당뇨
· 한약의 기원	이 약은 붉나무, 청부양(靑麩楊), 홍부양(紅麩楊)의 잎 위에 주로 오배자면충이 기생하여 만든 벌레집이다. 외형에 따라 두배(肚倍)와 각배(角倍)로 나뉜다.
· 사용부위	뿌리, 뿌리껍질, 잎, 열매, 벌레집(오배자)
· 이명	오배자나무, 굴나무, 뿔나무, 불나무, 염해자(鹽海子)
· 생약명	오배자(五倍子), 염부자(鹽膚子), 염부자근(鹽膚子根), 염부수근피(鹽膚樹根皮), 염부수백피(鹽膚樹白皮), 염부엽(鹽膚葉), 염부화(鹽膚花) [대한약전]
· 과명	옻나무과(Anacardiaceae)
· 개화기	8~9월

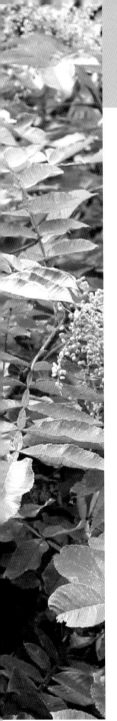

나무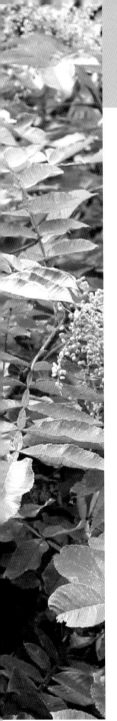

귀경　간(肝), 폐(肺) 경락에 작용

뿌리껍질(약재 전형)

성미

붉나무의 뿌리와 뿌리껍질은 성질이 시원하고, 맛은 시고 짜며 떫다. 잎은 성질이 차고, 맛은 시고 짜다. 열매는 성질이 시원하고, 맛은 시다. 벌레집은 성질이 평범하고, 맛은 떫다.

효능과 주치

뿌리는 생약명을 염부자근(鹽膚子根)이라 하여 거풍, 소종, 화습(化濕)의 효능이 있고 감기에 의한 발열, 해수, 하리, 수종, 류머티즘에 의한 동통, 타박상, 유선염, 주독 등을 치료한다. 뿌리껍질은 생약명을 염부수근피(鹽膚樹根皮)라 하며, 청열, 해독, 어혈(瘀血), 해수, 요통, 기관지염, 황달, 외상출혈, 수종, 타박상, 종독, 독사교상 등을 치료한다. 잎은 생약명을 염부엽(鹽膚葉)이라 하여 수렴, 해독, 진해, 화담의 효능이 있다. 열매는 생약명을 염부자(鹽膚子)라 하여 수렴, 지사, 화담의 효능이 있고 해수, 황달, 도한, 이질, 완선, 두풍 등을 치료한다. 벌레집은 생약명을 오배자(五倍子)라 하여 수렴(收斂), 지사제로서 지사, 지혈, 지한, 궤양, 습진, 진해, 항균, 항염, 구내염, 창상, 화상, 동상 등의 치료에 사용한다. 붉나무 추출물은 뇌기능 개선, 당뇨병 예방 및 치료에도 사용할 수 있다.

약용법과 용량

말린 뿌리 및 뿌리껍질 30~50g(생것은 100~150g)을 물 900mL에 넣어 반이 될 때까지 달여 하루에 2~3회 나눠 마시며, 외용할 경우에는 뿌리 및 뿌리껍질 달인 액으로 환부를 씻거나 짓찧어 도포하며, 가루로 만들어 참깨기름이나 들깨

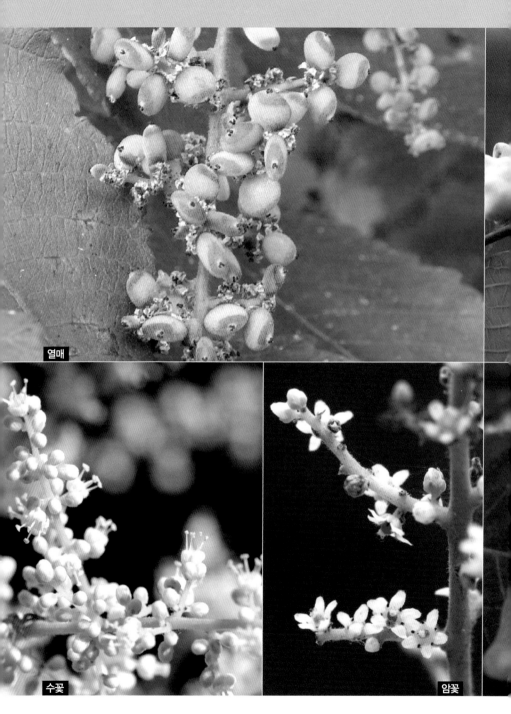

열매

수꽃

암꽃

기름에 섞어 환부에 바른다. 생잎 100~150g을 물 900mL에 넣어 반이 될 때까지 달여 하루에 2~3회 나눠 마시며, 외용할 경우에는 잎을 짓찧어 환부에 바르거나, 즙을 내어 가제에 적셔 환부에 바른다. 말린 열매 30~50g을 물 900mL에 넣어 반이 될 때까지 달여 하루에 2~3회 나눠 마시거나 가루로 만들어 복용한다. 외용할 경우에는 열매 달인 액으로 환부를 씻거나 짓찧어 도포하며, 가루로 만들어 참깨기름이나 들깨기름에 섞어 환부에 바른다. 말린 벌레집(오배자) 10~20g을 물 900mL에 넣어 반이 될 때까지 달여 하루에 2~3회 나눠 마시며, 외용할 경우에는 벌레집을 가루로 만들어 연고제 등과 섞어 환부에 바른다.

생육특성

붉나무는 전국의 산기슭이나 산골짜기에서 자라는 낙엽활엽관목 또는 소교목으로 높이는 7m 전후이다. 굵은 가지가 드문드문 있고 작은 가지는 노란색이다. 잎은 홀수깃꼴겹잎으로 서로 어긋나고, 잔잎은 7~13장이다. 잔잎은 달걀 모양이거나 달걀 모양 타원형에 잎자루가 없고, 잎 축에는 날개가 붙어 있다. 잎끝은 날카롭고, 밑부분은 둥글거나 뾰족하며 가장자리에는 거친 톱니가 있다. 꽃은 황백색으로 8~9월에 잡성에 원뿔꽃차례로 가지 끝에서 핀다. 열매는 씨열매로 납작하며 둥근 모양으로 10~11월에 황갈색으로 달린다.

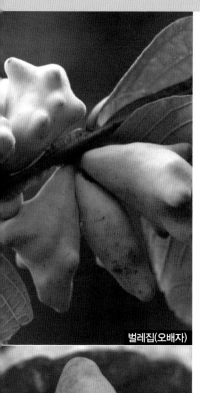
벌레집(오배자)

벌레집(내부)

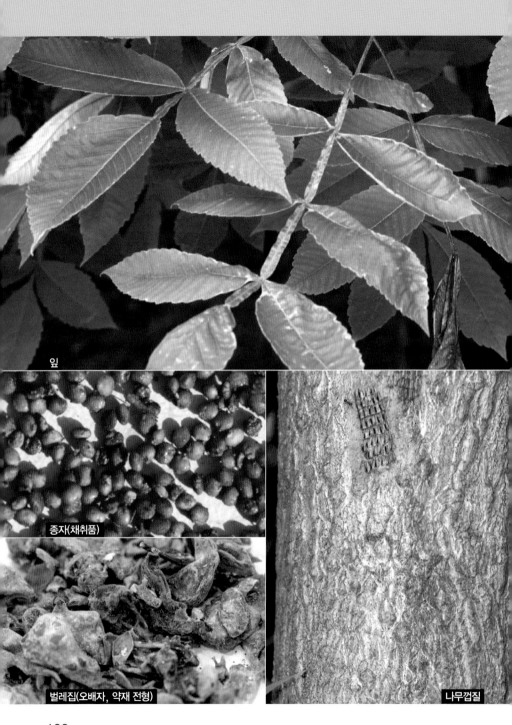

잎

종자(채취품)

벌레집(오배자, 약재 전형)

나무껍질

490

채취 방법과 시기

붉나무 열매는 10~11월, 뿌리와 뿌리껍질은 연중 수시, 잎은 여름, 오배자는 가을에 채취한다.

성분

뿌리와 뿌리껍질에는 스코폴레틴 3,7,4-트리하이드록시플라본(scopoletin3,7,4-trihydroxy flavone), 휘세틴(ficetin), 잎에는 쿼세틴(quercetin), 메틸에스테르(methylester), 엘라그산(ellag acid), 열매에는 타닌(tannin)이 50~70% 함유되어 있으며 유기몰식자산(galic acid)이 2~4%, 그 외 지방, 수지, 전분이 함유되어 있으며 유기물에는 사과산(malic acid), 주석산(tartaric acid), 구연산 등이 함유되어 있다. 벌레집에는 갈로타닌(gallotannin), 펜타갈로일글루코스(pentagalloylglucose)가 함유되어 있다.

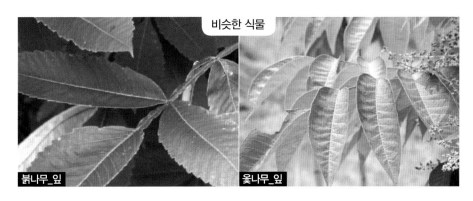

비슷한 식물

붉나무_잎

옻나무_잎

 오배자

붉나무의 잎에 오배자 진딧물의 자상에 의하여 생긴 벌레집을 오배자(五倍子)라고 한다.

- **오배자 생김새와 성질** 불규칙하게 2~4개의 갈라진 주머니 모양을 하거나 깨져 있다. 바깥면은 회색을 띤 회갈색으로 연한 회갈색의 짧은 털로 덮여 있고, 길이는 3~7㎝, 너비는 2~5㎝, 두께는 0.2㎝ 정도이며 단단하면서 부서지기 쉽다. 속은 비어 있지만 회백색의 분질 또는 죽은 벌레와 분비물이 남아 있을 때도 있다. 냄새가 없고 맛은 떫으며 수렴성이다.
- **오배자의 약효** 오배자는 수렴, 지사제로 단백질에 대한 수렴 작용으로 장 점막에 불용성의 보호막을 형성하여 장 연동운동을 억제해 지사 효과를 낸다. 그 외 지혈, 지한, 습진, 진해, 항균 효과를 가지고 있다.

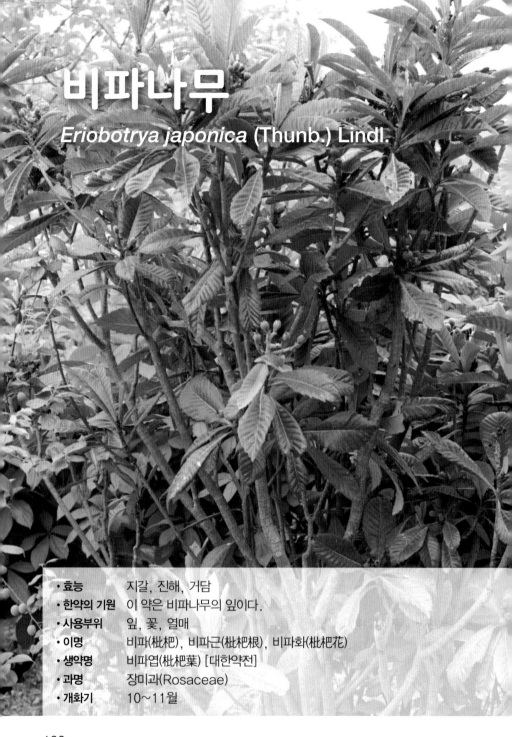

비파나무

Eriobotrya japonica (Thunb.) Lindl.

•효능	지갈, 진해, 거담
•한약의 기원	이 약은 비파나무의 잎이다.
•사용부위	잎, 꽃, 열매
•이명	비파(枇杷), 비파근(枇杷根), 비파화(枇杷花)
•생약명	비파엽(枇杷葉) [대한약전]
•과명	장미과(Rosaceae)
•개화기	10~11월

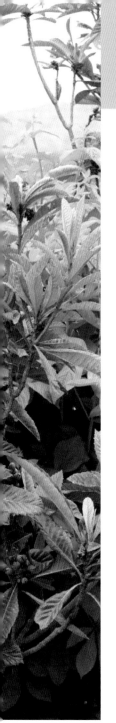

나무

귀경 폐(肺), 위(胃), 방광(膀胱) 경락에 작용

잎(약재)

성미

비파나무 잎은 성질이 시원하고, 맛은 쓰다. 꽃은 성질이 조금 따뜻하고, 맛은 담백하다. 열매는 성질이 시원하고, 맛은 달고 시며, 독성은 없다.

효능과 주치

잎은 생약명을 비파엽(枇杷葉)이라 하여 건위, 청폐(淸肺), 강기(降氣), 화담(化痰), 진해, 거담, 비출혈, 구토 등을 치료한다. 꽃은 비파화(枇杷花)라 하여 감기, 해수, 혈담(血痰)을 치료한다. 열매는 비파(枇杷)라 하여 자양강장 작용을 비롯하여 지갈(止渴), 윤폐(潤肺), 하기(下氣), 해수, 토혈, 비혈, 조갈, 구토를 치료한다.

약용법과 용량

말린 잎 20~30g을 물 900mL에 넣어 반이 될 때까지 달여 하루에 2~3회 나눠 마신다. 말린 꽃 20~30g을 물 900mL에 넣어 반이 될 때까지 달여 하루에 2~3회 나눠 마신다. 생열매 10~15개를 하루에 2~3회 매 식후 나눠 먹거나 생열매 10~15개를 물 900mL에 넣어 반이 될 때까지 달여 하루에 2~3회 나눠 마신다.

생육특성

비파나무는 제주도 및 남부 지방에서 과수 또는 관상용으로 재배하는 상록활엽소교목으로, 높이는 10m 내외로 자란다. 작은 가지는 굵고 튼튼하며 가지는 많이 갈라지고 연한 갈색의 가는 털로 덮여 있다. 잎은 두껍고 서로 어긋나며 긴 타원형

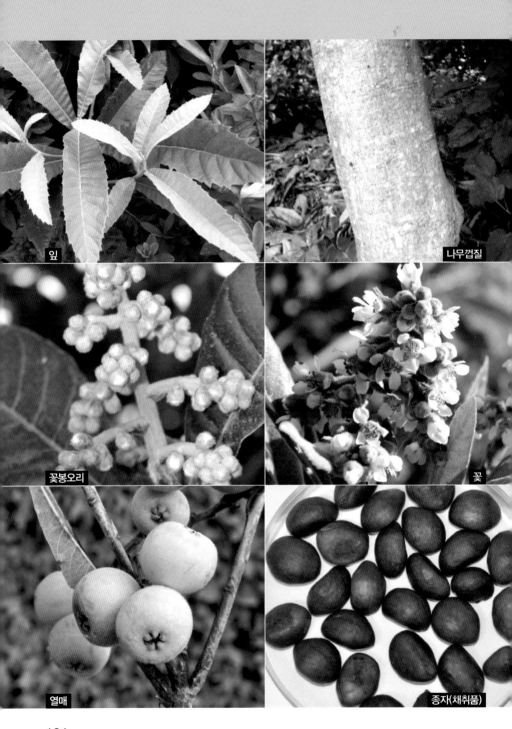

잎

나무껍질

꽃봉오리

꽃

열매

종자(채취품)

494

또는 거꿀달걀 모양 바소꼴로 잎끝은 짧고 뾰족하다. 잎 가장자리에는 톱니가 있고, 윗면은 심녹색에 광택이 나며 뒷면은 연한 갈색의 가는 털이 빽빽하게 나 있다. 꽃은 황백색으로 10~11월에 원뿔꽃차례로 수십 송이가 한데 모여서 핀다. 열매는 액상의 이과로 공 모양 또는 타원형에 가깝고, 다음해 6~7월에 황색 혹은 등황색으로 달린다.

채취 방법과 시기

열매는 6~7월, 잎은 연중 수시, 꽃은 10~11월에 채취한다.

성분

잎에는 정유가 들어 있으며 그 주성분은 네롤리돌(nerolidol) 및 파르네솔(farnesol)이다. 그 외에는 알파-피넨(α-pinene), 베타-피넨(β-pinene), 캄펜, 미르센(myrcene), p-시멘(p-cymene), 리날룰(linalool), 알파-일란겐(α-ylangene), 알파-파르네센(α-farnesene), 베타-파르네센(β-farnecene), 캄퍼(camphor), 네롤(nerol), 게라니올(geraniol), 알파-카디놀(α-cadinol), 엘레몰(elemol), 리날룰옥사이드(linalool oxide), 아미그달린(amygdalin), 우르솔산(ursolic acid), 올레아놀산(oleanolic acid), 주석산(tartaric acid), 사과산(malic acid), 타닌(tannin), 비타민 B·C, 소비톨(sorbitol) 등이 함유되어 있다.

꽃에는 정유와 올리고사카라이드(oligosaccharide)가 함유되어 있다. 열매에는 수분, 질소, 탄수화물이 함유되어 있고 그중에서 환원당이 70% 이상을 차지하고 이 밖에 펜토산(pentosan)과 조섬유가 차지한다.

과육에는 지방, 당류, 단백질, 셀룰로오스(cellulose), 펙틴(pectin), 타닌, 회분 중에는 나트륨, 칼륨, 철분, 인 등이 함유되어 있고 비타민 B·C도 함유되어 있다. 크립토잔틴(cryptoxanthin), 베타-카로틴 등의 색소도 함유되어 있고, 열매 즙에는 포도당, 과당, 서당, 사과산이 함유되어 있다.

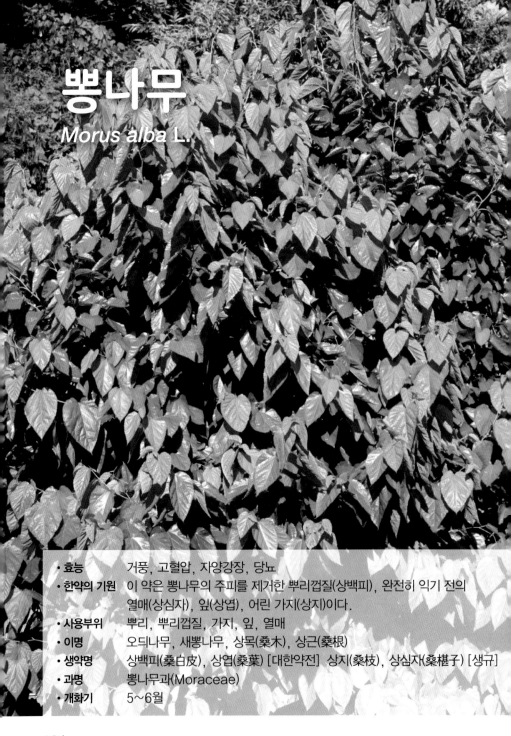

뽕나무

Morus alba L.

- **효능** 　　　거풍, 고혈압, 자양강장, 당뇨
- **한약의 기원**　이 약은 뽕나무의 주피를 제거한 뿌리껍질(상백피), 완전히 익기 전의
　　　　　　　　열매(상심자), 잎(상엽), 어린 가지(상지)이다.
- **사용부위**　　뿌리, 뿌리껍질, 가지, 잎, 열매
- **이명**　　　　오듸나무, 새뽕나무, 상목(桑木), 상근(桑根)
- **생약명**　　　상백피(桑白皮), 상엽(桑葉) [대한약전] 상지(桑枝), 상심자(桑椹子) [생규]
- **과명**　　　　뽕나무과(Moraceae)
- **개화기**　　　5~6월

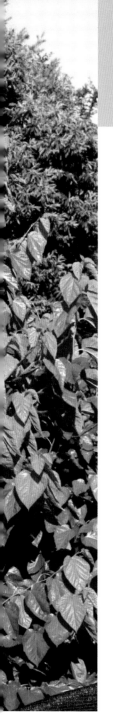

나무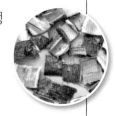

귀경 뿌리껍질은 비(脾), 폐(肺), 신(腎) 경락에, 줄기는 간(肝) 경락에, 잎은 간(肝), 비(脾), 폐(肺) 경락에, 열매는 간(肝), 신(腎) 경락에 작용

뿌리 겉껍질(약재)

성미

뽕나무 뿌리는 성질이 따뜻하고, 맛은 달고, 독성은 없다. 뿌리껍질, 열매는 성질이 차고, 맛은 달다. 가지는 성질이 평범하고, 맛은 쓰다. 잎은 성질이 차고, 맛은 쓰고 달다.

효능과 주치

뿌리는 상근(桑根)이라 하여 진균 억제 작용이 있고, 어린이의 경풍, 관절통, 타박상, 눈충혈, 아구창을 치료한다. 뿌리껍질의 코르크층을 제거한 가죽질의 껍질은 생약명을 상백피(桑白皮)라 하여 이뇨, 고혈압, 해열, 진해, 천식, 종기, 황달, 토혈, 수종, 각기, 빈뇨를 치료한다. 가는 가지는 생약명을 상지(桑枝)라 하여 고혈압, 각기부종, 거풍습, 수족마비, 손발저림 등을 치료한다. 잎은 생약명을 상엽(桑葉)이라 하여 당뇨, 거풍, 청열, 양혈, 두통, 목적, 고혈압, 구갈, 중풍, 해수, 습진, 하지상피종 등을 치료한다. 열매는 오디라 하며 생약명은 상심자(桑椹子)이고, 보간, 익신, 진해, 소갈, 당뇨, 변비, 이명, 피로 해소, 자양강장, 관절 부위를 치료한다.

약용법과 용량

말린 뿌리 50~100g을 물 900mL에 넣어 반이 될 때까지 달여 하루에 2~3회 나눠 마신다. 말린 뿌리껍질 20~50g을 물 900mL에 넣어 반이 될 때까지 달여 하루에 2~3회 나눠 마신다. 외용할 경우에는 짓찧어 환부에 바른다. 말린 가지 100~150g을 물 900mL에 넣어 반이 될 때까지 달여 하루

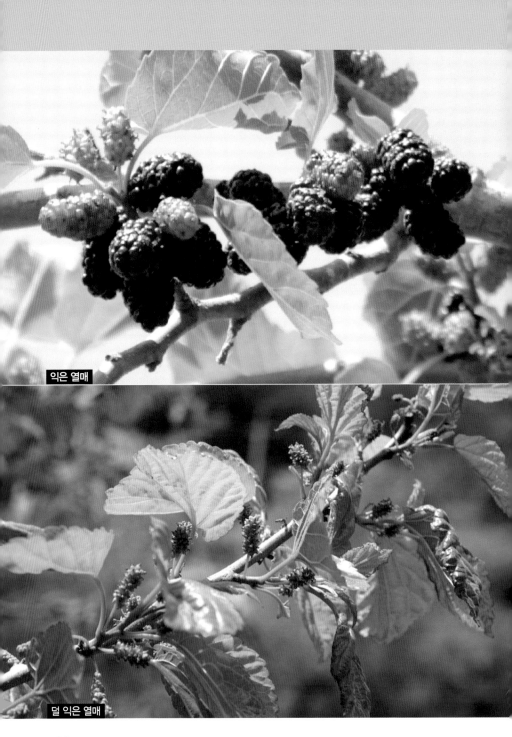

익은 열매

덜 익은 열매

에 2~3회 나눠 마신다. 말린 잎 20~30g을 물 900mL에 넣어 반이 될 때까지 달여 하루에 2~3회 나눠 마신다. 생열매 50~100g을 하루에 2~3회 나눠 먹거나, 물 900mL에 넣어 반이 될 때까지 달여 하루에 2~3회 나눠 마신다.

생육특성

뽕나무는 전국의 산기슭이나 마을 부근에서 자생하거나 심어 가꾸는 낙엽활엽교목 또는 관목으로 작은 가지가 많고, 회백색 혹은 회갈색으로 잔털이 나 있으나 차츰 없어진다. 잎은 달걀 모양의 원형 또는 긴 타원형 달걀 모양으로 3~5장으로 갈라지고, 가장자리에는 둔한 톱니가 있으며 잎 끝이 뾰족하고 표면은 거칠거나 평활하다. 꽃은 황록색으로 5~6월에 단성으로 암수딴그루이며 잎과 거의 동시에 핀다. 수꽃은 새 가지의 밑부분 잎겨드랑이에서 밑으로 처지는 미상꽃차례로 달리고, 암꽃은 길이가 0.5~1㎝이고 암술대는 거의 없다. 열매는 6월에 검은색으로 달린다.

채취 방법과 시기

뽕나무 잎은 봄·여름, 뿌리와 뿌리껍질은 겨울, 가지는 늦은 봄부터 초여름, 열매는 6월에 익었을 때 채취한다.

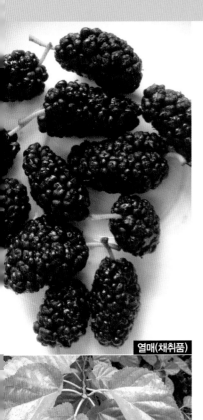

열매(채취품)

잎(앞면)

잎(뒷면)

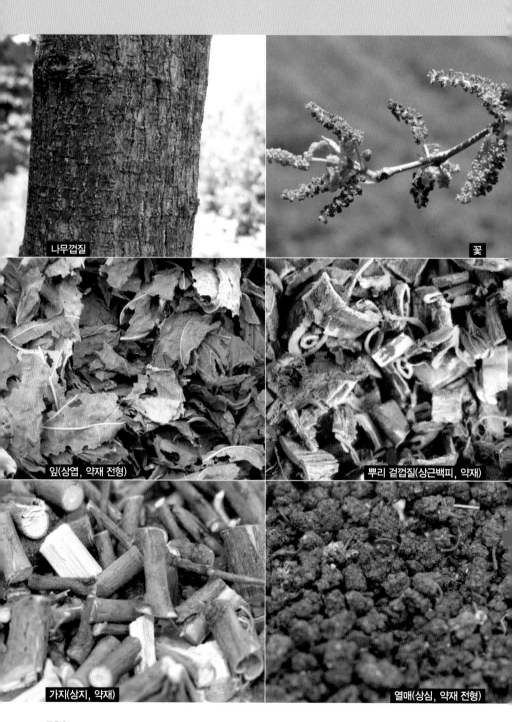

나무껍질

꽃

잎(상엽, 약재 전형)

뿌리 겉껍질(상근백피, 약재)

가지(상지, 약재)

열매(상심, 약재 전형)

500

성분

뿌리껍질(상백피)에는 움벨리페론(umblliferone), 멀베로크로멘(mulberrochromene), 시클로멀베린(cyclomulberrin), 시클로멀베로크로맨(cyclomulberrochromene), 스코폴레틴(scopoletin), 트리고넬린(trigonelline), 타닌(tannin)질 등이 함유되어 있고 플라보노이드(flavonoid)계의 모루신(morusin), 트리테르페노이드(triterpenoid)계의 알파,베타-아미린(α,β-amyrin), 시토스테롤(sitosterol), 베물린산, 아데닌(adenin), 베타인(betaine), 팔미트산(palmitic acid), 스테아르산(stearic acid) 등이 함유되어 있다.

잎(상엽)에는 곤충 변태성 호르몬인 이노코스테론(inokosterone), 엑다이스테론(ecdysterone), 트리테르페노이드계 베타-시토스테롤(β-sitosterol), 베타-시토스테롤-베타-글루코시드(β-sitosterol-β-glucoside)가 함유되어 있고, 플라보노이드계의 루틴(rutin), 모라세틴(moracetin), 이소쿼세틴(isoquercetin)이 함유되어 있으며, 쿠마린(coumarin)계의 움벨리페론(umbelliferone), 스코폴레틴, 스코폴린(scopolin) 등이 함유되어 있다. 정유(精油, essential oils) 성분으로 알파,베타-헥세날(α,β-hexenal), 오이게놀(eugenol), 과이어콜(guaiacol), 메틸살리실레이트(methyl salicylate) 등 20여 종의 물질로 이루어져 있다.

그 밖에 염기성물질인 트리고넬린, 아데닌과, 유기산인 클로로겐산(chlorogenic acid), 푸마르산(fumal acid), 엽산(folate: 비타민 B9) 등, 아미노산인 아스파라긴산(asparaginicacid), 글루탐산(glutamic acid), 감마-아미노부틸산(γ-Aminobutyric Acid), 피페콜산(pipecolic acid), 글루타치온(glutathione) 등이 함유되어 있다. 이 밖에도 티아민(thiamine), 리보플라빈(rivoflavin: 비타민 B2), 피리독신(pyridoxine: 비타민 B6), 니코틴산(nicotinic acid), 판토텐산(pantothenic acid), 타닌질 등이 함유되어 있다.

열매(상심)에는 당분, 탄닌이 함유되어 있고, 사과산(malic acid), 레몬산(citric acid) 같은 유기산과, 비타민 B1, B2, C, 카로틴(carotene), 리놀산(linolic acid), 스테아린산(stearic acid), 올레인산(oleic acid) 등이 함유되어 있다.

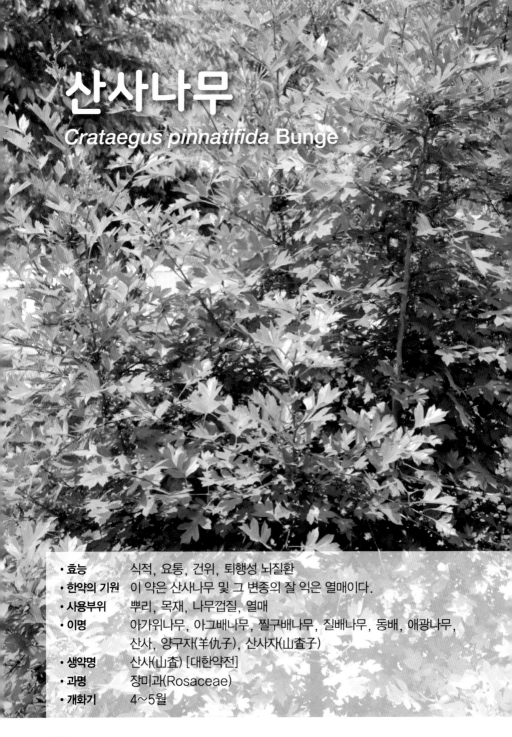

산사나무

Crataegus pinnatifida Bunge

• **효능**	식적, 요통, 건위, 퇴행성 뇌질환
• **한약의 기원**	이 약은 산사나무 및 그 변종의 잘 익은 열매이다.
• **사용부위**	뿌리, 목재, 나무껍질, 열매
• **이명**	아가위나무, 아그배나무, 찔구배나무, 질배나무, 동배, 애광나무, 산사, 양구자(羊仇子), 산사자(山査子)
• **생약명**	산사(山査) [대한약전]
• **과명**	장미과(Rosaceae)
• **개화기**	4~5월

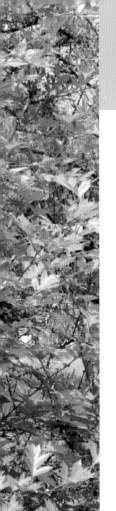

나무

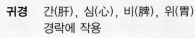

귀경 간(肝), 심(心), 비(脾), 위(胃) 경락에 작용

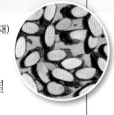

뿌리(약재)

성미

산사나무 뿌리는 성질이 평범하고, 맛은 달다. 목재는 성질이 차고, 맛은 쓰고, 독성은 없다. 열매는 성질이 조금 따뜻하고, 맛은 시고 달다.

효능과 주치

뿌리는 산사근(山査根)이라고 하여 소적(消積), 거풍, 지혈, 식적, 이질, 관절염, 객혈을 치료한다. 목재는 산사목(山査木)이라고 하여 심한 설사, 두풍(頭風: 머리 통증이 오랫동안 수시로 발작하는 증상), 가려움증을 치료한다.

열매는 생약명을 산사(山査)라고 하며 혈압강하 작용과 항균 작용이 있고 식적(食積: 음식이 잘 소화되지 않고 뭉쳐 생기는 증상)을 치료하고 어혈을 풀어주며 조충(條蟲: 촌충)을 구제해주는 효능이 있고 건위, 육고기 정체(肉積), 소화불량, 식욕부진, 담음(痰飮: 체내의 수액이 잘 돌지 못해 만들어진 병리적인 물질), 하리, 장풍(腸風: 대변을 볼 때 피가 나오는 증상), 요통, 선기(仙氣) 등을 치료한다.

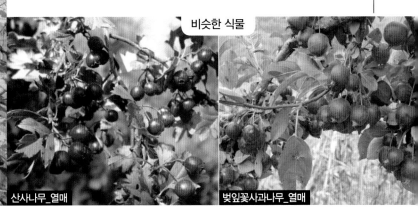

비슷한 식물

산사나무_열매

벚잎꽃사과나무_열매

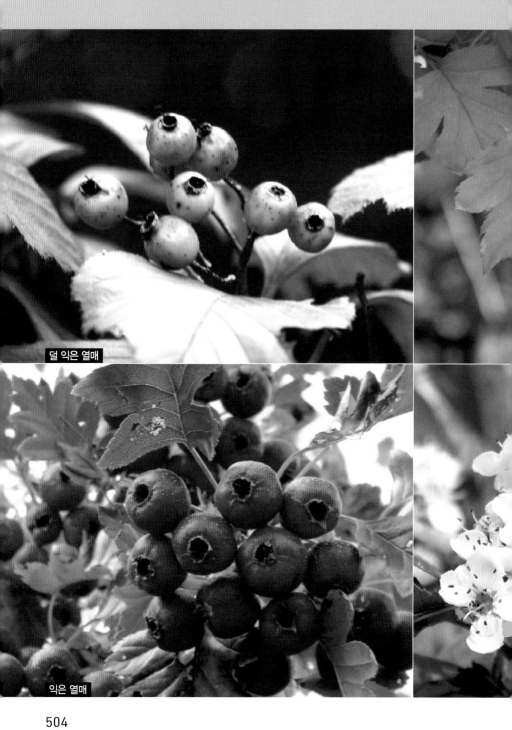

덜 익은 열매

익은 열매

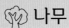
산사 추출물은 최근에 지질 관련 대사성질환과 건망증 및 뇌질환 치료에 유용한 약학조성물이라는 연구결과가 발표되었다.

약용법과 용량

산사나무 말린 뿌리 30~50g을 물 900mL에 넣어 반이 될 때까지 달여 하루에 2~3회 나눠 마신다. 말린 목재 50~60g을 물 900mL에 넣어 반이 될 때까지 달여 하루에 2~3회 나눠 마신다. 말린 열매 20~30g을 물 900mL에 넣어 반이 될 때까지 달여 하루에 2~3회 나눠 마신다. 외용할 경우에는 열매 달인 액으로 환부를 씻거나 짓찧어서 붙인다.

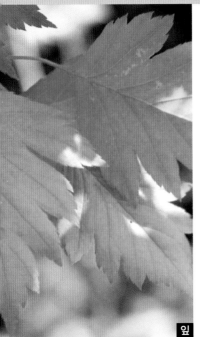

잎

생육특성

산사나무는 전국 각지의 산과 들, 촌락 부근에서 자생 또는 심어 가꾸는 낙엽활엽교목으로, 높이는 6m 정도이며, 가지에는 털이 없고 가시가 나 있다. 잎은 넓은 달걀 모양 또는 삼각상 달걀 모양으로 서로 어긋나고, 새 날개깃처럼 깊게 갈라지며 가장자리에는 불규칙한 톱니가 있다. 꽃은 흰색으로 4~5월에 산방꽃차례로 10~12송이가 모여서 피고, 열매는 이과(梨果)로 둥글며 흰색 반점이 있고 9~10월에 붉게 익는다.

채취 방법과 시기

열매는 가을에 익었을 때, 뿌리는 봄·겨울, 목재는 연중 수시 채취한다.

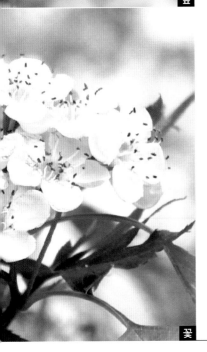

꽃

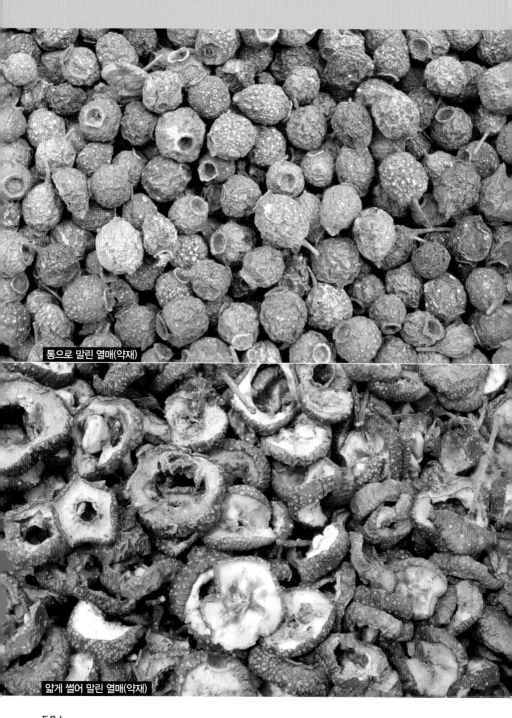

통으로 말린 열매(약재)

얇게 썰어 말린 열매(약재)

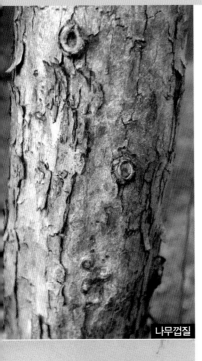

나무껍질

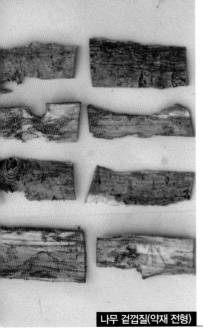

나무 겉껍질(약재 전형)

성분

뿌리 및 나무껍질, 목재에는 애스쿠린(aesculin) 이 함유되어 있다. 열매에는 하이페로사이 드(hyperoside), 퀘세틴(quercetin), 안토시아니딘 (anthocyanidin), 올레아놀산(oleanolic acid), 당류, 산류 등이 함유되어 있고, 비타민 C가 많이 들어 있다. 그 외 타닌(tannin), 하이페린(hyperin), 클로로겐산 (chlorogenic acid), 아세틸콜린(acetylcholine), 지방유, 시 토스테롤(sitosterol), 주석산(tartaric acid), 사과산(malic acid) 등도 함유되어 있다. 산사나무 종자에는 아 미그달린(amygdalin), 하이페린, 지방유가 함유되어 있다.

주의사항

비위 허약자는 복용에 주의한다. 많은 양을 오 래 복용하면 치아가 손상될 수 있으니 주의해야 한다.
또한 벚잎꽃사과나무[*Malus* x *prunifolia* (Willd.) Borkh.]의 열매를 산사로 잘못 사용하지 않도록 주의해야 한다.

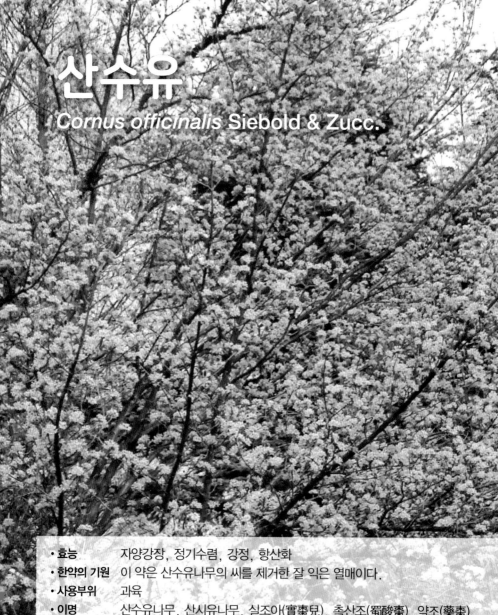

산수유
Cornus officinalis Siebold & Zucc.

- **효능**   자양강장, 정기수렴, 강정, 항산화
- **한약의 기원**   이 약은 산수유나무의 씨를 제거한 잘 익은 열매이다.
- **사용부위**   과육
- **이명**   산수유나무, 산시유나무, 실조아(實棗兒), 촉산조(蜀酸棗), 약조(藥棗),
                 홍조피(紅棗皮), 육조(肉棗), 계족(鷄足)
- **생약명**   산수유(山茱萸) [대한약전]
- **과명**   층층나무과(Cornaceae)
- **개화기**   3~4월

508

나무

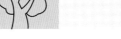

귀경 간(肝), 신(腎) 경락에 작용

씨를 제거한 과육(약재)

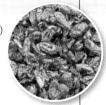

성미

산수유는 성질이 약간 따뜻하고, 맛은 시고 달고, 독성은 없다.

효능과 주치

과육은 생약명을 산수유(山茱萸)라고 하며 항균 작용과 혈압강하 및 이뇨 작용이 있고 보간, 보신, 정기수렴, 요슬둔통(腰膝鈍痛), 이명, 양위, 유정, 빈뇨, 간허한열 등을 치료한다. 산수유 추출물은 협전증, 항산화, 노화방지 등에 약효가 있다는 것이 연구결과 밝혀졌다.

약용법과 용량

씨를 빼내고 말린 과육 20~30g을 물 900mL에 넣어 반이 될 때까지 달여 하루에 2~3회 나눠 마신다.

비슷한 식물

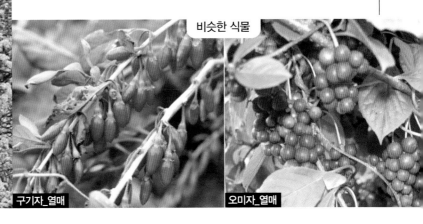

구기자_열매

오미자_열매

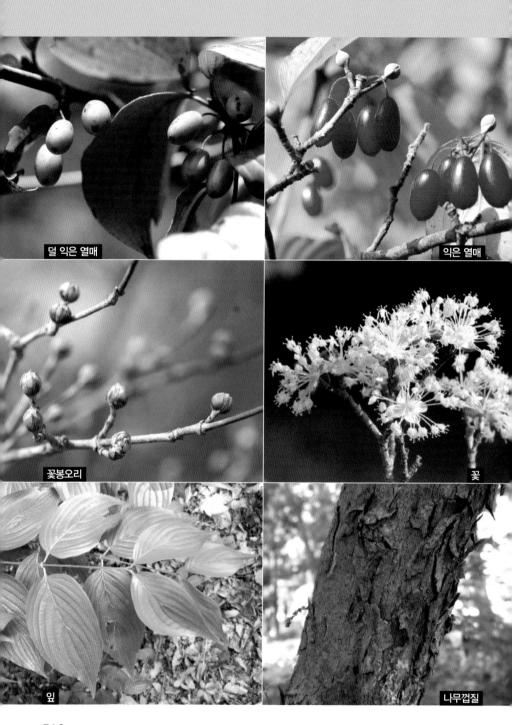

덜 익은 열매

익은 열매

꽃봉오리

꽃

잎

나무껍질

생육특성 ·

산수유는 전국 각지의 인가 근처에 조경용 또는 약용으로 재배하는 낙엽활엽소교목으로 높이 7m 전후로 자란다. 나무껍질은 연한 갈색이며 잘 벗겨지고, 큰 가지나 작은 가지에는 털이 없다. 잎은 달걀 모양, 타원형 또는 긴 타원형에 서로 마주나고, 잎끝이 좁고 날카로우며 밑은 둥글거나 넓은 쐐기형이고 가장자리는 밋밋하다. 꽃은 양성화이며 황색으로 3~4월에 잎보다 먼저 피고, 작은 꽃이 산형꽃차례로 20~30송이씩 달려 있다. 열매는 씨열매로 긴 타원형에 9~10월경에 적색으로 익는다.

채취 방법과 시기 ·

9~10월에 열매를 채취하여 씨를 빼내고 과육만 건조한다.

성분 ·

과육의 주성분은 코르닌(cornin), 즉 벨베나린사포닌(verbenalin saponin), 타닌(tannin), 우르솔산(ursolic acid), 몰식자산(galic acid), 사과산(malic acid), 주석산(tartaric acid), 비타민 A가 함유되어 있으며, 종자의 지방유에는 팔미틴산(palmitic acid), 올레산(oleic acid), 리놀산(linolic acid) 등이 함유되어 있다.

주의사항 ·

길경(桔梗), 방풍(防風), 방기(防己) 등은 산수유와 배합금기이므로 사용해서는 안 된다. 또, 산수유는 진액을 거두어 들이는 수렴(收斂), 정액을 단단하게 하는 고정(固精) 작용을 하는 약재이지만, 씨는 오히려 진액이나 정액이 몸 밖으로 빠져 나가도록 하는 활정(滑精) 작용을 하므로 반드시 씨를 제거하고 과육만 말려서 사용해야 한다.

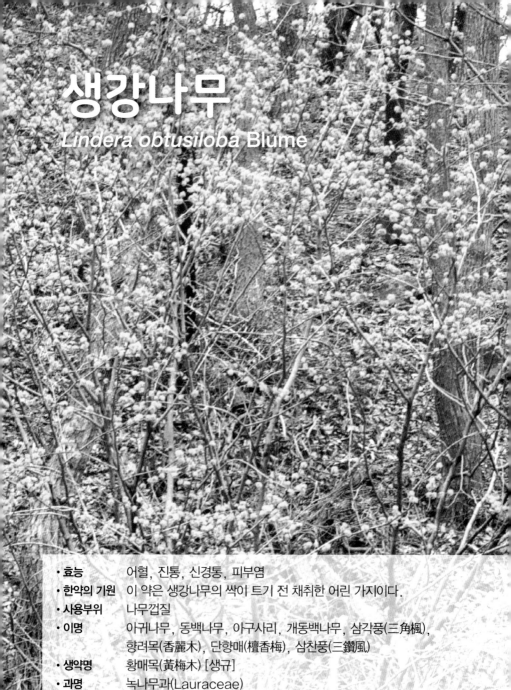

생강나무

Lindera obtusiloba Blume

- **효능**　　어혈, 진통, 신경통, 피부염
- **한약의 기원**　이 약은 생강나무의 싹이 트기 전 채취한 어린 가지이다.
- **사용부위**　나무껍질
- **이명**　　아귀나무, 동백나무, 아구사리, 개동백나무, 삼각풍(三角楓),
　　　　　　향려목(香麗木), 단향매(檀香梅), 삼찬풍(三鑽風)
- **생약명**　황매목(黃梅木) [생규]
- **과명**　　녹나무과(Lauraceae)
- **개화기**　3월

512

나무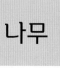

귀경 심(心), 폐(肺), 간(肝) 경락에 작용

나무껍질(약재)

성미

생강나무는 성질이 따뜻하고, 맛은 맵다.

효능과 주치

생강이 도입되기 전 생강 대용으로 활용되던 생강나무는 소종, 활혈, 어혈의 효능이 있고 타박상, 어혈종통(瘀血腫痛), 진통, 신경통, 염좌를 치료한다. 생강나무 추출물은 피부질환의 아토피, 염증, 알레르기, 혈액순환, 심혈관질환, 피부미백 등의 효과도 있다.

약용법과 용량

말린 나무껍질 20~30g을 물 900mL에 넣어 반이 될 때까지 달여 하루에 2~3회 나눠 마신다. 외용할 경우에는 생것을 짓찧어 환부에 붙인다.

비슷한 식물

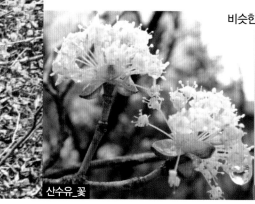

산수유_꽃

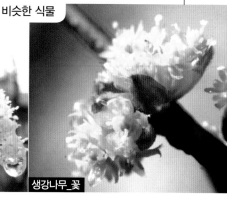

생강나무_꽃

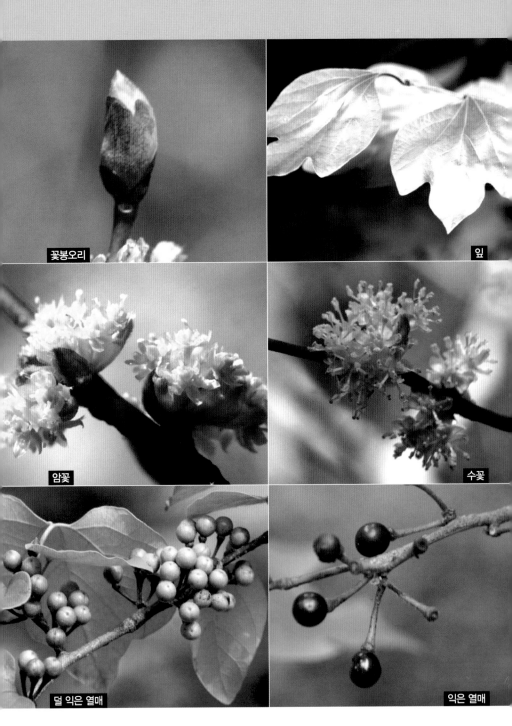

꽃봉오리

잎

암꽃

수꽃

덜 익은 열매

익은 열매

514

나무

생육특성

생강나무는 전국의 산기슭 계곡에서 잘 자라는 낙엽활엽관목으로 높이는 3m 정도로, 가지가 많이 갈라지며 꺾으면 생강 냄새가 난다. 잎은 달걀 모양 또는 넓은 달걀 모양에 서로 어긋나고 잎 밑은 날카로우며 양 끝은 뭉툭하고 가장자리에는 톱니가 없이 윗부분은 3개로 갈라진다. 윗면은 녹색이고, 처음에는 단모(短毛)가 있으나 뒤에는 털이 없어지며 아랫면은 명주털이 빽빽하게 나 있거나 털이 없다. 꽃은 암수딴그루인데, 황색으로 3월에 잎보다 먼저 피고, 꽃자루가 없이 산형꽃차례로 많이 핀다. 열매는 씨열매로 둥글고, 9~10월에 검은색으로 익는다.

채취 방법과 시기

나무껍질을 연중 수시 채취한다.

성분

나무껍질에는 시토스테롤(sitosterol), 스티그마스테롤(stigmasterol), 캄페스테롤(campesterol), 가지와 잎에는 방향유가 함유되어 있으며 주성분은 린데롤(linderol), 즉 l-보르네올(l-borneol)이다. 종자유 속에는 카프린산(capric acid), 라우린산(lauric acid), 미리스틴산(myristic acid), 린데린산(linderic acid), 동백산(decan-4-oic acid), 추주산(tsuzuic acid), 올레인산(oleic acid), 리놀레산(linoleic acid) 등이 함유되어 있다.

🔍 산수유와 생강나무

이른 봄 산행을 하다 보게 되는 노란 꽃이 핀 두 종류의 나무를 구분하는 가장 손쉬운 방법은 나무 줄기를 살펴보는 것이다. 줄기가 매끈하면 생강나무이고, 줄기에 거친 겉껍질이 붙어 있으면 산수유이다. 아울러 산수유는 꽃자루가 있지만 생강나무는 꽃자루가 없이 가지에 바짝 붙어 핀다. 특히 산수유는 근대 이후에 우리나라에 도입된 수종이고 생강나무는 자생식물이므로, 이른 봄 산에서 발견되는 것이라면 생강나무일 확률이 높다.

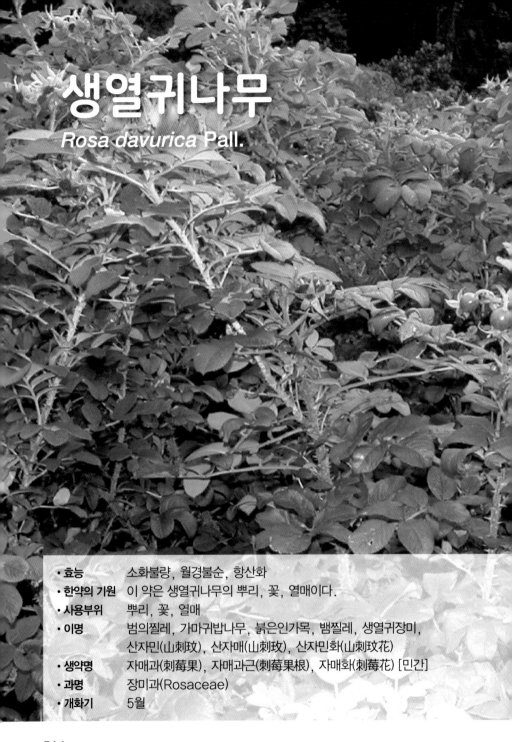

생열귀나무

Rosa davurica Pall.

- **효능** 소화불량, 월경불순, 항산화
- **한약의 기원** 이 약은 생열귀나무의 뿌리, 꽃, 열매이다.
- **사용부위** 뿌리, 꽃, 열매
- **이명** 범의찔레, 가마귀밥나무, 붉은인가목, 뱀찔레, 생열귀장미, 산자민(山刺玫), 산자매(山刺玫), 산자민화(山刺玫花)
- **생약명** 자매과(刺莓果), 자매과근(刺莓果根), 자매화(刺莓花) [민간]
- **과명** 장미과(Rosaceae)
- **개화기** 5월

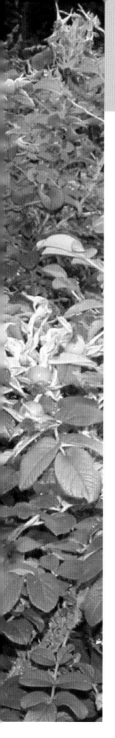

나무

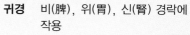

귀경 비(脾), 위(胃), 신(腎) 경락에 작용

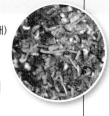

뿌리(약재)

성미

생열귀나무 뿌리는 성질이 따뜻하고, 맛은 쓰다. 꽃은 성질이 평범하고, 맛은 달다. 열매는 성질이 따뜻하고, 맛은 시다.

효능과 주치

뿌리는 생약명을 자매과근(刺莓果根)이라고 하며 월경이 멎지 않는 것을 치료하고 세균성 이질의 치료에도 효과가 있다. 꽃은 생약명을 자매화(刺莓花)라고 하며 월경과다를 치료한다. 열매는 생약명을 자매과(刺莓果)라고 하며 소화불량, 소화촉진, 위통, 건비, 양혈(養血), 기체복사(氣滯腹瀉), 월경불순 등을 치료한다. 생열귀나무 추출물은 항산화, 항노화용 피부 화장료 및 비타민 C의 약효에 사용할 수 있다.

약용법과 용량

말린 뿌리 20~30g을 물 900mL에 넣어 반이 될 때까지 달인 뒤 달걀 1개를 넣어 하루에 2~3회 나눠 마신다. 말린 꽃 10~20송이를 물 900mL에 넣어 반이 될 때까지 달여 하루에 2~3회 나눠 마신다. 말린 열매 20~30g을 물 900mL에 넣어 반이 될 때까지 달여 하루에 2~3회 나눠 마신다.

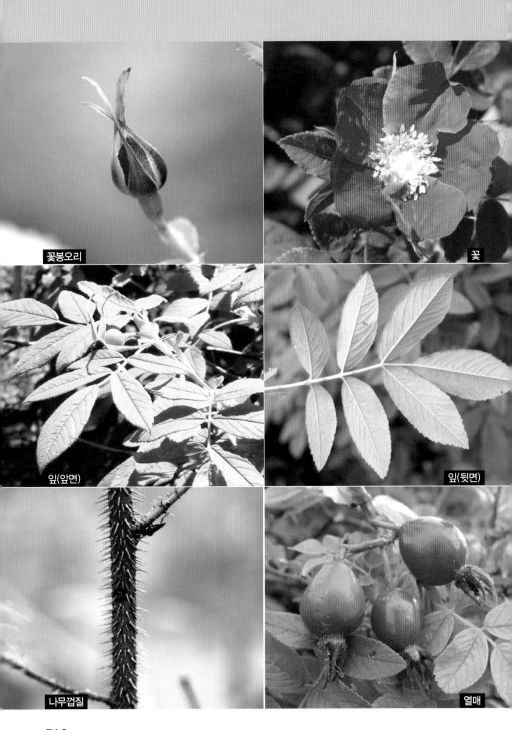

꽃봉오리

꽃

잎(앞면)

잎(뒷면)

나무껍질

열매

518

생육특성

생열귀나무는 중국, 극동러시아와 우리나라의 평안도와 함경도에서 강원도 백두대간까지 분포하는 낙엽활엽관목이다. 높이는 1~1.5m이고, 뿌리는 굵고 길며 짙은 갈색이다. 가지는 암자색이며 털이 없다. 작은 가지와 잎자루 밑부분에 한 쌍의 가시가 나 있다. 잎은 어긋나며 타원형이거나 깃 모양으로 길이 1~3.5㎝, 너비 0.5~1.5㎝이다. 잎 윗면은 짙은 녹색이고 털이 없으며 밑면은 회백색이고 짧고 부드러운 털이 나 있다. 꽃은 홍자색으로 5월에 단생 혹은 2~3송이가 피고 지름은 4㎝ 정도이다. 열매는 공 모양 또는 둥근 달걀 모양이며 적색이다. 열매는 9월에 익는데, 열매 내의 종자 수는 24~30여 개다.

채취 방법과 시기

열매는 9월, 뿌리는 연중 수시, 꽃은 5월에 채취한다.

성분

열매에는 베타-카로틴과 비타민 C 등이 함유되어 있으며, 최근에 건강식품으로 주목받고 있다.

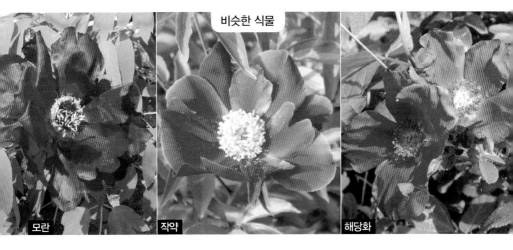

비슷한 식물

모란　　작약　　해당화

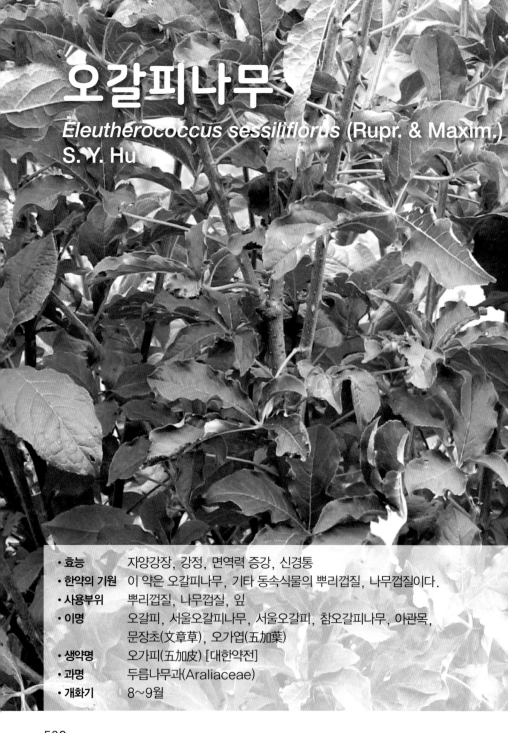

오갈피나무

Eleutherococcus sessiliflorus (Rupr. & Maxim.) S. Y. Hu

- **효능** 자양강장, 강정, 면역력 증강, 신경통
- **한약의 기원** 이 약은 오갈피나무, 기타 동속식물의 뿌리껍질, 나무껍질이다.
- **사용부위** 뿌리껍질, 나무껍질, 잎
- **이명** 오갈피, 서울오갈피나무, 서울오갈피, 참오갈피나무, 아관목,
  문장초(文章草), 오가엽(五加葉)
- **생약명** 오가피(五加皮) [대한약전]
- **과명** 두릅나무과(Araliaceae)
- **개화기** 8~9월

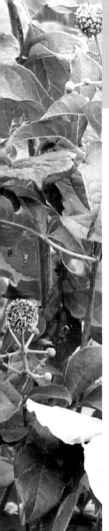

나무

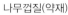

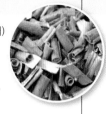

나무껍질(약재)

성미

오갈피나무 뿌리껍질, 잎은 성질이 따뜻하고, 맛은 쓰고 맵다. 나무껍질은 성질이 따뜻하고, 맛은 맵고 쓰며 약간 달고, 독성은 없다.

효능과 주치

뿌리껍질, 나무껍질은 생약명을 오가피(五加皮)라고 하며 자양강장, 강정, 강심, 항종양, 항염증, 면역 증강약으로 독특한 효력을 지니고 보간, 보신, 진통, 진정, 신경통, 관절염, 요통, 마비 통증, 타박상, 각기, 불면증 등을 치료하며 간세포 보호작용과 지방간을 해소하는 작용도 있다. 잎은 오가엽(五加葉)이라고 하여 심장병 치료에 효과적이며 피부 풍습이나 피부 가려움증, 타박상, 어혈 등을 치료한다. 오갈피 추출물은 골다공증, 위염, 위궤양, 치매, C형 간염 등의 치료 효과가 있다.

비슷한 식물

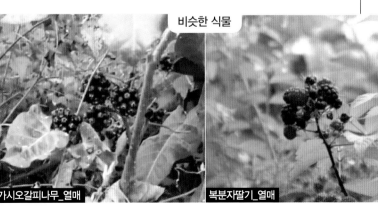

가시오갈피나무_열매

복분자딸기_열매

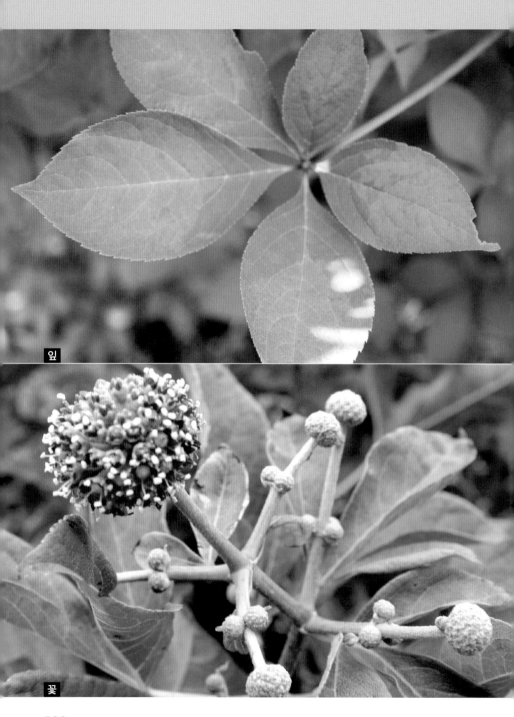

잎

꽃

나무

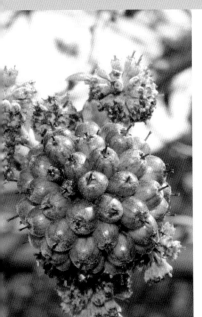

덜 익은 열매

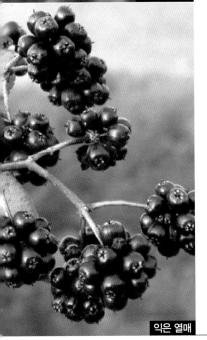

익은 열매

약용법과 용량

말린 뿌리껍질, 나무껍질 20~30g을 물 900mL
에 넣어 반이 될 때까지 달여 하루에 2~3회 나
눠 마시며, 외용할 경우에는 짓찧어서 타박상이
나 염좌 등의 환부에 도포한다. 말린 잎 30~40g
을 물 900mL에 넣어 반이 될 때까지 달여 하루
에 2~3회 나눠 마시며, 피부 풍습이나 가려움증
치료에는 생잎을 채소로 식용하고, 타박상이나
어혈 치료를 위해 외용할 경우에는 짓찧어서 환
부에 도포한다.

생육특성

오갈피나무는 전국에 분포하는 낙엽활엽관목으
로, 높이는 3~4m이다. 뿌리 근처에서 가지가
많이 갈라져 사방으로 뻗치는데 털이 없고, 가시
가 드문드문 하나씩 나 있다. 밑쪽은 손바닥 모
양 겹잎에 서로 어긋나고 잔잎은 3~5장으로 거
꿀달걀 모양 또는 거꿀달걀 타원형이다. 잎 가장
자리에는 톱니가 있고, 표면은 녹색에 털이 없으
며 잎맥 위에는 잔털이 나 있다. 꽃은 자주색으로
8~9월에 산형꽃차례로 가지 끝에서 피는데, 취
산상으로 배열된다. 열매는 물렁열매로 타원형이
며 10~11월에 결실한다.

채취 방법과 시기

오갈피나무 잎은 봄·여름, 나무껍질은 가을 이
후, 뿌리껍질은 봄부터 초여름에 채취한다.

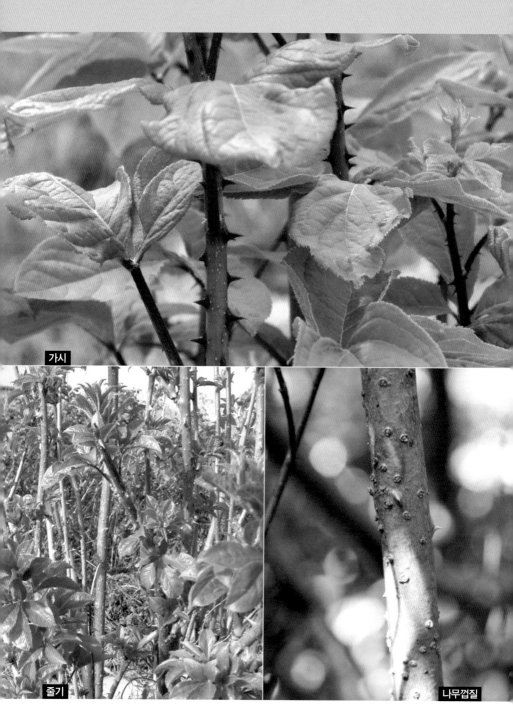

가시

줄기

나무껍질

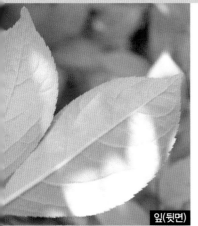

잎(뒷면)

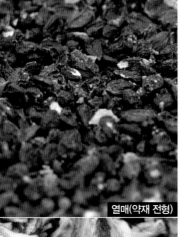

열매(약재 전형)

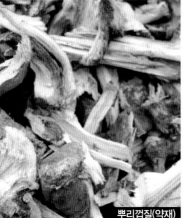

뿌리껍질(약재)

성분

뿌리껍질 및 나무껍질에는 아칸토시드(acanthoside) A, B, C, D, 시링가레시놀(syringaresinol), 타닌(tannin), 팔미틴산(palmitin acid), 강심 배당체, 세사민(sesamin), 사비닌(savinin), 사포닌, 안토사이드(antoside), 캠페리트린(kaempferitrin), 다우코스테롤(daucosterol), 글루칸(glucan), 쿠마린(coumarin) 등이 함유되어 있으며 정유성분으로 4-메틸사이르실알데하이드(4-methylsailcyl aldehyde)도 함유되어 있다. 잎에는 강심 배당체, 정유, 사포닌 및 여러 종류의 엘레우테로사이드(eleutheroside), 쿠마린 X, 베타-시토스테린(β-sitosterin), 카페인산(caffeic acid), 올레아놀릭산(oleanolic acid), 콘페릴알데히드(conferylaldehyde), 에틸에스테르(ethylester), 세사민 등이 함유되어 있다.

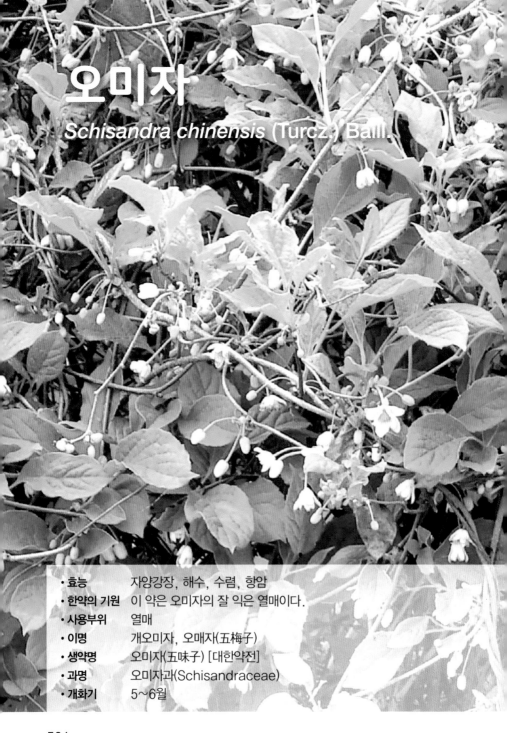

오미자

Schisandra chinensis (Turcz.) Baill.

• 효능	자양강장, 해수, 수렴, 항암
• 한약의 기원	이 약은 오미자의 잘 익은 열매이다.
• 사용부위	열매
• 이명	개오미자, 오매자(五梅子)
• 생약명	오미자(五味子) [대한약전]
• 과명	오미자과(Schisandraceae)
• 개화기	5~6월

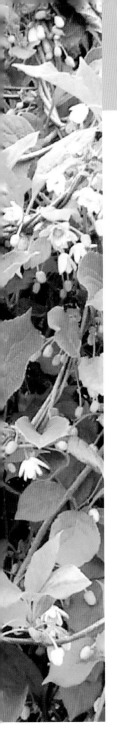

나무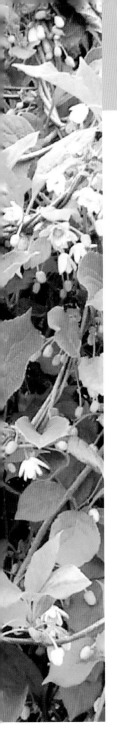

귀경 심(心), 폐(肺), 신(腎) 경락에 작용

열매(약재 전형)

성미

오미자는 성질이 따뜻하고, 맛은 시고 달다.

효능과 주치

열매는 생약명을 오미자(五味子)라고 하며 자양강장 작용, 중추신경흥분 작용, 간세포 보호 작용, 진해, 거담 작용이 있고 수렴, 지사, 만성 설사, 몽정, 유정, 도한, 자한, 구갈, 해수, 삽정, 고혈압 등을 치료한다. 열매 및 종자 추출물은 항암, 대장염, 알츠하이머병, 비만 등의 치료 효과도 있다.

약용법과 용량

말린 열매 20~30g을 물 900mL에 넣어 반이 될 때까지 달여 하루에 2~3회 나눠 마신다. 외용할 경우에는 가루로 만들어 환부에 문지르거나 달인 액으로 환부를 씻어준다.

생육특성

오미자는 전국의 깊은 산 계곡 골짜기에서 자생 또는 재배하는 덩굴성 낙엽활엽목본으로 높이가 3m 전후이다. 작은 가지는 홍갈색이고, 오래된 가지는 회갈색이며, 나무 겉껍질은 조각조각으로 떨어져 벗겨진다. 잎은 넓은 타원형, 타원형 또는 달걀 모양으로 서로 어긋나며 가장자리에는 치아 모양의 톱니가 있고, 잎자루 길이는 1.5~3㎝이다. 꽃은 붉은빛이 도는 황백색으로 5~6월에 자웅 암수딴그루로 피고, 열매는 물열매로 둥글며 9~10월에 심홍색으로 익는다.

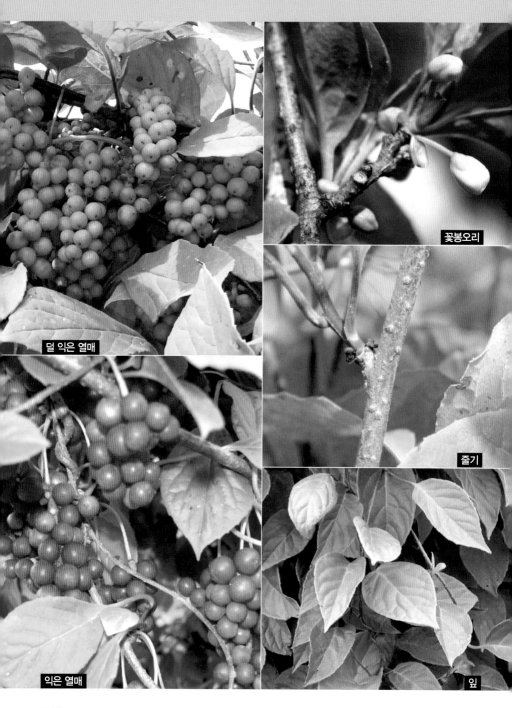

덜 익은 열매

꽃봉오리

줄기

익은 열매

잎

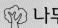 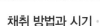
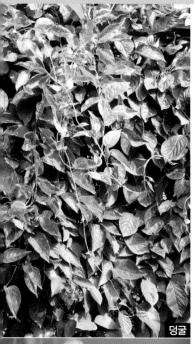

덩굴

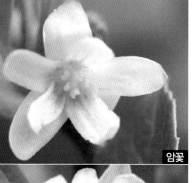

암꽃

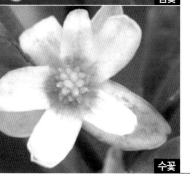

수꽃

채취 방법과 시기

9~10월에 오미자 열매를 채취한다.

성분

열매에는 데옥시쉬잔드린(deoxyschizandrin), 감마-쉬잔드린(γ-schizandrin), 쉬잔드린(schzandrin) A, B, C, 이소쉬잔드린(isoschizandrin), 안겔로일이소고미신(angeloylisogomisin) H, O, P, Q, 벤조일고미신(benzoylgomisin) H, 벤조일이소고미신(benzoylisogomisin) O, 티그로일고미신(tigloylgomisin) H, P, 에피고민(epigomin) O, 데옥시고미신(deoxygomisin) A, 프레곤미신(pregonmisin), 우웨이지수(wuweizisu) A~C, 우웨이지춘(wuweizichun) A, B, 쉬잔헤놀(shizanherol) 등이 함유되어 있고, 정유에는 시트랄(citral), 알파,베타-차미그레날(α, β-chamigrenal)과 기타 유기산인 시트린산(citric acid), 말린산(malic acid), 타타린산(tataric acid), 비타민 C, 지방산 등이 함유되어 있다.

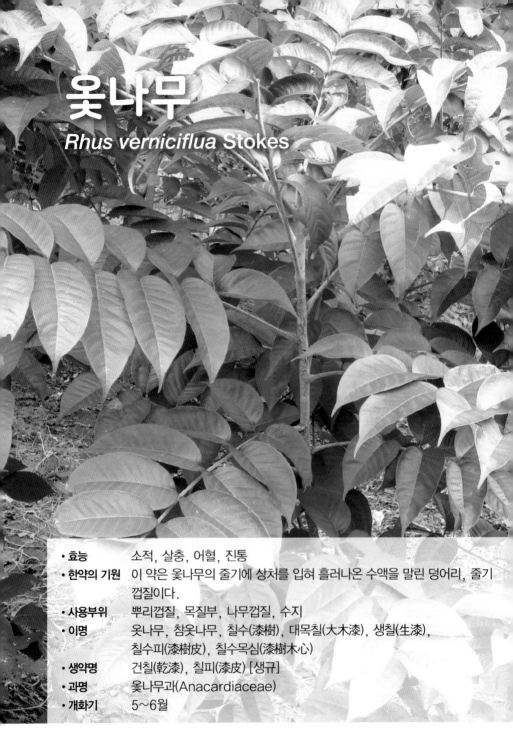

옻나무
Rhus verniciflua Stokes

- **효능** 소적, 살충, 어혈, 진통
- **한약의 기원** 이 약은 옻나무의 줄기에 상처를 입혀 흘러나온 수액을 말린 덩어리, 줄기 껍질이다.
- **사용부위** 뿌리껍질, 목질부, 나무껍질, 수지
- **이명** 옻나무, 참옻나무, 칠수(漆樹), 대목칠(大木漆), 생칠(生漆), 칠수피(漆樹皮), 칠수목심(漆樹木心)
- **생약명** 건칠(乾漆), 칠피(漆皮) [생규]
- **과명** 옻나무과(Anacardiaceae)
- **개화기** 5~6월

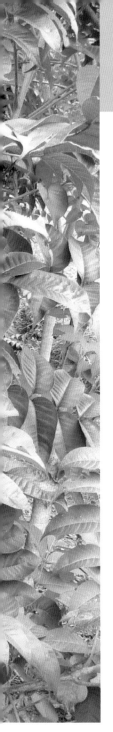

나무

귀경 간(肝), 비(脾), 위(胃) 경락에 작용

성미

옻나무 나무껍질, 목질부는 성질이 따뜻하고, 맛은 맵고, 독성이 있다. 수지는 성질이 따뜻하고, 맛은 쓰고, 독성이 있다. 건칠은 약성이 따뜻하고, 맛이 맵고, 독성이 있다.

뿌리껍질(약재 전형)

효능과 주치

나무껍질과 뿌리껍질은 칠수피(漆樹皮)라고 하여 접골, 타박상을 치료하는 데 사용하며 특히 흉부 손상 치료에 효과적이다. 심재는 칠수목심(漆樹木心)이라고 하여 진통, 행기(行氣), 심위기통(心胃氣痛)을 치료한다. 건칠은 살충, 소적(消積), 어혈, 해열, 학질, 소염, 건위, 통경, 월경폐지, 진해, 관절염을 치료한다.

약용법과 용량

말린 나무껍질 5~10g을 물 900mL에 넣어 반이 될 때까지 달여 하루에 2~3회 나눠 마시거나, 말린 나무껍질 10~20g을 닭 한 마리에 넣고 고아서 적당히 복용한다. 외용할 경우에는 짓찧어서 술에 볶아 환부에 붙인다. 말린 심재 10~20g을 물 900mL에 넣어 반이 될 때까지 달여 하루에 2~3회 나눠 마신다. 건칠 10~15g을 가루나 환으로 만들어 하루에 2~3회 나눠 복용한다. 옻나무 추출물은 간 질환의 예방 및 치료에 효과적이라는 연구도 발표되었다.

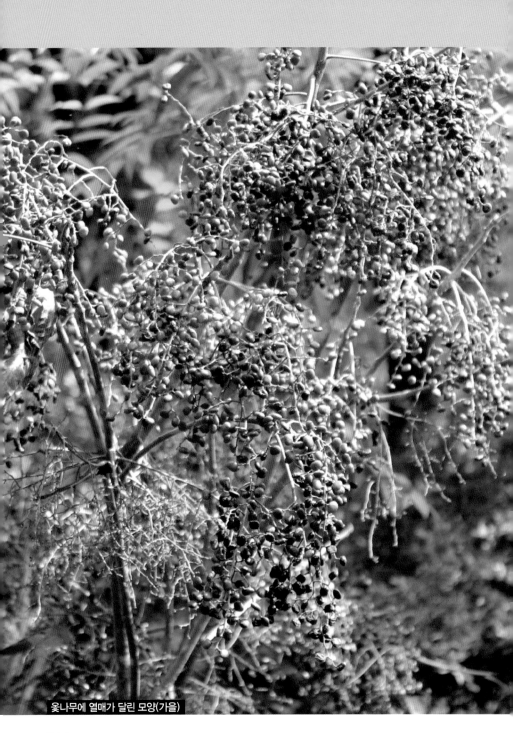
옻나무에 열매가 달린 모양(가을)

나무

🔍 옻나무와 붉나무

옻나무과에 속하는 옻나무와 붉나무는 둘 다 같은 속(屬)의 낙엽교목으로 두 나무 모두 잎이 1회 홀수깃꼴겹잎이고, 꽃차례도 원뿔꽃차례이며 열매도 씨열매로 비슷하다. 단지 옻나무는 독성이 있어 접촉하면 피부 알레르기를 일으켜 가렵고 홍반이 생기며 심지어 호흡곤란을 일으키는 등 심한 부작용이 일어나지만 붉나무는 그렇지 않다. 옻나무와 붉나무는 성분이나 약효도 모두 다르다. 특히 붉나무 잎에는 오배자 진딧물에 의하여 생긴 벌레집을 오배자라고 하여 수렴제로 사용하는 점이 특이하다.

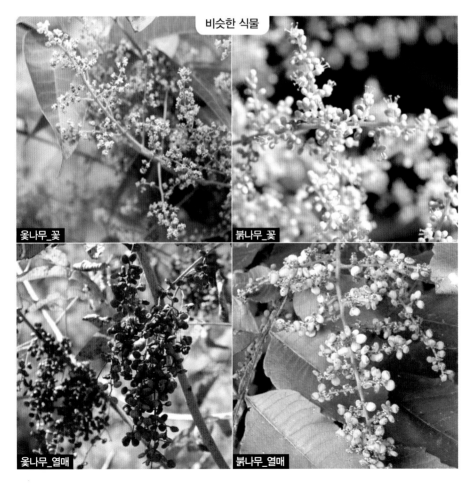

비슷한 식물

옻나무_꽃

붉나무_꽃

옻나무_열매

붉나무_열매

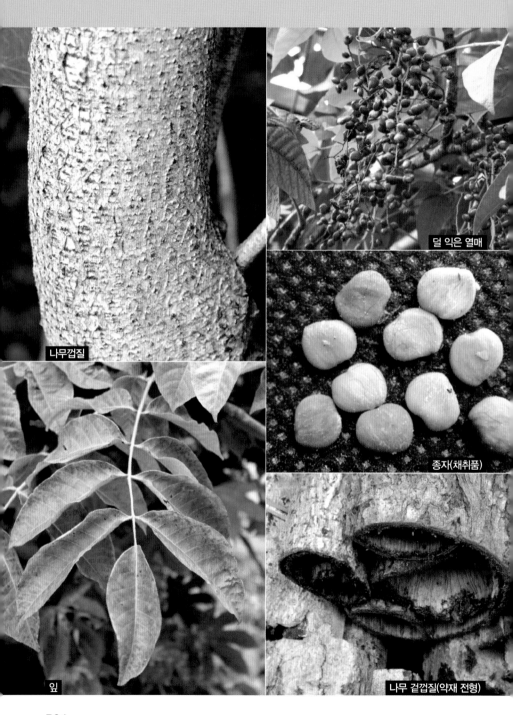

나무껍질

덜 익은 열매

종자(채취품)

잎

나무 겉껍질(약재 전형)

생육특성 ·

옻나무는 전국 산지에서 자생 또는 재배하는 낙엽활엽교목으로, 높이 20m 내외로 자란다. 작은 가지는 굵으며 회황색이고 어릴 때는 털이 있으나 차츰 없어진다. 잎은 1회 홀수깃꼴겹잎이 나선상으로 서로 어긋난다. 잔잎은 9~11장이며, 달걀 모양 또는 타원형 달걀 모양으로 잎끝은 점차적으로 날카로운 모양이고, 밑부분은 쐐기형 또는 원형으로 가장자리는 밋밋하다. 꽃은 황록색으로 5~6월에 단성이거나 양성, 자웅이주 혹은 잡성에 원뿔꽃차례로 잎겨드랑이에서 피며 꽃자루는 짧다. 열매는 씨열매로 편평한 원형에 10~11월경 결실한다.

채취 방법과 시기 ·

옻나무의 수지는 4~5월, 나무껍질, 뿌리껍질은 봄·가을, 목질부는 연중 수시 채취한다.

성분 ·

수지의 생약명을 생칠(生漆)이라고 하며 이 생칠을 가공한 건조품을 건칠(乾漆)이라고 한다. 건칠의 성분은 생칠 중의 우르시올(urushiol)이 라카아제(laccase) 작용으로 인해 공기 중에서 산화되어 생성된 검은색의 수지 물질을 가공한 건조품이다. 생칠은 나무껍질을 긁어 상처를 내어 나오는 지방액을 모아서 저장하였다가 사용한다. 수지는 스텔라시아닌(stellacyanin), 라카아제, 페놀라아제(phenolase), 타닌과 콜로이드질도 함유되어 있다. 콜로이드(colloid) 주요 성분은 다당류로 글루크론산(glucuronic acid), 갈락토스(galactose), 자일로스(xylose)도 함유되어 있다.

주의사항 ·

임산부, 신체허약자는 주의하여 복용하고 옻이 체질에 맞지 않거나 알레르기를 일으키는 사람은 복용을 금지한다. 수지의 독성은 피부염이나 알레르기 질환을 일으키므로 주의를 요한다. 반하(半夏)는 배합금기이다.

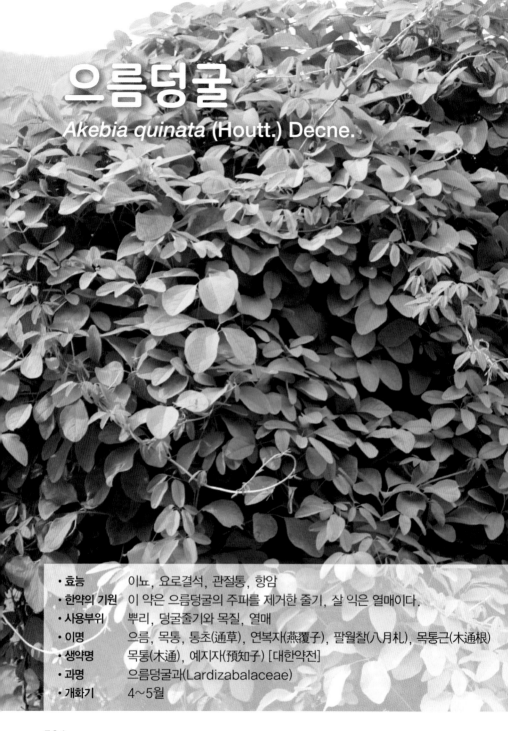

으름덩굴

Akebia quinata (Houtt.) Decne.

- **효능** 이뇨, 요로결석, 관절통, 항암
- **한약의 기원** 이 약은 으름덩굴의 주피를 제거한 줄기, 살 익은 열매이다.
- **사용부위** 뿌리, 덩굴줄기와 목질, 열매
- **이명** 으름, 목통, 통초(通草), 연복자(燕覆子), 팔월찰(八月札), 목통근(木通根)
- **생약명** 목통(木通), 예지자(預知子) [대한약전]
- **과명** 으름덩굴과(Lardizabalaceae)
- **개화기** 4~5월

나무

귀경   심(心), 소장(小腸), 방광(膀胱)
경락에 작용

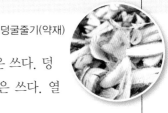

덩굴줄기(약재)

성미

으름덩굴 뿌리는 성질이 평범하고, 맛은 쓰다. 덩굴줄기와 목질은 성질이 시원하고, 맛은 쓰다. 열매는 성질이 차고, 맛은 달다.

효능과 주치

뿌리는 목통근(木桶根)이라고 하여 거풍, 이뇨, 활혈, 행기(行氣), 보신, 보정, 관절통, 소변곤란, 헤르니아, 타박상 등을 치료한다. 덩굴줄기와 목질은 생약명을 목통(木桶)이라고 하여 이뇨 작용과 항균 작용이 있고, 병원성 진균에 대한 억제 작용이 있으며 소변불리, 혈맥통리(血脈通利), 사화(瀉火), 진통, 진정, 소변혼탁, 수종, 부종, 항염, 전신의 경직통, 유즙불통 등을 치료한다. 열매는 팔월찰(八月札)이라고 하며 진통, 이뇨, 활혈, 번갈, 이질, 요통, 월경통, 헤르니아, 혈뇨, 탁뇨, 요로결석을 치료한다. 으름덩굴 종자 추출물은 암 예방과 치료에 효과적이다.

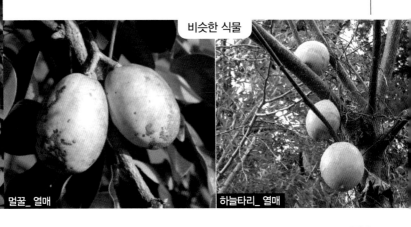

비슷한 식물

멀꿀_ 열매

하늘타리_ 열매

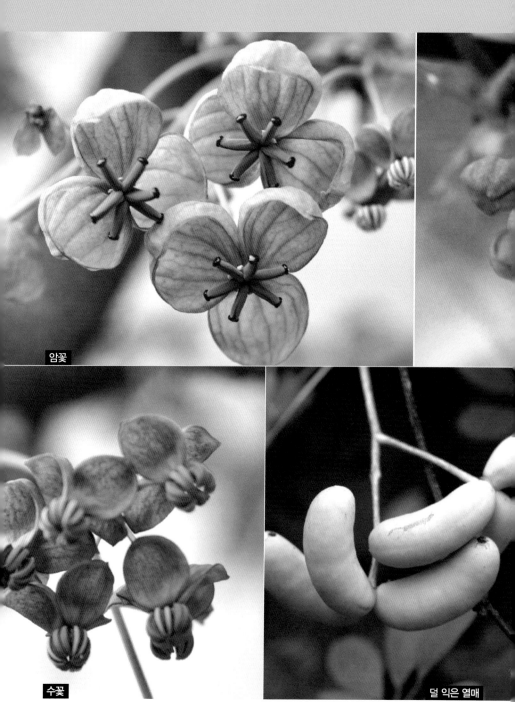

암꽃

수꽃

덜 익은 열매

538

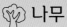

약용법과 용량 ·

말린 뿌리 30~50g을 물 900mL에 넣어 반이 될 때까지 달여 하루에 2~3회 나눠 마시며 즙을 내어 마셔도 되고, 술에 용출하여 마셔도 된다. 외용할 경우에는 뿌리를 짓찧어서 환부에 붙인다. 말린 덩굴줄기와 목질 20~30g을 물 900mL에 넣어 반이 될 때까지 달여 하루에 2~3회 나눠 마신다. 말린 열매 50~100g을 물 900mL에 넣어 반이 될 때까지 달여 하루에 2~3회 나눠 마시거나 술에 용출하여 아침저녁으로 마셔도 된다.

생육특성 ·

으름덩굴은 전국의 산기슭 계곡에서 자라는 덩굴성 낙엽활엽목본이다. 덩굴 길이는 5m 전후로 뻗어나가고, 가지는 회색에 가는 줄이 있으며 껍질눈은 돌출한다. 잎은 손바닥처럼 생긴 손꼴겹잎이고, 3~5장의 겹잎이 가지 끝에 모여 나거나 서로 어긋나며, 잎자루는 가늘고 길다. 잔잎은 보통 5장으로 거꿀달걀 모양 또는 타원형에 잎끝은 약간 오목하고 양면에 털이 나 있으며 가장자리는 밋밋하다. 꽃은 4~5월에 암자색으로 피며, 열매는 물열매로 원기둥 모양에 양 끝은 둥글고 9~10월에 익어 벌어진다.

채취 방법과 시기 ·

열매는 9~10월, 덩굴줄기와 목질은 가을, 뿌리는 9~10월에 채취한다.

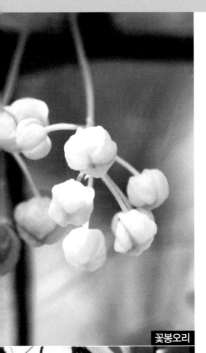
꽃봉오리

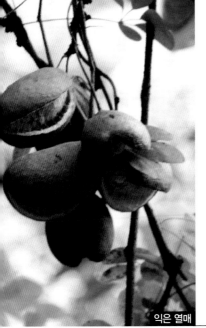
익은 열매

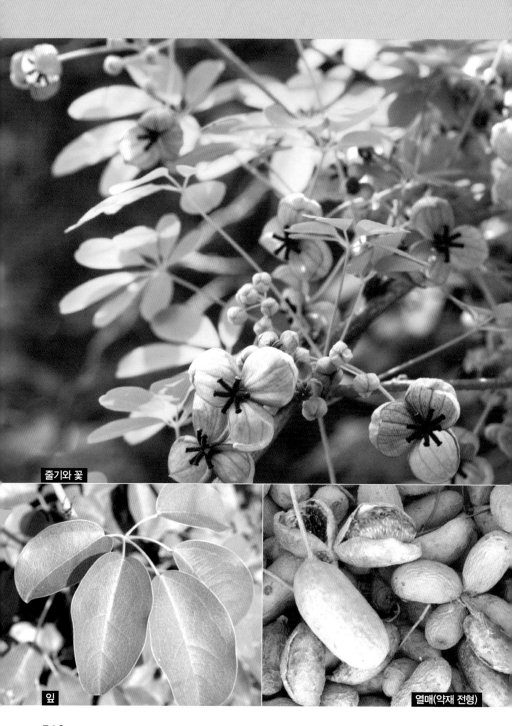

줄기와 꽃

잎

열매(약재 전형)

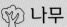
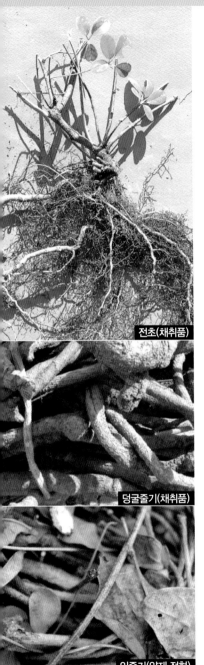

전초(채취품)

덩굴줄기(채취품)

잎줄기(약재 전형)

성분 •

뿌리에는 스티그마스테롤(stigmasterol), 베타-시토
스테롤(β-sitosterol), 베타-시토스테롤-베타-d-
글루코시드(β-sitosterol-β-d-glucoside), 아케보시드
stg. 등이 함유되어 있다. 덩굴줄기와 목질부에
는 사포닌의 헤드라게닌 및 올레아놀릭산(oleanolic
acid)을 게닌(genin)으로 하는 아케보시드(akeboside)
st b~f, h~k, 키나토시드(quinatosid) A~D 등
과 트리테르페노이드(triterpenoid), 노라주노린산
(norajunolic acid), 기타 스티그마스테롤, 스테롤
(sterol) 등이 함유되어 있다. 열매에는 트리테르페
노이드사포닌(triterpenoid saponin), 올레아놀릭산, 헤
드라게닌, 콜린소니딘(collinsonidin), 카로파낙스사
포닌(kalopanaxsaponin) A, 헤데로시드(hederoside) D_2
가 함유되어 있다.

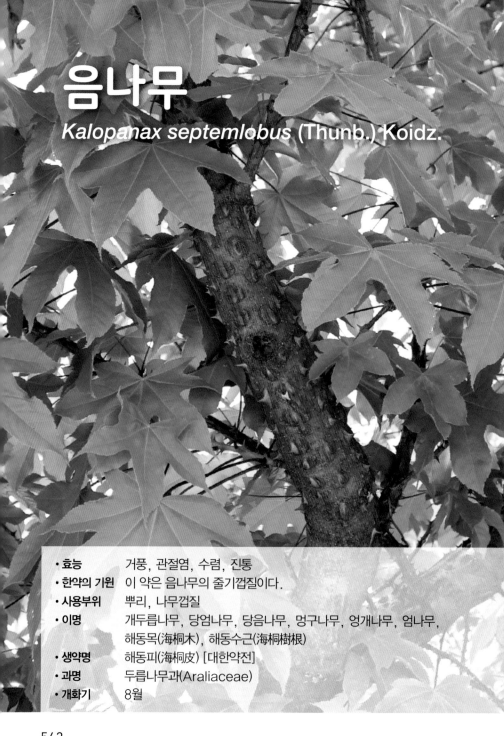

음나무

Kalopanax septemlobus (Thunb.) Koidz.

- **효능** 거풍, 관절염, 수렴, 진통
- **한약의 기원** 이 약은 음나무의 줄기껍질이다.
- **사용부위** 뿌리, 나무껍질
- **이명** 개두릅나무, 당엄나무, 당음나무, 멍구나무, 엉개나무, 엄나무, 해동목(海桐木), 해동수근(海桐樹根)
- **생약명** 해동피(海桐皮) [대한약전]
- **과명** 두릅나무과(Araliaceae)
- **개화기** 8월

나무

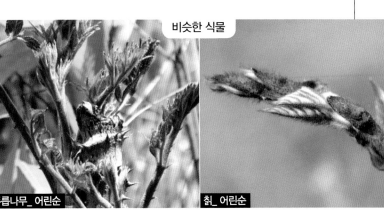

귀경 간(肝), 심(心), 비(脾) 경락에 작용

겉껍질을 제거한 나무껍질(약재)

성미

음나무 뿌리는 성질이 시원하고, 맛은 쓰고, 독성은 없다. 나무껍질은 성질이 평범하고, 맛은 쓰고 맵다.

효능과 주치

뿌리 또는 뿌리껍질에는 해동수근(海桐樹根)이라 하여 거풍, 제습, 양혈, 어혈의 효능이 있고 장풍치혈(腸風痔血), 타박상, 류머티즘에 의한 골통 등을 치료한다. 나무껍질은 생약명을 해동피(海桐皮)라고 하며 수렴, 진통약으로 거풍습, 살충, 활혈의 효능이 있고, 류머티즘에 의한 근육마비, 근육통, 관절염, 가려움증 등을 치료한다. 또 황산화 작용을 비롯해서 항염, 항진균, 항종양, 혈당강하, 지질저하 작용 등이 있다. 음나무 추출물은 HIV증식 억제 활성으로 AIDS(후천성 면역 결핍증), 퇴행성 중추신경계질환 개선 등의 효과를 가지고 있다.

비슷한 식물

두릅나무_ 어린순

칡_ 어린순

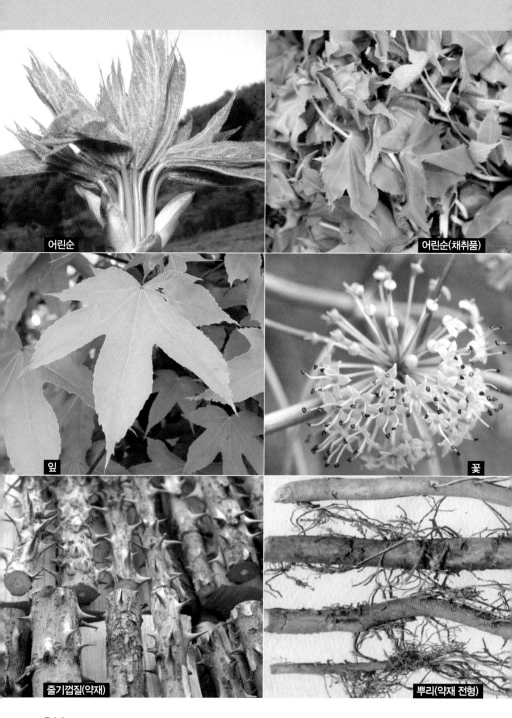

어린순

어린순(채취품)

잎

꽃

줄기껍질(약재)

뿌리(약재 전형)

544

약용법과 용량

음나무의 말린 뿌리 20~40g을 물 900mL에 넣어 반이 될 때까지 달여 하루에 2~3회 나눠 마신다. 외용할 경우에는 짓찧어서 환부에 붙인다. 말린 나무껍질 30~50g을 물 900mL에 넣어 반이 될 때까지 달여 하루에 2~3회 나눠 마신다. 외용할 경우에는 달인 액으로 환부를 씻거나 짓찧어서 환부에 붙이거나 가루로 만들어 기름에 개어 환부에 붙인다.

생육특성

음나무는 전국의 산기슭 양지쪽 길가에서 자라는 낙엽활엽교목으로 높이 20m 전후로 자라며, 나무와 가지에 굵은 가시가 많이 나 있다. 잎은 긴 가지에서는 서로 어긋나고 짧은 가지에서는 모여 나며, 손바닥 모양으로 5~7갈래로 찢어져 잎끝은 길게 뾰족하고, 가장자리에는 톱니가 있다. 꽃은 황록색으로 7~8월에 우산 모양의 산형꽃차례로 피고, 윤기가 나며 다섯으로 갈라진다. 열매는 공 모양에 가깝고 9~10월에 결실한다.

채취 방법과 시기

나무껍질은 연중 수시, 뿌리는 늦여름부터 가을에 채취한다.

성분

뿌리에는 다당류가 함유되어 있고, 가수분해 후에 갈락투론산(galacturonicacid), 글루코스(glucose), 아라비노스(arabinose), 갈락토스(galactose), 글루칸(glucan), 펙틴(pectin)질이 함유되어 있다. 나무껍질에는 트리테르펜사포닌(triterpene saponin)으로 카로파낙스사포닌(kalopanaxsaponin) A, B, G, K, 페리칼프사포닌(pericarpsaponin) P13, 헤데라사포닌(hederasaponin) B, 픽토시드(pictoside) A가 함유되어 있고 리그난(lignan)으로 리리오덴드린(liriodendrin)이 함유되어 있으며 페놀 화합물(phenolic compound)로 코니페린(coniferin), 카로파낙신(kalopanaxin) A, B, C, 기타 포리아세치렌(polyacetylen) 화합물, 타닌(tannin), 플라보노이드(flavonoid), 쿠마린(coumarin), 글루코시드(glucoside), 알칼로이드(alkaloid)류, 정유, 레신(resin), 전분 등이 함유되어 있다.

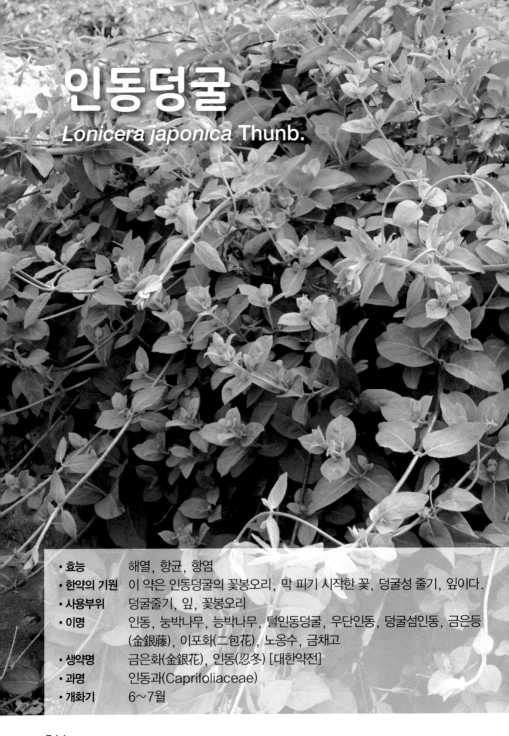

인동덩굴
Lonicera japonica Thunb.

- **효능**　　　　해열, 항균, 항염
- **한약의 기원**　이 약은 인동덩굴의 꽃봉오리, 막 피기 시작한 꽃, 덩굴성 줄기, 잎이다.
- **사용부위**　　덩굴줄기, 잎, 꽃봉오리
- **이명**　　　　인동, 눙박나무, 능박나무, 털인동덩굴, 우단인동, 덩굴섬인동, 금은등
　　　　　　　　(金銀藤), 이포화(二包花), 노옹수, 금채고
- **생약명**　　　금은화(金銀花), 인동(忍冬) [대한약전]
- **과명**　　　　인동과(Caprifoliaceae)
- **개화기**　　　6~7월

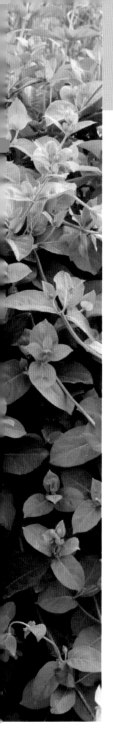

나무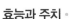

귀경 심(心), 폐(肺) 경락에 작용

덩굴줄기(약재)

성미 ·

인동덩굴은 꽃과 덩굴 모두 성질이 차고, 맛은
달다.

효능과 주치 ·

덩굴줄기와 잎은 생약명을 인동(忍冬)이라 하며 약성은 차고,
맛이 달다. 달인 액은 황색포도상구균과 대장균 등의 발육을
억제하는 항균 작용과 항염증 작용이 있다. 또한 에탄올 추출
물에는 고지혈증의 치료 효과가 있으며 메탄올 추출물은 암세
포주에 대하여 세포 독성을 나타내고, 감기몸살에 대한 해열
작용이 있다.

또한 이뇨·소염약으로 종기의 부종을 삭여주고, 버섯 중독의
해독제로도 사용하며 전염성 간염의 치료에도 도움을 준다.
꽃은 생약명을 금은화(金銀花)라고 한다. 또한 알코올 추출물은
살모넬라균, 티프스균, 대장균 등의 성장을 억제하는 항균 작
용이 있고 인플루엔자 바이러스에 대한 항바이러스 작용도 있
다. 특히 전염성 질환의 발열의 치료 효과가 있고 청열, 해독
의 효능이 있으며 감기몸살의 발열, 해수, 장염, 종독, 세균성
적리, 이하선염, 염증, 패혈증, 외상감염, 종기, 창독 등을 치
료한다. 인동덩굴 추출물은 성장호르몬 분비 촉진, 자외선에
의한 세포변이 억제 효과가 있다.

약용법과 용량 ·

말린 덩굴줄기와 잎 50~100g을 물 900mL에 넣어 반이 될
때까지 달여 하루에 2~3회 나눠 마신다. 외용할 경우에는 달
인 액으로 환부를 씻거나 달인 액을 졸여서 고(膏)로 만들어 환

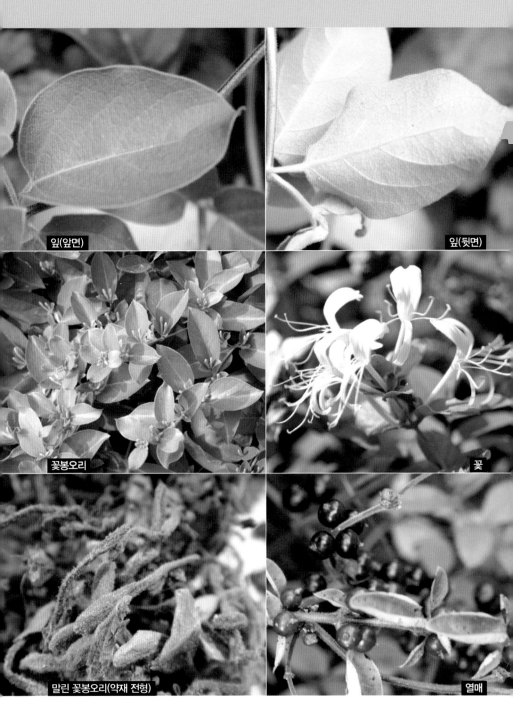

잎(앞면)

잎(뒷면)

꽃봉오리

꽃

말린 꽃봉오리(약재 전형)

열매

548

부에 붙이거나 가루로 만들어 기름과 조합하여 환부에 붙인다. 말린 꽃봉오리 10~30g을 물 900mL에 넣어 반이 될 때까지 달여 하루에 2~3회 나눠 마신다.

생육특성

인동덩굴은 전국 산기슭이나 울타리 근처에서 자생하는 덩굴성 반상록 활엽관목이다. 덩굴줄기는 오른쪽으로 감아 올라가며 3m 전후로 뻗어나간다. 작은 가지는 적갈색에 털이 나 있고, 줄기 속은 비어 있다. 잎은 달걀형 또는 긴 달걀 모양으로 서로 마주나는데, 잎끝은 뾰족하고 밑부분은 둥글거나 심장 모양에 가깝고 가장자리는 밋밋하다. 꽃은 흰색으로 6~7월에 피고 3~4일이 지나면 황금색으로 변하며, 꽃잎은 입술 모양으로 위쪽 꽃잎은 얕고 4개로 갈라져 바깥 면은 부드러운 털로 덮여 있다. 꽃이 처음 필 때에는 흰색을 띠는 은빛이고, 3~4일이 지나면 황금색이 되어 이 꽃을 '금은화(金銀花)'라고 이름 지었다고 한다. 열매는 물열매로 둥글고 9~10월에 검은색으로 익는다.

채취 방법과 시기

덩굴줄기와 잎은 가을 · 겨울, 꽃봉오리는 5~6월 꽃봉오리가 터지기 전에 채취한다.

성분

줄기에는 타닌(tannin), 알칼로이드(alkaloid)가 함유되어 있다. 그 외 로가닌(loganin), 세코로가닌(secologanin), 트리터펜사포닌(tritepene saponin)의 로니세로시드(loniceroside) A~C 등도 함유되어 있다. 잎과 덩굴줄기에는 로니세린(lonicerin), 루테올린(luteolin) 등의 플라보노이드류가 함유되어 있으며, 꽃봉오리에는 루테올린, 이노시톨(inositol), 로가닌, 세코로가닌, 로니세린, 사포닌 중에 헤데라게닌(hederagenin), 클로로게닌산(chlorogenic acid), 긴놀(ginnol), 아우로잔틴(auroxanthin) 등이 함유되어 있다.

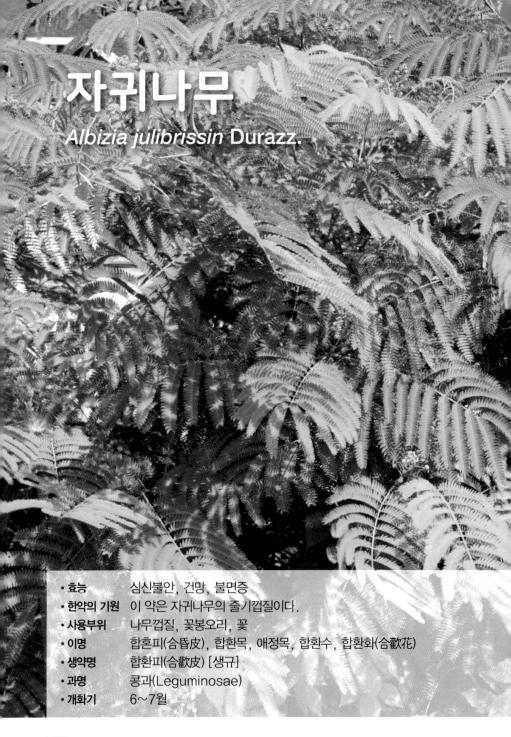

자귀나무
Albizia julibrissin Durazz.

- **효능** 심신불안, 건망, 불면증
- **한약의 기원** 이 약은 자귀나무의 줄기껍질이다.
- **사용부위** 나무껍질, 꽃봉오리, 꽃
- **이명** 합혼피(合昏皮), 합환목, 애정목, 합환수, 합환화(合歡花)
- **생약명** 합환피(合歡皮) [생규]
- **과명** 콩과(Leguminosae)
- **개화기** 6~7월

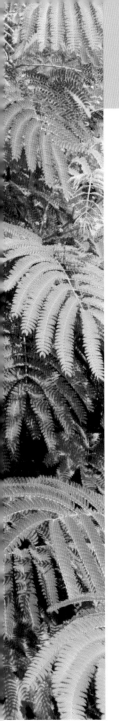

나무

귀경 간(肝), 심(心), 폐(肺) 경락에 작용

성미 ·

자귀나무는 성질이 평범하고, 맛은 달다.

나무껍질(약재)

효능과 주치 ·

나무껍질은 생약명을 합환피(合歡皮)라고 하며 약성은 평범하고 맛이 달아 심신불안을 안정화하고 근심, 걱정을 덜어주며 마음을 편안하게 하며 우울불면, 근골절상, 옹종종독, 소종, 신경과민, 히스테리 등을 치료한다. 꽃봉오리는 합환미(合歡米)라고 하여 불안, 초조, 불면, 건망, 옹종, 타박상, 동통 등을 치료한다. 꽃은 합환화(合歡花)라고 한다. 자귀나무 추출물은 항암 작용이 있다.

약용법과 용량 ·

말린 나무껍질 15~30g을 물 900mL에 넣어 반이 될 때까지 달여 하루에 2~3회 나눠 마신다. 외용할 경우에는 가루로 만들어 기름에 개어 환부에 붙인다. 말린 꽃봉오리와 꽃 10~20g을 물 900mL에 넣어 반이 될 때까지 달여 하루에 2~3회 나눠 마신다. 외용할 경우에는 가루로 만들어 기름에 개어 환부에 붙인다.

생육특성 ·

자귀나무는 전국에 분포하는 낙엽활엽소교목으로 키는 3~5m이며, 관목상으로 작은 가지는 털이 없고 능선이 있다. 잎은 2회 새 날개깃 모양의 겹잎으로 서로 어긋나는데, 잔잎은 낫처럼 생기고 원줄기를 향해 굽어 좌우가 같지 않은 타원형에 양면으로 털이 없거나 뒷면 맥 위에 털이 나 있으며 밤에는 잎

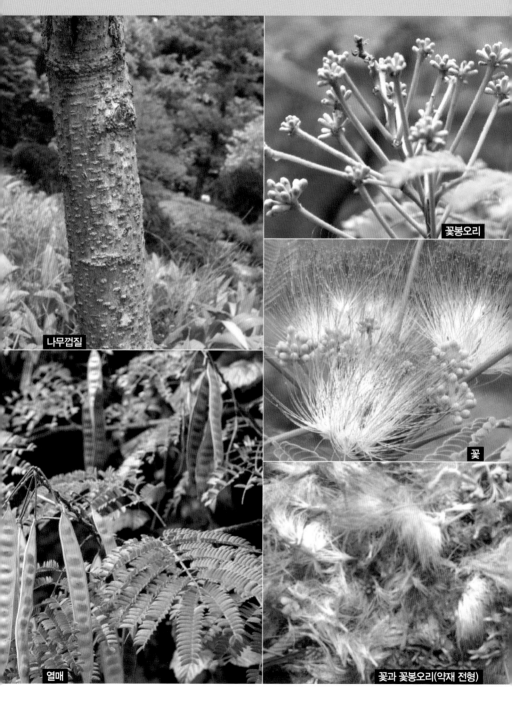

나무껍질

꽃봉오리

꽃

열매

꽃과 꽃봉오리(약재 전형)

이 접힌다. 꽃은 담홍색이며 6~7월에 두상꽃차례로 가지 끝에서 핀다. 열매는 콩과로 편평한데, 9~10월에 꼬투리 안에서 5~6개의 타원형의 종자가 갈색으로 익는다.

채취 방법과 시기 ·

자귀나무의 나무껍질은 여름·가을, 꽃, 꽃봉오리는 6~7월에 채취한다.

성분 ·

나무껍질에는 사포닌, 타닌(tannin)이 함유되어 있으며, 처음 새로 핀 신선한 잎에는 비타민 C가 많이 함유되어 있다.

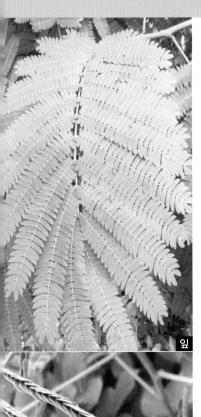

잎

잎(오므라든 모습)

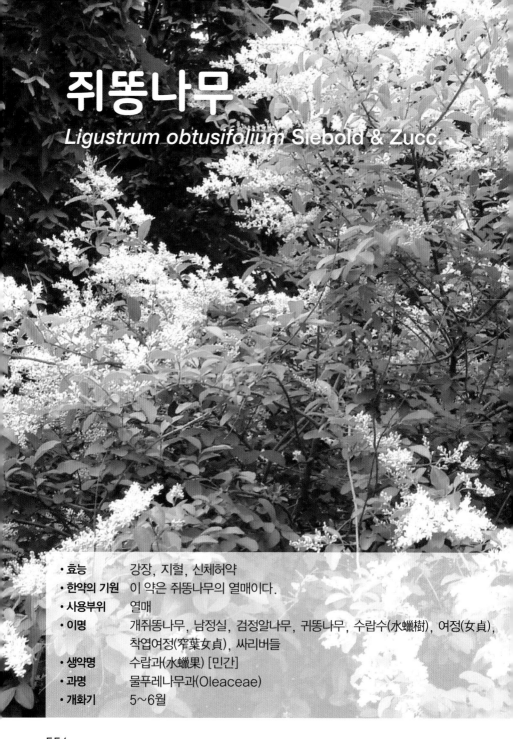

쥐똥나무

Ligustrum obtusifolium Siebold & Zucc.

- **효능**　　　　강장, 지혈, 신체허약
- **한약의 기원**　이 약은 쥐똥나무의 열매이다.
- **사용부위**　　열매
- **이명**　　　　개쥐똥나무, 남정실, 검정알나무, 귀똥나무, 수랍수(水蠟樹), 여정(女貞),
　　　　　　　　착엽여정(窄葉女貞), 싸리버들
- **생약명**　　　수랍과(水蠟果) [민간]
- **과명**　　　　물푸레나무과(Oleaceae)
- **개화기**　　　5~6월

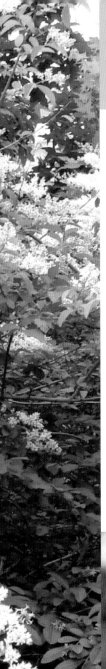

나무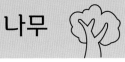

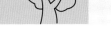

귀경 심(心), 비(脾), 신(腎) 경락에 작용

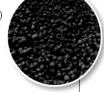

열매(채취품)

성미

쥐똥나무는 성질이 평범하고, 맛은 달고, 독성은 없다.

효능과 주치

잘 익은 열매는 생약명을 수랍과(水蠟果)라고 하며 말려서 약용하는데, 약성은 평범하며 맛이 달고 독성은 없어 강장, 자한, 지혈, 신체허약, 신허(腎虛), 유정, 토혈, 혈변 등을 치료한다.

약용법과 용량

쥐똥나무 말린 열매 30~50g을 물 900mL에 넣어 반이 될 때까지 달여 하루에 2~3회 나눠 마신다.

비슷한 식물

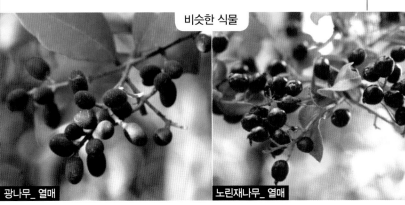

광나무_ 열매   노린재나무_ 열매

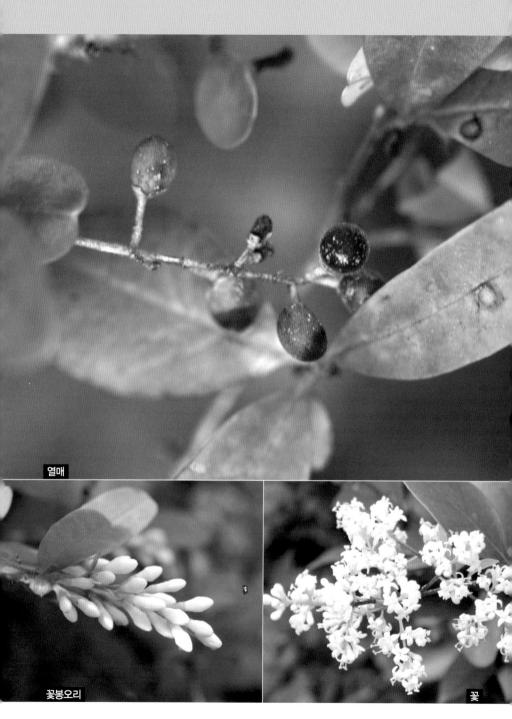

열매

꽃봉오리

꽃

556

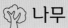

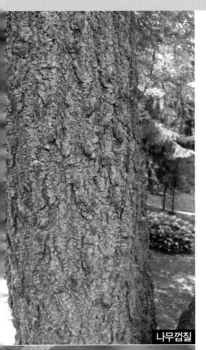

나무껍질

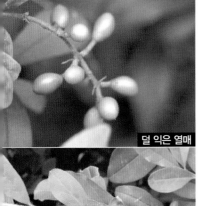

덜 익은 열매

잎

생육특성 ·

쥐똥나무는 전국에 분포하는 낙엽활엽관목으로 높이는 2m 전후로 자라고, 가지는 가늘고 잔털이 나 있으나 2년째 가지에서는 없어진다. 잎은 타원형에 서로 어긋나 붙어 있고, 양 끝이 뭉뚝하며 가장자리에는 톱니가 없고, 뒷면에는 털이 나 있다. 꽃은 흰색으로 5~6월에 가지 끝에서 총상 또는 겹총상꽃차례로 많은 꽃이 핀다. 열매는 달걀 모양 원형으로 10~11월에 검은색으로 익는다.

채취 방법과 시기 ·

10~11월에 열매를 채취한다.

성분 ·

열매에는 베타-시토스테롤(β-sitosterol), 세로틴산(cerotic acid), 팔미틴산(palmitic acid)이 함유되어 있다.

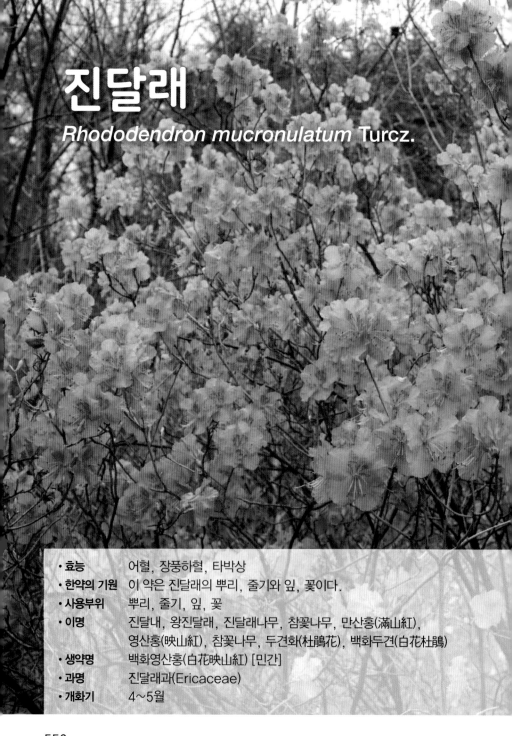

진달래

Rhododendron mucronulatum Turcz.

• 효능	어혈, 장풍하혈, 타박상
• 한약의 기원	이 약은 진달래의 뿌리, 줄기와 잎, 꽃이다.
• 사용부위	뿌리, 줄기, 잎, 꽃
• 이명	진달내, 왕진달래, 진달래나무, 참꽃나무, 만산홍(滿山紅), 영산홍(映山紅), 참꽃나무, 두견화(杜鵑花), 백화두견(白花杜鵑)
• 생약명	백화영산홍(白花映山紅) [민간]
• 과명	진달래과(Ericaceae)
• 개화기	4~5월

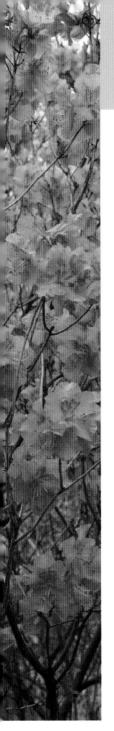

나무

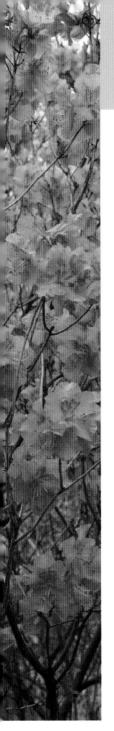

귀경 심(心), 폐(肺), 대장(大腸)
경락에 작용

뿌리(약재)

성미 · 진달래는 성질이 따뜻하고,
맛은 달고 맵고, 독성은 없다.

효능과 주치 · 줄기와 잎 또는 꽃이나 뿌리는 생약명
을 백화영산홍(白花映山紅)이라고 하는데 타박상으로 멍든
어혈을 풀어주고, 피를 맑게 하며 토혈, 장풍하혈(腸風下血), 이
질, 혈붕을 치료한다.

약용법과 용량 · 말린 줄기와 잎 또는 꽃이나 뿌리 50~100g을
물 900mL에 넣어 반이 될 때까지 달여 하루에 2~3회 나눠
마신다. 외용할 경우에는 줄기와 잎 또는 꽃이나 뿌리 달인 액
으로 환부를 씻어준다.

생육특성 · 진달래는 전국 양지바른 산지에서 자생하는 낙엽활
엽관목으로 높이는 2~3m이고, 어린 가지에는 회색의 굵은
털이 나 있다. 잎은 거의 돌려나고 가장자리에는 톱니가 없이
밋밋하다. 꽃은 4~5월에 홍색으로 잎보다 먼저 피고, 열매는
원통 모양이고 9~10월에 결실한다.

채취 방법과 시기 · 꽃은 4~5월, 줄기는 봄부터 가을, 뿌리는
9~10월, 잎은 여름에 채취한다.

성분 · 줄기, 뿌리 속에는 o-프로카테쿠익신(o-procatechuic
acid)이 조금 함유되어 있다. 잎에는 플라보노이드(flavonoid),
쿼세틴(quercetin), 고씨페틴(gossypetin), 캠페롤(kaempferol), 미
리세틴(myricetin), 아자레아틴(azaleatin), 디하이드로쿼세틴
(dehydroquercetin), 로도덴드롤(rhododendrol), p-하이드록시벤조산

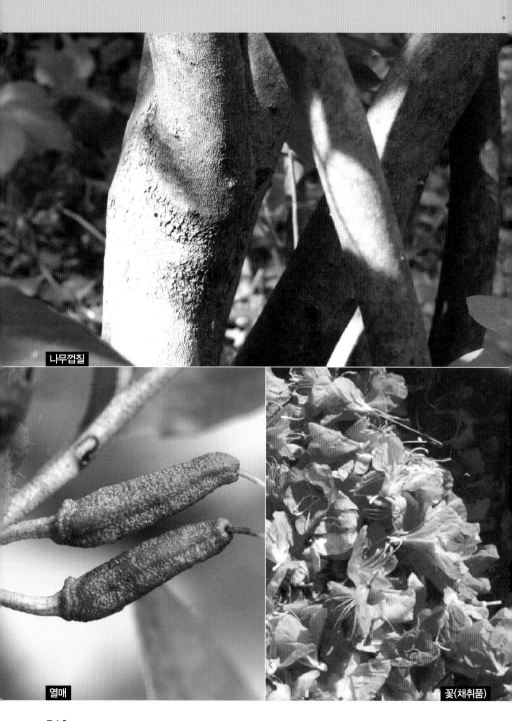

나무껍질

열매

꽃(채취품)

나무

(p−hydroxybenzoic acid), 프로토카테쿠익산(protocatechuic acid), 바닐릭산(vanillicacid), 시린직산(syringic acid)이 함유되어 있다. 꽃에는 아자레인(azalein) 및 아자레아틴이 함유되어 있다.

 진달래와 철쭉

진달래와 철쭉은 매우 비슷하게 생겼다. 꽃 피는 시기도 비슷해 구분하지 못하는 사람들이 많은데, 진달래는 먹을 수 있지만, 철쭉은 독이 있어 먹을 수가 없다. 철쭉과 진달래는 잎으로 구분할 수 있는데, 진달래는 잎보다 꽃이 먼저 피지만 철쭉은 잎이 연녹색으로 나온 뒤 꽃이 핀다.

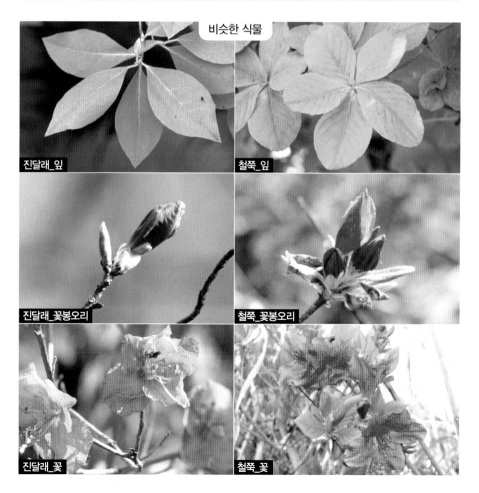
비슷한 식물

진달래_잎 · 철쭉_잎 · 진달래_꽃봉오리 · 철쭉_꽃봉오리 · 진달래_꽃 · 철쭉_꽃

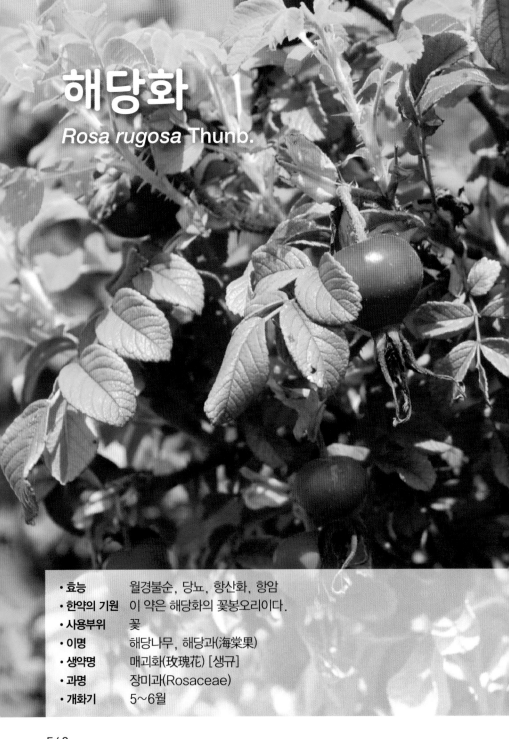

해당화

Rosa rugosa Thunb.

- **효능**   월경불순, 당뇨, 항산화, 항암
- **한약의 기원**   이 약은 해당화의 꽃봉오리이다.
- **사용부위**   꽃
- **이명**   해당나무, 해당과(海棠果)
- **생약명**   매괴화(玫瑰花) [생규]
- **과명**   장미과(Rosaceae)
- **개화기**   5〜6월

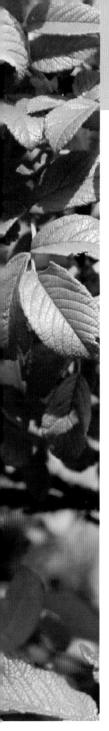

나무

귀경 간(肝), 비(脾) 경락에 작용

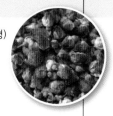

꽃(약재 전형)

성미

해당화는 성질이 따뜻하고, 맛은 달고 약간 쓰고,
독성은 없다.

효능과 주치

꽃은 관상용, 공업용, 밀원용으로 기르거나 약용한다. 생약명
을 매괴화(玫瑰花)라고 하며 기를 다스려 우울한 정신을 맑게
해주고, 어혈을 풀어주며 혈액 순환을 좋게 해주는 효능이 있
다. 그리고 치통, 진통, 관절염, 토혈, 객혈, 월경불순, 적대하,
백대하, 이질, 종독 등을 치료한다. 잎차는 당뇨 예방과 치료
및 항산화 효과가 있고, 줄기 추출물은 항암효과 특히 호르몬
수용체 매개암, 예를 들어 전립선 암의 예방, 개선 또는 치료
에 뛰어난 효과가 있다는 연구결과도 나왔다.

약용법과 용량

말린 꽃 20~30g을 물 900mL에 넣어 반 정도가 될 때까지
달여 하루에 2~3회 나눠 마신다.

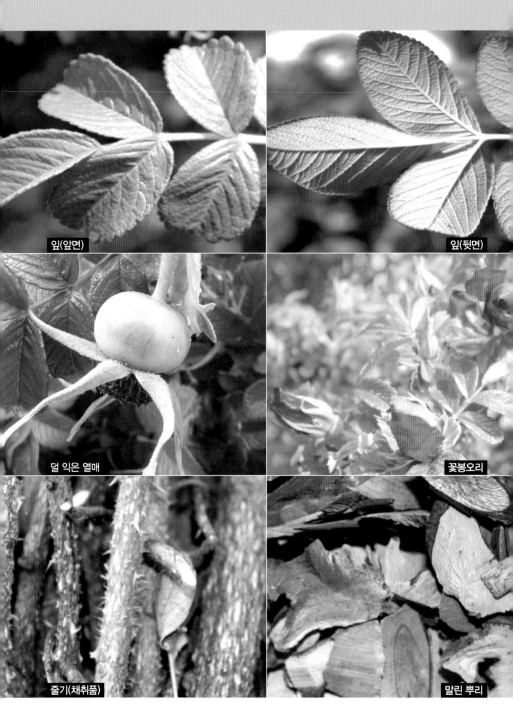

잎(앞면)

잎(뒷면)

덜 익은 열매

꽃봉오리

줄기(채취품)

말린 뿌리

564

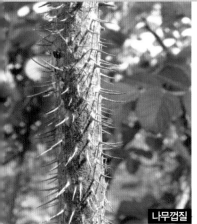

나무껍질

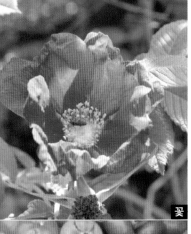

꽃

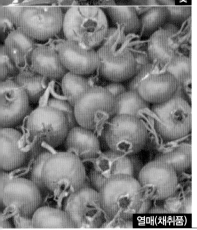

열매(채취품)

생육특성

해당화는 전국의 바닷가 및 산기슭에서 자생하는 낙엽활엽관목으로 높이 1.5m 전후로 자란다. 줄기는 굵고 튼튼하며 가시가 있고, 가시털과 작고 가는 털이 나 있으며 가시에도 작고 가는 털이 나 있다. 잎은 5~9장의 잔잎이 새 날개깃 모양의 겹잎으로 타원형 또는 긴 거꿀달걀 모양으로 서로 어긋나고, 잎끝이 뾰족하거나 둔하며 끝부분은 원형 또는 쐐기 모양에 가장자리에는 가는 톱니가 있다. 꽃은 흰색 또는 홍색으로 5~6월에 새로운 가지 끝에서 원뿔꽃차례로 핀다. 열매는 편평한 공 모양에 등홍색 또는 암적색으로 8~9월에 익는다.

채취 방법과 시기

5~6월에 막 피어난 해당화 꽃을 채취한다.

성분

신선한 꽃에는 정유가 함유되어 있고 그 주요 성분은 시트로넬롤(citronellol), 게라니올(geraniol), 네롤(nerol), 오이게놀(eugenol), 페닐에칠 알코올(phenylethyl alcohol) 등이며 그 외 쿼세틴(quercetin), 타닌(tannin), 시아닌(cyanin)고미질, 황색소, 유기산(organic acid), 지방유, 베타-카로틴(β-carotene)이 함유되어 있다.

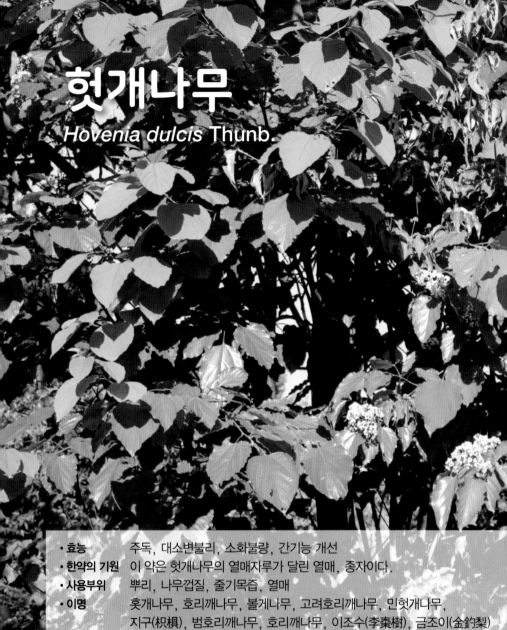

헛개나무

Hovenia dulcis Thunb.

- **효능**   주독, 대소변불리, 소화불량, 간기능 개선
- **한약의 기원**   이 약은 헛개나무의 열매자루가 달린 열매, 종자이다.
- **사용부위**   뿌리, 나무껍질, 줄기목즙, 열매
- **이명**   홋개나무, 호리깨나무, 볼게나무, 고려호리깨나무, 민헛개나무, 지구(枳椇), 범호리깨나무, 호리깨나무, 이조수(李棗樹), 금조이(金釣梨)
- **생약명**   지구자(枳椇), 지구근(枳椇根), 지구목피(枳椇木皮), 지구목즙(枳椇木汁) [생규]
- **과명**   갈매나무과(Rhamnaceae)
- **개화기**   6~7월

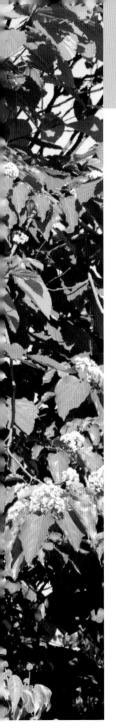

나무

귀경 간(肝), 비(脾), 신(腎) 경락에 작용

열매(약재 전형)

성미

헛개나무의 뿌리는 성질이 따뜻하고, 맛은 떫다. 나무껍질은 성질이 따뜻하고, 맛은 달고, 독성은 없다. 줄기 목즙은 성질이 평범하고, 맛은 달고, 독성은 없다. 열매는 성질이 평범하고, 맛은 달고 시고, 독성은 없다.

효능과 주치

뿌리는 생약명을 지구근(枳椇根)이라고 하여 관절통, 근골통, 타박상을 치료한다. 나무껍질은 생약명을 지구목피(枳椇木皮)라고 하여 오치를 다스리고 오장을 조화시켜준다. 목즙(木汁)은 생약명을 지구목즙(枳椇木汁)이라고 하며 겨드랑이의 액취증을 치료한다. 열매는 생약명을 지구자(枳椇子)라고 하는데, 주독을 풀어주고, 대변과 소변을 잘 보게 하며 번열, 구갈, 구토, 사지 마비 등을 치료한다. 헛개나무 열매 추출물은 항염, 간기능 개선의 효능이 있고, 헛개나무 추출물은 비만의 예방 및 치료에 효과가 있다.

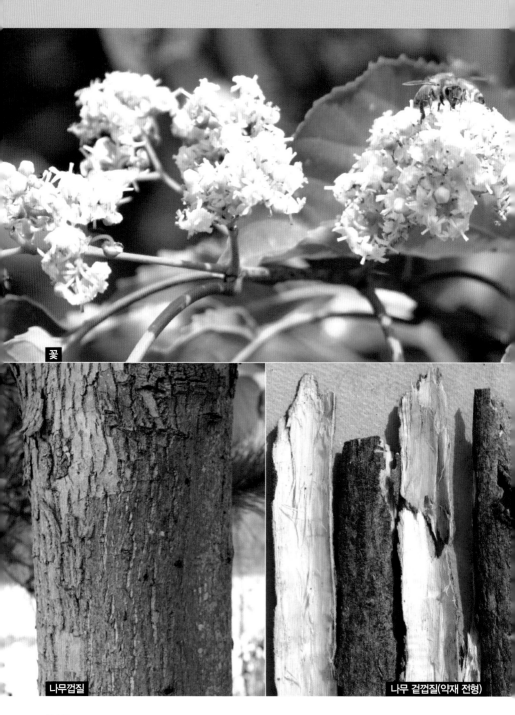

꽃

나무껍질

나무 겉껍질(약재 전형)

568

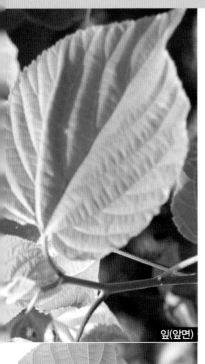

잎(앞면)

잎(뒷면)

약용법과 용량

말린 뿌리 100~200g을 물 900mL에 넣어 반 정도가 될 때까지 달여 하루에 2~3회 나눠 마신 다. 외용할 경우에는 짓찧어서 환부에 도포한다. 말린 나무껍질 30~50g을 물 900mL에 넣어 반 정도가 될 때까지 달여 하루에 2~3회 나눠 마신 다. 외용할 경우에는 열탕으로 달인 액으로 환부 를 씻어준다. 목즙은 헛개나무에 구멍을 뚫고 흘 러나오는 액즙을 환부에 그대로 발라주거나 액 즙을 끓여 뜨거울 때 바르기도 한다. 말린 열매 30~50g을 물 900mL에 넣어 반이 될 때까지 달여 하루에 2~3회 나눠 마신다.

생육특성

헛개나무는 전국 산 중턱 숲속에 분포하는 낙엽 활엽교목으로 높이 10m 전후로 자란다. 흑갈색 의 작은 가지에 잎은 서로 어긋나고, 넓은 달걀 모양 또는 타원형이다. 잎 밑부분은 원형 또는 심 장 모양으로 가장자리에는 둔한 톱니가 있고, 윗 면은 털이 없으며 뒷면에는 털이 나 있거나 없는 것도 있다. 꽃은 황록색으로 6~7월에 취산꽃차 례로 잎겨드랑이 또는 가지 끝부분에서 핀다. 열 매는 원형 혹은 타원형으로 9~10월에 홍갈색으 로 익는다.

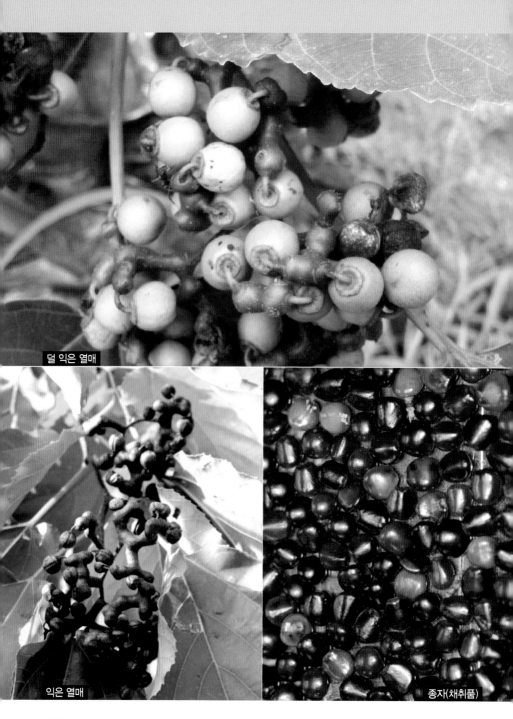

덜 익은 열매

익은 열매

종자(채취품)

나무

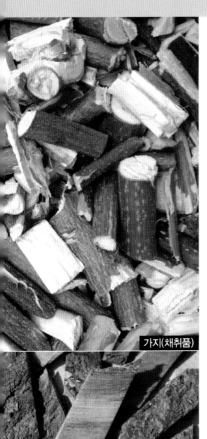

가지(채취품)

뿌리껍질(약재)

채취 방법과 시기 •

헛개나무 열매는 10월, 뿌리는 9~10월, 나무껍질, 줄기목즙은 연중 수시 채취한다.

성분 •

뿌리 및 나무껍질에는 펩타이드알칼로이드 (peptidealkaloid)인, 프랑굴라닌(frangulanine), 호베닌 (hovenine), 호베노시드(hovenoside)가 함유되어 있다. 목즙(木汁)에는 트리테르페노이드(triterpenoid)의 호 벤산(hovenic acid)이 함유되어 있다. 열매에는 다량 의 포도당, 사과산, 칼슘이 함유되어 있다.

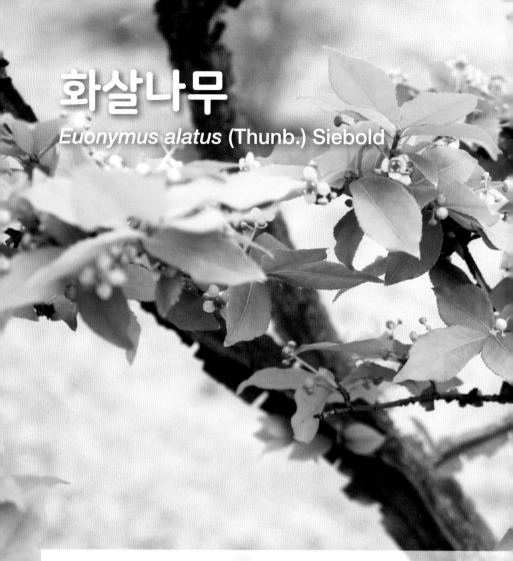

화살나무

Euonymus alatus (Thunb.) Siebold

- **효능** 항암, 혈당강하, 통경, 자궁출혈, 당뇨
- **한약의 기원** 이 약은 화살나무의 줄기에 생긴 날개 모양의 코르크이다.
- **사용부위** 가지의 날개
- **이명** 흔립나무, 홋잎나무, 참빗나무, 참빗살나무, 챔빗나무, 위모(衛矛),
  귀전(鬼箭), 4능수(四綾樹), 파능압자(巴綾鴨子)
- **생약명** 귀전우(鬼箭羽) [생규]
- **과명** 노박덩굴과(Celastraceae)
- **개화기** 5~6월

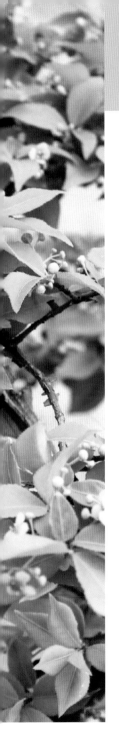

나무

귀경 심(心) 경락에 작용

가지의 날개(약재)

성미

화살나무는 성질이 차고, 맛은 매우 쓰다.

효능과 주치

가지에 날개 모양으로 달린 익상물(翼狀物)을 약용하는데, 생약명을 귀전우(鬼箭羽)라고 하며 산후어혈, 충적복통, 피부병, 대하증, 항암, 심통, 당뇨병, 통경, 자궁출혈 등을 치료한다. 화살나무 추출물은 항암활성 및 항암제 보조용으로 사용한다.

약용법과 용량

말린 가지의 날개 20~30g을 물 900mL에 넣어 반이 될 때까지 달여 하루에 2~3회 나눠 마신다. 외용할 경우에는 가지와 날개(귀전우)를 짓찧어 참기름과 혼합하여 환부에 도포한다.

생육특성

화살나무는 전국의 산과 들에 분포하는 낙엽활엽관목으로 높이 3m 전후로 자란다. 가지는 많이 갈라지고, 작은 가지는 보통 네모각에 녹색을 띤다. 굵은 가지는 납작하고 가느다란 코르크질의 날개가 붙어 있으며, 길이는 보통 1㎝ 정도에 다갈색이다. 잎은 홑잎이 비스듬히 나는데 거꿀달걀 모양 혹은 타원형으로 양 끝이 뾰족하고, 밑부분에는 작은 톱니가 있으며 윗면은 윤채가 있는 녹색이고, 뒷면은 담녹색에 잎자루 길이는 0.2㎝ 정도이다. 꽃은 담황록색으로 5월에 양성화로 취산꽃차례를 이루며 핀다. 열매는 튀는열매로 타원형이고, 9~10월에 익으면 담갈색의 열매껍질이 벌어지고, 그 속에서 빨간색 종자가 나온다.

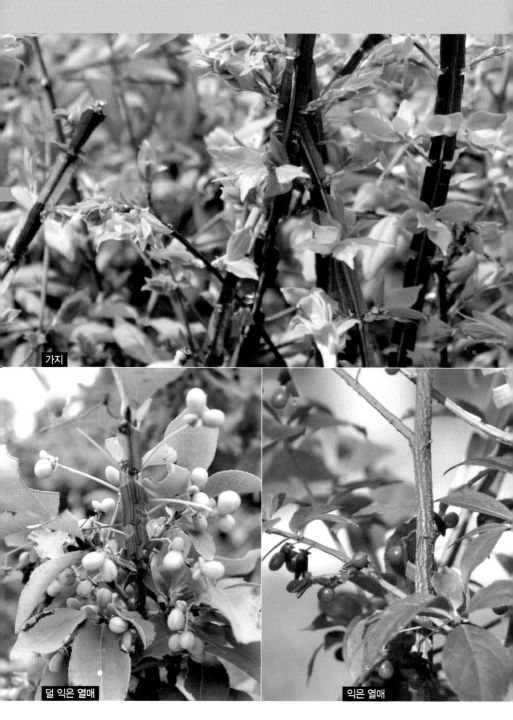

가지

덜 익은 열매

익은 열매

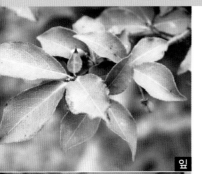
잎

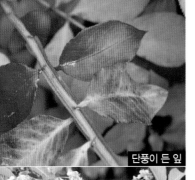
단풍이 든 잎

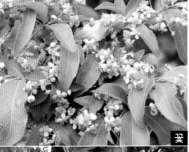
꽃

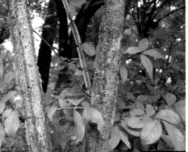
나무껍질

채취 방법과 시기

화살나무 가지의 날개를 연중 수시 채취한다.

성분

잎에는 플라보노이드(flavonoid)로 류코시아니딘 (leucocyanidin), 류코델피니딘(leucodelphinidin), 퀘 세틴(quercetin), 캠페롤(kaempferol), 에피후리에데 라놀(epifriedelanol), 프리에데린(friedelin), 둘시톨 (dulcitol) 등이 함유되어 있다. 열매에는 알칼로 이드로 에보닌(evonine), 네오에보닌(neoevonin), 알 라타민(alatamine), 윌포르딘(wilfordine), 알라투시 닌(alatusinin), 네오아라타민(neoalatamine) 등이 함 유되어 있다. 그 외 칼데노라이드(cardenolide) 로서 아코베노시게닌(acovenosigenin) A, 에우오 니모시드(euonymoside) A, 에우오니무소시드 (euonymusoside) A 등이 함유되어 있다. 가지의 날 개에는 칼데노라이드계 성분인 아코베노시게닌 A, 3-O-알파-L-람노피라노사이드(3-O-α-L-rhamnopyranoside)와 유니모사이드(euonymoside) A, 유 오니무소사이드(euonymusoside) A는 몇 종류의 암세 포주에 대해서 세포독성을 나타낸다.

주의사항

임산부는 복용을 금지한다.

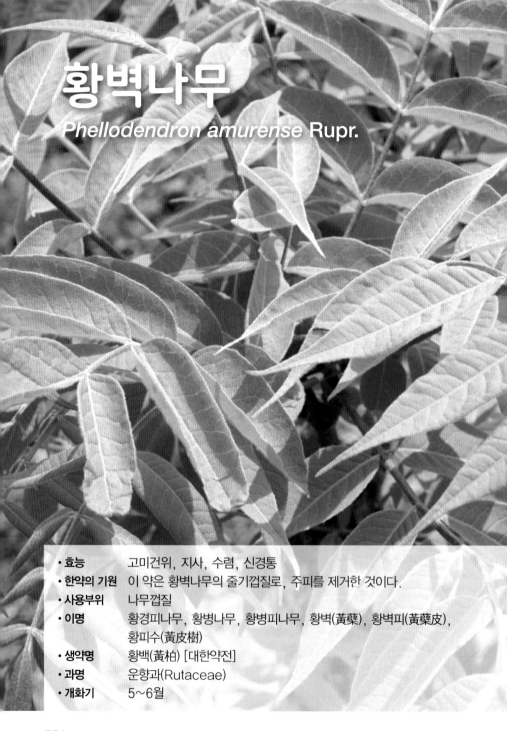

황벽나무

Phellodendron amurense **Rupr.**

· 효능	고미건위, 지사, 수렴, 신경통
· 한약의 기원	이 약은 황벽나무의 줄기껍질로, 주피를 제거한 것이다.
· 사용부위	나무껍질
· 이명	황경피나무, 황병나무, 황병피나무, 황벽(黃蘗), 황벽피(黃蘗皮), 황피수(黃皮樹)
· 생약명	황백(黃柏) [대한약전]
· 과명	운향과(Rutaceae)
· 개화기	5∼6월

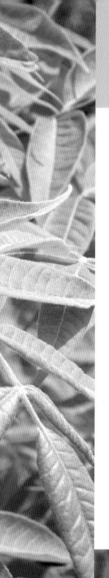

나무

귀경 심(心), 간(肝), 신(腎), 위(胃), 대장(大腸), 방광(膀胱) 경락에 작용

성미

황벽나무는 성질이 차고, 맛은 쓰다.

나무 속껍질(약재)

효능과 주치

나무껍질 중 외피의 코르크질을 제거한 내피를 약용

하며 생약명을 황백(黃柏) 또는 황백피(黃柏皮)라고 하는데, 고

미건위약으로 건위, 지사, 정장 작용이 뛰어나고 또 소염성 수

렴약으로 위장염, 복통, 황달 등의 치료제로 쓴다. 또한 신경

통이나 타박상 치료를 위해 외용으로 쓰기도 한다. 한편 약리

실험에서는 항균, 항진균, 항염 작용 등이 밝혀지기도 했다.

그 외 약리 효과는 미약하지만 고혈압, 근수축력 증강 작용,

해열, 콜레스테롤 저하 작용 등도 밝혀졌다. 나무껍질과 지모

(知母)를 혼합해 물로 추출한 추출물은 소염, 진통 효과가 있

고, 나무껍질에서 추출한 추출물은 약물중독 예방 및 치료 효

과가 있다.

약용법과 용량

말린 나무껍질 20~30g을 물 900mL에 넣어 반이 될 때까지

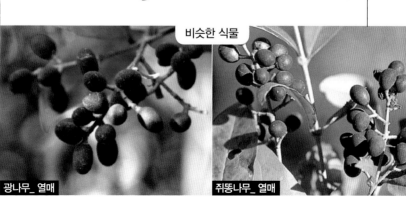

비슷한 식물

광나무_ 열매

쥐똥나무_ 열매

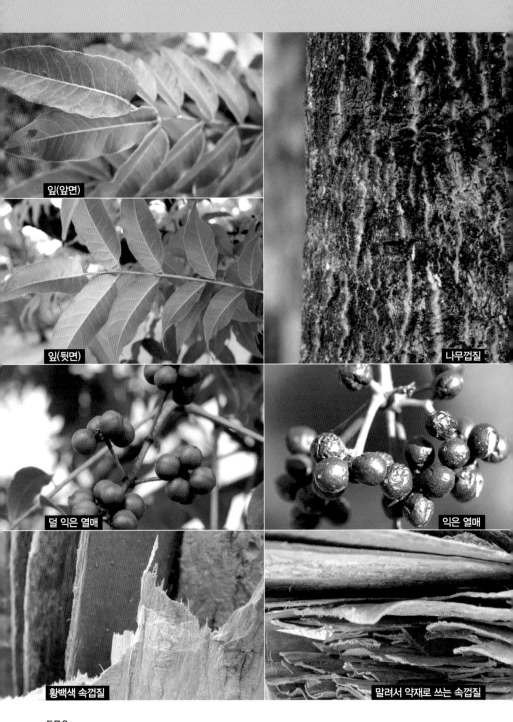

잎(앞면)

잎(뒷면)

나무껍질

덜 익은 열매

익은 열매

황백색 속껍질

말려서 약재로 쓰는 속껍질

달여 하루에 2~3회 나눠 마신다. 외용할 경우에는 짓찧어서 환부에 도포한다.

생육특성 •

황벽나무는 전국에 분포하는 낙엽활엽교목으로 높이는 10m 전후로 자란다. 나무껍질은 회색이며, 두꺼운 코르크층이 발달하여 깊이 갈라지고 내피는 황색이다. 잎은 마주나고 1회 홀수깃꼴겹잎으로 잔잎은 5~13장이 달걀 모양 또는 바소꼴 달걀 모양이다. 잎끝은 뾰족하며 밑부분은 좌우가 같지 않고, 가장자리는 가늘고 둥근 톱니가 있거나 밋밋하다. 꽃은 황색 혹은 황록색으로 5~6월에 암수딴그루로 원뿔꽃차례를 이루며 핀다. 물열매 모양 씨열매인 열매는 둥글고, 9~10월에 검은색 또는 자흑색으로 익는다.

채취 방법과 시기 •

3~6월에 10년 이상 된 황벽나무의 나무껍질을 채취한다.

성분 •

나무껍질에는 알칼로이드(alkaloid)가 함유되었으며 주성분이 베르베린(berberine)과 팔미틴(palmitin), 자테오리진(jateorrhizine), 펠로덴드린(phellodendrine), 칸디신(candicine), 메니스펠민(menispermine), 마그노플로린(magnoflorine) 등이고 후로퀴놀린타입알칼로이드(furoquinoline type alkaloid)로서 딕타민(dictamine), 감마-파가린(γ-fagarine), 스키미아닌(skimmianine=β-fagarine) 리모노이드(limonoid), 고미질로서 오바쿠논(obacunone), 리모닌(limonin) 등이고 피토스테롤(phytosterol)로서 캄페스테롤(campesterol), 베타-시토스테롤(β-sitosterol), 플라보노이드(flavonoid)로서 펠로덴신(phellodensin) A~C, 아무렌신(amurensin), 쿼세틴(quercetin), 캠페롤(kaempferol), 펠라무레틴(phellamuretin), 펠라무린(phellamurin) 등이며 쿠마린(coumarin)으로서는 펠로데놀(phellodenol) A~C 등이 함유되어 있다.

주의사항 •

췌장이 허하여 설사를 하는 사람이나 위가 약하고 식욕이 부진한 사람은 황벽을 금지하는 것이 좋다.

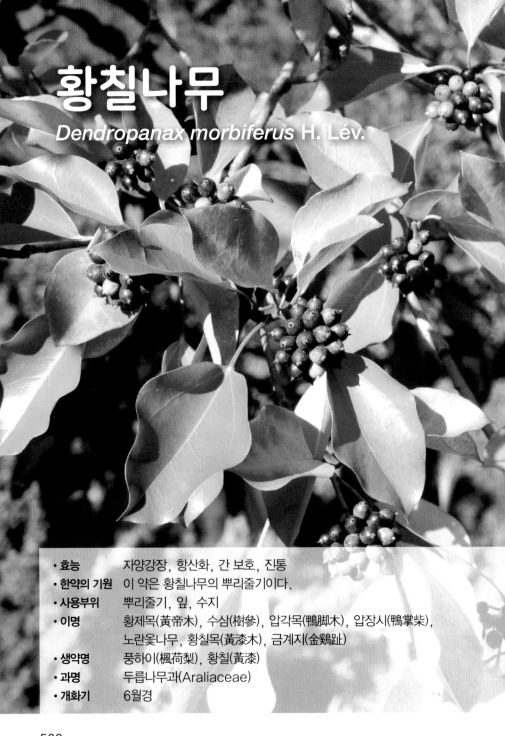

황칠나무

Dendropanax morbiferus H. Lév.

• 효능	자양강장, 항산화, 간 보호, 진통
• 한약의 기원	이 약은 황칠나무의 뿌리줄기이다.
• 사용부위	뿌리줄기, 잎, 수지
• 이명	황제목(黃帝木), 수삼(樹參), 압각목(鴨脚木), 압장시(鴨掌柴),
	노란옻나무, 황칠목(黃漆木), 금계지(金鷄趾)
• 생약명	풍하이(楓荷梨), 황칠(黃漆)
• 과명	두릅나무과(Araliaceae)
• 개화기	6월경

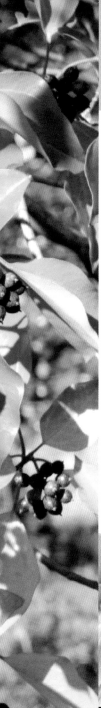

나무

귀경 간(肝), 심(心), 비(脾), 신(腎)
경락에 작용

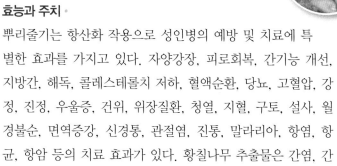

뿌리(약재)

성미

황칠나무는 성질이 따뜻하고, 맛은 달다.

효능과 주치

뿌리줄기는 항산화 작용으로 성인병의 예방 및 치료에 특별한 효과를 가지고 있다. 자양강장, 피로회복, 간기능 개선, 지방간, 해독, 콜레스테롤치 저하, 혈액순환, 당뇨, 고혈압, 강정, 진정, 우울증, 건위, 위장질환, 청열, 지혈, 구토, 설사, 월경불순, 면역증강, 신경통, 관절염, 진통, 말라리아, 항염, 항균, 항암 등의 치료 효과가 있다. 황칠나무 추출물은 간염, 간경화, 황달, 지방간 등과 같은 간질환을 예방 및 치료한다. 황칠나무의 잎 추출물은 장운동을 촉진하여 변비를 치료한다.

약용법과 용량

말린 뿌리줄기 30~60g을 물 900mL에 넣어 반이 될 때까지 달여 하루에 2~3회 나눠 마신다.

비슷한 식물

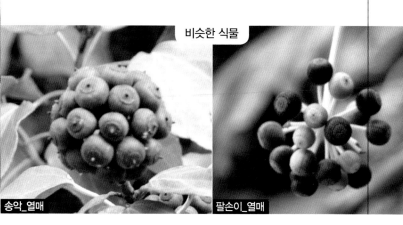

송악_열매   팔손이_열매

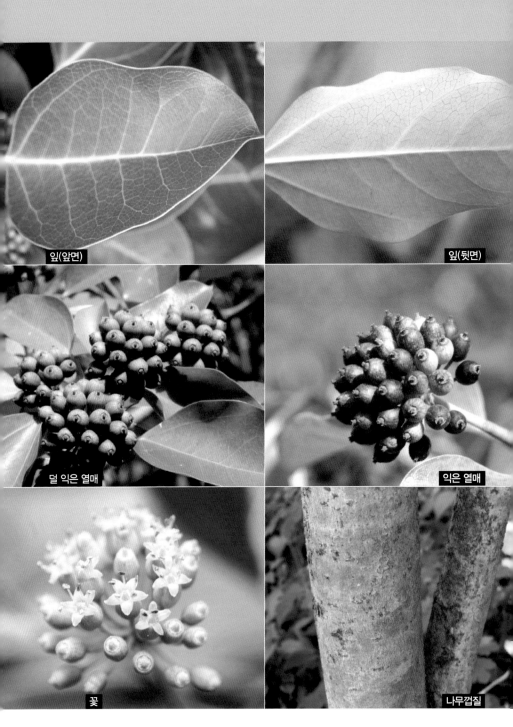

잎(앞면)

잎(뒷면)

덜 익은 열매

익은 열매

꽃

나무껍질

582

🌳 나무

생육특성

황칠나무는 상록활엽교목으로, 높이는 15m 전후로 자라고 우리나라 특산식물이다. 제주도를 비롯한 남부 지방 경남, 전남 등지의 해변 섬지방의 산기슭, 수림 속에 자생 또는 재배하는 방향성 식물이다. 두릅나무과에 속하는 황칠나무의 어린 가지는 녹색이며 털이 없고 윤채가 난다. 잎은 달걀 모양 또는 타원형에 서로 어긋나고, 가장자리에는 톱니가 없거나 3~5개로 갈라진다. 꽃은 양성화이고 녹황색으로 6월경에 산형꽃차례로 가지 끝에서 1송이씩 핀다. 열매는 씨열매로 타원형이고 10월에 검은색으로 익는다.

채취 방법과 시기

뿌리줄기, 잎, 수지(나뭇진)를 가을·겨울에 채취한다.

성분

뿌리줄기, 잎, 수지 등에는 정유가 함유되어 있고 정유 중에는 베타-엘레멘(β-elemene), 베타-셀리넨(β-selinene), 게르마크렌 D(germacrene D), 카디넨(cadinene), 베타-쿠베벤(β-cubebene)이 함유되어 있다. 트리테르페노이드(triterpenoid)의 알파-아미린(α-amyrin), 베타-아미린(β-amyrin), 오레이포리오시드(oleifolioside) A·B가 함유되어 있고, 포리아세티렌(polyacetylene)과 스테로이드(steroid) 중에는 베타-시토스테롤(β-sitosterol)이 함유되어 있고 카로테노이드(carotenoid), 리그난(lignan), 지방산 그리고 글루코스(glucose), 프럭토스(fructose), 자일로스(xylose), 아미노산에는 알기닌(arginin), 글루탐산(glutamic acid) 등 그 외 단백질, 비타민 C, 타닌(tannin), 칼슘, 칼륨 등 다양한 성분이 함유되어 있다.

주의사항 · 임산부는 복용해서는 안 된다.

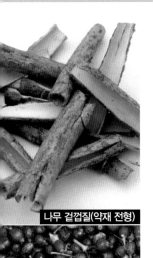

나무 겉껍질(약재 전형)

열매(채취품)

종자(채취품)

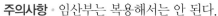

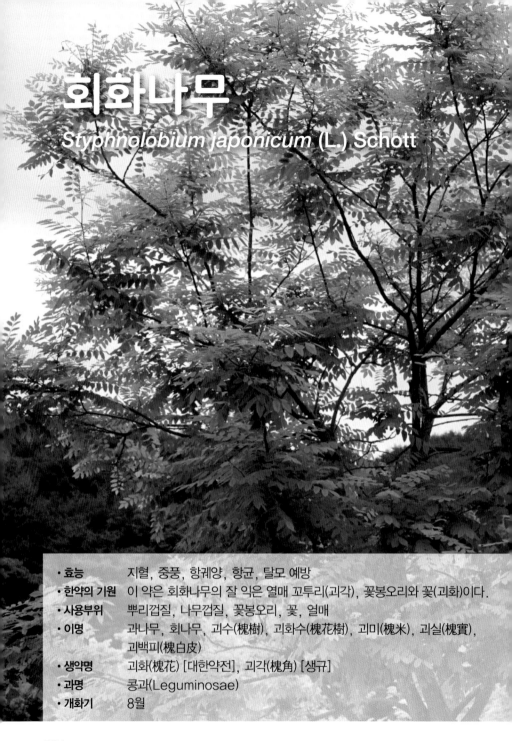

회화나무

Styphnolobium japonicum (L.) Schott

- **효능**　　　　지혈, 중풍, 항궤양, 항균, 탈모 예방
- **한약의 기원**　이 약은 회화나무의 잘 익은 열매 꼬투리(괴각), 꽃봉오리와 꽃(괴화)이다.
- **사용부위**　　뿌리껍질, 나무껍질, 꽃봉오리, 꽃, 열매
- **이명**　　　　과나무, 회나무, 괴수(槐樹), 괴화수(槐花樹), 괴미(槐米), 괴실(槐實), 괴백피(槐白皮)
- **생약명**　　　괴화(槐花) [대한약전], 괴각(槐角) [생규]
- **과명**　　　　콩과(Leguminosae)
- **개화기**　　　8월

584

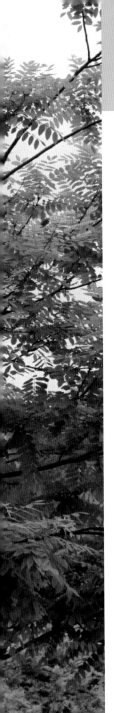

나무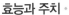

귀경 꽃(괴화), 열매(괴각)는 간(肝),
심(心), 대장(大腸) 경락에 작용

뿌리껍질(약재)

성미

회화나무의 뿌리껍질, 나무껍질은 성질이 평범하고,
맛은 쓰고, 독성은 없다. 꽃, 꽃봉오리는 성질이
시원하고, 맛은 쓰다. 열매는 성질이 차고, 맛은 쓰다.

효능과 주치

나무껍질 및 뿌리껍질은 괴백피(槐白皮)라고 하여 진통, 소종,
거풍, 제습의 효능이 있고, 신체강경(身體强硬: 몸이 굳어짐), 근
육마비, 열병구창(熱病口瘡), 장풍하혈(腸風下血), 종기, 치질, 음
부 가려움증, 화상 등을 치료한다. 꽃, 꽃봉오리는 약용하고
꽃의 생약명을 괴화(槐花), 꽃이 피기 전의 꽃봉오리의 생약명
을 괴미(槐米)라고 한다. 지혈 작용이 있고 진경(鎭痙) 및 항궤
양 작용, 혈압강하 작용이 있으며 청열, 양혈, 지혈의 효능이
있고, 장풍에 의한 혈변, 치질, 혈뇨, 대하증, 눈의 충혈, 창독,
중풍 등을 치료한다. 꽃 추출물은 여드름의 예방과 치료, 폐경
기질환 및 피부 노화 등을 예방 및 치료, 피부 주름을 개선하는
효과가 있다. 탈모 예방 및 개선 효과도 있다. 열매는 생약명을
괴각(槐角)이라고 하여 항균 작용이 있고 청열, 윤간(潤肝), 양
혈(涼血), 지혈 효능이 있고 장풍출혈(腸風出血), 치질출혈, 출혈
성 하리, 심흉번민(心胸煩悶), 풍현(風眩) 등을 치료한다.

약용법과 용량

말린 나무껍질 및 뿌리껍질 30~50g을 물 900mL에 넣어 반
이 될 때까지 달여 하루에 2~3회 나눠 마신다. 외용할 경우에
는 달인 액으로 양치질하여 입안을 씻어준다. 말린 꽃 또는 꽃
봉오리 30~40g을 물 900mL에 넣어 반이 될 때까지 달여 하

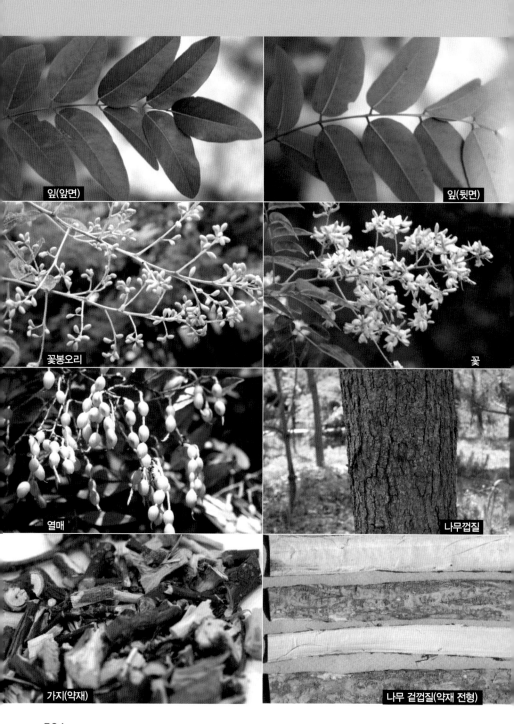

잎(앞면)

잎(뒷면)

꽃봉오리

꽃

열매

나무껍질

가지(약재)

나무 겉껍질(약재 전형)

루에 2~3회 나눠 마신다. 외용할 경우에는 달인 액으로 환부를 씻어준다. 말린 열매 20~30g을 물 900mL에 넣어 반이 될 때까지 달여 하루에 2~3회 나눠 마신다. 외용할 경우에는 볶아서 가루로 만들어 참기름에 개어서 환부에 도포한다.

생육특성

회화나무는 인가 근처, 촌락 부근, 산야지, 도로변에 심거나 가로수 등으로 심어 가꾸는 낙엽활엽교목이다. 높이는 25m 전후로 자라고, 나무껍질은 회갈색에, 작은 가지는 녹색으로 자르면 냄새가 난다. 잎은 서로 어긋나고 1회 홀수깃꼴겹잎이며, 잔잎은 7~15장이고 달걀 모양 타원형 혹은 달걀 모양 바소꼴이다. 잎끝은 뾰족하고 밑부분은 뭉툭하거나 둥글고, 가장자리에는 톱니가 없으며 잎 뒤에는 잔털이 나 있고 작은 턱잎이 있다. 꽃은 황백색으로 8월에 원뿔꽃차례로 줄기 끝에서 핀다. 열매는 꼬투리 모양에 마디가 있고, 구슬을 꿰어 놓은 것 같은 염주 모양으로 10월에 익어 벌어진다.

채취 방법과 시기

회화나무 꽃과 꽃봉오리는 개화 전과 직후인 7~8월, 나무껍질은 봄·여름, 뿌리껍질은 연중 수시, 열매는 10월에 채취한다.

성분

나무껍질 및 뿌리껍질에는 d-마악키아닌-모노-베타-d-글루코사이드(d-maackianin-mono-β-d-glucoside), dl-마악키아인(dl-maackiain)이 함유되어 있다. 꽃, 꽃봉오리에는 트리테르펜(triterpene)계의 사포닌과 베툴린(betulin), 소포라디올(sophoradiol), 포도당, 글루크론산(glucuronic acid), 솔포린(sorphorin) A, B, C, 타닌(tannin) 등이 함유되어 있다. 열매에는 9종의 플라보노이드(flavonoid)와 이소플라보노이드(isoflavonoid)가 함유되어 있는데 그중에는 게니스테인(genistein), 소포리코사이드(sophoricoside), 소포라비오사이드(sophorabioside), 캠페롤(kaempherol), 글루코사이드(glucoside) C, 소포라플라보노로사이드(sophoraflavonoloside), 루틴(rutin) 등이 함유되어 있다.

주의사항 · 비위가 허약한 사람은 사용에 주의한다.

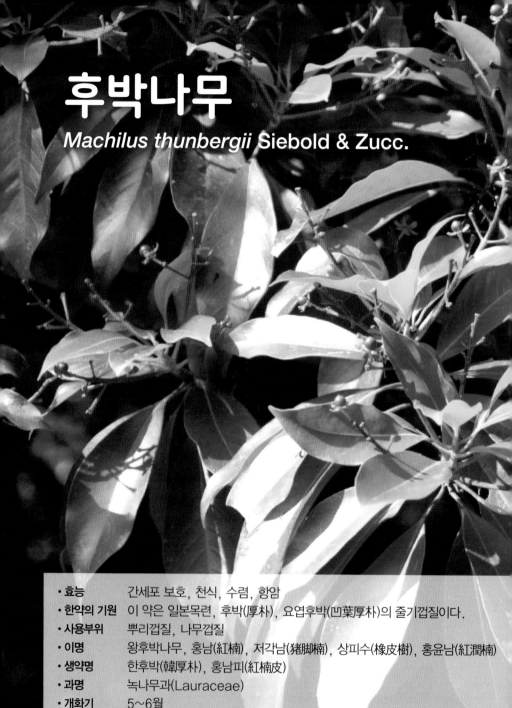

후박나무

Machilus thunbergii Siebold & Zucc.

- **효능**   간세포 보호, 천식, 수렴, 항암
- **한약의 기원**   이 약은 일본목련, 후박(厚朴), 요엽후박(凹葉厚朴)의 줄기껍질이다.
- **사용부위**   뿌리껍질, 나무껍질
- **이명**   왕후박나무, 홍남(紅楠), 저각남(猪脚楠), 상피수(橡皮樹), 홍윤남(紅潤楠)
- **생약명**   한후박(韓厚朴), 홍남피(紅楠皮)
- **과명**   녹나무과(Lauraceae)
- **개화기**   5~6월

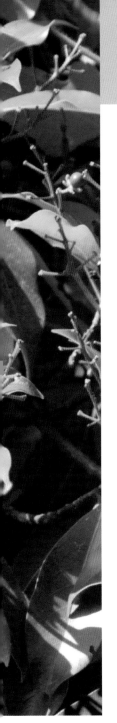

나무

귀경 간(肝), 위(胃), 대장(大腸)
경락에 작용

나무껍질(약재)

성미

후박나무는 성질이 따뜻하고, 맛은 맵고 쓰다.

효능과 주치

뿌리껍질 및 나무껍질은 생약명을 한후박(韓厚朴)
또는 홍남피(紅楠皮)라고 하는데, 간세포 보호 작용과 해
독 작용으로 간염의 치료에 도움을 주며 위장병의 복부 팽만
감, 소화불량, 변비, 정장, 지사, 변비, 수렴, 습진, 항궤양, 타
박상 등을 치료한다.

약용법과 용량

말린 뿌리껍질 및 나무껍질 20~30g을 물 900mL에 넣어 반
이 될 때까지 달여 하루에 2~3회 나눠 마신다. 외용할 경우에
는 생것을 짓찧어서 환부에 도포한다.

생육특성

후박나무는 상록 활엽교목으로 높이 20m 전후로 자란다. 잎
은 어긋나고 거꿀달걀 모양 타원형에 길이는 7~15㎝이고, 잎
끝은 뾰족하고 가장자리는 밋밋하다. 꽃은 양성화이고 황록색
으로 5~6월에 원뿔꽃차례로 잎겨드랑이에서 많은 꽃이 핀다.
열매는 다음해 7~8월에 흑자색으로 익는다. 이 식물은 본래
한후박 또는 토후박이라 하여, 후박으로 사용하는 일본목련
(*Magnolia obovata* Thunb.), 후박(*M. officinalis* Rehder et Wilson), 요엽
후박(*M. officinalis* Rehder et Wilson var. *biloba* Rehder et Wilson) 등
의 대용품으로 사용하여 왔으나 후박과는 기원이 다른 식물이
므로 구분해 주는 것이 좋다.

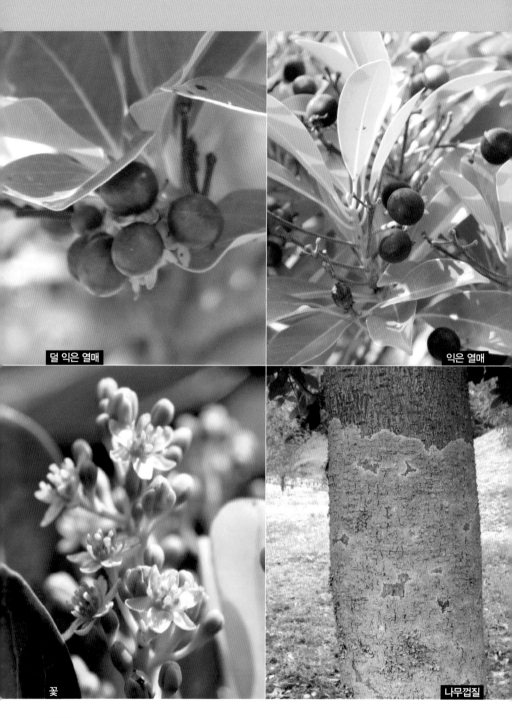

덜 익은 열매

익은 열매

꽃

나무껍질

590

나무

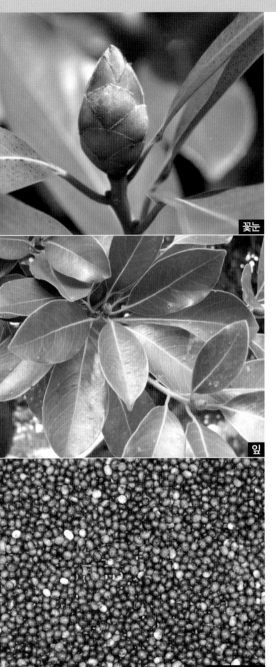

꽃눈

잎

종자(채취품)

채취 방법과 시기

여름에 후박나무 뿌리껍질, 나무껍질을 채취한다.

성분

뿌리껍질과 나무껍질에는 타닌(tannin)과 수지, 다량의 점액질이 함유되어 있으며 dl-N-노르아메파빈(dl-N-noramepavine), 쿼세틴(quercetin), N-노르아메파빈(N-noramepavine), 레티큘린(reticuline), 리그노세릭산(lignoceric acid), dl-카테콜(dl-catechol), 알파-피넨(α-pinene), 베타-피넨(β-pinene), 캄펜(camphene), 카리오필렌(caryophyllene) 등이 함유되어 있다.

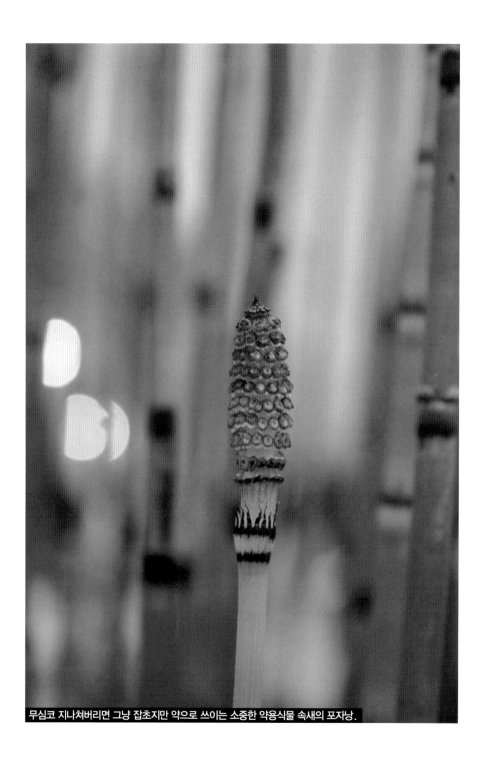
무심코 지나쳐버리면 그냥 잡초지만 약으로 쓰이는 소중한 약용식물 속새의 포자낭.

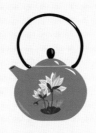

한방 용어 해설
및
참고문헌

한방 용어 해설

[ㄱ]

개라(疥癩) : 옴. =개창.

개창(疥瘡) : 옴. 살갗이 몹시 가려운 전염성 피부병. 풍(風), 습(濕), 열(熱) 등의 사기가 피부에 엉키어 생긴다. 개라(疥癩)라고도 함.

객담(喀痰) : 각담(略痰)이라고도 함. 가래. 가래가 끼는 증상.

거담(祛痰) : 담을 제거함.

거풍(祛風) : 풍사(風邪)를 없애는 것.

거풍활락(祛風活絡) : 풍사를 제거하고 경락을 통하게 함.

경간(驚癇) : ① 놀라서 발생한 발작, 간질.
② 소아경풍을 가리킴. 경(驚)은 몸에 열이 나고 얼굴이 붉어지며 잠을 잘 자지 못하지만 경련은 나지 않는 증상. 간(癇)은 경(驚)의 증상 외에 몸이 뻣뻣해지며 손발이 오그라들면서 경련이 발생함.

골절동통(骨節疼痛) : 뼈마디가 쑤시고 아픈 증상.

관중(寬中) : 정서적 억울로 기가 막힌 것을 잘 통하게 함. 소울이기(疏鬱理氣).

구어혈(驅瘀血) : 어혈을 풀어주는 작용.

구창(口瘡) : 입안이 허는 병증. 입안이 헐고 부스럼이 생기는 일종의 궤양성 구내염. 입 안쪽으로 입술, 빰 부위의 점막에 원형 또는 타원형의 담황색 또는 회백색의 작은 점이 한 개 또는 여러 개 발생하는 것. 빨간 테두리가 있고 표면은 오목하게 패이며 국소가 화끈거리고 아픔.

구해(久咳) : 오래된 기침.

근골동통(筋骨疼痛) : 근육과 뼈가 쑤시고 아픔.

근골산통(筋骨痠痛) : 근육과 뼈가 시큰거리면서 아픔.

금창(金瘡) : 쇠붙이로 인한 상처.

[ㄴ]

나력(瘰癧) : 림프절에 멍울이 생기는 병증. 주로 목, 귀 뒤, 겨드랑이에 생김. 연주창.

냉리(冷痢) : 장이나 위가 허한(虛寒)한데 한사(寒邪)가 침입하여 발생하는 이질. 대개는 차고 날 것, 불결한 음식 등을 지나치게 먹고, 한기가 막혀서 통하지 않으므로 인해 비의 양기가 상해서 발생함.

단독(丹毒) : 화상과 같이 피부가 벌겋게 되면서 화끈거리고 열이 나는 증상.

담다불리(痰多不利) : 가래가 많고 이를 뱉어내지 못하는 증세.

담마진(蕁麻疹) : 발진성 전염병의 하나로 피부에 돋는 발진이 마립(麻粒)처럼 생겨서 붙은 이름.

담옹(痰壅) : 가래가 목구멍에 막히는 증세. 목에 가래가 낀 듯한 느낌임.

도체(導滯) : 적체를 없애서 기를 잘 통하게 함.

도한(盜汗) : 몸이 쇠약하여 잠잘 때 나는 식은땀. 잠잘 때 땀 흘리는 병증으로 대부분 허로(虛勞)한 사람에게서 많이 나타남.

독사교상(毒蛇咬傷) : 독사에 물린 상처.

독충교상(毒蟲咬傷) : 독충에 물린 상처.

동통(疼痛) : 신경 자극으로 몸이 쑤시고 아프게 느껴지는 고통. 심한 통증.

두정통(頭頂痛) : 머리 정수리가 아픈 증상.

두훈(頭暈) : 어지럼증, 현기증. =현훈(眩暈).

[ㅁ]

마진(麻疹) : 홍역. 두드러기 병독 등으로 인하여 생기는 발진성 질환.

명목(明目) : 눈을 밝게 함.

목예(目翳) : 눈 다래끼.

목적(目赤) : 눈에 핏발 서는 증상. 목적종통.

목적종통(目赤腫痛) : 눈의 흰자위에 핏발이 서고 부으며 아픈 증상.

무명종독(無名腫毒) : 각종 종기나 부스럼으로 인한 독.

[ㅂ]

반위(反胃) : 음식물을 소화시켜 아래로 내리지 못하고 위로 토하는 증상으로 위암 등의 병증이 있을 때 나타남.

백탁(白濁) : 뿌연 오줌, 단백뇨.

변당(便糖) : 변당설사의 줄임말. 대변이 묽고 배변 횟수가 많은 증상.

보간(補肝) : 간의 기운을 보함.

보익(補益) : 보기(補氣)와 익기(益氣). 보법(補法)과 같은 말. 기, 혈, 음, 양이 허해서 생긴 여러 가지 허증(虛症)을 치료하는 방법.

보허(補虛) : 허한 것을 보함.

복사(腹瀉) : 설사. 대변이 묽고 배변 횟수가 많음.

복창(腹脹) : 복부의 창만증. 배가 더부룩하면서 불러 올라 불편한 증후. 외부적으로 양기가 허하고, 내부적으로 음기가 쌓여서 생기는 증후. 얼굴과 수족에는 부종이 없음.

붕루(崩漏) : 월경기가 아닌 때 갑자기 대량의 자궁출혈이 멎지 않고 지속되는 병증. 둑이 터진 것처럼 출혈이 급작스럽고 양이 많아 물줄기와 같음.

빈뇨(頻尿) : 오줌을 지나치게 자주 누는 증상.

[ㅅ]

사교상(蛇咬傷) : 뱀에 물린 상처.

사지마목(四肢麻木) : 팔다리가 마비되는 증세.

사화(瀉火) : 허열을 내림. 화기를 없앰.

산기(疝氣) : 고환이나 음낭이 붓고 커지면서 아랫배가 켕기고 아픈 병증. 산기통(疝氣痛).

산제(散劑) : 약재를 가루 형태로 조제한 것.

서근(舒筋) : 굳어진 근육을 풀어주는 작용.

서체(暑滯) : 여름철 더위 먹은 증상.

석림(石淋) : 임질의 하나. 콩팥이나 방광에 돌처럼 굳은 것이 생겨서 소변 볼 때에 요도 통증이 심하며 돌이 섞여 나옴. 신·방광·요도 등에 생기는 결석.

소간(疏肝) : 간기(肝氣)가 울결(鬱結)된 것을 흩어지게 함.

소변불리(小便不利) : 소변 배출이 원활하지 않은 증세.

소비산결(消痞散結) : 결린 것을 낫게 하고 맺힌 것은 흩어지게 함.

소식(消食) : 소화를 돕고 식욕을 촉진시키는 작용.

소아감적(小兒疳積) : 감질(疳疾)에 음식 적체가 있는 병증. 아이의 얼굴이 누렇고 배가 부은 듯하며 몸이 여위는 병.

소아경풍(小兒驚風) : 어린아이들의 심한 경기.

소적(消積) : 적취를 없앰. 가슴과 배가 답답한 것을 없앰.

수렴(收斂) : 기를 거두어들이는 작용.

수종(水腫) : 체내 수습(水濕)이 정체되어 발생하는 부종.

습사(濕邪) : 습(濕)이 병을 일으키는 해로운 사기(邪氣)가 됨.

식적창만(食積脹滿) : 음식을 내리지 못하고 적체(積滯)가 되며 헛배가 부르는 증상.

식체(食滯) : 음식을 지나치게 많이 먹거나 차고 익지 않으며 변질된 음식을 먹고 비위(脾胃)가 상해 허약(虛弱)해진 병증임. 음식에 의해서 비위가 상한 병증. =식상(食傷).

신허요통(腎虛腰痛) : 신장의 기능이 허약해져서 나타나는 요통 .

실음(失音) : 목이 쉬어 말을 하지 못하는 증세.

심계(心悸) : 가슴이 두근거리면서 불안해하는 증상.

심계항진(心悸亢進) : 가슴 두근거림이 멈추지 않고 계속됨.

[ㅇ]

아통(牙痛) : 치통.

악창(惡瘡) : 악성 화농성 종기.

양위(陽萎) : 양도가 위축되는 증상. 발기부전.

양혈(凉血) : 피를 차게 함. 혈분의 열사를 제거하는 청열법.

어혈(瘀血) : 혈액이 체내에서 어체(瘀滯)된 것. 경맥의 외부로 넘쳐 조직 사이에 쌓이거나 혈액 운행에 장애가 발생하여 경맥 내부 및 기관(器官) 내부에 정체하는 것을 포함함.

염좌(捻挫) : 삔 것.

오풍(惡風) : 풍사(風邪)를 싫어함. 바람이 없으면 아무렇지도 않고, 바람을 싫어하며 바람을 쐬면 한기가 듦.

옹(癰) : 급성 화농성 질환의 총칭. 빨갛게 부어오르고 열과 아픔이 있으며 고름이 들어있는 종기. 몸 바깥에 생기는 것을 외옹이라고 하고, 장부에 생기는 것을 내옹이라 함.

종기(瘡) : 가운데 약 3센티 이상인 것을 옹이라 하거나 절(癤)이 악화된 것을 가리켜 옹이라고 하는 경우도 있음.

옹저(癰疽) : 피부화농증, 종기. 창(瘡)의 면적이 크고 얕은 것을 옹(癰)이라 하고, 창의 면적이 좁고 깊은 것을 저(疽)라 함.

옹저종독(癰疽腫毒) : 피부 화농증. 즉 종기로 인한 독성.

한방 용어 해설

옹종(癰腫) : 기혈의 순환이 순조롭지 않아 피부나 근육 내에 역행하면서 혈이 응체하여 국부에 발생하는 부스럼이나 종기. 피부에 난 화농성 종기. 종기(옹저)가 부어오른 것.

완비(頑痺) : 피부에 감각이 없는 병증. 살갗과 살이 나무처럼 뻣뻣해져 아픔도, 가려움도 느끼지 못하며 손발이 시큰거리면서 아픈 증세.

완하(緩下) : 대변을 부드럽게 하여 잘 나가게 함.

외감풍한(外感風寒) : 감기. 외부에서 침입한 풍한사(風寒邪).

요슬마비(腰膝麻痺) : 허리와 무릎 마비 증상.

유옹(乳癰) : 가슴에 생기는 옹저. 급성 화농성 유선염.

유음(溜飮) : 수종(水腫)이 쌓여 흩어지지 못하는 증상. 비위의 양기가 허하여 수음이 오랫동안 머물러 있어서 야기됨.

유정(遺精) : 몸이 허약하여 성행위 없이 무의식중에 정액이 흘러나가는 병증.

윤폐(潤肺) : 폐를 촉촉하게 함. 폐의 기운을 원활하게 함.

이기(理氣) : 기를 잘 통하게 함.

이뇨(利尿) : 소변 배출을 원활하게 함.

이수(利水) : 수도를 이롭게 하고 습사를 잘 나가게 함.

이습(利濕) : 습사를 잘 배출시킴.

인후홍종(咽喉紅腫) : 목안이 벌겋게 붓는 증상.

임병(淋病) : 전염성 성병의 일종.

임신수종(姙娠水腫) : 임신 7~8개월의 임부에게 나타나는 임신중독증. 하지에 가벼운 부종이 생기다가 몸 전체가 붓거나 체중이 비정상적으로 증가함.

임신유종(姙娠乳腫) : 임신 중 유방이 붓고 아픈 증세. 임신 6~7개월에 간기(肝氣)가 소통되지 않아 기(氣)가 울체(鬱滯)되어 혈(血)이 맺혀서 경락(經絡)이 통하지 않고 유관(乳管)이 막히므로 유방이 단단하게 붓고 아프며 오한(惡寒)과 발열(發熱)이 나타남.

임탁(淋濁) : 임질. 소변이 자주 나오고 오줌이 탁하고 요도에서 고름처럼 탁한 것이 나오는 병증.

[ㅈ]

자한(自汗) : 양(陽)의 기운이 허하여 가만히 있어도 이유 없이 땀이 나는 증세.

장옹(腸癰) : 장 안에 옹(癰)이 생기면서 복부에 동통(疼痛)이 수반되는 병증. 장의 기가 통하지 않고 막혀서 생기는 응어리와 이로 인한 동통.

장풍하혈(腸風下血) : 치질의 하나. 대변을 볼 때 맑고 새빨간 피가 나오는 증상이 있는데, 이는 풍사가 장위를 침범하여 생김. 장풍이라고도 함.

적백대하(赤白帶下) : 여성의 음도에서 흘러나오는 점액성 액체.

적백리(赤白痢) : 붉은색 또는 흰색의 곱이 나오는 이질.

적백하리(赤白下痢) : 곱과 피고름이 섞인 대변을 보는 이질. 끈끈하게 덩어리진 피고름이 나오는데 붉은색과 흰색이 서로 섞여 있는 것을 말함. 적리(赤痢), 백리 (白痢), 하리(下痢)를 통틀어 일컫는 말.

적체(積滯) : 음식물이 소화되지 않고 위에 머물러 있는 병증.

적취(積聚) : 뱃속에 덩이가 생겨 아픈 증상. 적은 5장에 생기고 취는 6부에 생기고, 적은 음기이고 한 곳에 생기기 때문에 아픔도 일정한 곳에 나타나며 경계가 뚜렷하지만 취는 양기이고 한 곳에서 생기지 않고 왔다 갔다 하기 때문에 아픈 곳도 일정하지 않음.

전액(煎液) : 탕액(湯液)이나 약재의 액을 끓인 것.

정종(疔腫) : 정창과 옹종.

정창(疔瘡) : 형태가 작고 뿌리가 깊으며 몹시 딴딴한 부스럼.

조습(燥濕) : 습사를 다스림.

종독(腫毒) : 종기, 부스럼.

종창(腫脹) : 염증이나 종양 등으로 인해 피부가 부어 오른 것을 가리킨다. 부기(浮氣), 팽만감 증상의 총칭.

종통(腫痛) : 붓고 아픈 증세.

좌상(挫傷) : 넘어지고, 부딪치거나 눌리거나 삐어서 연조직이 손상되는 것.

중초(中焦) : 삼초의 하나. 삼초의 중간부로서 주로 비위를 도와 음식물을 부숙(腐熟)하고 진액을 훈증하여 정미로운 기운으로 변화시키는 소화기능을 담당함.

진경(鎭痙) : 경기, 경련을 진정시킴.

진토(鎭吐) : 토하는 것을 가라앉힘.

진해(鎭咳) : 기침을 멎게 함.

질타내상(跌打內傷) : 넘어지거나 부딪쳐서 생긴 상처.

[ㅊ]

창독(瘡毒) : 부스럼의 독기.

창옹(瘡癰) : 부스럼과 악창.

창종(瘡腫) : 헌데나 부스럼.

천포습창(天疱濕瘡) : 물집이 생기는 종기. 창독 또는 매독.

청간(淸肝) : 간의 기를 깨끗하게 함.

청맹내장(靑盲內障) : 시력저하로부터 시작되어 점차 실명(失明)에 이르게 되는 내장 질환.

청열(淸熱) : 열을 내리게 함.

청열사화(淸熱瀉火) : 열을 내리고 화기를 없앰.

청열해독(淸熱解毒) : 열을 내리고 독성을 풀어줌.

청폐(淸肺) : 열기에 의해 손상된 폐기를 맑게 식히는 효능.

청혈(淸血) : 혈액을 맑고 깨끗하게 함.

충창(蟲瘡) : 벌레로 인해서 생긴 부스럼.

치창(痔瘡) : 치핵, 치질.

[ㅋ]

코피 : 육혈(衄血).

[ㅌ]

타박종통(打撲腫痛) : 타박상에 의한 부종과 통증.

탁독(托毒) : 독성을 배출시킴.

탈항(脫肛) : 직장 탈출증. 항문 및 직장 점막 또는 전층이 항문 밖으로 빠져나오는 병증.

[ㅍ]

평천(平喘) : 천식을 다스림.

폐로해수(肺癆咳嗽) : 폐결핵으로 인한 기침.

폐옹(肺癰) : 폐농양. 폐에 농양이 생긴 병증으로 기침에 농혈을 섞어 토함.

표사(表邪) : 표피 아래에 머무는 차가운 사기. 표피 아래에 차가운 사기(邪氣)가 머무르는 증상.

풍담(風痰) : 풍증을 일으키는 담병 또는 풍으로 생기는 담병.

풍담현운(風痰眩暈) : 풍사로 인하여 담이 걸리고 어지럼증이 오는 증세.

풍사(風邪) : 육음의 하나. 바람으로 인한 해로운 사기(邪氣). 외감병을 야기하는 주요 원인으로 다른 사기와 결합하여 여러 가지 병을 야기시킴.

풍습(風濕) : 풍사와 한습사(寒濕邪)가 겹쳐서 나타난 증상.

풍습마비(風濕痲痺) : 풍사(風邪)와 습사(濕邪)로 인한 마비 증상.

풍습비통(風濕痺痛) : 풍사와 습사로 인해 저리고 아픈 증상. 현대적으로는 통풍.

풍한습비(風寒濕痺) : 풍한습사, 즉 찬바람 등으로 인하여 걸리고 아픈 증상.

피부소양증(皮膚瘙痒症) : 피부 가려움증.

피부자양(皮膚刺痒) : 침으로 찌르는 듯하며 가려운 피부병.

[ㅎ]

하리(下痢) : 설사와 이질.

한사(寒邪) : 추위나 찬 기운이 병을 일으키는 사기(邪氣)가 됨.

해수(咳嗽) : 폐의 호흡기능 실조에서 흔하게 나타는 증상. 가래를 동반하는 심한 기침병.

해수토혈(咳嗽吐血) : 기침과 함께 피를 토하는 증상.

해역상기(咳逆上氣) : 기침과 구역으로 기가 위로 치솟는 증상.

해울(解鬱) : 기가 울체된 것을 풀어줌.

해혈(咳血) : 기침할 때 피가 나는 증상.

혈리(血痢) : 대변에 피가 섞여 나오는 이질. =적리(赤痢).

혈림(血淋) : 소변에 피가 섞여 나오는 임증.

혈붕(血崩) : 월경 주기가 아닌데도 갑자기 음도(陰道)에서 대량의 출혈이 있는 증상.

화담(化痰) : 담(痰)을 삭아지게 함. 가래를 삭인다는 뜻.

후비종통(喉痺腫痛) : 목구멍이 붓고 아픈 증세. 목안이 벌겋게 붓고 아프며 막힌 감이 있는 인후염 등의 인후병을 통틀어 이르는 말.

후종(喉腫) : 목구멍의 종기. 달이거나 볶거나 기름이 많은 음식을 먹거나 혹은 과음한 채로 성교를 해서 독기가 흘러나가지 못하고 후근(喉根)에 뭉친 것으로 신속하게 치료하지 않으면 위험함.

후통(喉痛) : 인후통.

참고문헌

- **강원의 버섯,** 김양섭 · 석순자 외, 강원대학교출판부, 2002.
- **대한식물도감(상 · 하),** 이창복, 향문사, 2014.
- **동의보감(전 6권),** 허준(동의학연구소 역), 여강출판사, 1994.
- **동의보감산약초,** 곽준수 외, 푸른행복, 2016.
- **동의보감약초대백과,** 곽준수 외, 푸른행복, 2018.
- **동의학사전,** 김동일 외, 까치, 1990.
- **몸에 좋은 산야초,** 장준근, 넥서스, 2002.
- **버섯대사전,** 정구영 · 구재필, 아카데미북스, 2017.
- **본초학,** 강병수 외(전국본초학교수 공편저), 영림사, 1998.
- **본초학,** 김창민 외(한국생약학교수협의회 편저), 아카데미서적, 2002.
- **사계절 산약초,** 곽준수 · 성환길 · 장광진, 푸른행복, 2013.
- **사계절 질환별 약초사용백과,** 곽준수 외, 푸른행복, 2016.
- **생활 속의 약용식물,** 김재철 외 5인, ㈜대창사, 2013.
- **식물분류학,** 이창복 · 김윤식 · 김정석 · 이정석, 향문사, 1985.
- **신씨본초학 각론,** 신길구, 수문사, 1988.
- **신씨본초학 총론,** 신길구, 수문사, 1988.
- **신증 방약합편,** 황도연(신민교 편역), 영림사, 2002.
- **야생버섯 백과사전,** 석순자 외, 푸른행복, 2013.
- **야생버섯도감,** 석순자 · 김양섭 · 박영준, 가교출판, 2019.
- **야생화 쉽게 찾기,** 송기엽 · 윤주복, 진선출판사, 2003.
- **약선본초학,** 김길춘, 의성당, 2008.
- **약용식물 재배(성분, 약효, 이용법),** 곽준수 외, 푸른행복, 2011.
- **약용식물의 이용과 신재배기술,** 이정일 · 계봉명, 선진문화사, 1994.

• **약초재배의 기술(야생약초의 민간요법),** 이원호, 장학출판사, 1990.

• **우리 산야의 자연버섯,** 석순자 외, 푸른행복, 2011.

• **원색천연약물대사전(상·하),** 김재길, 남산당, 1989.

• **원색한국식물도감,** 이영노, 교학사, 1996.

• **이야기 한방(1·2),** 이철호, 예문당, 1994.

• **임상 한방본초학,** 서부일·최호영, 영림사, 2006.

• **임상배합본초학,** 강병수·김영판, 영림사, 1996.

• **임상본초학,** 신민교, 영림사, 1997.

• **조선약용식물지(Ⅰ·Ⅱ·Ⅲ),** 임록재, 한국문화사, 1999.

• **중국본초도감(一~四),** 동국대학교 한의과대학 본초학회(역), 여강출판사, 1994.

• **중약대사전(전 11권),** 김창민 외(역), 정담, 1998.

• **지리산에 자생하는 허브,** 송호준·정연옥, 한맘출판사, 2004.

• **한국수목도감,** 조무연, 아카데미서적, 1996.

• **한국식물도감(개정증보판),** 이영노, 교학사, 2002.

• **한국약용버섯도감,** 박완희·이호득, 교학사, 1999.

• **한국의 버섯목록,** 한국균학회, 사단법인한국균학회, 2013.

• **한국의 약용식물,** 배기환, 교학사, 2000.

• **한국의 자생식물,** 김영상 외 6인, 농촌진흥청, 1990.

• **한국의 자원식물,** 김태정, 서울대학교출판부, 1997.

• **한방식품재료학,** 이영은·홍승헌, 교문사, 2003.

• **한방임상을 위한 한약조제와 응용,** 이정경, 영림사, 1991.

• **한약생산학 각론,** 최성규, 신광출판사, 2006.

• **한약재표준품 개발 수집 및 활용방안 연구,** 고병섭 외, 보건복지부, 2000.

참고문헌

- 한의학에서 바라본 농산물(Ⅰ·Ⅱ), 김종덕. 부경대학교한약재개발연구소, 2008.
- Chinese Herbal Medicine(Ⅰ·Ⅱ), Lin Gongwang, Hua Xia Publishing House, 1999.
- Chinese and Related North American Herbs, Thomas S, C, Li, CRC Press, 2002.
- Pharmacodynamic Basis of Herbal Medicine, Manuchair Ebadi, CRC Press, 2002.

[사이트]

국가생물종지식정보시스템 www.nature.go.kr

식품의약품안전처 생약정보시스템 www.mfds.go.kr

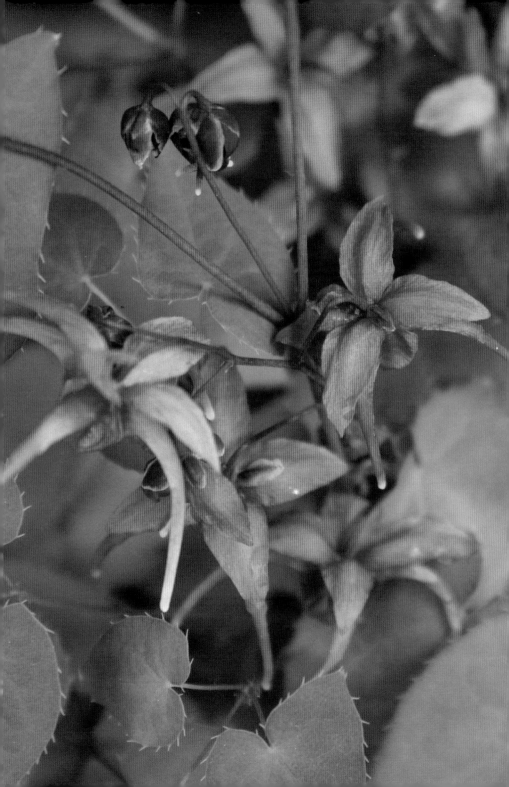

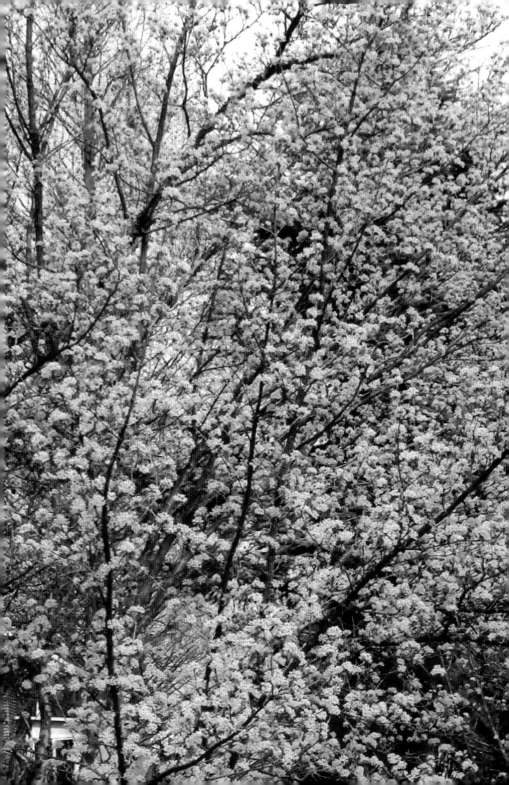